第4版

前立腺癌のすべて

基礎から最新治療まで

■ 編集
市川智彦
千葉大学大学院医学研究院
泌尿器科学 教授

鈴木啓悦
東邦大学医療センター佐倉病院
泌尿器科 教授

■ 編集協力
小宮 顕
千葉大学大学院医学研究院
泌尿器科学 准教授

MEDICAL VIEW

本書では，厳密な指示・副作用・投薬スケジュール等について記載されていますが，これらは変更される可能性があります。本書で言及されている薬品については，製品に添付されている製造者による情報を十分にご参照ください。

All about Prostate Cancer (4th ed)
(ISBN978-4-7583-1271-4　C3047)

Editors：Tomohiko Ichikawa
　　　　　Hiroyoshi Suzuki
　　　　　Akira Komiya

1999. 4. 15　1st ed
2004. 10. 10　2nd ed
2011. 11. 10　3rd ed
2019. 4. 1　4th ed

©MEDICAL VIEW, 2019
Printed and Bound in Japan

Medical View Co., Ltd.
2-30 Ichigayahonmuracho, Shinjyukuku, Tokyo, 162-0845, Japan
E-mail　ed @ medicalview.co.jp

序文
第4版刊行にあたって

　この度,『第4版 前立腺癌のすべて』を発刊することになりました。メジカルビュー社の依頼を受け,伊藤晴夫教授(現千葉大学名誉教授)の編集により1999年4月『前立腺癌のすべて』が発行されました。伊藤教授による斬新な構成によって好評を得たこともあり増刷を重ね,2004年10月には伊藤名誉教授の編集により改訂版が発行されました。その後,メジカルビュー社から第3版を出版したいとの申し込みがあり,恩師である伊藤名誉教授が心を込めて編集した本書を引き継ぎ,2011年11月に第3版を発行しました。

　その後の前立腺癌の診断・治療における進歩はめざましく,いわゆるロボット支援下前立腺全摘除術が2012年に保険収載され,2014年には去勢抵抗性前立腺癌に対してエンザルタミド,アビラテロン,カバジタキセルが相次いで保険適用となりました。画像診断ではMRI検査の撮影・読影の標準化の指標として2015年にProstate Imaging-Reporting and Data System (PI-RADS), ver.2が提唱され広く用いられています。基礎的な領域では,アンドロゲン受容体のスプライスバリアントであるAR-V7とその臨床的意義,これを検出するためのliquid biopsyなどより臨床に近い分野でめざましい進展がありました。また,この間に『前立腺癌診療ガイドライン2012年版』,『前立腺癌診療ガイドライン2016年版』,『前立腺がん検診ガイドライン2018年版』が立て続けに発行されました。このような背景において,メジカルビュー社から第4版を出版したいとの申し込みを受け,大変光栄なこととお引き受けすることに致しました。

　第4版では,原則として第3版の構成を踏襲しましたが,実地症例への対応編については割愛致しました。第3版までは病理や画像診断・放射線治療に至るまで泌尿器科医師が執筆しましたが,第4版では専門的な見地からより深く掘り下げていただくために,病理専門医,放射線科専門医の先生方に執筆を依頼致しました。日常診療でご多忙なところ貴重な玉稿をご執筆いただきました先生方に,この場を借りまして厚く御礼申し上げます。

　高齢化や食生活の欧米化などにより前立腺癌の罹患率はますます上昇しています。また,すべてのステージにおいて多数の治療選択肢があります。泌尿器科医のみでなく,内科医,外科医など特に高齢男性を診療する診療科の先生方にも,本書を少しでも役立てていただければ,編者・著者らにとってこれにまさる喜びはありません。

　最後に,初版から第4版発行に至るまで,本書の企画・編集をサポートしていただきましたメジカルビュー社の鈴木吉広氏に感謝いたします。

2019年2月

市川智彦
鈴木啓悦
小宮　顕

序文
第3版刊行にあたって

　メジカルビュー社の依頼を受け，伊藤晴夫教授（現千葉大学名誉教授）の編集により1999年4月『前立腺癌のすべて』が発行された。伊藤教授による斬新な構成によって好評を得たこともあり増刷を重ね，2004年10月には伊藤名誉教授の編集により改訂版が発行された。初版に続き，改訂版でも高い評価を受けたが，前立腺癌における診断・治療の進歩はめざましく，さらなる改訂が望まれていた。このような背景において，メジカルビュー社から第3版を出版したいとの申し込みを受けた。恩師である伊藤名誉教授が心を込めて編集した本書を引き継ぐ機会を頂戴し，大変名誉なことと引き受けることになった。

　改訂版が発行された2004年は，前立腺癌の診断や治療に関する重要な臨床研究が多数発表された年であった。5α還元酵素阻害薬やドセタキセルに関する大規模臨床試験の結果が報告され，それらの成果は現在の診療に生かされている。その後も多数の重要な論文が報告されているが，PSAスクリーニングに関する大規模臨床試験の結果が示されるに至り「PSAスクリーニングによる死亡率低下効果」は明らかになったとされる。PSAスクリーニングに関する科学的な議論のポイントは，「死亡率低下効果による利益とその過程で発生する過剰治療による不利益をどのようにバランスをとるか」に移り，新たな臨床研究が多数進行している。

　第3版では，伊藤名誉教授の考案した構成を引き継ぎ，前述した新知見を可能な限り取り上げた。また，統計学的データについても，極力最新のものに差し替えた。誌面の都合もあり，それぞれ十分には解説しきれていないが，前立腺癌の診療における意義や位置づけなどを確認する際の参考になれば幸いである。2006年に日本泌尿器科学会の編集による『前立腺癌診療ガイドライン』が発行され，EBMに沿った診療が推奨されている。しかし，目の前の患者さんに対しては，ガイドラインの趣旨を尊重するとともに最もふさわしい診療を個別化して行う必要がある。そこに本書が一定の役割を果たすことができれば幸いである。第3版も「実地症例への対応編」を踏襲しているが，PSA監視療法，IMRT，5α還元酵素阻害薬，ドセタキセルなどに関する症例を追加し，改訂版で取り上げた項目についても可能な限り新規の症例と差し替えた。

　高齢化や食生活の欧米化などにより前立腺癌の罹患率はますます上昇している。泌尿器科医のみでなく，内科医，外科医など特に高齢男性を診療する診療科では，前立腺癌の患者さんと接する機会がますます増えると思われる。そのような場合，前立腺癌についてその基礎から最新の動向まで理解しておくことは有益と思われる。そして，本書を少しでも役立てていただければ，編者・著者らにとってこれにまさる喜びはない。

　最後に，初版から第3版発行に至るまで，本書の企画・編集をサポートしていただきましたメジカルビュー社の鈴木吉広氏に感謝いたします。

2011年9月

市川智彦
鈴木啓悦

改訂版の序文より

　メジカルビュー社の依頼を受け，1999年4月に単行書「前立腺癌のすべて」を発行した。編集に当たっては内容の統一がなされるように，千葉大学泌尿器科学教室に在籍中あるいはごく最近まで在籍していた医師のみが執筆することにした。幸い，千葉大学では恩師であられる初代の百瀬剛一教授，二代目の島崎　淳教授とも前立腺癌の臨床および研究には特に力を入れて来られていたので，臨床症例も豊富で研究の水準も極めて高いという状況にあった。各人がそれぞれの分担を記述し，私が全体のバランスも考慮して削除あるいは追加を行った。

　本書の第一版が世に出ると，有難いことに予想外の評価をいただいた。本書の初版出版より約5年後の2004年の春に内容を一新したいので改定版を出したいという申し入れがあり，引き受けることとなった。この間の前立腺癌の臨床および基礎的研究の進歩には目を見張るものがある。前立腺癌の診断・治療・分子生物学に関する論文数は泌尿器科領域では言うに及ばず，すべての悪性腫瘍の中でもトップを占めるのではないかと推測される。

　このような状況下では前立腺癌を専門にしている医師以外の泌尿器科医にとっては前立腺癌に精通することは大変である。また，今後ますます前立腺癌の罹患率は上昇すると考えられ，前立腺癌患者に最初に接する可能性のある内科医，外科医，整形外科医などにとっても前立腺癌を理解しておくことは有益だと思われる。

　本改訂版では前立腺癌研究の進歩にあわせて多くの箇所で書き直しを行った。また基礎編の1項，臨床・実地編の8項，実地症例への対応編の5項を新たに追加した。この改訂版が少しでも前立腺癌の診療に役立つことが出来れば編者・著者らにとってこれに勝る喜びはない。

　最後に，版を改めることを提案し，また本書の編集をサポートしてくれましたメジカルビュー社の鈴木吉広氏に感謝いたします。

2004年9月

伊藤晴夫

第1版の序文より

　近年，本邦における前立腺癌の増加は著しく，近い将来の増加率は全悪性腫瘍の中で一位であると予想されている．これは人口の高齢化が進んでいる以外に食事の欧米化などの環境要因の変化も関係していると思われる．米国においては前立腺癌は男性の悪性腫瘍のうちで最も頻度が高く，死因では第二位の癌である．日本においても10年ないし20年後には現在の米国に近い状況になることも予想される．また，前立腺癌はPSA，経直腸的超音波断層法などの診断法の進歩，さらには集団検診の普及により以前より早期に発見されるようになった．このため癌の根治が可能である症例が多くなってきた．局所限局癌に対しては前立腺全摘除術ないし放射線療法が考えられる．前者においては神経温存術式も普及してきた．後者に関しては重粒子線照射のトライアルも開始された．一方，進行癌に対してはHugginsらの発見した内分泌療法が60年近く経過した現在でも中心となる治療法である．完全アンドロゲン除去療法も提唱されたが，その有効性については未だ確かではない．間欠的内分泌療法は今後QOLや医療経済の面で採用されるかもしれない．経過観察を含めた各種治療法の決定にあたっては，この癌が高齢者に多いことよりQOLを重視して選択することが重要である．

　前立腺癌の発生・進展に関する分子生物学的研究は，未だその全貌の解明には程遠い状態ではあるが，ある程度進んできた．すなわち，癌遺伝子，癌抑制遺伝子，転移抑制遺伝子あるいはアンドロゲンレセプターの異常については一部で解明されつつある．これらの集積により，予後の推測さらには治療方針の決定にも応用されるようになるであろう．遺伝要因とともに重要な環境要因のうちの食事に関しては米国ではガイドラインも作製されている．緑黄色野菜が良いことは多くの癌で言われている．脂肪摂取が悪影響を及ぼすことと大豆摂取の抑制効果は良く知られている．

　前立腺癌に関する研究が盛んであることはその論文数が莫大であることからも推測できる．これは前立腺癌はその頻度が高く，致命的な病気であるので当然であろう．このような状況の下で前立腺癌を専門としていない泌尿器科医はもとより前立腺癌の患者に接する機会の多い内科などの医師にとって前立腺癌に精通することは大変である．また，雑誌などで特集号を組むこともあるが，その一つ一つの総説は優れていても，統一性においては必ずしも良くない．このような時にメジカルビュー社の鈴木吉広氏より単行書執筆の依頼を受けた．幸い私どもの教室は前立腺癌の基礎と臨床の双方に全力を傾けているので教室員の総力を尽くして本書を書かせて頂いた．本書がすこしでも前立腺癌診療に役立つことがあれば幸いである．

　1999年3月

伊藤晴夫

執筆者一覧

◇編集

市川智彦
千葉大学大学院医学研究院泌尿器科学 教授

鈴木啓悦
東邦大学医療センター佐倉病院泌尿器科 教授

◇編集協力

小宮 顕
千葉大学大学院医学研究院泌尿器科学 准教授

◇執筆者(掲載順)

小宮 顕
千葉大学大学院医学研究院泌尿器科学 准教授

都築豊徳
愛知医科大学病院病理診断科 教授

今村有佑
千葉大学大学院医学研究院泌尿器科学 助教

関田信之
JCHO 船橋中央病院泌尿器科 医長

岡東 篤
千葉大学大学院医学研究院泌尿器科学

坂本信一
千葉大学大学院医学研究院泌尿器科学 講師

黒住 顕
The James Buchanan Brady Urological Institute and Department of Urology, Johns Hopkins University School of Medicine

五島悠介
Moores Cancer Center, University of California, San Diego

川村幸治
千葉大学大学院医学研究院泌尿器科学 講師

岡 了
東邦大学医療センター佐倉病院泌尿器科 助教

巣山貴仁
帝京大学ちば総合医療センター泌尿器科 助教

加藤智規
帝京大学ちば総合医療センター泌尿器科 助教

今本 敬
いまもと泌尿器科クリニック 院長

滝嶋葉月
千葉大学大学院医学研究院画像診断・放射線腫瘍学 助教

西山 晃
千葉大学大学院医学研究院画像診断・放射線腫瘍学

堀越琢郎
千葉大学大学院医学研究院画像診断・放射線腫瘍学 講師

神谷直人
東邦大学医療センター佐倉病院泌尿器科 准教授

赤倉功一郎
JCHO 東京新宿メディカルセンター 副院長・泌尿器科 主任部長

深沢 賢
千葉県がんセンター前立腺センター，泌尿器科 部長

小丸 淳
千葉県がんセンター泌尿器科，前立腺センター 部長

浜野公明
千葉県がんセンター 副病院長

内海孝信
東邦大学医療センター佐倉病院泌尿器科 助教

遠藤 匠
東邦大学医療センター佐倉病院泌尿器科 助教

納谷幸男
帝京大学ちば総合医療センター泌尿器科 教授

荒木千裕
帝京大学ちば総合医療センター泌尿器科 講師

小林将行
千葉県がんセンター泌尿器科 医長

齋藤 真
千葉大学医学部附属病院放射線科 助教

渡辺未歩
千葉大学大学院医学研究院画像診断・放射線腫瘍学 講師

宇野 隆
千葉大学大学院医学研究院画像診断・放射線腫瘍学 教授

小林裕樹
千葉大学大学院医学研究院画像診断・放射線腫瘍学 助教

岩井祐磨
千葉大学大学院医学研究院画像診断・放射線腫瘍学

原田倫太郎
千葉大学大学院医学研究院画像診断・放射線腫瘍学 助教

小島聡子
帝京大学ちば総合医療センター泌尿器科 准教授

武井一城
聖隷富士病院泌尿器科 部長

矢野 仁
東邦大学医療センター佐倉病院泌尿器科 講師

第4版 前立腺癌のすべて ― 基礎から最新治療まで ―

目　次

基礎編

疫学

前立腺癌は増えているか 2
 前立腺癌の頻度 2
 前立腺癌の病因 8

前立腺癌はどのくらいの頻度で見つかるのか（ラテンと癌と偶発癌を含めて） 13
 前癌病変 13
 ラテント癌と偶発癌 16
 偶発癌 16
 ラテント癌 19
 臨床癌 19

前立癌は予防できるか 23
 生活習慣による予防 23
 食事による予防 24
 薬剤による予防 25

集団検診や人間ドックは役に立つのか 30
 検診対象年齢 31
 検診における施行検査項目 32
 検診に最適な検査法 34
 検診によって見つかる癌の性状 35
 米国での前立腺癌発生率・死亡率の低下 36
 前立腺癌検診の有用性に関する無作為化比較対照試験 38

前立腺と前立腺癌の基礎

前立腺はどこにあってどういう働きをしているか 40
 前立腺はどこにあるか 40
 前立腺の働き 40

前立腺癌は前立腺のどこにできるか 42
 前立腺腺葉の分類 42
 前立腺癌の好発部位 44

前立腺癌は肉眼的および顕微鏡的にどのように見えるのか（組織学的分類を含めて） .. 45
 前立腺癌の基本的所見 45
 Gleason gradingおよびscore 48
 Grade group分類 53
 intraductal carcinoma of the prostate (IDC-P) 54

前立腺癌の不均一性について ··· 57
　　前立腺癌の組織構築多様性 ······················· 57
　　組織構築多様性が生じるわけ ·················· 57
　　分子生物学的不均一性について ··············· 58

前立腺は男性ホルモンの影響を受ける ··· 60
　　前立腺の発生・分化・成長・機能のすべてに男性ホルモンは影響する ······· 60
　　男性ホルモンの産生と前立腺内での代謝 ······· 61
　　前立腺内におけるアンドロゲン作用の発現 ····· 62
　　前立腺上皮と間質の相互作用 ·················· 65
　　前立腺癌も男性ホルモンの影響を受ける ······· 65

前立腺癌の分子生物学

癌は遺伝子の病気である ··· 67
　　癌は遺伝子の病気である ······················· 67
　　癌は遺伝する ······························· 67
　　癌の進行と遺伝子変化の蓄積：癌の進展モデル ······ 67
　　癌遺伝子・癌抑制遺伝子とは何か？ ············· 67
　　癌遺伝子の種類と働き ························ 69
　　癌抑制遺伝子の種類と働き ···················· 69
　　最近の前立腺癌研究 ·························· 70

臨床への分子生物学の応用はどこまで可能なのか？　遺伝子診断と遺伝子治療 ··· 71
　　遺伝子診断 ································ 71
　　遺伝子治療 ································ 73
　　遺伝子治療の今後 ···························· 76

前立腺癌における Clinical Sequence ··· 77
　　CSPCとmCRPCにおける遺伝子変異 ··········· 77
　　Liquid biopsy ····························· 78
　　遺伝子変異検索と臨床試験検索のWeb site ····· 81

癌の分子生物学的診断法 ··· 82
　　代表的な分子生物学的診断法 ·················· 82
　　Liquid biopsyの発展 ························ 85
　　遺伝子診断による個別化医療の時代 ············· 85

前立腺癌の発生・進展に関与する遺伝子 ··· 87
　　アンドロゲン受容体関連遺伝子(AR, SPOP, FOXA1など) ······· 87
　　ETS family 融合遺伝子(TMPRSS2-ERG, ETV1, ETV4, ETV5, FLI1など) ··· 87
　　PI3Kシグナル(PTEN, PIK3CA, PIK3CBなど) ···· 89
　　DNA修復遺伝子(BRCA2, BRCA1, ATM, FANCA, CHEK2など) ···· 89
　　その他(Rb1, TP53, MYC, ncRNAなど) ·········· 91

前立腺癌の転移に関する遺伝子 ... 92
- 転移に至る過程 ... 92
- 前立腺癌の転移に関する遺伝子の解析 ... 96
- 転移に関連した遺伝子の臨床応用 ... 100

前立腺癌のアンドロゲン依存性はどうしてなくなっていくのか ... 101
- アンドロゲン依存性喪失の意義 ... 101
- アンドロゲン依存性喪失の主な機序 ... 101
- アンドロゲン受容体を介したアンドロゲン依存性喪失の機序 ... 102
- AR以外のアンドロゲン依存性喪失機構 ... 108

臨床・実地編

前立腺癌の診断

前立腺癌の症状 ... 112
- 初期から中期の症状 ... 112
- 進行期の症状 ... 112
- PSA導入後の前立腺癌 ... 114

前立腺癌の確定診断に必要な検査 ... 115
- 必須の検査 ... 115
- その他の検査 ... 116

前立腺癌の病期はどのように分けられるのか：TNM分類と臨床病期分類 ... 117
- 病期分類について ... 117
- リスク分類 ... 119

前立腺癌の病期，リスクはどのように決まるか ... 123
- 病期，リスク決定のための検査 ... 123
- 直腸診，経直腸超音波検査，PSA ... 124
- その他の画像検査 ... 124
- 骨盤内リンパ節郭清 ... 124
- 前立腺生検所見 ... 125
- 前立腺癌の病期診断の問題点 ... 125

前立腺癌診療における直腸診 ... 126
- 直腸診の方法 ... 126
- 直腸診の記載方法と注意点 ... 126
- 直腸診の問題点と有用性 ... 127

前立腺癌の腫瘍マーカー：前立腺特異抗原(PSA) ··· 129
- PSAの意義と問題点 ··· 129
- PSAの生物学的特性 ··· 130
- その他のPSA関連マーカー ··· 133
- ノモグラム ··· 134
- 治療後の経過観察とPSA ··· 134
- リスク評価におけるPSA ··· 135

前立腺癌の腫瘍マーカー：前立腺特異抗原以外のマーカー ··· 136
- 早期癌に有用なマーカー ··· 136
- 進行癌や去勢抵抗性前立腺癌に有用なマーカー ··· 137
- その他の骨代謝マーカー ··· 139
- 有用性がほとんどなくなったマーカー ··· 141

前立腺癌の画像診断：超音波検査法 ··· 142
- 超音波検査法 ··· 142
- 各疾患の所見 ··· 143
- 経直腸パワードプラーエコー ··· 143
- Real-Time Elastography ··· 144
- MRI-経直腸超音波融合画像ガイド下前立腺生検 ··· 145

前立腺癌の画像診断：X線, 核医学検査法 ··· 146
- 単純X線写真 ··· 146
- 骨シンチグラフィ ··· 146

前立腺癌の画像診断：CT, MRI ··· 151
- CT ··· 151
- MRI ··· 151

前立腺癌の画像診断：新しい画像検査 ··· 158
- PSMAイメージング ··· 158
- ^{18}F-FDG PET ··· 159
- コリンPET/CT ··· 159
- オクトレオスキャン® ··· 160
- proton MR spectroscopy (MRS) ··· 161
- MR lymphography ··· 162

前立腺癌の組織診：前立腺針生検 ··· 163
- 適応 ··· 163
- 方法 ··· 165
- PSA, 直腸診の真陽性率 ··· 167
- 前立腺針生検の限界と再生検の適応 ··· 167

骨盤内リンパ節郭清術 ………………………………………………………………………… **169**
 役割と意義 ……………………………………………… 169
 リンパ節への転移様式 ………………………………… 170
 骨盤リンパ節の郭清範囲 ……………………………… 171
 臨床病期・Gleason score・PSAなどの組み合わせによるリンパ節転移の予測 …… 171
 リンパ節転移の診断方法 ……………………………… 171
 拡大骨盤内リンパ節郭清術 (ePLND) ………………… 173
 今後の病期診断リンパ節郭清術の役割 ……………… 174

前立腺癌の治療：総論

病期に応じた治療の選択：治療体系 …………………………………………………… **175**
 前立腺癌の治療法 ……………………………………… 175
 前立腺癌の特徴 ………………………………………… 175
 治療の選択に影響する要因 …………………………… 176
 病期およびリスク分類に基づく治療体系 …………… 176
 診療ガイドライン ……………………………………… 177
 治療の個別化 …………………………………………… 177
 高齢者前立腺癌に対する治療選択 …………………… 177
 再発・再燃後の治療方針 ……………………………… 178
 インフォームドコンセント …………………………… 178
 セカンドオピニオン …………………………………… 180
 標準的治療と臨床試験 ………………………………… 180

病期に応じた治療の選択：限局性癌はどう治療すべきか ……………………………… **181**
 限局性癌とは …………………………………………… 181
 限局性癌のリスク評価 ………………………………… 181
 臨床上意義のない癌 …………………………………… 181
 低リスク癌 ……………………………………………… 182
 中リスク癌 ……………………………………………… 182
 高リスク癌 ……………………………………………… 183
 手術と放射線療法の比較 ……………………………… 183

病期に応じた治療の選択：局所進行性癌はどう治療すべきか ………………………… **184**
 局所進行性癌とは ……………………………………… 184
 局所進行性癌治療の方針 ……………………………… 184

病期に応じた治療の選択：転移性癌はどう治療すべきか ……………………………… **185**
 転移性癌とは …………………………………………… 185
 即時ホルモン療法と遅延ホルモン療法の比較 ……… 185
 治療効果を増す試み …………………………………… 185
 治療体系のパラダイムシフト ………………………… 186
 骨への対応 ……………………………………………… 186

前立腺癌の治療効果 ………………………………………………………………………… 188
前立腺癌取扱い規約（第4版）による治療効果判定基準 ………………… 188
有害事象記載法 ……………………………………………………………… 193
前立腺癌の転帰記載方法 …………………………………………………… 194
前立腺癌組織学的治療効果判定基準 ……………………………………… 195
PCWG3による勧告 ………………………………………………………… 196

前立腺癌治療における健康関連QOLとPRO ……………………………………… 198
QOL調査票 …………………………………………………………………… 198
包括的QOL …………………………………………………………………… 198
疾患特異的QOL ……………………………………………………………… 199
癌特異的QOL ………………………………………………………………… 199
その他のPRO尺度 …………………………………………………………… 199
前立腺全摘除術後のQOL …………………………………………………… 199
内分泌療法のQOL …………………………………………………………… 200
QOLを加味した生存期間の指標としてのQALY ………………………… 203
日本人前立腺癌患者のQOL/PRO ………………………………………… 203

病理医・放射線科医との合同カンファレンスでの治療決定 ………………………… 204
合同カンファレンスの目的 ………………………………………………… 204
合同カンファレンスの活動内容 …………………………………………… 204
病期診断と治療法選択の実際 ……………………………………………… 205
合同カンファレンスの利点 ………………………………………………… 207

地域連携クリティカルパスを用いた前立腺癌診療 …………………………………… 208
地域連携クリティカルパスとは何か？ …………………………………… 208
前立腺癌診療における地域連携クリティカルパス ……………………… 209
地域連携クリティカルパスの設計 ………………………………………… 210
地域連携クリティカルパスと医療の質 …………………………………… 211

前立腺癌診療に関するノモグラム ……………………………………………………… 212
ノモグラムとは何か？ ……………………………………………………… 212
ノモグラムの読み方 ………………………………………………………… 212
生検に関するノモグラム …………………………………………………… 214
手術療法に関するノモグラム ……………………………………………… 215
放射線治療に関するノモグラム …………………………………………… 215
内分泌療法に関するノモグラム …………………………………………… 215
実際のノモグラムの臨床応用 ……………………………………………… 216
今後の前立腺癌診療ノモグラムの展望 …………………………………… 216

前立腺癌の治療：各論

待機療法，監視療法 ... 217
- 待機療法について ... 217
- ガイドライン ... 218
- ASのプロトコール例 ... 219

限局性前立腺癌に対する手術療法のパラダイムシフト ... 222
- PIVOT試験 ... 223
- SPCG-4試験 ... 223
- ProtecT試験 ... 224
- 日本の状況と前立腺癌診療ガイドライン ... 224
- おわりに ... 225

前立腺全摘除術の術式 ... 227
- 恥骨後式前立腺全摘除術（逆行性） ... 227
- 恥骨後式前立腺全摘除術（順行性） ... 234
- おわりに ... 235

手術療法：神経温存前立腺全摘除術 ... 236
- 近年の大規模な研究 ... 236
- 神経温存手技の工夫 ... 236
- 適応 ... 236
- 手術手技 ... 237

手術療法：腹腔鏡下前立腺全摘除術 ... 240
- 術式の適応 ... 240
- 術前準備および体位 ... 240
- 術式について ... 240
- 術後管理 ... 243
- 現状におけるLRPのORP，RARPとの比較 ... 243
- LRPの今後の展望 ... 245

手術療法：ロボット支援前立腺全摘除術 ... 246
- ロボット手術支援システム「da Vinci™ Surgical System」 ... 246
- da Vinci™ Surgical Systemによる前立腺全摘除術 ... 247
- ロボット支援手術開始前の準備 ... 248
- 対象 ... 252
- アプローチ（経腹膜到達法と腹膜外到達法） ... 252
- 神経温存術式の適応 ... 257
- 神経温存手技 ... 257
- 神経温存に関する予後 ... 259
- 神経温存の尿禁制への影響 ... 259
- ロボット支援前立腺全摘除術の利点，欠点と手術成績 ... 259

失禁について，Retzius-sparing RARP ……………………………………… 261
　　どのくらいの経験が必要か？ ……………………………………………… 262
　　今後の展望 …………………………………………………………………… 262

手術療法：Focal therapy，HIFU，凍結療法 …………………………………… 264
　　総論 …………………………………………………………………………… 264
　　治療適応 ……………………………………………………………………… 265
　　HIFU（high intensity focused ultrasound）……………………………… 265
　　凍結療法（cryosurgery）…………………………………………………… 266
　　光線力学療法（PDT）……………………………………………………… 267

放射線療法：外部照射 ……………………………………………………………… 269
　　外部照射の目的 ……………………………………………………………… 269
　　根治的放射線療法 …………………………………………………………… 269
　　治療効果の判定 ……………………………………………………………… 271
　　再発危険因子 ………………………………………………………………… 271
　　今後の展望 …………………………………………………………………… 271
　　緩和医療としての放射線療法 ……………………………………………… 272

放射線療法：強度変調放射線療法（IMRT），サイバーナイフ ……………… 273
　　強度変調放射線療法（IMRT）……………………………………………… 273
　　サイバーナイフ ……………………………………………………………… 275

放射線療法：粒子線 ………………………………………………………………… 278
　　粒子線の特性 ………………………………………………………………… 278
　　粒子線治療の成績 …………………………………………………………… 278
　　重粒子線治療 ………………………………………………………………… 279
　　今後の展望 …………………………………………………………………… 280

放射線療法：低線量率小線源治療 ………………………………………………… 281
　　LDR-BTの現況 ……………………………………………………………… 281
　　LDR-BTの方法 ……………………………………………………………… 281
　　LDR-BTの特徴 ……………………………………………………………… 283

放射線療法：高線量率組織内照射 ………………………………………………… 284
　　高線量率組織内照射（HDR-BT）とは …………………………………… 284
　　HDR-BTの現況 ……………………………………………………………… 284
　　HDR-BTの方法 ……………………………………………………………… 284
　　HDR-BTの特徴 ……………………………………………………………… 286

前立腺癌の根治治療後の再発の評価と対策 …………………………………… 287
　　根治治療後の再発とは ……………………………………………………… 287
　　再発診断とその問題点 ……………………………………………………… 287
　　再発に対する治療 …………………………………………………………… 288
　　再発に関する予測因子 ……………………………………………………… 291

ホルモン療法：ホルモン療法はなぜ有効なのか ... 294
- 前立腺癌に対するホルモン療法の歴史 ... 294
- アンドロゲンの分泌制御 ... 294
- アンドロゲンの作用機序 ... 294
- 前立腺癌の増殖とアンドロゲン ... 296
- アンドロゲン除去とアポトーシスの誘導 ... 296
- ホルモン療法の方法 ... 296
- ホルモン療法の副作用 ... 299

ホルモン療法：ホルモン療法の効果と限界 ... 301
- ホルモン療法の短期効果 ... 301
- ホルモン療法の問題点：去勢抵抗性前立腺癌 ... 301
- CAB療法 ... 302
- アンチアンドロゲン除去症候群 ... 302
- アンチアンドロゲン交替療法 ... 303
- グルココルチコイド療法 ... 304
- 去勢抵抗性癌に対する新規ホルモン薬 ... 304
- 転移のあるホルモン感受性前立腺癌に対するホルモン療法 ... 305
- 今後の展望 ... 305

ホルモン療法：間欠的ホルモン療法 ... 306
- 間欠的ホルモンの概念と歴史 ... 306
- 間欠的ホルモン療法の臨床試験 ... 306
- 間欠的ホルモン療法の適応症例の選別 ... 307
- 間欠的ホルモン療法のガイドライン上の位置 ... 307
- 間欠的ホルモン療法の方法と臨床症例 ... 308

ホルモン療法：アンチアンドロゲン単独療法 ... 311
- 歴史的背景 ... 311
- 非転移性前立腺癌におけるアンドロゲン単独治療 ... 311
- 転移性前立腺癌におけるアンドロゲン単独治療 ... 312
- Quality of Life ... 312

前立腺癌の集学的治療 ... 314
- 集学的治療の考え方 ... 314
- ホルモン療法と前立腺全摘除術 ... 314
- ホルモン療法と放射線療法 ... 315
- 前立腺全摘除術と放射線療法 ... 315
- ホルモン療法と化学療法 ... 316
- アンドロゲン除去療法（ADT）と新規ホルモン薬（アビラテロン） ... 316

転移性前立腺癌に対する集学的治療 ……… 317
- 転移性前立腺癌において初回治療ホルモン療法に併用する治療の意義 ……… 317
- 転移性前立腺癌における high volume, high risk の定義 ……… 318
- 初回ホルモン療法におけるドセタキセル併用療法 ……… 318
- 初回ホルモン療法におけるアビラテロン併用療法 ……… 319
- 転移性前立腺癌における局所療法 ……… 320

去勢抵抗性前立腺癌の定義と治療：化学療法と新規薬剤 ……… 322
- 去勢抵抗性前立腺癌の概念 ……… 322
- CRPC 治療法の診断 ……… 322
- CRPC の治療 ……… 322
- 第二世代ホルモン療法薬 ……… 325
- 抗癌剤 ……… 328
- 塩化ラジウム-223（radium-223）……… 329
- シークエンスについて ……… 329
- 今後の展望 ……… 331

転移巣に対する治療：骨転移対策と他臓器転移対策 ……… 333
- 前立腺癌の転移の特徴 ……… 333
- 骨転移の機序 ……… 333
- 転移に対する治療 ……… 335
- 薬物療法 ……… 336
- 骨転移に対する治療 ……… 337
- 骨以外の他臓器転移の対策 ……… 340

前立腺癌の予後因子：病期・治療別に ……… 342
- 病期別予後予測 ……… 342
- 治療別予後 ……… 343
- 今後の課題 ……… 346

前立腺癌治療に必要な前立腺肥大症の知識

前立腺肥大症とはなにか ……… 349
- 前立腺肥大症とは ……… 349
- 前立腺肥大症の病理 ……… 350
- 前立腺肥大症の発生機序 ……… 350
- 前立腺重量の年齢的推移 ……… 351

前立腺肥大症の症状と検査法 ……… 354
- 前立腺肥大症の症状 ……… 354
- 前立腺肥大症の検査法 ……… 358

前立腺肥大症の治療：薬物療法 ······ 364
- 抗アンドロゲン薬 ······ 364
- 5α還元酵素阻害薬 ······ 365
- α1遮断薬 ······ 366
- ホスホジエステラーゼ5阻害薬 ······ 367
- 生薬系薬剤・漢方薬 ······ 367
- 過活動膀胱(OAB)治療薬(抗コリン薬・β3作動薬) ······ 368

前立腺肥大症の治療：手術療法 ······ 370
- 被膜下前立腺腺腫核出術 ······ 370
- 経尿道的前立腺切除術(TURP) ······ 371
- 経尿道的前立腺切開術(TUIP) ······ 371
- 経尿道的バイポーラ電極前立腺核出術(TUEB®) ······ 371
- ホルミウムレーザー前立腺核出術(HoLEP) ······ 372
- 532nmレーザー光選択的前立腺蒸散術(PVP) ······ 372
- ツリウムレーザー前立腺切除術(ThuLRP) ······ 372
- 半導体レーザー前立腺蒸散術 ······ 373
- 経尿道的マイクロ波高温度療法(TUMT) ······ 373
- 組織内レーザー凝固術(ILCP) ······ 373
- 高密度焦点式超音波治療(HIFU) ······ 373
- 経尿道的針焼灼術(TUNA®) ······ 373
- 前立腺インプラント埋め込み尿道吊り上げ術(PUL) ······ 373
- その他の手術療法 ······ 374

前立腺肥大症の治療：カテーテル挿入とその合併症 ······ 375
- 尿道カテーテルとは ······ 375
- 尿道カテーテルの挿入方法 ······ 376
- 尿道カテーテル挿入に伴う合併症 ······ 376
- 尿道損傷を防止するためのテクニック ······ 377

前立腺肥大症と前立腺癌をどう鑑別するか ······ 379
- DRE, TRUS, MRI, PSAを用いた鑑別法 ······ 379
- 触知不能癌(T1c癌)について ······ 381
- 前立腺肥大症の治療中に癌が見つかった場合 ······ 384

索引 ······ 388

基礎編

- 疫学
- 前立腺と前立腺癌の基礎
- 前立腺癌の分子生物学

基礎編　疫学

前立腺癌は増えているか

◇ 前立腺癌の頻度

　前立腺癌は欧米諸国の男性悪性腫瘍のなかで最も頻度の高いものの一つで，男性癌死亡原因の約20％を占める。アジア諸国ではその頻度は低く，日本では男性の癌死亡者数の部位別順位では肺，胃，大腸，肝，膵についで6位前後である。日本人男性での癌罹患者数の部位別順位は胃，肺に次いで3位である（2013年）。2017年の予測でも罹患数および癌死亡数とも同じ順位であるがそれぞれ増加し，12,200人，86,100人と予想されている。高齢化や食事の欧米化，および診断技術の向上，特に腫瘍マーカーとしての前立腺特異抗原（prostate specific antigen；PSA）の導入，検診の普及に伴ってその頻度は増加していると考えられる（図1）。

● 日本での頻度

　本邦では人口10万人あたりの男性が1年間に前立腺癌にかかる人数は全年齢を合わせると39.9人程度である（2014年）。2017年の『がんの統計』によると，2014年の推定罹患数

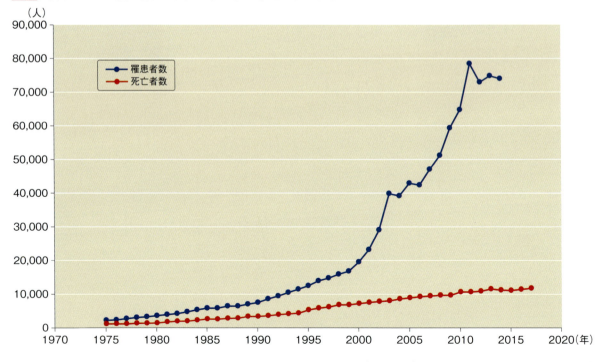

図1　本邦における前立腺癌の死亡者数と推定罹患者数の推移

（がんの統計'17．Cancer Statistics in Japan-2017 より引用）

は74,459人,男子全悪性新生物罹患者505,465人の14.7%,粗罹患率120.5であった。また2016年の前立腺癌の死亡者数は11,803人であった。年齢別にみると,罹患者は45歳以下の男性ではまれであるが,50歳以後,加齢とともに対数的にその頻度は増加し,人口10万人あたりの推定罹患者数は70歳代前半では498.0人,後半では558.3人,80歳代前半では522.6人であった(図2)。このように,前立腺癌は加齢に伴って増加する高齢者の癌である。1950年代からの主要部位別癌の年齢調整死亡率の動向を見てみると,前立腺癌の死亡率は年々上昇していたが,2000年をピークに横ばいから減少傾向である(図1, 3)。一方,泌尿器科癌では従来から最も年齢調整死亡率が高い。

● 海外での頻度

米国男性では罹患率は第1位で1995年には約244,000人が新たに前立腺癌と診断され,死亡率は肺癌に次いで第2位であり,年間死亡者数は約44,000人であった。年齢調整された前立腺癌罹患者数・死亡数ともに1993年までは増加していた。一方,2018年の予想では罹患者数は164,690人で男性の癌のなかでやはり一位,死亡数は29,430人でやはり肺癌に次いで2位となっている。米国での2011～2015年のデータでは,前立腺癌の年齢調整罹患率は112.6で第一位,年齢調整死亡率も19.5で肺癌に次いで第二位である。米国では前立腺癌が減少傾向にあり,死亡率は1990年に比較して,2006年には38.9%減少,2007年に比較して2014年には6.5%減少した。

世界の地域別でみた2012年の前立腺癌の罹患率と死亡率の予測を図4に示す。死亡率はアフリカやカリブ海諸国といったアフリカ系の人種(黒人)で高く,ヨーロッパ系(白人)が

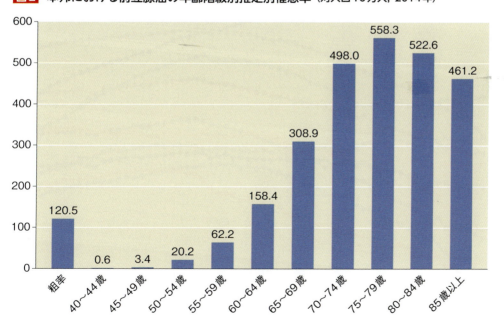

図2 本邦における前立腺癌の年齢階級別推定別罹患率（対人口10万人, 2014年）

(がんの統計 '17. Cancer Statistics in Japan-2017 より引用)

中間で東洋人が最も低い。一方，最近の各国での罹患率の推移をみるとほとんどの国で増加しているものの，米国やフィンランド，スウェーデンでは減少している。また，死亡率の推移をみると，日本を含めてほとんどの国で減少しているが，フィリピンやシンガポール，ブルガリア，ベラルーシ，ロシアでは増加している（図5, 6）。2018年の世界人口での予想（International Agency for Research on Cancer, World Health Organization）では，世界標準人口で調整した前立腺癌の罹患率は29.3で肺癌の31.4に次いで男性の癌で第二位，同死亡率は7.6で男性の癌の6位である。

図3 本邦における癌の部位別の年齢調整死亡率（2017年上位10部位，対人口10万人）

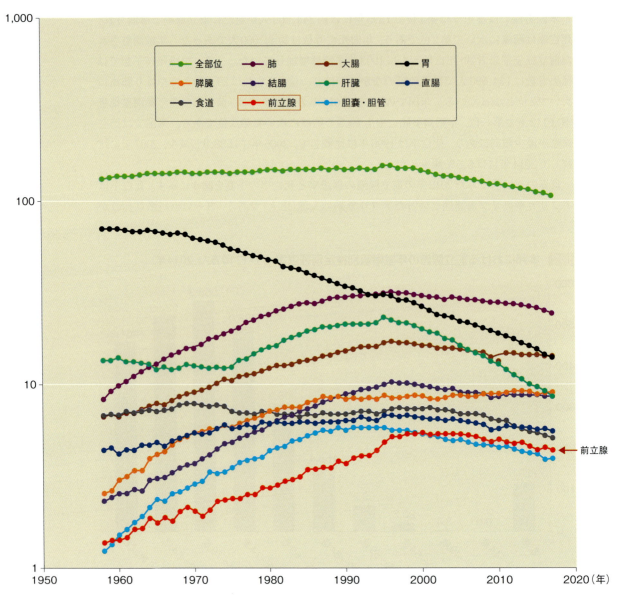

（がんの統計'17. Cancer Statistics in Japan-2017より引用）

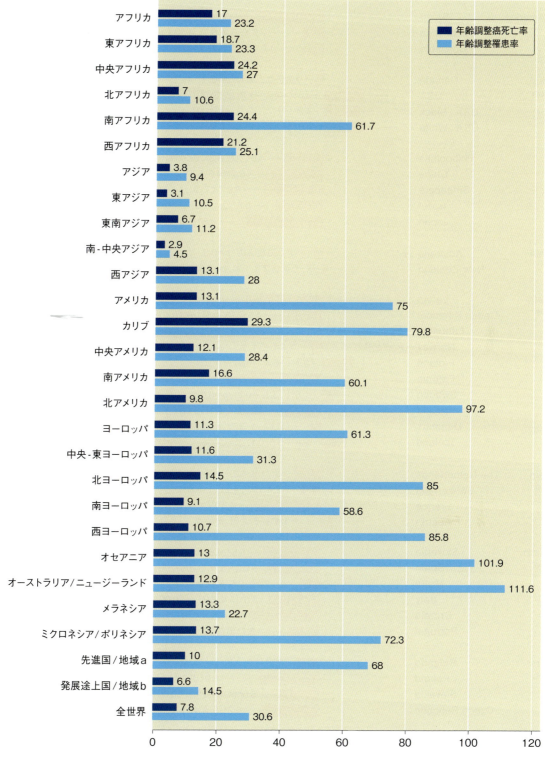

図4 世界の地域別の前立腺癌罹患率と死亡率の予想（GLOBOCAN 2012，人口10万人あたり年齢調整）

a：ヨーロッパ，北アメリカ，オーストリア，ニュージーランド，日本
b：全アフリカ，日本以外のアジア，ラテンアメリカ，カリブ海諸国，メラネシア，ミクロネシア，ポリネシア

図5 各国の前立腺癌罹患率の最近10年間の変化

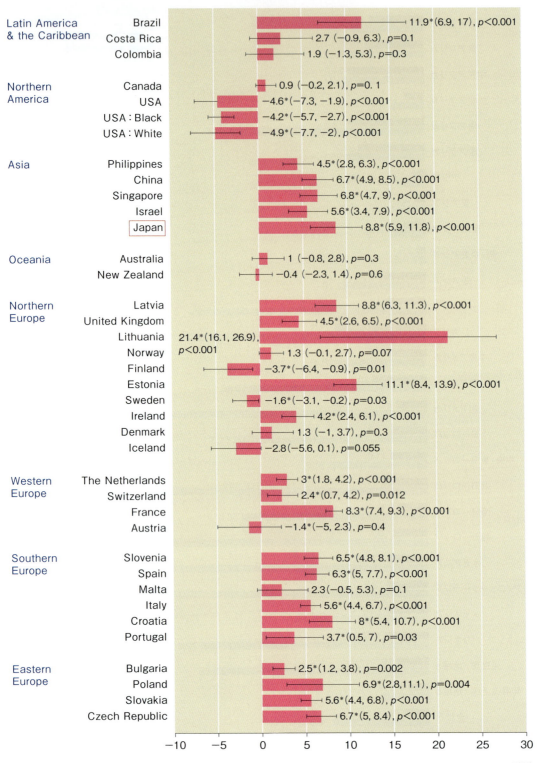

(Wong MCS, et al: Eur Urol, 2016; 70: 862-74. より引用)

図6 各国の前立腺癌死亡率の最近10年間の変化

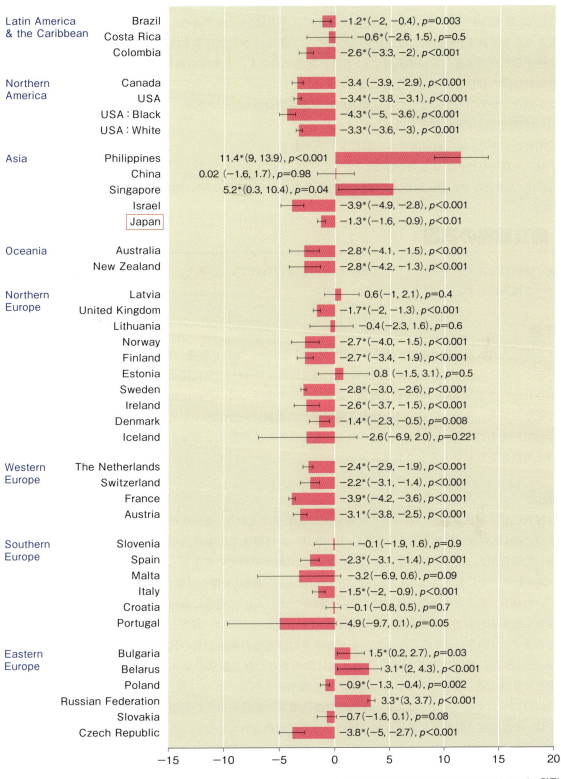

(Wong MCS, et al: Eur Urol, 2016; 70: 862-74. より引用)

● **発生頻度の人種差**

多民族国家アメリカ合衆国での人種間の発生を比較した報告がある。日系人の発生率と比較して，黒人は4～5倍，白人は2～3倍，フィリピン系人は1～2倍である。中国系人は日系人よりも若干低く，韓国系人では日系人の約1/2である。さらに日本本国在住の日本人と比較するとハワイ在住の日系人は3.5～6倍の罹患率である。若年時の移民だけでなく，就労年齢以降の移住であっても罹患率は上昇する。

以上のことから明らかになった前立腺癌の疫学面特徴は次の3つである。
①一地域内で経年的に頻度が増加している。
②国別差があり，同一地域内でも人種による差がある。
③同一人種の在住国による差がある。

これらは，人種差などの遺伝的要因のほか，食生活を含めた環境要因の強い関与を示唆する。

◆ 前立腺癌の病因

前立腺癌のリスクファクターとして種々のものが挙げられている（**表1**）。その主なものについて以下に示す。

● **年齢**

前立腺癌の大きな特徴として，ラテント癌（剖検で見つかった前立腺癌）の比率が高いことがある。50歳以上の剖検例で30％，80歳以上の剖検例では60～70％に微小な前立腺癌が見出される。ラテント癌の頻度には地域，民族差は比較的少なく，それに比べて臨床癌では大きな差がみられる。従って潜在癌から臨床癌への進展に内分泌因子や食事因子などが関与しているものと想定される。ラテント癌・臨床癌ともに高齢になるほど頻度が高くなるので加齢が重要な発生因子である。

● **遺伝**

血縁者に前立腺癌患者がいると前立腺癌発生の危険率は上がり，遺伝性前立腺癌の報告は多い。691名の前立腺癌患者と640名のコントロールの親族での家族内発生を電話にて調査した報告がある。前立腺癌患者の15％において父親や兄弟での発生がみられたのに対し，コントロールにおいては8％であった（$p<0.001$）。一親等（父親や兄弟）に前立腺癌患者がいた場合，まったくいない場合の2倍の危険率であった。二親等に前立腺癌患者がいる場合も危険率の有意な上昇があった。最も危険率が高かったのは一親等と二親等にみられるときで，危険率は約9倍になった。また血縁者の診断時の年齢が若いほど危険率は高くなった（**表2**）。全前立腺癌の9％，55歳以前に診断された前立腺癌の45％はこのように常染色体優性の遺伝をするとされる。遺伝性前立腺癌のうち30～40％は染色体1番長腕の1q24-25にリンクしている。T2前立腺癌の全摘除標本の病理組織学的特徴についての検討では，家族性前立腺癌と非家族性前立腺癌では差は認められていない。さらに近年一塩基遺伝子多型（single nucleotide polymorphisms；SNPs）と前立腺癌のリスクが指摘されており，日本人の前立腺癌に特有のSNPsも明らかにされている。

遺伝子異常についても地域差があり，ras p21癌遺伝子の活性化の頻度や遺伝子変異の起こるコドンの違い，p53癌抑制遺伝子の変異様式の差異がよく知られている。一般にヒト癌の発生進展は複数の遺伝子変化の蓄積によるとされるが，前立腺癌も同様である。

●内分泌，生殖活動

性ホルモンと前立腺癌発生のかかわりは，思春期前の去勢術後や性腺不全症には前立腺癌の発生をほぼみないことより明らかである。また，高エストロゲン血症を伴う肝硬変患者には前立腺癌の発生がきわめて少ない。癌患者のテストステロン値は対照に比べ高値であるともいわれる。癌死亡の多いオランダ人と低い日本人との間での症例対照研究では，テストステロン値はオランダ人のほうが高値である。米国の黒人は白人に比べ15％血中テストステロン値が高いという。

性ホルモンレベルに左右される性行動・生殖活動要因と前立腺癌発生との関連では，Steeleらの報告がある。矛盾する点も多いが，**表3**のようなものが前立腺癌の発生リスクとされている。本邦での症例対象研究でも，遅発性の性活動・結婚直後から20歳代30歳代の活発な性活動・オーガスムスに達しないことなどが前立腺癌リスクを上昇させると示唆されている。活発な性交渉によるテストステロンの変動が，遺伝子変化の引き金になっているとも考えられる。これと関連した事実として，ラットに発癌物質である

表1 前立腺癌のリスクファクター

環境	田園地帯の居住
家庭環境	配偶者の低教育レベル，多数の兄弟，近親者の前立腺癌発症
食習慣	水分摂取過多，β-カロチンの摂取不足
性生活	morning erectionの欠如，前戯時間の短さ，オーガズムの欠如，30歳代の瀕回の性交渉，婚姻数の少なさ，STD罹患
内分泌	低血漿テストステロン値，低血漿DHT，高ホルモン結合蛋白

(Oishi K, et al: Prostate, 1989; 14: 117-22.より引用)

表2 家族歴と前立腺癌の発生リスク

父親または兄弟に50歳代で前立腺癌と診断されたものがいて，さらに一親等にもう一人前立腺癌患者がいる場合は，父親または兄弟に70歳代で前立腺癌と診断されたものがいて，ほかの血縁者に前立腺癌患者がいない場合に比べて，相対危険度が7.0倍ある。

血縁者の前立腺癌発生時の年齢(歳)	前立腺癌が発生した別の血縁者の有無	相対危険度
70	なし	1.0
60	なし	1.5
50	なし	2.0
70	一人以上あり	4.0
60	一人以上あり	5.0
50	一人以上あり	7.0

(Carter BS, et al: J Urol, 1993; 150: 797-802.より引用)

表3 前立腺癌発症要因としての性的活動要因

1. 若い初交年齢
2. 早婚
3. 複数の相手との性交渉(婚前・婚外)
4. 性行為感染症の既往歴
5. 前立腺癌のための入院10年前の性交渉頻回
6. 避妊手段(コンドーム)の多用
7. 遅い二次性徴の発現
8. 遅い性的めざめ
9. 50歳以降の性交渉回数減少
10. 売春婦との性行為頻回
11. 絶頂感を伴わない性交渉頻回
12. 青年期の手淫頻回
13. 既婚
14. 子供数の多いこと

(Steele R, et al: J Chron Dis, 1971; 24: 29-37. より引用)

dimethylaminobiphenylを投与しても前立腺癌は起こりにくいが、発癌物質と同時に体内のアンドロゲン濃度の変動を繰り返し行うと発癌する。アンドロゲンによって前立腺細胞の増殖が起こり、この際の分裂期の細胞に対して発癌物質が作用すると思われる。また、子宮頸癌を起こすヒトパピローマウイルスも前立腺癌の10%以上に認められており、1つの危険因子となっている。

● 職業

カドミウム曝露は癌発生のリスクを高める。カドミウムはタバコの煙やアルカリ乾電池内に多く含まれる。前立腺組織に豊富にみられる亜鉛と拮抗して、その蓄積によって正常な細胞発育と代謝を阻害する。従って電池製造工場労働者でリスクが高い。マンガン鉱床の労働者、農業従事者でもリスクが高い。

● 紫外線曝露とビタミンD

紫外線照射の地理的分布と前立腺癌死亡は負の相関を示す。つまり前立腺癌死亡は北で多く南で低い。このことより紫外線の照射は前立腺癌を予防しているといえる。紫外線はビタミンDの活性化に必要である。ビタミンDの活性型である1,25ジヒドロキシビタミンD3の受容体がヒト前立腺細胞に証明されている。また、ビタミンDにより前立腺癌細胞が分化誘導される。このような知見から、ビタミンDは前立腺癌の自然史に重要な役割をもっていると考えられる。

図7 前立腺癌の年齢調整死亡率と動物性脂肪摂取量の関係

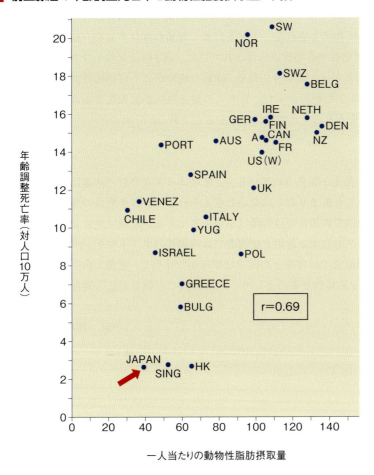

(Rose DP, et al: Cancer, 1986;58:2363-71.より引用)

●食事

　脂肪，特に動物性脂肪の過剰摂取は前立腺癌の危険因子とされる（図7）。具体的には豚肉，ミルク，チーズ，卵などを多く摂取するとよくない。高飽和脂肪食品がすべての人種，特に黄色人種で前立腺癌発症の危険率を上げるとした研究もある。脂肪摂取量が低い日本で生活様式の欧米化に伴って脂肪摂取量が増加し，前立腺癌の罹患率が上昇した可能性もある。しかし，本邦での症例対照研究では脂肪摂取量と癌発生のリスクとの関連は認められなかった。これは日米の脂肪摂取量の違いによるものとも考えられる（米国は日本の約3倍）。また，脂肪摂取量よりも総カロリー摂取量が問題との意見もある。

　危険率を下げる食事として味噌や納豆・豆腐などの原料である大豆が第一に挙げられる。この中に含まれる物質でチロシンキナーゼの作用を抑制するgenisteinが，実験的にも前立腺細胞や前立腺癌細胞の増殖を抑えることが証明されている。また，癌一般にいえるが緑黄色野菜を多く摂ることは前立腺癌の危険率を下げる。本邦での症例対照研究ではビタミンAおよびβカロチンの摂取量が少なくなるほど癌リスクは上昇した。一方米国ではビ

タミンAの大量摂取はリスクを高めるとした逆の報告がある．この説明としては，ビタミンAの摂取源が日本など低リスクの地域では主に野菜からであるのに対し，米国など高リスクの地域では動物性脂肪からであるためとされる．トマトに多く含まれカロチンの一種であるlycopeneという酸化防止作用を有する物質が注目されていた．週2回以上のトマト料理摂取により前立腺癌の危険率が下がったという．最近，緑茶の成分がヒト可移植性前立腺癌細胞株LNCaPの発育を抑えることがわかった．日本人の前立腺癌が低頻度であることとの関連は不明であるが，予防を考えるうえで興味のあることである．

● その他

精管切断術実施とその後の癌との関連が報告されているが，まだはっきりとした結論は得られていない．リスクがあるとしてもあまり高くはないと考えられる．喫煙や肥満の関係も日米で意見が分かれている．米国での報告では喫煙は予後を悪くするが肥満は逆によくするという．これはタバコの抗エストロゲン作用と肥満者では内因性のエストロゲンが高いためとされる．本邦の症例対照研究では喫煙との関連は明らかではなく，肥満は病期B_1～D_1前立腺癌患者の癌を進展させる傾向があるという．飲酒習慣や宗教などとの関連はないようである．

（小宮　顕）

◇ 文献

1) がんの臨床統計(Cancer Statistics in Japan-2017). がんの統計編集委員会編, 財団法人がん研究振興財団(Foudation for Promotion of Cancer Research), 2017.
2) Wong MC, et al: Global Incidence and Mortality for Prostate Cancer: Analysis of Temporal Patterns and Trends in 36 Countries. Eur Urol, 2016; 70 (5): 862-74.
3) Smith JR, et al: Major susceptibility locus for prostate cancer on chromosome 1 suggested by a genome-wide search [see comments]. Science, 1996; 274: 1371-4.
4) Suzuki H, et al: Detection of human papillomavirus DNA and p53 gene mutations in human prostate cancer. Prostate, 1996; 28: 318-24.
5) Miller GJ, et al: The human prostatic carcinoma cell line LNCaP expresses biologically active, specific receptors for 1 alpha, 25 dihydroxyvitamin D3. Cancer Res, 1992; 52: 515-20.
6) Zhang JX, et al: Soy and rye diets inhibit the development of Dunning R3327 prostatic adenocarcinoma in rats. Cancer Lett, 1997; 114: 313-4.
7) 大野良之, ほか: ビタミンAおよびβカロチンの多量摂取は前立腺癌発生リスクを低下させる. 医学のあゆみ, 1989; 148: 743.
8) Giovannucci E, et al: Tomatoes, lycopene, and prostate cancer. Proc Soc Exp Biol Med, 1998; 218: 129-39.
9) Liao S, et al: Growth inhibition and regression of human prostate and breast tumors in athymic mice by tea epigallocatechin gallate. Cancer Lett, 1995; 96: 239-43.
10) Furuya Y, et al: Smoking and obesity in relation to the etiology and disease progression of prostate cancer in Japan. Int J Urol, 1998; 5: 134-7.
11) Marugame T, et al: Comparison of Prostate Cancer Mortality in Five Countries: France, Italy, Japan, UK and USA from the WHO Mortality Database (1960–2000). Jpn J Clin Oncol, 2005; 35: 690-1.

基礎編　疫学

前立腺癌はどのくらいの頻度で見つかるのか（ラテント癌と偶発癌を含めて）

◆ 前癌病変

　さまざまな癌腫で，癌の前駆病変（前癌病変）の存在が知られている。前立腺癌においても他の癌腫と同様に前癌病変の存在があると考えられ，さまざまな形態異常もしくは遺伝子異常を示す状態が前癌病変と想定され，検討が行われている。早期の研究では腺房組織が密に増殖する異型腺腫様過形成（atypical adenomatous hyperplasia；AAH）もしくは腺腫（adenosis）などが前癌病変と考えられていたが，現在では否定的とされている。1980年代より，前立腺癌と同等の細胞異型を示す異型細胞が腺房内に増殖する病態が注目され始めた。当初はatypical intraductal hyperlplasiaとよばれていたが，現在ではprostatic intraepithelial neoplasia（PIN）という名称が一般的に用いられている。そのなかでも前癌病変と関係が深いのは細胞異型の強いhigh grade PIN（HGPIN）のみとされている。最近では，炎症を背景にした前癌病変が存在する可能性が示唆され，proliferative inflammatory atrophy（PIA）という名称が提唱されている。

● HGPIN

▶ HGPINの基本概念および組織像

　PINは既存の腺房内にて，核異型の目立つ異型細胞が増殖する病態と定義される。当初は核異型の程度に応じて，最初は三段階評価（grade Ⅰ，Ⅱ，Ⅲもしくはmild, moderate, severe）が，次いで二段階評価（lowおよびhigh grade）が行われた。しかしながら，HGPIN以外のPINでは診断一致能が低いこと，遺伝子異常が乏しいことなどから，現在ではHGPINのみが前癌病変の候補とされている。

　HGPINの組織像の特徴は，微細クロマチンの増加および腫大した核を有する，前立腺癌と同等の異型細胞が既存の腺房内で増殖することである（図1）。一般的には明瞭な核小体を有することが多い。腺房周囲では基底細胞の存在が保たれている。前立腺癌と異なり，HGPINでは病変の中心部で細胞が小型化し，異型性が乏しくなる，いわゆる成熟傾向を示すのが重要な特徴である。

▶ HGPINの発生頻度および発生部位

　膀胱全摘術時に同時に採取された前立腺内のHGPINの発生頻度はさまざまである。前立腺癌を有する患者では95〜50％（平均69.5％），有しない患者では75〜14％（平均42.4％）である。経尿道的前立腺切除術（transurethral resection of the prostate；TURP）時および針生検時にHGPINが同定される頻度は4〜5％とされる。発生部位としては，peripheral zone単独での発生が63％，peripheral zoneとtransitional zone両者での発生が36％，transitional zone単独の発生は1％程度とされる。

▶**HGPINとPSAとの関係**

以前はHGPINでのPSA値は非癌症例と前立腺癌症例の中央値周辺を示すと報告されていたが，現在では非癌症例との間に有意差を認めないとする報告が多い。

▶**HGPINの臨床的意義**

2000年以前では，針生検でHGPINを認めた場合，そうでない症例と比較して，再検で前立腺癌が同定される頻度が優位に高いとする報告が多かった。2000年以降では，針生検に少量のHGPINを認めても，再検による前立腺癌同定の向上につながらないことが示されている。ただし，多数カ所にHGPINを認めた場合には，再検による前立腺癌同定率が上昇するとする考え方がある。一般的に，HGPIN同定後の再検で発見された前立腺癌は臨床的意義が乏しい癌が多い傾向にある。従って，今日の前立腺診療におけるHGPINの臨床的意義は乏しいと思われる。

▶**HGPINと分子生物学的異常**

HGPINと前立腺癌での遺伝子異常は比較的類似しており，*FOXA1*のmutationや1qや8qのコピー数の増加が共通にみられる一方，前立腺癌のみに*SPOP*，*KDM6A*，*KMT2D*などのmutationが生じる。その一方で，*TMPRSS2-ERG*融合遺伝子がHGPINや前立腺癌に斑状に分布することが知られている。これらのことから，HGPINは前癌病変のみではなく，前立腺癌の一部が正常腺房組織に逆行性に侵入・増殖している（いわゆるintraductal carcinoma of the prostate）可能性も示唆されてきた。今後HGPINが真の前癌病変であるかは，さらなる検討が必要である。

● 異型腺腫様過形成（AAH）

PINとは異なり，AAHの多くはtransitional zoneに発生する。病理学的には境界明瞭な病変を形成し，内部は比較的均一な小型腺管から構成される（図2）。腺管の核はやや腫大し，小型で明瞭な核小体を有する異型細胞から構成される。AAHの腺管の基底細胞の存在

図1 HGPIN

核が腫大し，明瞭な核小体を有する異型細胞が正常腺房内で増殖するのをみる。

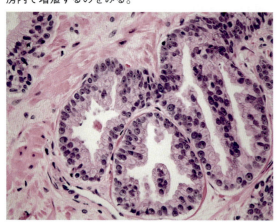

図2 AAH

小型で，比較的均一な腺管が密に増生するのをみる。腺上皮細胞では軽度の細胞異型を示す。

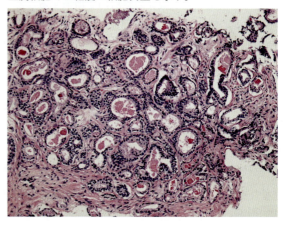

は保たれていることが証明され，悪性とする所見は乏しい。以前は細胞形態から，前癌病変の一つと考えられていたが，今日ではその可能性は否定的である。

● proliferative inflammatory atrophy (PIA)

前立腺の萎縮病変が前癌病変である可能性は以前より考えられていた。最近の研究で，萎縮腺を構成する細胞の増殖能は高く，その多くは炎症を伴っていることが示され，これらをproliferative inflammatory atrophy (PIA) とする名称が提唱された。さらには，これらの病変を正常前立腺や良性前立腺肥大の組織と比較すると，酸化ストレスからDNA障害を防ぐ機能を有するとされるGST-πのメチル化が高頻度に生じることが示された。このことから，PIAが前癌病変の一つであり，HGPINとのGST-πのメチル化の頻度の比較より，PIAがHGPINの前駆病変であることが想定されている（図3）。

● 異型腺管

異型腺管は，かつてatypical small acinar proliferation (ASAP) ともよばれ，前立腺癌の前駆病変と考えられたことがあった。しかしながら，異型腺管は，病変が小型であるため，良悪の判定が困難である状況を示しているのみであり，前癌病変的な要素はない。針生検で異型腺管を認めた約半数の症例で，再生検により前立腺癌が同定される。しかしながら，それらは小型で分化度が高い癌がほとんどで，臨床的意義が乏しい癌であることが多い。

図3 前立腺癌の分子生物学的発生機序

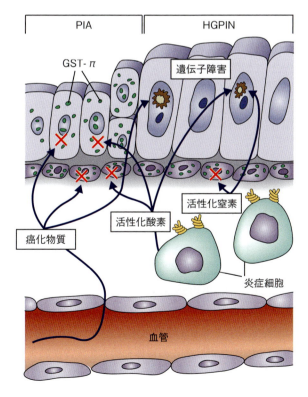

（文献20より引用，改変）

◇ ラテント癌と偶発癌

　50歳未満の前立腺癌患者はまれで，その後加齢とともに患者数が急増する。前立腺癌は臨床的に認識困難な症例が少なくなく，その多くは腫瘍量が少ないことによる。前立腺癌取扱い規約第4版（2010年発刊）では，癌発見の動機による前立腺癌の分類を行っている。

①臨床癌：clinical cancer
　臨床的に前立腺癌と診断され，組織診でも前立腺癌が確認された症例。

②偶発癌：incidental cancer
　非悪性腫瘍として切除あるいは摘出された前立腺組織に，顕微鏡的検索により発見された癌。

③オカルト癌：occult cancer
　諸臓器転移巣による臨床症状が先行するために原発巣を検索したが発見されず，その後，それらの原発巣として前立腺癌が発見された症例。

④ラテント癌：latent cancer
　生前，臨床的に前立腺癌の兆候が認められず，死後の解剖により初めて前立腺癌の存在を確認した症例。

　他因子死亡例の剖検で検討すると，40歳代から微小なラテント癌の発生がみられる。その頻度は加齢に伴って増加し，80歳代では50％以上の患者でみられる。法医解剖例でも同様な傾向を認める。

◇ 偶発癌

　偶発癌の多くは前立腺肥大の臨床診断で被膜下前立腺切除術もしくはTURPの手術標本から病理学的検索にて前立腺癌が発見される症例が一般的である。また，膀胱癌に対する膀胱全摘除術を受けた際に採取された前立腺から前立腺癌が発見される場合もある。これら前立腺癌の多くは臨床病期Ⅰ期に相当するが，血清PSA値やGleason score，およびその後の検索による転移の有無により，進行した臨床病期を示すこともある。

● 偶発癌の頻度・検索方法

　偶発癌の発見頻度は年代および検体採取方法により大きく異なる。近年の主な研究で良性前立腺肥大として手術を受けた症例での解析では1.8〜10.3％，中間値は3.5％である。50歳以降の高齢者になると発生頻度が高くなる（**表1**）。近年のメタアナリシスによると，膀胱癌手術の際に同時に採取される前立腺内に偶発癌が発見される頻度は4〜6％（平均値28.5％），平均年齢は60歳代である。そのなかで臨床的に意義があるとされた前立腺癌（腫瘍量0.5cc以上もしくはGleason score 7以上）は，平均25.3％であったが，その多くはほとんど再発していない。

　TURP症例における偶発癌の頻度は，検体採取方法および標本作成方法により大きく異なることが指摘されている[3]。簡単にいえば，どれだけ多くの検体を標本化するかにより，偶発癌の検出率は大きく異なってくる（**表2**）。しかしながら，すべて標本を作製してもそ

の臨床的意義の変化は少ないとされている。作製する標本数としては，検体を無作為に抽出した後に6ブロック程度の作製で十分とされているが，検体5g当たり1ブロック作成する方法も推奨されている。その一方，膀胱癌手術時に同時に採取された前立腺をどの程度標本を作製するかは定まった方法はない。

表1 前立腺肥大手術標本中の偶発癌の年齢分布

年齢	病期A1	%	病期A2	%
40～44			1	0.9
45～49				
50～54				
55～59	3	2.9	4	3.7
60～64	10	9.7	4	3.7
65～69	16	15.5	19	17.4
70～74	31	30.1	33	30.3
75～79	25	24.3	19	17.4
80以上	18	17.5	29	26.6
合計	103	100	109	100
平均年齢	73.1		73.6	

表2 前立腺肥大手術標本中の偶発癌の頻度

報告者	No. Pts	対象年	A1例(%)	A2例(%)	PSA記載	A1症例中加療例(%)	A2症例中加療例(%)	術前前立腺生検(%)	A1症例中進行例(%)	A2症例中進行例(%)
浅川(1988)	33	1977～1987	0.6	1.7	なし	88	78	なし	0	44
黒住(1989)	14	1985～1990	3.6	3.0	あり	71	67	なし	0	50
塚本(1990)	157	1979～1988	0.6	2.4	なし	不明	不明	なし	0	5
前田(1991)	28	1961～1987	0.6	1.2	なし	44	58	なし	0	26
Amakasu(1995)	212	1972～1991	3.0	3.2	なし	9	76	なし	0	9
村瀬(1996)	80	1988～1991	4.0	5.7	あり	45	89	なし	0	4
福岡(2000)	27	1982～1999	4.5	5.8	あり	14	100	12	11	4
早川(2002)	15	1994～2000	1.7	1.5	あり	75	42	47	2	0
Masue(2005)	101	1992-2001	2.5	1.4	あり	55	87	なし	3	3
自験例(2007)	30	2001-2007	2.9	1.9	あり	12	16	23	15	0

近年報告された国際間他施設共同試験によると，膀胱癌に対する膀胱全摘除術時に採取された前立腺で発見される偶発癌の頻度は13,140人中3,335（24.4％）であり，TURP症例と同様に高齢者の頻度が高い。国別の頻度では北米が最高で37.5％，日本が最少で11.2％と報告されている。メタアナリシス解析でも同様の結果が得られている（図4）。これらのほとんどはGleason score 6以下の高分化腺癌で前立腺内に限局しており，生化学的再発も3.9％程度に留まっている。しかしながら，Gleason score 8以上の症例が4.8％，pT3以上の症例も12.1％と進行性前立腺癌症例も存在していた。これらの検討では前立腺がすべて標本化されて検索されている症例は20.8％であることから，実際にはもう少し偶発癌の頻度は高く，進行例も多いことが推測される。

● 病期について

　偶発癌で前立腺内に限局していると考えられる病態は，以前はすべてcT1，病期Aに分類され，前立腺癌の悪性度およびその腫瘍量により，A1およびA2に分類されていた。2014年改定のAJCC/UICC分類第8版では，腫瘍量のみならず，初診時の血清PSA値およびGleason scoreにより，病期が大きく異なる（表3）。従って，偶発癌であっても，状況次第では病期ⅠAからⅢCへと，病期が大きく異なる症例は多数存在する。特にTURPで発見された前立腺癌の正確な病巣の広がりおよび悪性度は，正確な判断が難しいことから，偶発癌の正確な病期判定，特にPSA高値もしくは高Gleason scoreを示す症例では注意が必要である。

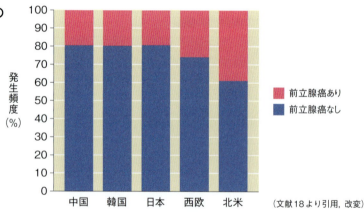

図4 膀胱全摘術時の偶発癌の人種別頻度

（文献18より引用，改変）

表3 偶発癌の臨床Tステージ1および病期

● 臨床Tステージ1
- cT1：触知不能もしくは画像診断不可能な臨床的に明らかでない腫瘍
- cT1a：組織学的に切除組織5％以下の偶発的に発見される腫瘍
- cT1b：組織学的に切除組織5％をこえる偶発的に発見される腫瘍
- cT1c：針生検により発見される腫瘍
　　　（たとえば，PSA上昇による）

● 偶発癌と関係する病期（AJCC/UICC第8版）
- 病期Ⅰ：臨床Tステージ1（cT1 a-c），PSA 10ng/ml未満，Gleason score 6以下
- 病期Ⅱ：臨床Tステージ1（cT1 a-c），PSA 10ng/ml未満
  - 病期ⅡA：Gleason score 6以下
  - 病期ⅡB：Gleason score 3＋4＝7
  - 病期ⅡC：Gleason score 4＋3＝7もしくは8
- 病期Ⅲ：Gleason scoreが9以上（ⅢCのみが関連）

◆ ラテント癌

● ラテント癌から臨床癌への進展

　Boslandはラテント癌から臨床癌に至る過程を5つの段階に分ける仮説を提唱した(図5)。この基本的な概念は，近年の分子生物学的研究により，その妥当性が裏付けられている。ラテント癌は小型の，高分化から腺癌として発生し，その後に腫瘍量の増加もしくは分化度の低下を認めることにより，顕性癌に進展することが示唆されている(図5)。しかしながら，PSA監視療法の対象となる症例は，従来はラテント癌に分類されていた可能性が高いと思われる。PSA監視療法では病期もしくは悪性度が上昇を認めない症例はきわめて多い。どのような前立腺癌がPSA監視療法の対象となるのかが重要な研究対象であり，今後の研究の進展が待たれる。

● ラテント癌の地域・人種差

　剖検で発見される前立腺癌の頻度は検討した年代，地域，および人種により大きく異なることが知られている。欧米人と比較すると，2000年以前の日本人のラテント癌は小型で，低異型度であった。しかしながら，木村らによる剖検症例を用いた近年の検討では，1990年代と比較して2010年前後では前立腺自体の大きさが増し，ラテント癌の発生頻度が有意に高くなっていること(1980年代20.8%，2010年前後43.3%)，腫瘍量が増大していること，悪性度が高くなっている傾向が示された。ラテント癌は高齢者ほど発生頻度が高いことが知られている(図6)。

　従来の検討では，日本人は欧米人と比較してラテント癌の発生年齢は遅いとされていた。しかしながら近年の研究では，欧米同様に40歳代でもラテント癌が発生することが示された。ラテント癌の発生頻度の上昇および高悪性度症例の増加の原因は明らかではないが，矢谷らの研究によると，日系ハワイ人の前立腺癌の発生率は，日本在住の日本人より高率であったことが示されている。食生活の欧米化が影響を与えている可能性が示唆される。

● ラテント癌の発生部位

　ラテント癌は移行帯に発生することが多いとされたが，辺縁帯に発生する症例も少なくない。現状ではラテント癌の好発部位は定かではない。前述したPSA監視療法対象の前立腺癌では辺縁帯発生症例が多く，かつて考えられていた以上に辺縁帯発生のラテント癌症例は多いことが推測される。

◆ 臨床癌

● 臨床癌への進展

　ラテント癌から臨床癌に移行すると推測されているが，どの程度の症例が移行するのかは定かではない。欧米では10%程度がラテント癌から臨床癌に進展するとされ，日本人はラテント癌で留まる症例が多いとされていたが，今日では欧米との差は少なくなっている可能性が示唆されている。

図5 ラテント癌から顕性癌に至る過程

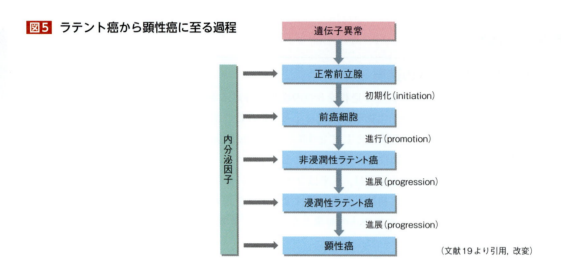

(文献19より引用, 改変)

図6 年齢と前立腺重量および前立腺癌発生・腫瘍死との関連

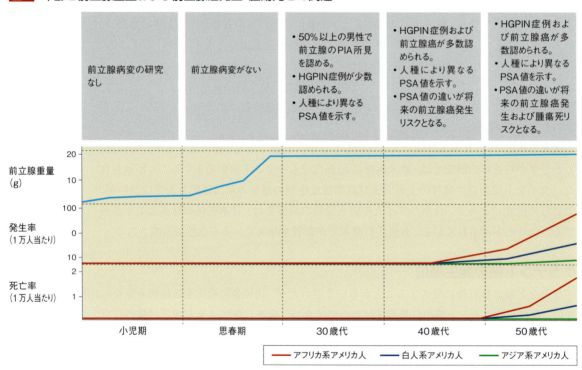

(文献21より引用, 改変)

● 病期による分化度の比較

　一般的に，早期の段階では前立腺癌の分化度は低く（低Gleason score），病期の進展に伴って高くなる傾向にある。従って，前立腺癌の多くは低Gleason scoreから高Gleason scoreに移行するモデルが考えられている。しかしながら，早期に前立腺癌が診断される今日では，早期の段階から分化度の低い（高Gleason score）症例も存在することが知られてきた。また，ラテント癌においても高Gleason score症例が増加している。このことは，臨床的に問題となる前立腺癌は早期から悪性度の高い症例である可能性を示唆するのかもしれない。

● 人種による前立腺癌の違い

　地域により前立腺癌の発生率および死亡率は大きく異なる(図7)。人間の移動が顕著な現代において，厳密な意味での人種間での前立腺癌の比較が難しくなっている。しかしながら，地域差は人種間の前立腺癌の傾向をみるよい指標の一つである。おおむね前立腺癌の発生頻度と死亡率は相関している。しかしながら，前立腺癌発生率が高い国々でも高年収の国々のほうが，比較的年収が低い国々よりも死亡率が低い傾向にある。欧米人に比べて，日本人では高悪性度の前立腺癌の発生率が高いと以前はいわれていたが，現在ではその傾向はなくなりつつある。このことはPSA検診などにより，より早期に前立腺癌が発見，治療されるようになってきたことを反映しているのかもしれない。

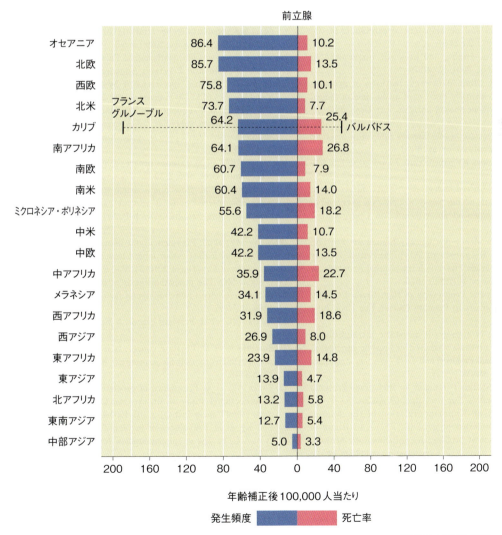

図7　前立腺癌の地域別発生頻度および死亡率

(文献26より引用，改変)

近年の研究で，人種により前立腺癌の遺伝子異常が異なることが判明してきた。欧米人ではTMPRESS2-ERG遺伝子癒合やPTENの欠失が予後不良前立腺癌に多くみられることが報告されているが，アジア人ではこれらの頻度は有意に少ないことが報告されている。このことは欧米人と日本人を含むアジア人の前立腺癌を比較検討するうえで，重要な所見と考えられる。

（都築豊徳）

◇ 文献

1) McNeal JE: Origin and development of carcinoma in the prostate. Cancer, 1969, 23: 24-34.
2) Bostwick DG, et al: High-grade prostatic intraepithelial neoplasia. Mod Pathol, 2004, 17: 360-79.
3) Damiano R, et al: Clinicopathologic features of prostate adenocarcinoma incidentally discovered at the time of radical cystectomy: an evidence-based analysis. Eur Urol, 2007; 52: 648-57.
4) Epstein JI, et al: Prostate needle biopsies containing prostatic intraepithelial neoplasia or atypical foci suspicious for carcinoma: implications for patient care. J Urol, 2006; 175: 820-34.
5) Netto GJ, et al: Widespread high-grade prostatic intraepithelial neoplasia on prostatic needle biopsy: a significant likelihood of subsequently diagnosed adenocarcinoma. Am J Surg Pathol, 2006; 30: 1184-8.
6) Wiener S, et al: Incidence of Clinically Significant Prostate Cancer After a Diagnosis of Atypical Small Acinar Proliferation, High-grade Prostatic Intraepithelial Neoplasia, or Benign Tissue. Urology, 2017; 110: 161-5.
7) Jung SH, et al: Genetic Progression of High Grade Prostatic Intraepithelial Neoplasia to Prostate Cancer. Eur Urol, 2016; 69: 823-30.
8) Tolkach Y, et al: Is high-grade prostatic intraepithelial neoplasia (HGPIN) a reliable precursor for prostate carcinoma? Implications for clonal evolution and early detection strategies. J Pathol, 2018; 244: 389-93.
9) Haffner MC, et al: Shifting Paradigms for High-grade Prostatic Intraepithelial Neoplasia. Eur Urol, 2016; 69: 831-3.
10) Nakayama M, et al: Hypermethylation of the human glutathione S-transferase-pi gene (GSTP1) CpG island is present in a subset of proliferative inflammatory atrophy lesions but not in normal or hyperplastic epithelium of the prostate: a detailed study using laser-capture microdissection. Am J Pathol, 2003; 163: 923-33.
11) Kimura T, et al: Time Trends in Histological Features of Latent Prostate Cancer in Japan. J Urol, 2016; 195: 1415-20.
12) Kido M, et al: Latent prostate cancer in Japanese men who die unnatural deaths: A forensic autopsy study. Prostate, 2015; 75: 917-22.
13) Nakanishi S, et al: [Clinical study of stage a prostatic cancer detected incidentally by transurethral resection of the prostate]. Hinyokika Kiyo, 2009; 55: 5-8.
14) Fahmy O, et al: Clinicopathological Features and Prognostic Value of Incidental Prostatic Adenocarcinoma in Radical Cystoprostatectomy Specimens: A Systematic Review and Meta-Analysis of 13,140 Patients. J Urol, 2017; 197: 385-90.
15) Malte R, et al: Frequency and prognostic significance of incidental prostate cancer at radical cystectomy: Results from an international retrospective study. Eur J Surg Oncol, 2017; 43: 2193-9.
16) Amakasu M, et al: Disease progression in stage A prostate cancer. Int J Urol, 1995; 2: 39-43.
17) Trpkov K, et al: How much tissue sampling is required when unsuspected minimal prostate carcinoma is identified on transurethral resection? Arch Pathol Lab Med, 2008; 132: 1313-6.
18) Monn MF, et al: Prevalence and management of prostate cancer among East Asian men: Current trends and future perspectives. Urol Oncol, 2016; 34: 58.e1-9.
19) Bosland MC: The etiopathogenesis of prostatic cancer with special reference to environmental factors. Adv Cancer Res, 1988; 51: 1-106.
20) Nelson WG, et al: Prostate cancer. N Engl J Med, 2003; 349: 366-81.
21) Sutcliffe S, et al: Prostate cancer: is it time to expand the research focus to early-life exposures? Nat Rev Cancer, 2013; 13: 208-518.
22) Zlotta AR, et al: Prevalence of prostate cancer on autopsy: cross-sectional study on unscreened Caucasian and Asian men. J Natl Cancer Inst, 2013; 105: 1050-8.
23) Bell KJ, et al: Prevalence of incidental prostate cancer: A systematic review of autopsy studies. Int J Cancer, 2015; 137: 1749-57.
24) Yatani R, et al: Trends in frequency of latent prostate carcinoma in Japan from 1965-1979 to 1982-1986. J Natl Cancer Inst, 1988; 80: 683-7.
25) Kimura T, et al: Epidemiology of prostate cancer in Asian countries. Int J Urol, 2018; 25: 524-31.
26) Bray F, et al: Global cancer statistics 2018: GLOBOCAN estimates of incidence and mortality worldwide for 36 cancers in 185 countries. CA Cancer J Clin, 2018; 12: 21492.

基礎編　疫学

前立腺癌は予防できるか

　前立腺癌を予防し，あるいはまだ顕性化していない微小な前立腺癌の進展を防ぐような手段があれば，社会に対する利益は大きい。また，個人にとっても前立腺の発癌を抑えることによって命を救われるだけでなく，癌治療に対する不安や治療による不利益を抑えることにもなろう。

◆ 生活習慣による予防

　ライフスタイルを改善することで前立腺癌の発症を予防できたとの明確な報告はないが，最近では肥満やメタボリック症候群と前立腺癌の関連も指摘されており，ライフスタイルを変えることで前立腺癌の予防に有効である可能性が示唆されている。

● 運動，メタボリック症候群，肥満

　近年，運動療法が身体的，精神的な改善をもたらすことが注目されつつある。運動による前立腺癌のリスクへの影響については，カナダ人を対象とした解析で50歳代前半の積極的な運動への取り組みが前立腺癌のリスクを減少させると報告されている。さらに，88,294例を対象として運動と前立腺癌のリスクを検討したメタ解析では，total physical activity（総身体活動）を行うと前立腺癌リスクが低下し〔相対リスク比：0.90（95%CI：0.84～0.95）〕，特に20～45歳，45～65歳において有意に低下させるとしている。Sourbeerらは，前立腺癌の発症リスクについて6,426例を対象に，前立腺癌とメタボリック症候群因子との関連性について報告した。糖尿病，高血圧，高コレステロール血症，body mass index（BMI）のうち複数の因子がある男性では，高リスク前立腺癌（Gleasonスコア7～10）の発症リスクが高かったことが示された。また，2,322例のメタボリック症候群患者を34年間追跡したスウェーデンの前向き研究では，他疾患による死亡を除外した場合は，メタボリック症候群が前立腺癌の有意な発症リスクになるとの成績が示されている。しかし，メタボリック症候群と前立腺癌発症メカニズムの関係性はいまだ複雑であり，今後の解析が待たれるところである。

　最近の研究では，肥満は前立腺癌の発症に関与していることが知られてきており，前立腺癌のリスク因子として研究されている。BMI＜25 kg/m^{2}の男性と比較すると，BMI≧30 kg/m^{2}の男性では低リスク前立腺癌に罹患するリスクは18%低いが，Gleasonスコア8～10の高リスク前立腺癌では78%増加することが示された。疫学における68,000例以上の男性を対象としたメタ解析による観察研究では，BMIの増加は前立腺癌全体の発症リスクとしては弱い相関性（5 kg/m^{2}のBMI増加に対して相対リスク1.05倍）を認めるのみであるが，この関係は進行性前立腺癌ではさらに強くなる。現時点では，肥満は悪性度の低い

前立腺癌と診断されるリスクを低下させるが，悪性度の高い前立腺癌の発症と前立腺癌死のリスクを高めると考えられている。

● 喫煙

　喫煙と前立腺癌のリスクについては否定的な報告も多いが，最近まとめられた24件のコホート研究21,579例を対象としたメタ解析では，喫煙本数，年数が多い男性は前立腺癌のリスクが上がることが報告されている。また，欧州の男性145,112例を対象とした前向き研究においても，ヘビースモーカー（25本／日以上）あるいは40年以上喫煙歴があると，前立腺癌の死亡リスクが上がったと報告されている。ヘビースモーカーは前立腺癌死のリスクが高くなることが示唆されている。

◇ 食事による予防

　前立腺癌の発生率や死亡率が国や地域によってばらつきがあること，同一地域でも人種差があること，同一人種でも居住している地域や移住によって頻度に差があることはすでに述べた。これらのことは，前立腺癌の発生には遺伝的要因に加えて，食事のような環境要因が大きくかかわっていることを示している。一種類の食べ物によって前立腺癌が発生するわけではないが，複数の要因が豊かな食生活と関連して前立腺癌の発生を増加させている。

　一般的には，危険因子として脂肪やカルシウム，防御因子としてリコピン，セレン，大豆イソフラボン，ビタミンEなどが挙げられている。**表1**は，米国における前立腺癌予防のための食事のガイドラインである。これは，National Cancer Institute, the American Cancer Society, the National Research Council of the National Academy of Sciences, the United States Department of Agriculture, WHOなどのデータをもとに作成された。カロリー，脂肪，肉類の摂取を減らして，果物，野菜，繊維を多く摂取するように勧めている。しかしこれを一生続けるべきなのか，あるいは前立腺癌と診断されてからも予後を改善する効果があるのかは不明である。低脂肪食で緑黄色野菜を多くとる国・地域では前立腺癌の発生率は低い。しかし脂肪摂取を控えるように食生活を変えることにより前立腺癌のリ

表1 前立腺癌予防のための10項目の注意事項

① 適正なエネルギー摂取と規則正しい運動を通じて，健康的な体重を保つ．
② 脂肪，特に飽和脂肪，コレステロールの摂取を控える．
③ 一日に少なくとも5品目の新鮮な果物，野菜をとる．
④ 精白されていない穀物，パン，パスタから炭水化物や繊維を摂取する．
⑤ 魚類を含んだ複数の種類の肉類を適切量摂取する．
⑥ 適切な量の砂糖と塩分を摂取する．
⑦ 適度のアルコールを摂取する．
⑧ いろいろな種類の食べ物を適切な量でバランスよく摂取する．
⑨ 各栄養素を一日所要量を超えて摂取しない．
⑩ まだ安全性が証明されていない新しい治療法，健康食品，食事療法は避ける．

（Clinton, et al: Prostate cancer: A Multidisciplinary Guide, 1996; p250より引用）

スクが低下したという報告はない。脂肪摂取量の多い米国では、食事内容は少しずつ低脂肪に改善してきている。前立腺特異抗原(prostate specific antigen：PSA)検診の普及もあるが、実際前立腺癌死亡率は低下してきている。将来さらにその効果が出てくるかもしれない。今後さらなる検討が必要である。

●リコピン

リコピンはトマトに最も多く含まれる赤い色素で、抗酸化作用が強いといわれている。49,898例を対象に1986～2010年に経過観察した結果では、リコピンの摂取量が多いと致死的な前立腺癌のリスクが減弱していた。また、最近のメタ解析でも、リコピンの摂取量が多いと前立腺癌の発症のリスクを減らす傾向にあるとされ、リコピンに関しては前立腺癌を抑制する傾向があるとする報告が多い。

●セレンおよびビタミンE

セレンはニンニクなどの植物や肉・海産物に含まれる微量元素であり、細胞増殖抑制・アポトーシス誘導作用があることが知られている。前立腺癌における予防効果は、The Selenium and Vitamin E Cancer Prevention(SELECT)研究という大規模な前向き二重盲検研究がある。米国とカナダ、プエルトリコの3カ国から35,533名の被験者で、セレンとビタミンEの前立腺癌予防効果があるかどうかを検討した。2009年に公表された結果では、セレンとビタミンEは、単独でも併用でも前立腺癌の有意な予防効果を認めなかった。一方、有意差はないがビタミンE投与群では前立腺癌発生が高くなる傾向を認め、セレン投与群では2型糖尿病の発生リスクが高くなる傾向を認めた。

●大豆イソフラボン

大豆イソフラボンは、豆類および大豆製品に多く含まれており、これらの摂取により前立腺癌リスクが低下するとの報告がある。大豆イソフラボンとその誘導体であるゲニステイン、ダイゼインは、疫学的研究において前立腺癌予防効果が注目されている。イソフラボン投与に関する無作為化二重盲検試験では、イソフラボン投与12カ月後の針生検でイソフラボン群とプラセボ群の間に有意差を認めなかったが、65歳以上ではイソフラボン群がプラセボ群よりも有意に前立腺癌の発症率が低かった。イソフラボンは前立腺癌リスクを抑制する可能性が示唆されている。

◆ 薬剤による予防

前立腺癌を抑えることができるといわれている薬剤(chemopreventive agents)がいくつかある。これらを前立腺癌に高リスクの男性に対して、ある一定の期間投与することにより癌発生、進展のリスクを低下させることができるかもしれない。しかし投与する場合は十分に安全で、しかもほかの心血管系の疾患などの予防にもなることが望ましい。

● ビタミンA誘導体

　ビタミンAアナログであるN-(4-hydroxyphenyl) retinamide(4-HPR；fenretinide)にアンドロゲン依存性腺癌の発生を抑える作用があることを，Spornらのグループが動物実験により示した。4-HPRやほかのretinoic acidを用いた臨床試験が開始されている。これらの作用機序は，癌に対する分化誘導作用や成長抑制作用によるものと考えられ，前立腺癌細胞株に対してはアポトーシスを誘導する。

● アスピリン

　前立腺癌を予防する薬剤として研究が盛んなのはアスピリンである。本来の抗血栓薬としての作用機序であるシクロオキシゲナーゼの作用阻害を通じた発癌抑制，浸潤・転移抑制効果，ならびにアポトーシスの誘導効果などが考えられている。2013年までに報告された研究では，有意に10〜14％の相対リスク低下を認めたが，米国の2つの前向きコホート研究の解析では，数％の相対リスク低下のみで有意な差を認めていない。

● スタチン

　スタチンは脂質異常症治療薬としての作用機序であるHMG-CoA(3-ヒドロキシ-3-メチルグルタリル補酵素A)還元酵素阻害を介したメバロン酸合成経路の関与を通じた増殖シグナル抑制効果，アポトーシス誘導効果が認められている。スタチンに関するメタ解析では，前立腺癌全体で7％，進行性前立腺癌で20％の相対リスクの低下を有意に認めているが，5年以上の長期スタチン内服において有意差は消失していた。また，人種を限定した症例対照研究では，非ヒスパニックの黒人および白人において，スタチン内服群は非内服群に比較してハザード比を14％下げるものの，有意差を認めなかった。いずれの報告もスタチンの化学予防効果については限定的で，米国で行われた前向きコホート研究では，スタチンには化学予防効果はないとする結果が出ている。

● メトホルミン

　メトホルミンはビグアナイド系薬剤に分類される2型糖尿病治療薬である。本来の作用機序であるアデノシン1リン酸(AMP)活性化キナーゼの活性化を介した増殖抑制効果や癌幹細胞に対する効果などが認められている。メトホルミンについては前立腺癌の予防効果を検証した報告はあるが，台湾人におけるデータベースからは前立腺癌リスクを低下させるという報告はあるものの，他の報告では前立腺癌の罹患に相関を認めていない。今後より質の高いランダム化比較試験が待たれる。

● 5α還元酵素阻害薬(5α-reductase inhibitor)

　現在前立腺癌の治療に用いられているような抗アンドロゲン作用をもつ薬剤が，予防効果をもつことは理解しやすい。しかし現在用いられているフルタミドなどのアンチアンドロゲン剤は，副作用の問題で長期にわたる予防投与には向いていない。5α-reductaseの作用を抑制することによって，前立腺に対するアンドロゲンの刺激を低下させる方法は副作用が少ない。5α-reductaseは，NADPH(reduced nicotinamide adenine dinucleotide phophate)を用いてテストステロン(testosterone；T)を還元して，アンドロゲン作用のより高いジヒドロテストステロン(dihydrotestosterone；DHT)に変換する．DHTは前立腺細胞内での主要なアンドロゲンである．従って5α-reductaseを抑制することは，前立腺に対するアンドロゲンの作用を低下させることになる．その一方で，血中のTの濃度は変わらないかむしろ上昇するので，アンドロゲンの標的器官・組織の機能低下が少ない．アジア諸国の住民は米国の住民に比べて前立腺癌のリスクが低いが，同時に5α-reductaseの活性も低いという報告から，この予防方法の有効性が示唆される．

▶5α-reductaseのisozyme

type 1とtype 2の2つのisozymeがあり，type 1はレベルは低いがいろいろな組織に，type 2は皮膚や前立腺に多く分布している．精巣あるいは副腎由来のTの一部が，5α-reductase活性を有する細胞内でDHTに不可逆的に変換される．TとDHTは両方とも前立腺内のアンドロゲンレセプター(androgen receptor；AR)に結合し，アンドロゲン作用を発現するが，DHTのほうがはるかにその作用が強い．Tに比べDHTはARに対する結合能がより高く，より解離しにくい．DHT-AR複合体はT-AR複合体より安定で，DNAに対する結合能も高い．

▶5α-reductase type 2とDHTの前立腺に対する作用

遺伝的に5α-reductase type 2を欠損している男性は，男性仮性半陰陽になり思春期まで外性器が男性か女性かはっきりしない．思春期にTが上昇することにより，外見的にも機能的にも男性となるが陰茎は小さい．ニキビや禿頭症は起こさない．血中Tレベルは正常であるが，前立腺は低形成のままである．このような症例は，非常に高濃度のTを投与されるかDHTを投与されると前立腺の発育が起こる．一方，正常な男性(遺伝的に5α-reductase type 2を欠損していない男性)に5α-reductase inhibitorであるフルタミドを投与すると，血清中および前立腺内のDHT濃度が低下する．また血清PSAが低下し，多くの場合，前立腺の縮小がみられる．

▶細胞増殖の抑制

5α-reductase inhibitorによって，ヒト前立腺癌細胞株やマウスの系での癌増殖が抑制される．DHT抑制のようにアンドロゲンの作用を抑制することにより，癌発生進展の早期の段階では効果があると考えられる．転移病期の前立腺癌患者に5α-reductase inhibitorを用いるとPSAがいくらか低下するので，前立腺癌の転移巣にもいくらかの効果があると考えられる．

▶フィナステリドとデュタステリド

5α-reductase inhibitorはいくつも合成されているが，フィナステリドは臨床応用された最初のものである．これはステロイド性のT analogueで，5α-reductase type 2に競合してARと可逆的に結合することにより5α-reductase inhibitorとしての作用を発揮する．フィナステリドは一日5mgの経口投与により，血清DHTレベルを75％低下させ，前立腺内のDHTレベルを80％低下させる．血清Tを10％上昇させるが，上昇しても正常範囲内であり，前立腺の増殖を起こさせるほどのレベルではないという．フィナステリドは勃起不全などの副作用も少なくかなり安全な薬剤と考えられるので，前立腺肥大症の予防効果と合わせて，前立腺癌予防のための長期投与薬剤として考慮できるものと考えられる．

一方，デュタステリドは，5α-reductase type 1およびtype 2両方を抑制する作用をもつ．正常な前立腺と比較して前立腺癌細胞ではtype 2に比べてtype 1が多く発現しており，type 2阻害剤によってその活性の増強がみられることも報告されており，化学予防にはデュタステリドのほうが望ましいかもしれない．

▶ **フィナステリドを用いた前立腺癌予防のための大規模な臨床試験 (Prostate Cancer Prevention Trial；PCPT)**

National Cancer Instituteなどにより，5α-reductase inhibitor（フィナステリド）による前立腺癌発生予防の効果をみるための無作為抽出・二重盲験試験であるPCPTという介入試験が行われた（**表2**）．55歳以上の健康で前立腺癌と診断されていない18,882の男性が登録された．フィナステリドを5mg/日の経口投与群とプラセボ投与群に分けられ，7年間の追跡調査がなされた．この調査は両群の間の25％の発生率の違いを検出できるようにデザインされた．登録者の調査は年1回の直腸診とPSA採血で行った．PSAが4.0を超えるもの，あるいは直腸診で異常のあるものには前立腺の6カ所生検を行い，治験の終了時までに全登録者の60％が前立腺生検を行うことが期待された．

このような大規模な研究は，フィナステリドの癌予防効果をみる以外にもいろいろなメリットがある．うまくデザインされた集団を，前向きに経過をみることにより，前立腺疾患の疫学・病因・自然史，前立腺癌のスクリーニングや診断，高齢男性のquality of lifeなどについて，多くの貴重なデータが得られる．また，前立腺肥大症に対するフィナステリドの予防効果についての情報も同時に得ることができる．

2003年7月にこの臨床試験の結果が公表された．フィナステリド投与群の4,368名のうち803名（18.4％）およびプラセボ群の4,692名のうち1,147名（24.4％）が前立腺癌と診断された．すなわち，フィナステリド投与群で24.8％の癌発生率低下が認められた（95％CI：18.6〜30.6％，p＜0.001）．ただし，Gleason grade 7〜10の癌がフィナステリド群で有意に多く，280/757（37.0％）であったのに対し，プラセボ群では237/1,068（22.2％）であった（p＜0.001）．前立腺癌による死亡率に有意差はなかった．性機能に関する副作用はフィナ

表2 PCPTとREDUCEの比較

	PCPT	REDUCE
治療薬	フィナステリド	デュタステリド
5α還元阻害	2型	1型，2型
PSA組み入れ基準	＜3.0	2.5〜10.0
試験期間	7年間	4年間
被験者数	18,882	8,231
年齢	≧55	≧50
試験前の前立腺生検	なし	あり（1回，陰性）
フォローアップの生検	7年目	2年目，4年目
実施地域	米国のみ	International

ステリド群に多く，排尿障害はプラセボ群に多かった。結論としては，フィナステリドは前立腺癌の発生を予防または遅らせることができるが，悪性度の高い癌の発生リスクを高くしてしまった。低分化癌が高い理由として，フィナステリド投与によって前立腺が平均28％縮小したが，そのため直腸診とPSAによる前立腺癌の診断能が向上したのではないかとの意見がある。

▶デュタステリドを用いた前立腺癌予防のための大規模な臨床試験
(REduction by DUtasteride of prostate Cancer Events ; REDUCE)

　GlaxoSmithKline社の研究者が立案して欧米を中心に行われた，大規模な前向き二重盲検試験である（**表2**）。世界の約450施設で約8,000人を目標にして4年の計画で実施された。PSA値がグレイゾーンで6カ月以内の前立腺生検で悪性所見を認めない男性を対象とした。8,231例が登録され，そのうち6,729（82.8％）例が経過中に少なくとも1回の前立腺生検が行われた。そのうちデュタステリド投与群3,305例中659例（19.9％），プラセボ投与群3,424例中858例（25.1％）で前立腺癌と診断された。つまりデュタステリド投与群では前立腺癌の発生が22.8％減少した（95％CI：9.9～35.3，$p<0.001$）。フィナステリドのような，Glesasonスコア7以上の悪性度の高い癌の発生の増加は認められなかった。

　このようにフィナステリドとデュタステリドの2つの5α-reductase inhibitorによって，少ない副作用での前立腺癌の発生をある程度予防できることが証明された。費用の問題もあるが，高リスクの男性においては有用であると思われる。特にデュタステリドは2009年にわが国でも前立腺肥大症に対する保険適応となってすでに使用可能であり，応用が期待される。

（今村有佑）

◇ 文献

1) Liu Y, et al: Does physical activity reduce the risk of prostate cancer? A systematic review and meta-analysis. Eur Urol, 2011; 60: 1029-44.
2) Allott EH, et al: Obesity and prostate cancer : weighing the evidence. Eur Urol, 2013; 63: 800-9.
3) Huncharek M, et al: Smoking as a risk factor for prostate cancer : a meta-analysis of 24 prospective cohort studies. Am J Public Health, 2010; 100: 693-701.
4) Bairati I, et al: Dietary fat and advanced prostate cancer. J Urol, 1998; 159: 1271-5.
5) Clinton SK: Diet and Nutrition in Prostate Cancer Prevenrion and Therapy. Prostate Cancer: A Multidisciplinary Guide, Kantoff PW, Wishnow KI, and Loughlin KR eds, Blackwell Science, Inc, Malden, Massachusetts, 1996, p246-69.
6) Chen P, et al: Lycopene and Risk of Prostate Cancer: A Systematic Review and Meta-Analysis. Medicine (Baltimore), 2015; 94: e1260.
7) Lippman SM, et al: Effect of selenium and vitamin E on risk of prostate cancer and other cancers: the Selenium and Vitamin E Cancer Prevention Trial (SELECT). JAMA, 2009; 301: 39-51.
8) Miyanaga N, et al: Prostate cancer chemoprevention study : an investigative randomized control study using purified isoflavones in men with rising prostatespecific antigen. Cancer Sci, 2012; 103: 125-30.
9) Pollard M, et al: Prevention of primary prostate cancer in Lobund-Wistar rats by N-(4- hydroxyphenyl) retinamide. Cancer Res, 1991; 51: 3610-1.
10) Tsukamoto S: A five alpha reductase inhibitor or an antiandrogen prevents the progression of microscopic prostate carcinoma to macroscopic carcinoma in rats. Cancer, 1998; 82: 531-7.
11) Thompson IM, et al: The Influence of finasteride on the development of prostate cancer. New England Journal of Medicine, 2003; 349: 215-22.
12) Sourbeer KN, et al: Metabolic syndrome-like components and prostate cancer risk : results from the Reduction by Dutasteride of Prostate Cancer Events (REDUCE) study. BJU Int, 2015; 115: 736-43.

基礎編　疫学

集団検診や人間ドックは役に立つのか

　近年，前立腺特異抗原(prostate specific antigen；PSA)を始めとする前立腺癌の診断法の進歩と，欧米諸国の男性における罹患率・死亡率の高さから，前立腺癌の検診が各地で具体化されてきた。以前は日本における前立腺癌の約半数は遠隔転移を伴う病期D2で見つかっていた。その理由は前立腺癌の症状は進行期になって初めて出現することが多いためである。近年では，直腸診(digital rectal examination；DRE)や経直腸的超音波検査(transrectal ultrasonography：TRUS)で見逃されるような早期癌がPSAによって検出されるようになってきた。それに伴って進行癌の占める割合も低くなっている。

　わが国における前立腺住民検診は，1975年に京都府立医科大学が全国に先駆けて超音波診断を用いた検診を開始した。1981年には群馬県前立腺検診グループ(群馬大学)が加わるなど，大学病院や地域基幹病院が中心となり進められてきた。1986年に前立腺研究財団が設立されてから検診は順調に普及し，2015年には全国の市町村の83.0％で前立腺癌検診がなんらかの形で実施されている。PSA検査を行うのが本邦における前立腺癌検診の主流である。前立腺研究財団の前立腺検診協議会の2003年度全国集計によれば，受診者総数10,9902名から1,631名(1.48％)の前立腺癌症例が発見されている。

　一方，人間ドック検診での前立腺癌検診も普及している。2005年の調査では，人間ドック実施施設の89％がオプションとして前立腺癌検診を選択できると報告された。検診の方法はPSA検査のみが44.3％，PSA検査＋直腸診が30.8％，PSA＋直腸診＋経腹エコーが10.7％などとなっていた。

　しかし，検診の普及に伴って治療上の新たな問題も表面化してきた。
①PSAによって初めて診断のついたT1c癌の治療法について
②検診によって早期癌が診断されることにより前立腺癌による死亡率を低下させられるかなどである。

　日本泌尿器科学会では，2008年に前立腺がん検診ガイドラインを策定し出版され，現在は2018年度版も出版されている。そのなかで，前立腺癌の本邦における現状と将来予測，検診の受診による利益と不利益を広く住民に啓蒙したうえで，受診希望者に対して最適な前立腺癌検診システムを提供し，50歳以上の男性のPSA検診を推奨している。図1にそのアルゴリズムを示す。一方で，厚生労働省がん研究助成金による「がん検診の適切な方法と評価法の確立に関する研究」班(濱島班)の「有効性評価に基づく前立腺ガイドライン案(2007.9.10)」では，PSA検査による死亡率の減少効果が不明であり，さらに精密検査による合併症の危険が高いことなどからPSA検査は集団検診として推奨しないとしている。

◇ 検診対象年齢

　前立腺集団健診は前立腺癌の早期発見による前立腺癌死亡の低下を目的としている。前立腺肥大症もその対象疾患であり，高齢者男子の排尿障害についての健康管理と啓蒙活動の役割ももっている。前立腺癌スクリーニングの全国集計では50〜54歳の前立腺癌発見率は0.2％程度であり，前立腺癌検診以外の癌検診の癌発見率が0.1％程度であることから，対象年齢は50歳以上とするのが妥当と考えられる。しかし，前立腺癌の家族歴があるものには40歳代からの検診が勧められる。米国では期待余命が10年未満のものへの検診は勧められないので，年齢の上限は70〜75歳とされている。しかしながら，日本での検診は自治体主導のため年齢上限は設定されていない場合が多い。高齢者の健康状態の客観的基本評価として，国際老年腫瘍学会（International Society of Geriatric Oncology；SIOG）はG8 geriatric screening toolを提唱している（**表1**）。本邦において，現時点では暦年齢のみで検診受診を中止すべきではないが，今後，日常生活の独立度，栄養状態，合併症に照らし合わせた検診中止判断基準の構築が期待される。

図1 前立腺癌検診のアルゴリズム例

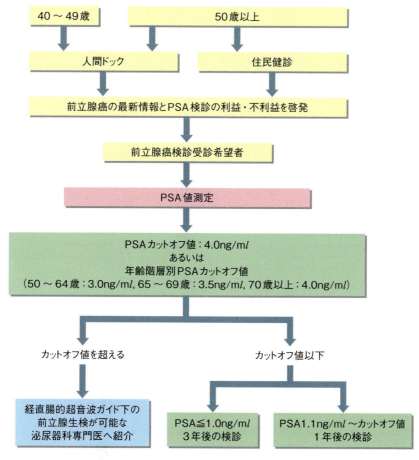

（前立腺がん検診ガイドライン2018より引用）

表1 G8 geriatric screening tool：国際老年腫瘍学会（SIOG）

①〜⑧の総計が15点以上であれば良好な健康状態と評価される。

項目	スコア
①食欲不振，消化問題，噛むことまたは嚥下困難により過去3カ月で食欲は落ちましたか？	0＝著しい低下 1＝中等度の低下 2＝正常
②この3カ月間の体重減少	0＝3kg以上の減少 1＝わからない 2＝1〜3kgの減少 3＝減少なし
③可動性	0＝ベッドや椅子の上での動作 1＝ベッドや椅子から動けるが，外出不可能 2＝外出可能
④神経心理障害	0＝重度の認知症やうつ 1＝中等度の認知症やうつ 2＝障害なし
⑤BMI（kg/m²）	0＝BMI＜19 1＝19≦BMI＜21 2＝21≦BMI＜23 3＝BMI≧23
⑥1日3剤以上服薬しているか？	0＝はい 1＝いいえ
⑦同世代の人と比較した健康状態	0.0＝よくない 0.5＝わからない 1.0＝よい 2.0＝よりよい
⑧年齢	0＝85歳を超える 1＝80〜85歳 2＝80歳未満

（文献15より引用）

◆ 検診における施行検査項目

　検診として一般的に行われているのは，問診・直腸診（DRE）・超音波断層法（経直腸的）・PSAなどである。これらのうちのいずれかが異常を示したとき精密検査の対象となる。この基準は施設によりまちまちである。精密検査には生検が組み込まれるため，直腸診やマーカーの異常者を選択するのが一般的である。

● 問診

　検診受診希望者に対して，PSA検査とともに問診を行うことが必要である。特に家族歴，前立腺疾患の治療歴，PSA検査に影響を与える治療薬の使用に関する問診が重要である。家族歴については，第一度近親者（親・子・兄弟）の前立腺癌患者の有無を聴取する。そして，前立腺癌および前立腺肥大症の治療歴を確認する。前立腺肥大症治療薬では5α還元酵素

阻害薬であるデュタステリドおよび抗アンドロゲン薬である酢酸クロルマジノンやアリルエストレノール，男性型脱毛症治療薬では5α還元酵素阻害薬であるフィナステリドやデュタステリドはPSA値を約50％に低下させるため，PSA値を2倍に補正したうえで判定を行うなどの注意が必要である。

● 直腸診（DRE）

　DREは1970年代までは前立腺癌診断において最も高いsensitivityを示した。安価安全で簡便性の面でも優れた検査法であるが，得られた情報の再現性に乏しく客観性にかける。DREによる前立腺癌検診がドイツで行われたが，一般医による前立腺癌の発見率が0.13％であったのに対し，熟練した泌尿器科医では約1％であったという。このように熟練した泌尿器科医師の癌診断能力は優れている。しかし，前立腺癌検診を全国的に拡大しようとしたときに専門医が検診の現場に不足なく就けるかどうかが大きな問題となる。一次検診でのDREの感度は，48～62％と報告されている。

● 経直腸的超音波検査（TRUS）

　超音波検査は再現性に優れ，DREの欠点をある程度克服できるが，判定者の読影力を必要とする。経腹的超音波検査に比べ，経直腸的超音波検査は前立腺全体の描出に優れているが，これを検診に組み入れるにはいくつか問題がある。第一は挿入時に痛みを伴い，ある程度侵襲があること。第二に超音波検査は偽陽性が多く，特異性が低い。前立腺容積の測定や，超音波ガイド下の前立腺生検には有用である。一次検診でのTRUSの感度は，55％程度と報告されている。

● 前立腺特異抗原（PSA）

　本邦では従来比較的sensitivity・specificityの優れたγ-Sm・PAPさらにはPSAが使用され，症例によっては必ずしも同一の変化を示さないことから，これらを同時に測定することを推奨する意見もあった。しかし，sensitivityで優れ，前立腺癌の早期診断だけでなく病期診断や治療後の経過観察にもきわめて有用であるPSAが，他をほぼ駆逐した。

　PSAは前立腺上皮から分泌される蛋白分解酵素で，精漿中に分泌される。蛋白分解酵素（protease）に対しては，体内では酵素活性を調整するために抑制物質（protease inhibitor）が存在する。血中に放出されたPSAに対しては2つのinhibitor〔α_1アンチキモトリプシン（ACT）とα_2マクログロブリン（AMG）〕が知られている。酵素活性のある遊離PSAがinhibitorと結合すると酵素活性を失う。AMGと結合したPSAは分子がすべて包まれてしまい，通常の免疫測定では測定されない。アミノ酸配列の解析によりγ-SmとPSAは同一蛋白であることがわかったが，γ-Smは主としてfree PSAを認識している。PSAは前立腺特有のマーカーであり，癌だけで上昇するわけではなく，前立腺炎や前立腺肥大症でも上昇し，加齢よっても変化する。一次検診でのPSAの感度は基準値を4.0ng/mlとした場合，80～82％である。

◇ 検診に最適な検査法

図2には各種検査法とその組み合わせによるpositive predictive value(PPV)(表2)を示した。PPVが高いほど良い検査法といえるが，PSA単独でもPPVは31.5％と高値を示している。PSAと直腸診との組み合わせでは48.5％となる。各種検査法と発見された前立腺癌数との関係をみると，PSAのみでのsensitivityは80.8％であった(図3)。直腸診との組み合わせで，PSAのみでは見逃されてしまうもののうちの半分以上を検出できる。以上のようにPSAと直腸診とは相補的な関係にある。

PSA測定を最初の検査方法とするスクリーニングの報告がある。もしPSAが異常値なら直腸診とTRUSを行い，いずれかに異常所見があればTRUSガイド下による生検をした。PSAが正常値なら6～12カ月ごとにPSA検査を行った。受診者の8.3％がPSA高値を示し，最終的に6.8％に生検が施行された。この方法のPPVは33％であり，全体の2.2％に癌が見出された。生検により癌の発見される頻度は，PSA 4～10 ng/mlで22％，PSA＞10 ng/mlで67％であった。直腸診だけなら癌の32％，TRUSなら癌の43％が見落とされていた。

このように集団検診の検査項目としてはPSAが最も優れたものであり，PSAを中心に検診を行うべきである。

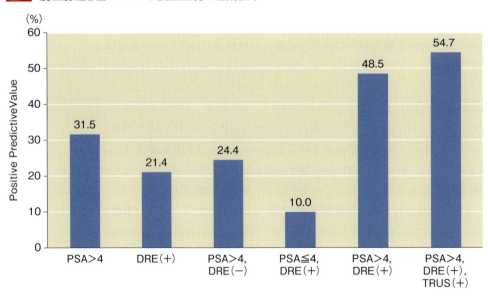

図2 前立腺癌検診における検査法別の癌陽性率

(Catalona, et al: J Urol, 1994. より引用)

表2 スクリーニング検査の診断精度

	癌あり	癌なし
テスト陽性	true positive (a)	false positive (b)
テスト陰性	false negative (c)	true negative (d)

sensitivity $= a/(a+c) \times 100$
specificity $= d/(b+d) \times 100$
positive predictive value (PPV) $= a/(a+b) \times 100$
negative predictive value $= d/(c+d) \times 100$
detection rate $= a$ or $(a+c)/(a+b+c+d) \times 100$

図3 検診で見つかった前立腺癌と検診に用いた検査法（1992〜1993）

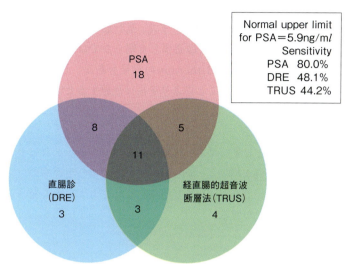

（Imai, et al: J Urol, 1995. より引用）

◇ 検診によって見つかる癌の性状

● 検診によってより早期に癌が発見されるか

表3に前立腺検診によって発見された癌の病期分類（全国および千葉県における集計）および病院受診により発見された癌の臨床病期の集計を示す。検診では病院受診者よりも早期の癌が発見されている。病院受診者群が病期A・Bが15％であったのに対し，検診群では半分が前立腺限局の病期Bである。また検診が普及するにつれて早期癌の割合が増加すると考えられる。

表3 前立腺癌の臨床病期の比較

	前立腺癌検診で発見される癌の病期分類		病院受診で発見された前立腺癌の臨床病期	
	全国集計（%）	千葉県（%）	（千葉大学1975〜1994）	
一次検診受診者数	67223	1964		症例数（%）
前立腺癌	461（0.7）	17（0.87）	前立腺癌	484
病期			病期	
			A1	18（4）
			A2	26（5）
B	228（50）	3（4）	B	31（6）
C	112（24）	9（58）	C	140（29）
D	88（19）	5（29）	D1	36（7）
未確認	33		D2	233（48）

（秋元，ほか：臨床科学，1996；32：423-30. より引用）

● **臨床上重要であっても治療価値の少ない癌の発見の問題**

検診によってより早期の癌を見つけることができるが，同時に病期C・Dの進行癌で見つかるものがある。進行前立腺癌は根治させることはできない。また，進行癌に対して早期に治療を開始すると，予後が改善するのかどうかについては必ずしも明らかではない。症状が発現してから治療を開始すればよいという delayed therapy の意見もある。しかし，多数例の検討によれば早期にホルモン療法を開始することにより予後は改善するという。

● **臨床上重要でない癌が発見されないか**

検診により無症状あるいは症状の軽い症例を対象にすると早期癌が発見できる。これにより根治療法である前立腺全摘除術の適応症例が増加し，前立腺癌死亡が減少し生存率の改善が期待できる。しかし前立腺癌で特に多い潜在癌，つまり治療しなくてもよい癌を発見して治療してしまうのではないかという心配がある。

● **T1c癌について**

PSA単独で発見されたいわゆるT1c癌の検討では，約90％が臨床上重要な癌であり，潜在癌とは病理組織学的性質が明確に異なるという。従って治療が必要でないものは10％のみとなる。日本における集計ではT1c癌の約8割が臨床上重要な癌であったという。

◇ 米国での前立腺癌発生率・死亡率の低下

米国では，50歳以上の男性の75％は少なくとも1回のPSA検診を受診している。1987年から1992年までの間に前立腺癌の罹患率は84％増加し，人口10万人あたりの年齢訂正発生率は102.9から189.4に増加していた。しかし，1992年から1994年では24％低下し，以後上下はあるが横ばいの状況が続き，2010年以降さらに低下の一途をたどっている（図4）。年齢調整死亡率は1990年の38.56から2006年の23.56と38.91％低下した（図5）。この死亡率減少は，PSA検診の普及とそれに続く適切な治療によるものと考えられている。

前立腺癌発生者数が1980年代と1990年代初期に急激に上昇がみられたのは，PSが急速にしかも広く普及したことによるものと考えられる。PSAによって，本来なら何年か先により進行期に見つかるはずだった癌が早期に見つかるようになったためとも考えられる。従ってこの後の発生率はみかけ上減少したことになる。PSAにより発見された前立腺癌はPSA導入以前に比べ，より low stage, low grade で見つかり根治的な治療が可能である。このような集団の症例がスクリーニングにより検出され，死亡率が低下した。PSAの普及の程度は米国内でも地域によって異なるので，前立腺癌発生率の低下がくる時期も地域によって変わってくると予想される。実際，SEER（Surveillance, Epidemiology, and End Results）の報告とNAACCR（the American Association of Central Cancer Registries）の報告では基準とした地域が異なるためか，やや発生率に差がある。もちろん，スクリーニングの効果を疑問視する意見もある。

集団検診や人間ドックは役に立つのか

図4 米国における前立腺癌の罹患率の推移

米国男性の癌の年齢調整罹患率の年次推移（1975～2014，対人口10万人）

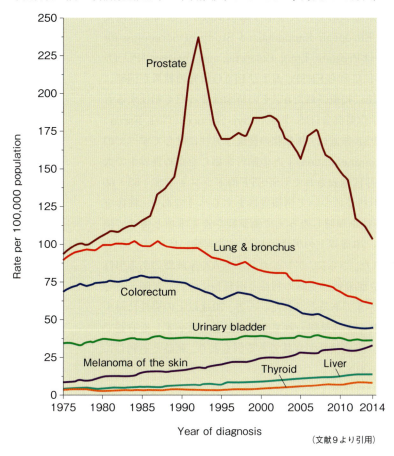

（文献9より引用）

図5 米国における前立腺癌の死亡率の推移

米国男性の癌の年齢調整死亡率の年次推移（1930～2015，対人口10万人）

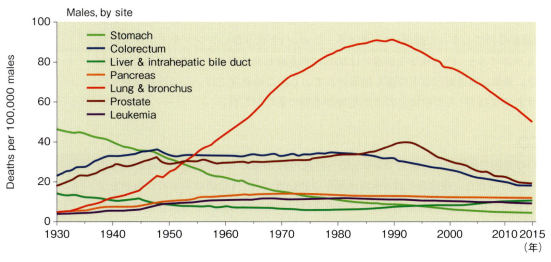

（文献9より引用）

◆ 前立腺癌検診の有用性に関する無作為化比較対照試験

　PSA検診の前立腺癌死亡率減少効果を検討した大規模な臨床試験が，欧州と米国で行われその結果が公表された。一つはEuropean Randomized Study of Screening for Prostate Cancer（ERSPC）で，もう一つはProstate, Lung, Coloretal, and Ovarian（PLCO）癌スクリーニング研究である。2009年にこれらERSPCおよびPLCO研究の結果が同時に「New England Journal of Medicine」誌に掲載されたが，その結論はまったく相反するものであった。2012年5月の米国予防医学作業部会（U.S. Preventive Services Task Force；USPSTF）はPLCOの結果を重視し，「PSA検診は，無症状の健康な男性に対してすべての年齢において実施すべきでない（D recommendation）」との勧告を出したため世界中で大きな論争を巻き起こしたが，2017年4月に発表されたUSPSTFのドラフトでは，「55～69歳の男性に対してPSA検診の利益と不利益について情報提供をするべきであり，検診を行うか否かは個人が検診の利益と不利益を理解したうえで価値観や優先事項と併せて決定すべきである（C recommendation）。70歳以上の男性のPSA検診実施には反対する（D recommendation）」との内容に変更された。さらに，アフリカ系米国人や家族歴のある男性では前立腺癌発生のリスクが高く，前立腺癌検診受診の利益と不利益について医師と話し合い，shared decision makingを行うべきであるとされた。一方，70歳以上の男性に対するD recommendationに関しては，エビデンスは限られており高齢者では必ずしも有益ではないが，健康な高齢者のなかには前立腺癌検診が有益である例もあり，利益と不利益について医師と議論すべきであると考えられる。

● ERSPC

　ERSPCは欧州7カ国の共同研究で，55～69歳を中核とする約16万人をPSA検診群と対照群に分け，中央値13年の観察期間中の前立腺癌死亡率を検証した。検診は4年間隔（スウェーデンは2年間隔）で実施した。コンプライアンスは82.2％であった（少なくとも1回のPSA検診を受診した）。経過中に前立腺癌と診断された症例は，PSA検診群で7,408例，対照群で6,107例であった。
　結果として，検診群は21％の前立腺癌死亡率減少効果が得られた。対照群のなかで実際PSA検診を受けてしまった症例（コンタミネーション）と検診群のコンプライアンスの補正をして検証すると，PSA検診受診者では50％の前立腺癌死亡率減少効果を認めた。ただし，同時に過剰診断過剰治療の問題も指摘されている。この研究では一人の前立腺癌死亡を減らすためには781人の検診と27人の治療が必要であるとした。

● PLCO

　PLCOは米国で実施された研究である。55～74歳の約76,000人が検診群とusual careの対照群に分けられた。検診群では6年間は毎年のPSAテスト，4年間は毎年の直腸診を受けた。研究開始以前の3年以内にPSAテストを受けていた症例は両群とも同程度であったが，4割を超えていた。観察期間の中央値が11.5年で前立腺癌死亡率が検証された。PSAテストのコンプライアンスは85％，DREのコンプライアンスは86％であった。一方，対照

群でも研究期間内に約90％が少なくとも1回のPSA検査を受けており，研究開始後6～12年の調査では，検診群よりも対照群の検診実施率は高かった。

　結果としては，両群ともに転移癌の比率は非常に低く（対照群2.7％，検診群2.4％），15年の経過観察結果においても前立腺癌死亡率は両群間で差がなかった。PSAテストがすでに普及していた米国での研究では，このように対照群のコンタミネーションが高くなってしまったため，PLCOの結果が前立腺癌検診を適切に評価できるか判断は難しいと思われる。

● the Göteborg randomised population-based prostate-cancer screening trial

　the Göteborg randomised population-based prostate-cancer screening trialは，ERSPCとは独立した，開始されていたスウェーデン・イエテボリ研究である。50～64歳を対象に2万人をPSA検診群と対照群に分け，観察期間の中央値14年目で前立腺癌死亡率減少効果の解析が行われた。PSA検診群は2年ごとのPSAテストを行い，コンプライアンスは約75％であった。検診群の12.7％，対照群の8.2％が前立腺癌と診断された。結果として，PSA検診群では44％の死亡率低下が確認された。この研究では一人の前立腺癌死亡を減らすためには293人の検診と12人の治療が必要であるとした。

　以上のように，PSA検診の前立腺癌死亡率減少効果についてのエビデンスは蓄積されつつある。しかしながら，常に過剰診断過剰治療の問題があり，解釈の仕方によっては効果が不十分をいわれかねない状況が続いている。わが国では，前立腺検診は自治体レベルでは普及率は上がっているものの，暴露率は米国に比べてまだまだ低い。実際，前立腺癌死亡率は継続して上昇している。効果的な一次予防策がない現状では，癌検診により早期発見早期治療をすることが唯一の前立腺癌予防策である。検診を行う現場のGeneral Physicianと連携しながら，住民への啓蒙が必要である。

〈今村有佑〉

◇ 文献

1) Catalona WJ, et al: Measurement of prostate-specific antigen in serum as a screening test for prostate cancer [published erratum appears in N Engl J Med 1991 Oct 31; 325 (18): 1324] [see comments]. New England Journal of Medicine, 1991; 324: 1156-61.
2) Faul G: Experience, with the German annual preventitive check-up examination. Prostate Cancer, G. Jacobi and R. Hohenfelner (eds.), Baltimore, Williams & Wilkins, 1982; p57-70.
3) Stamey TA, et al: Prostate-specific antigen as a serum marker for adenocarcinoma of the prostate. New England Journal of Medicine, 1987; 317: 909-16.
4) 梅田　宏，ほか：前立腺特異抗原（PSA）測定キット間の測定値の違いについての検討－遊離型と結合型PSAに対する免疫学的認識と標準物質の違いを中心として－. 日泌尿会誌, 1998; 89: 426-33.
5) Imai K, et al: Clinical characteristics of prostatic cancer detected by mass screening. Prostate, 1988; 12: 199-207.
6) Ohori M, et al: The pathological features and prognosis of prostate cancer detectable with current diagnostic tests [see comments]. J Urol, 1994; 152: 1714-20.
7) Surveillance, Epidemiology, and End Results (SEER) Program. Age adjusted U.S. cancer death rates. J Natl Cancer Inst, 1997; 89: 12.
8) Mettlin CJ, et al: Why is the prostate cancer death rate declining in the United States? Cancer, 1998; 82: 249-51.
9) Siegel RL, et al: Cancer statistics, 2018. CA Cancer J Clin, 2018; 68: 7-30.
10) Schroder FH, et al: Screening and prostate- cancer mortality in a randomized European study. N Engl J Med, 2009; 360: 1320-8.
11) Andriole GL, et al: Mortality results from a randomized prostate-cancer screening trial. N Engl J Med, 2009; 360: 1310-9.
12) Hugosson J, et al: Mortality results from the Göteborg randomised population-based prostate-cancer screening trial. Lancet Oncol, 2010; 2011: 725-32.
13) 前立腺がん検診ガイドライン2018年版. 日本泌尿器科学会編, メジカルレビュー出版, 東京, 2018.
14) 人間ドック施設における前立腺がん検診アンケート集計報告－平成17年度～平成25年度－. 東京, 財団法人前立腺研究財団.
15) Kenis C, et al: Performance of two geriatric screening tools in older patients with cancer. J Clin Oncol, 2014; 32: 19-26.
16) Pinsky PF, et al; Extended mortality results for prostate cancer screening in the PLCO trial with median follow-up of 15 years. Cancer, 2017; 123: 592-9.
17) Schröder FH, et al: ERSPC Investigators. Screening and prostate cancer mortality: results of the European Randomised Study of Screening for Prostate Cancer (ERSPC) at 13 years of follow-up. Lancet, 2014; 384: 2027-35.

前立腺はどこにあって どういう働きをしているか

◇ 前立腺はどこにあるか

　前立腺は小骨盤腔内で膀胱頸部と骨盤底筋群の間にあり，栗の実状と表現される直径4cm程度の器官である。表面は被膜様組織で，内部は腺組織と線維筋性組織からなる筋肉様の硬い臓器であり，男子尿道の起始部を取り囲むように存在する。恥骨結合の後方にあり，前立腺の前面は恥骨弓に接している。後面は直腸膨大部の上にのっている。このため直腸前壁を介して前立腺の後面を触知することができる。頭側の底部は膀胱頸部に移行し，遠位の尖部は骨盤底筋群にのっている(**図1**)。

◇ 前立腺の働き

　前立腺の働きは男性尿道の一部を形成するとともに，精液の一部である前立腺分泌液を産生・分泌することである(**表1**)。ヒトの1回射精量は2.5～3.0mlであり，そのうち約30%が前立腺分泌液である。精液はいくつかの副性器分泌液が段階的に排泄され混合したものであるが，前立腺液は前立腺筋層の収縮により最初に射出される。

　前立腺分泌液は弱酸性で乳白色である。分泌液中のZn^{2+}は高濃度で，精子の運動に影響を与える。陰イオンの多くはクエン酸であり，pHの調整や精子の生存に寄与している。また，蛋白質としてはアルブミン，トランスフェリン，プロスタグランジン，IgG・IgAなどのほか，酸性ホスファターゼ，前立腺特異抗原(prostate specific antigen；PSA)など多くの蛋白質分解酵素が含まれている。これらは，精液の粘稠度の調整，精子の細胞表面や女性生殖器内の物質に作用し，受精を起こりやすくすることにも役立っていると考えられている。なかでも酸性ホスファターゼはヒトの精液に高濃度に含まれ，酵素作用として精液中のホスホコリンを脱リン酸化し，リン酸スペルミンとする。スペルミンは殺菌作用や精液凝固などに関与する。また，PSAは分子量33,000～34,000の糖蛋白で，セリンプロテアーゼの1つであり，精液の液化に関与している。酸性ホスファターゼ，PSAはともに前立腺癌細胞でも合成されるため，前立腺癌の診断に利用されてきたが，現在はPSAのみが前立腺の腫瘍マーカーとして広く用いられている。

〈関田信之〉

図1 前立腺の位置

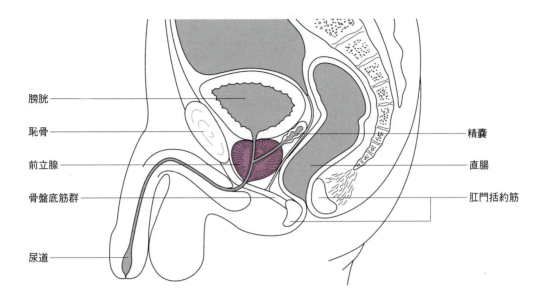

表1 前立腺の働きおよび前立腺分泌液の内容

①前立腺分泌液（精液の一部）の分泌 ・精液の液化・殺菌，精子の運動に影響
②pH6.5
③陽イオン ・Zn^{2+}の濃度は高い ・K^+, Ca^{2+}, Mg^{2+}濃度は血清より高い ・Na^+濃度は血清よりやや高い
④陰イオン ・Cl^-濃度は血清より低い ・クエン酸の濃度は高い
⑤蛋白 ・スペルミン，アルブミン，トランスフェリン，IgG, IgA, 酸性ホスファターゼ，PSA

◇ 文献

1) Brooks DE: Biochemistry of the male accessory glands. Marshall's physiology of Reproductin, Lamming GE, ed, vol 2, Churchill Livingstone, Edinburgh, 1990, p569-690.

2) 赤倉功一郎, ほか: 前立腺特異抗原・PSAをめぐる諸問題　高感度PSA測定キット. 泌尿器外科, 1998, 11: 921-4.

基礎編　前立腺と前立腺癌の基礎

前立腺癌は前立腺のどこにできるか

◆ 前立腺腺葉の分類

　前立腺は非腺成分と腺成分からなり，互いに密に結合して前立腺を形成している。そして発生学的に異なるいくつかの部位に分けられている。非腺成分は前部領域にあり，前葉線維筋性間質（anterior fibromuscular stroma）とよばれる。腺成分は，以前は内腺と外腺に分けられていたが，現在は中心域（central zone），辺縁域（peripheral zone），移行域（transition zone）とに分けるMcNealの分類法が最もよく用いられている（図1, 2）。

● 前葉線維筋性間質（anterior fibromuscular stroma）

　前葉線維筋性間質は前立腺前面中央部の大部分を占め，膀胱頸部から前立腺前面内側の表面にかけて広がる線維筋性組織である。その表面は恥骨の後面に接しており，平滑筋・骨格筋・脂肪組織を含んでいるが，通常この部分には腺上皮構造はみられない。

図1　前立腺腺葉の分類（McNealより）
a：矢状断
b：aのCを通る面で冠状断
c：aのOCを通る面で斜冠状断

FM：anterior fibromuscular stroma
　　　（前葉線維筋性間質）
B：bladder
UP：proximal urethra
UD：distal urethra
V：verumontanum
E：ejaculatory duct
P：peripheral zone（辺縁域）
C：central zone（中心域）
T：transition zone（移行域）
S：preprostatic sphincter

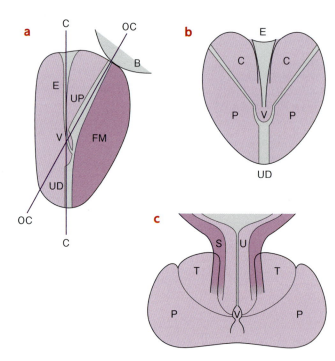

（文献1より引用）

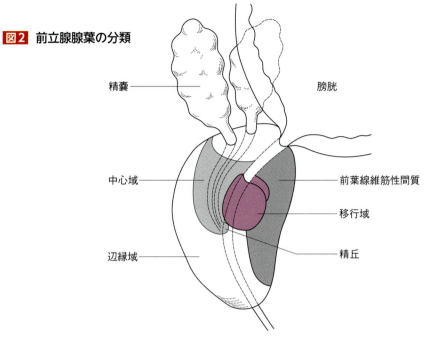

図2 前立腺腺葉の分類

● 中心域（central zone）

　中心域は主に両側の射精管および精丘（verumontanum）の周辺に存在する。上方に広がって円錐形をなし，前立腺基底部の大部分を構成する。その腺葉は密な平滑筋線維で包囲されており，開口部は精阜の凸面部位である。前立腺の約25％の腺があり，両側にはperipheral zoneが接して存在している。central zoneはウォルフ管（Wolffian duct）由来であり，この部の腺は不規則で大きく管腔内に突出している。

● 辺縁域（peripheral zone）

　辺縁域は前立腺尖部から上方に向かい前立腺の後面を占め，尿道屈曲部位まで前立腺全体を包むように存在する。peripheral zoneの導管は精丘およびその下方に開口し，排泄管は長く，腺は外側を占める。前立腺の腺構造の約70％を占め，前立腺の中で最も大きな葉構造である。peripheral zoneは泌尿生殖洞由来であり，これらの腺管は腺実質に進展するのに伴い前立腺分泌単位である多数の腺房（acinus）に至る。前立腺腺房は免疫組織学的に前立腺特異抗原（PSA）陽性を示す一層の腺腔分泌細胞層とPSA陰性で高分子ケラチン（34βE12）陽性の基底細胞層，それを取り囲む基底膜からなる。peripheral zoneは癌や炎症が好発する部位とされている。

● 移行域（transition zone）

　移行域はperipheral zoneとcentral zoneの間に位置する。transition zoneの間質は，平滑筋線維が密に織り合わさるように精阜と膀胱頸部の尿道を取り囲み，前部領域に移行する。間質の内側に尿道周囲腺があり，外側にも腺組織がみられ，それぞれ前立腺全体の1％および5％くらいの腺を有する。腺管は尿道屈曲部のすぐ近位部で尿道の後外側部に開口する。transition zoneは唯一良性結節性（前立腺）肥大が発生する部位となっている。transition zoneは泌尿生殖洞由来であるが，間質は膀胱より連続したものである。

◇ 前立腺癌の好発部位

　前立腺癌は上記のうちperipheral zoneに好発する。75％がperipheral zone発生とされ，transition zoneからは約20％，central zoneからの発生は5％程度とされる。前立腺全摘標本の検討では85％以上の症例でperipheral zoneに癌を認め，transition zoneのみに癌を認めるのは10％以下とされており，多部位で同時に認めることが通常といえる。transition zone発生の癌は，顕微鏡的に背の高い円柱状の細胞で胞体は明るく，高分化〜中分化腺癌が示唆される。しかし同様な形態を示す悪性腺管がperipheral zoneにみられることもあり，形態的に腫瘍発生の由来を同定することは困難である。transition zone発生の癌は，peripheral zone発生の癌に比べGleason scoreが低く，また被膜外への進展が少ないことから，前立腺全摘後の再発率は低いとされている。

（関田信之）

◇ 文献

1) McNeal JE: Relationship of the origin of benign prostatic hypertrophy to prostatic structure of man and other mammals. Benign prostatic hypertrophy, Hinman F Jr, ed, Springer-Verlag, New York, 1987, p152-66.
2) Chen ME, et al: Detailed mapping of prostate carcinoma foci. Cancer, 2000; 89: 1800-9.
3) Garcia JJ, et al: Do prostatic transition zone tumors have a distinct morphology? Am J Surg Pathol, 2008; 32: 1709-14.
4) Lee JJ, et al: Biologic differences between peripheral and transition zone prostate cancer. Prostate, 2015; 75: 183-90.

基礎編　前立腺と前立腺癌の基礎

前立腺癌は肉眼的および顕微鏡的にどのように見えるのか（組織学的分類を含めて）

◆ 前立腺癌の基本的所見

● 前立腺癌の肉眼所見

　進行性前立腺癌は肉眼的には，黄色から白黄色調の，やや境界不明瞭な結節性病変として認識されることが多い（図1）。悪性度が高い前立腺癌症例（Gleason score 8以上）では，腫瘍内に壊死を認めることがある（図1b）。早期前立腺癌，特に悪性度の低い前立腺癌症例（Gleason score 6以下もしくは3＋4＝7）では，肉眼的に認識することはほとんど不可能である（図2）。特に，前立腺肥大を合併している症例では，肥大所見と前立腺癌の鑑別は困難である。

図1　肉眼的に認識可能な症例
a：写真左下，PZ領域に白黄色調の境界不明瞭な病変を認める。
b：白黄色調の結節性病変を多数認める。

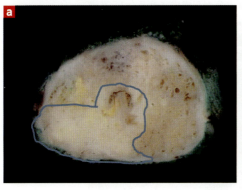
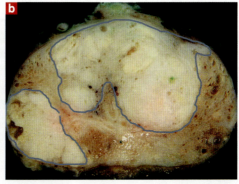

図2　肉眼的に認識困難な症例
Gleason score 3＋3＝6のpT2a症例。図右下に組織学的にはPZ領域に前立腺癌が存在しているが，肉眼的な認識は困難である。

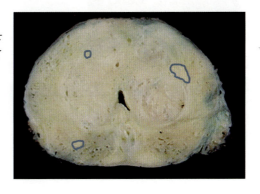

● 前立腺癌の顕微鏡所見

　前立腺癌の95%以上は腺癌で，そのほとんどは腺房腺癌（acinar adenocarcinoma）に分類される。しかしながら，前立腺癌の組織所見は高分化成分から低分化成分まで多彩な形態所見を呈することが多く，均一な形態を示さないことが一般的である。比較的まれな亜型として導管腺癌（ductal adenocarcinoma），粘液癌（mucinous adenocarcinoma），印環細胞癌（signet ring cell carcinoma）などがある。

　組織学的には，前立腺癌の診断は構造異型と細胞異型の種々の項目の総合評価から判定がなされる（表1）。前立腺癌の診断で最も重要な所見は基底細胞の消失である。正常の前立腺組織は腺上皮細胞と基底細胞の2つの細胞成分から構成される（図3, 4）。それに対し

表1 前立腺癌の構造異型および細胞異型

構造異型	細胞異型
高い腺管密度	核腫大
腺管内腔面が平滑	核クロマチンの増量
好酸性無構造物質の存在	明瞭な核小体の存在
クリスタロイドの存在	濃染した胞体
好塩基性粘液の存在	核分裂像

図3 正常の前立腺腺房組織
a, b：HE，**c**：p63。
腺房は分岐して存在する（**a**）。腺房は腺上皮と基底細胞の2つの細胞成分から構成される（**c**）。基底細胞の核にp63が陽性所見を示し，正常腺房組織の二層性構造の確認が容易となる。

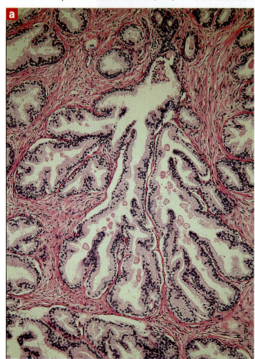
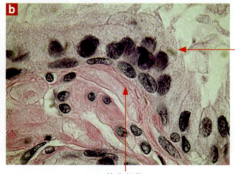
腺房上皮
基底細胞
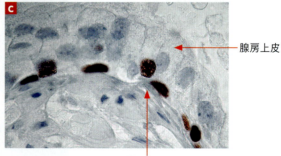
腺房上皮
基底細胞

図4 正常前立腺腺房と前立腺癌の模式図

正常前立腺腺房では腺上皮細胞と基底細胞の2つの細胞成分から構成される（二層性）。前立腺癌では癌細胞のみから構成される。

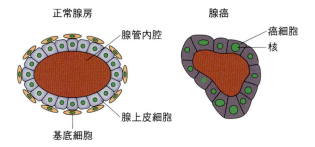

図5 前立腺癌細胞の所見

核が腫大し、微細核クロマチンの増量、明瞭な核小体をみる。写真中央に腫瘍細胞の核分裂像を認める。

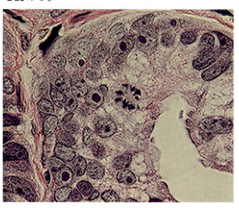

図6 神経周囲侵襲像（a）、脈管侵襲像（b）、糸球体様構造（c）およびmucinous fibroplasiaの組織像（d）

これらの所見は単独で癌の診断が可能となる。

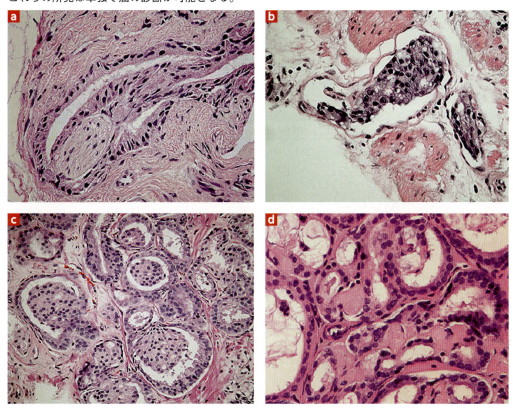

て，前立腺癌では基底細胞が消失し，腺上皮細胞のみから構成される．前立腺癌細胞の核は腫大し，微細核クロマチンの増量を認め，明瞭な核小体を有することが多い．ときに核分裂像を認めるが，その頻度は低い（図5）．腫瘍細胞の神経周囲侵襲像，脈管侵襲像，糸球体様構造および腫瘍細胞間に好酸性の無構造物質の産生（mucinous fibroplasia）を認めた場合には，その所見のみで悪性と断定が可能となる（図6）．しかしながら，これらの所見は進行癌で認めることがほとんどで，これらの所見のみから癌の診断が行われることはまれである．

◆ Gleason gradingおよびscore

● Gleason scoreの概略

病理診断の予後予測因子として構造異型と細胞異型に基づいた評価方法が最も一般的である．多くの臓器ではその2つの要素を同時に検討して分化度が評価され，予後因子として用いられている．同一腫瘍内に異なる分化度成分を認めることが多いが，その場合には最も悪い分化度もしくは全体を平均化した分化度評価方法が一般的である．1966年に，D.F. Gleason博士は前立腺癌の構造異型のみに着目した5段階の構造異型評価方法（Gleason grading法）を考案した（図7）．Gleason grading法の個々のgradeに対応する組織構築像をGleason patternとよぶ．1番目と2番目に多い成分のGleason patternの和（Gleason score）が，臨床的予後と強い関係にあることを示した．この評価方法は，通常の悪性度評価方法とはかなり異なる，非常に画期的な方法である．

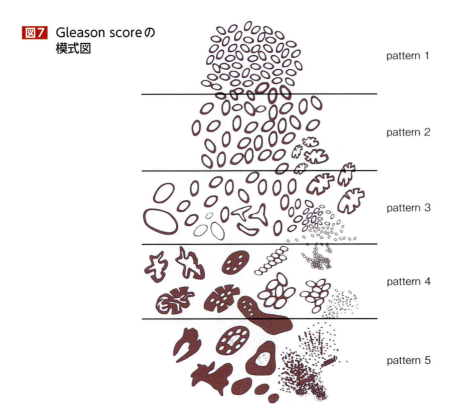

図7 Gleason scoreの模式図

その後，多数箇所前立腺生検の普及，免疫組織化学的の発達に伴う診断技術の向上，PSA検診の普及，再発評価の中心が臨床再発からPSA再発へと変遷した，などから，オリジナルのGleason score評価方法では不具合が生じてきた。それらを解決するために，2005年および2016年にInternational Society of Pathologists (ISUP)によるコンセンサスが発表された(ISUP 2005およびISUP 2014)。2016年に発刊されたWHO分類ではISUP 2014を基本概念として採用している。

●Gleason grading法およびGleason scoreの基本的解釈
▶Gleason grading法（図7）

　Gleason grading法は弱拡大もしくは中拡大にて，どの程度腺管形成が保たれているかを判定する方法である。そのために厳密な客観的指標はなく，診断する病理医により診断が異なることは少なくない。ここではISUP 2005および2014によるGleason grading法の基本的解釈を述べる（図7）。

　以下にGleason patternの解説を示す。Gleason pattern 2は腫瘍内に既存の前立腺腺組織を認めない，境界明瞭な病変である。腫瘍は小型で，均一な高分化な腺管から構成される（図8）。Gleason pattern 2と診断される病変は，手術標本もしくは経尿道的前立腺切除(TURP)標本のみでの同定可能な小型病変に限られ，針生検では診断されない。Gleason pattern 3は内腔の明瞭な，単独の小型腺管から構成される病変である（図9）。Gleason pattern 2と異なり，Gleason pattern 3の腫瘍の境界は不明瞭で，腫瘍内部に正常腺管の存在を認める。Gleason pattern 3以上が日常診療で遭遇する病変であり，針生検標本で診断されるGleason patternは3以上である。Gleason pattern 4は内腔が不明瞭な腺管，癒合腺管，篩状構造もしくは糸球体様構造を示す病変である（図10）。Gleason pattern 5は腫瘍細胞がほとんど腺管を形成せず，シート状もしくは索状に増殖する，および面疱壊死を示す病変である（図11）。

図8　Gleason pattern 2の組織像
腫瘍は比較的均一な小型腺管から構成され，境界明瞭な結節状の増殖パターンを示す。

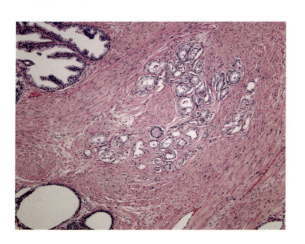

図9　Gleason pattern 3の組織像
分化した腫瘍腺管が浸潤性の増殖パターンを示す（図右下は正常腺房）。Gleason pattern 2と比較すると，腫瘍腺管の大小不動を認める。

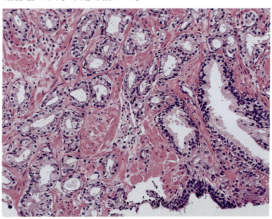

以前にGleason pattern 1と診断されていた病変の多くは，adenosis（腺腫）であったと考えられている．従って，現在の病理診断ではGleason pattern 1の診断は避けられている．

▶Gleason scoreの算出方法

既述したが，前立腺癌内では多様な腫瘍成分が混在して存在する．従って，腫瘍内には多様なGleason patternが存在する．このなかで1番目および2番目に多い成分のGleason pattern成分の総和がGleason scoreとなる（図12）．単一成分の場合，そのGleason patternを2倍して，Gleason scoreを算出する．

前立腺癌では3つのGleason patternが存在することはまれではない．そのような症例でのGleason scoreの算出方法は針生検と前立腺全摘標本で若干異なる．前立腺全摘標本で3番目の成分が最も高いGleason patternを示す場合（ほとんどはGleason pattern 5の場

図10 **Gleason pattern 4の組織像**
a：内腔が不明瞭な腺管形成を認める．
b：篩状の腺管形成を認める．

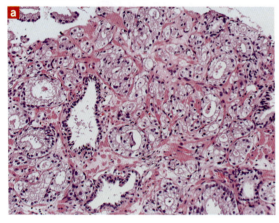
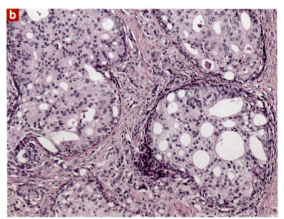

図11 **Gleason pattern 5の組織像**
a：腺管形成を認めない．
b：腫瘍胞巣内に面皰壊死（矢印）を認める．

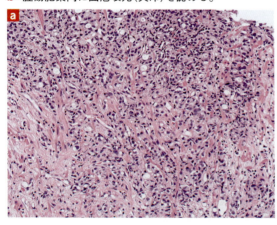
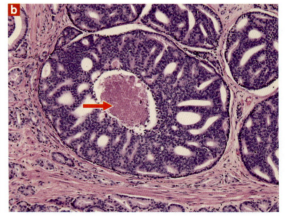

図12 Gleason scoreの算出方法の具体例

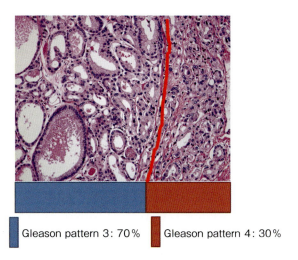

図13 生検標本と手術標本のGleason scoreの算出方法の違い

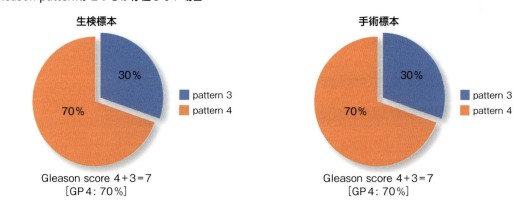

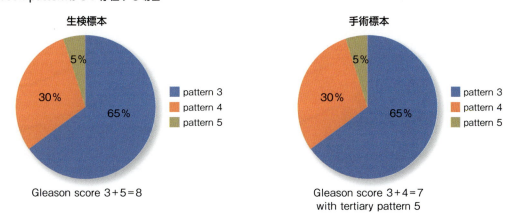

合），この成分をtertiary patternとして，Gleason scoreに付記する．針生検では，3番目のGleason patternが1番目もしくは2番目のGleason patternより高い場合には，3番目の存在をGleason scoreに反映させる（**図13**）．

　針生検では，検体ごとに異なるGleason scoreが複数存在することは多い．この場合，オリジナルの方法では腫瘍成分をまとめてGleason scoreを判定していた．ISUP 2005およびISUP 2014では各生検針のGleason scoreを記載し，その最終判定を泌尿器科医に委ねる（**図14**）．最も高いGleason scoreを最終診断とする方法（highest score）と腫瘍全体のGleason scoreを算出する方法（global score）の2つの方法がある．いずれの方法も明らかな優劣は証明されていないが，米国では前者が，欧州では後者の表記方法が好まれている．

　ISUP 2014では，Gleason score 7の症例に関して，Gleason pattern 4の成分構成比を記載することが推奨されている（**図12，13**）．これにより，非常に多彩な生物学的性格を有するGleason score 7のより精緻な予後予測が可能になる．

図14 生検の検体ごとにGleason scoreが異なる場合のhighest scoreとglobal scoreの報告例

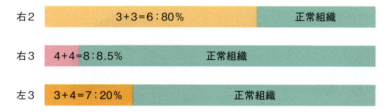

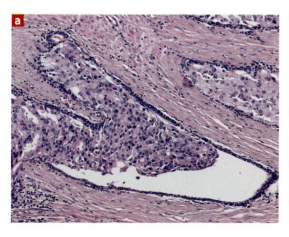
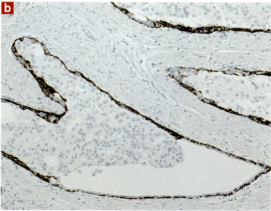

◆ Grade group分類

● Grade groupの概念とその臨床的意義

　前立腺癌の代表的な臨床リスク分類としてD'Amicoの分類がある。この分類では前立腺癌を低リスク，中間リスク，高リスクの3つに分類している。この分類の基準の一つであるGleason scoreに関しては，低リスクはGleason score 6以下，中間リスクはGleason score 7，高リスクはGleason score 8以上と規定している。しかしながら，近年の研究でGleason score 7は単一疾患単位ではなく，3＋4＝7と4＋3＝7の2つの区別の必要性が判明してきた。また，Gleason score 8以上は単一疾患単位ではなく，Gleason score 8とGleason score 9および10の2つを区別する必要性も判明してきた。これらのリスク分類の理解を容易にする目的で，Gleason score 6以下をgroup 1，Gleason score 3＋4＝7をgroup 2，Gleason score 4＋3＝7をgroup 3，Gleason score 8（Gleason score 4＋4，3＋5，5＋3）をgroup 4，Gleason score 9および10をgroup 5と5つのグループにリスク分類すること（grade group分類）がISUP 2014で提唱され，2016年のWHO分類にも採用された。また，2017年からのNational Comprehensive Cancer Network（NCCN），European Association of Urology（EAU）ガイドラインにも正式採用された。**表2**にGleason scoreとgrade group分類の関係およびその臨床的意義を示す。

● Grade groupを利用することによる患者説明への利点

　Gleason scoreは2から10まで存在しているが，日常診療で遭遇するのは6以上である。オリジナルの概念からすると，最も予後の良いGleason score 6でさえも，Gleason score全体では中間の位置に存在し，予後も中間の経過をたどるような印象を受ける。この状況では患者が自分の予後を正確に理解できない可能性がある。さらには，患者が医師の説明に疑問を生じる可能性もある。また，泌尿器科医以外の医師にとっては正確なリスクの理解が容易でない可能性がある。

　Grade group分類は現実の臨床に即して，リスクを1から5まで分類した記載方法である。

表2 Grade groupの臨床的意義

Grade group	Gleason score	臨床的意義
Group 1	3＋3＝6以下	PSA再発は少ない。 ほとんど転移しない。
Group 2	3＋4＝7	時にPSA再発する。 ほとんど転移しない。
Group 3	4＋3＝7	PSA再発がやや多い。 まれに転移を生じる。
Group 4	4＋4＝8 （3＋5＝8，5＋3＝8）	PSA再発が多い。 時に転移を生じる。
Group 5	5＋4＝9，4＋5＝9，5＋5＝10	PSA再発が最も多い。 転移を生じることも少なくない。

図15 IDC-Pの発症機序
浸潤癌成分が既存の導管内に進展する。

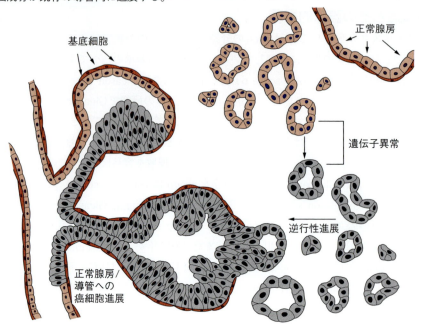

(J Pathol, 2016; 238: 31-41より引用, 改変)

今後, grade group分類が患者への前立腺癌の病状説明および患者理解には有用なツールとなることが期待される。

◇ intraductal carcinoma of the prostate (IDC-P)

● IDC-Pの概念とその臨床的意義
▶ IDC-Pの概念および病理所見

　IDC-PはKoviらにより最初に提唱された概念で, 既存の前立腺導管および腺房内に前立腺癌細胞が進展する前立腺癌の一病態として報告されている。IDC-Pの発生機序としては浸潤癌成分がPTENなどの遺伝子異常を生じた後, 既存の導管もしくは腺房内に進入・進展するとする概念が一般的で(**図14, 15**), 導管もしくは腺房内に腫瘍が発生する症例は少ない。

　浸潤癌におけるIDC-Pの存在が予後不良因子となりうることを最初に記したのはMcNealらで, 前立腺全摘標本を用いた検討で, IDC-Pの存在する症例は病期が優位に進行していること, 前立腺特異抗原(prostate-specific antigen；PSA)再発が優位に高いことを示した。Epsteinらは, 浸潤癌成分を伴わないIDC-Pの針生検症例を検討した結果, その多くは前立腺全摘を行われた症例の多くはhigh Gleason scoreでかつ進行癌であったこと, 手術を行わずに抗アンドロゲン治療もしくは放射線治療された症例の多くは早期にPSA再発したことを示した。

▶IDC-Pの定義

　IDC-Pの病理学的な定義は定まっていないのが現状であるが，主な定義としてMcNealらの定義とEpsteinらの定義がある。

　McNealらは，浸潤癌成分を伴ったIDC-Pを以下の2つの基準を満たす病変と定義した。
①明らかな腫瘍細胞より構成された境界明瞭な病変で，その周囲は基底細胞の存在を伴った正常組織に取り囲まれている。
②構成する腫瘍細胞は，浸潤病変の腫瘍細胞と同じ所見を呈する。

　McNealらの定義は進行性浸潤癌の検討から，予後不良因子の一つとして考案された定義である。従って，浸潤癌の存在が前提となる。多くのIDC-Pの検討に用いられている。

　EpsteinらはIDC-Pを以下の2つの基準を満たす病変と定義した。
①充実性もしくは密な篩状構造を示す。
②疎な篩状構造もしくは微小乳頭状構造を示す場合には，構成する腫瘍細胞の核の大きさが正常前立腺上皮細胞の6倍もしくはcomedo necrosis（面疱壊死）を示す。

　Epsteinらの定義するIDC-Pは非浸潤性病変から高悪性度浸潤癌の存在を予測することから考案された定義であり，McNealらの定義よりも厳しい基準で作成されている。近年ではEpsteinの定義を用いた研究が多い傾向にある。

　2017年に発刊されたWHOによる定義では導管内および腺房内での高度異型細胞の増殖が基本的な骨子であり，参考としてEpsteinの定義が掲載されている。臨床的有用性の観点からの最適な定義の結論は出ていないが，臨床データ的にはMcNealの定義に基づく検討が多い。特に，多変量解析での臨床的優位差が証明されている文献はMcNealの定義に基づく検討がほとんどである。

▶IDC-Pの臨床的意義

　最近の検討ではIDC-Pを有する症例は，ホルモン治療および放射線治療に対して早期に抵抗性を示すことが知られている。また，前立腺全摘を受けた症例でIDC-Pを有する症例は，IDC-Pを有しない症例に比べて，有意にPSA再発率，臨床的再発率，癌特異的死亡率，全死亡率が高い。また，初発時に遠隔転移を有する症例においても，IDC-Pを有する症例は有しない症例に比べて，有意に癌特異的死亡率が高い。このことから，IDC-Pは重要な予後因子として認識されている。浸潤癌成分を認めない生検標本内でのIDC-Pの存在は，高悪性度前立腺癌の存在を示唆する。欧米でのIDC-Pの認知度は高く，2017年に開催されたAdvanced Prostate Cancer Consensus Conference（APCCC）では，泌尿器腫瘍に携わる70％以上の専門家より予後不良因子と認定された。EAUガイドラインでは2016年から重要な予後不良因子の一つとして，病理報告書への記載が強く望まれている。

　今後は前立腺針生検および前立腺全摘標本においても，IDC-Pの有無を記載することにより，より患者の予後が精緻に予測されることが期待される。

〔都築豊徳〕

◇ 文献

1) Epstein JI, et al: The 2005 International Society of Urological Pathology (ISUP) Consensus Conference on Gleason Grading of Prostatic Carcinoma. Am J Surg Pathol, 2005; 29: 1228-42.
2) Epstein JI, et al: The 2014 International Society of Urological Pathology (ISUP) Consensus Conference on Gleason Grading of Prostatic Carcinoma: Definition of Grading Patterns and Proposal for a New Grading System. Am J Surg Pathol, 2016; 40: 244-52. doi: 10.1097/PAS.0000000000000530.
3) Gleason DF: Classification of prostatic carcinomas. Cancer Chemother Rep, 1966; 50: 125-8.
4) Moch H, et al: WHO Classification of Tumours of the Urinary System and Male Genital Organs. Lyon, IARC, 2016.
5) D'Amico AV, et al: Biochemical outcome after radical prostatectomy, external beam radiation therapy, or interstitial radiation therapy for clinically localized prostate cancer. JAMA, 1998; 280: 969-74.
6) Sauter G, et al: Clinical Utility of Quantitative Gleason Grading in Prostate Biopsies and Prostatectomy Specimens. Eur Urol, 2016; 69: 592-8.
7) Kovi J, et al: Ductal spread in prostatic carcinoma. Cancer, 1985; 56: 1566-73.
8) Haffner MC, et al: Molecular evidence that invasive adenocarcinoma can mimic prostatic intraepithelial neoplasia (PIN) and intraductal carcinoma through retrograde glandular colonization. J Pathol, 2016; 238: 31-41.
9) McNeal JE, et al: Spread of adenocarcinoma within prostatic ducts and acini. Morphologic and clinical correlations. Am J Surg Pathol, 1996; 20: 802-14.
10) Guo CC, et al: Intraductal carcinoma of the prostate on needle biopsy: Histologic features and clinical significance. Mod Pathol, 2006; 19: 1528-35.
11) Tsuzuki T: Intraductal carcinoma of the prostate: a comprehensive and updated review. Int J Urol, 2015; 22: 140-5.
12) Kato M, Tsuzuki T, et al: The presence of intraductal carcinoma of the prostate in needle biopsy is a significant prognostic factor for prostate cancer patients with distant metastasis at initial presentation. Mod Pathol, 2016; 29: 166-73.
13) Kimura K, Tsuzuki T, et al: Prognostic value of intraductal carcinoma of the prostate in radical prostatectomy specimens. Prostate, 2014; 74: 680-7.
14) Gillessen S, et al: Management of Patients with Advanced Prostate Cancer: The Report of the Advanced Prostate Cancer Consensus Conference APCCC 2017. Eur Urol, 2018; 73: 178-211.

前立腺癌の不均一性について

前立腺癌の組織構築多様性

　多くの癌腫で，腫瘍内にさまざまな構成成分が存在することはよく知られている（図1）。前立腺癌はその傾向が顕著であり，同一組織内であっても多彩な腫瘍構築を呈することが一般的で，単一構造を示すことは少ない。その点に着目したのがGleason scoreであり，最も優勢の構成成分と2番目に優勢な構成成分のpatternの総和により，最終的な悪性度を評価する概念が形成された。

　他の癌腫でも同様な組織内多様性が存在すると考えられ，実際にGleason scoreと同様の試みがなされてきた。しかしながら，前立腺癌と同等の予後予測能が得られておらず，普及に至っていない。このことも，他の癌腫に比べて，前立腺癌は組織内多様性に富む腫瘍であることを示唆するものと考えられる。

組織構築多様性が生じるわけ

　前立腺癌で特に組織構築多様性が生じる原因は明らかではない。仮説としては2つ考えられる。一つはすべての前立腺癌が同一起源として発生し（その多くは高分化），時間の経過とともに癌の分化度が低下することにより，多様な組織構築が生じるとする考え方である（図2a）。もう一つは，早期から組織構築が異なる前立腺癌が多中心性に発生し，それぞれの病変が拡大していく過程で双方が融合するとする考え方である（図2b）。経時的に前立腺癌を観察することは不可能であることから，両者の妥当性の正確な検証は困難である。

　一般的には，前立腺癌の異なる組織構築は連続性に変化しており，異なる成分が衝突したとする所見は乏しい（図1）。前立腺癌のステップセクションを作成し，三次元的に腫

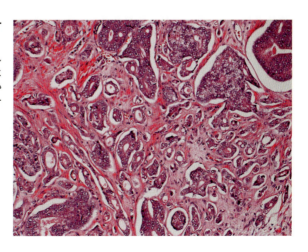

図1 さまざまな組織構築を示す前立腺癌の組織像
Gleason pattern 3, 4, 5のそれぞれの異なる組織構築を認める。これらは連続性に変化しており，一つの成分から多様な組織型が発生したと仮定すると理解しやすい所見を呈している。

図2 組織構築多様性が生じる理由(仮説)
a：単一起源説。初期段階ではGleason scoreの低い前立腺癌が生じた後に，その一部からGleason scoreが中もしくは高い前立腺癌が発生することにより組織構築多様性が生じる。
b：複数起源説。初期の段階から複数のGleason score成分の前立腺癌が生じる。それらが大きくなることにより腫瘍が癒合して，さまざまな組織構築多様性が生じる。

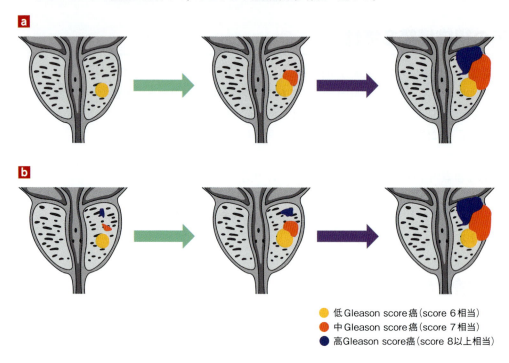

● 低Gleason score癌（score 6相当）
● 中Gleason score癌（score 7相当）
● 高Gleason score癌（score 8以上相当）

瘍内の異なる構築の連続性を観察する方法が試みられている。Gleason pattern 3成分とpattern 4成分はきわめて連続性が高いことから，別々の病変が融合することよりは，一連の発生過程として組織構築多様性が生じたとするほうが考えやすい結果となっている。

◇ 分子生物学的不均一性について

　前立腺癌の組織構築多様性の解明に分子生物学的手法が取り入れられている。初期の小型病変では単一の遺伝子変異パターンを示すことが多く，病変が大きくなるに従って，同一クローンを起源とする癌細胞が他のクローンを形成することが報告されている。その一方で，同一腫瘍内に異なるGleason patternが存在する病変では，異なる遺伝子変異パターンを示すことも報告されている。相反する種々の結果が報告されており，現状の分子生物学的な手法を用いても，前立腺癌の組織多様性を説明できないのが現状である。

　全身転移をきたした前立腺癌患者の原発巣および転移巣のクローンを調べることにより，原発部位と転移部位との関連性が検討した試みがある[7]。興味深いことに，1つの転移巣に異なる複数のクローンが共存していることが示された。このことは，前立腺癌の組織構築多様性は複数の病変の衝突から成り立っている可能性を示唆することかもしれない。

組織学的および分子生物学的にも，現状の知識では前立腺癌の組織構築多様性を完全に証明することは困難である．今後のさらなる検討が望まれる．

（都築豊徳）

◇ 文献

1) Gleason DF, et al: Prediction of prognosis for prostatic adenocarcinoma by combined histological grading and clinical staging. J Urol, 1974; 111: 58-64.
2) Arora R, et al: Heterogeneity of Gleason grade in multifocal adenocarcinoma of the prostate. Cancer, 2004; 100: 2362-6.
3) Lavery HJ, et al: Do Gleason patterns 3 and 4 prostate cancer represent separate disease states? J Urol, 2012; 188: 1667-75.
4) Tolkach Y, et al: Three-dimensional reconstruction of prostate cancer architecture with serial immunohistochemical sections: hallmarks of tumour growth, tumour compartmentalisation, and implications for grading and heterogeneity. Histopathology, 2018; 72: 1051-9.
5) Espiritu SMG, et al: The Evolutionary Landscape of Localized Prostate Cancers Drives Clinical Aggression. Cell, 2018; 173: 1003-13.
6) Su F, et al: Spatial Intratumor Genomic Heterogeneity within Localized Prostate Cancer Revealed by Single-nucleus Sequencing. Eur Urol, 2018; 4: 551-9.
7) Gundem G, et al: The evolutionary history of lethal metastatic prostate cancer. Nature, 2015; 520: 353-7.

基礎編　前立腺と前立腺癌の基礎

前立腺は男性ホルモンの影響を受ける

　前立腺癌のアンドロゲン依存性という問題は泌尿器科の臨床上最も大きな問題の一つである。正常な前立腺の発生分化は内分泌学的にアンドロゲンの支配下にある。さらに，前立腺肥大症や前立腺癌の発生進展にも内分泌学的要素の関与が大きい。進行前立腺癌の治療はホルモン療法が一般的であり，GnRHとアンチアンドロゲン製剤を組み合わせた治療が一般的になった。前立腺癌の治療の際には，前立腺の成長や機能が内分泌学的にどのように制御されているかを理解することは不可欠である。

　アンドロゲンは男性生殖器の分化，二次性徴の発現，精子形成，副生殖器の機能，筋力増強などの機能をもつ。またアンドロゲンレセプター（androgen receptor；AR）は生殖器のほか脳，血管，末梢神経などに広く分布し，アンドロゲンの標的臓器となっている。アンドロゲンの作用は，これらの標的臓器細胞の核内でアンドロゲン応答遺伝子の転写活性を制御することである。

◆ 前立腺の発生・分化・成長・機能のすべてに男性ホルモンは影響する

　前立腺は胎生期内胚葉排泄腔の前面より形成される泌尿生殖洞より発生する（図1）。胎生7週ごろになると生殖隆起のなかで原始胚細胞が分化し，男性では12週までに精巣が形成される。この胎生期精巣から分泌されるテストステロンは5α還元酵素によりジヒドロテストステロンになり，泌尿生殖洞における前立腺の形態発生と分化を誘導する。外分泌腺である前立腺は多数の腺管と腺房から成り立つ。この腺管の形態発生は泌尿生殖洞間質へ上皮が侵入することに始まり，末梢腺管の枝分かれによりなされる。

　この形態発生は胎生10週ころより始まり，13週には70ほどの主腺管が形成され前立腺部尿道に開口する。生下時に小さかった前立腺は，思春期になると下垂体からの黄体化ホルモン（luteinizing hormone；LH）分泌増加に伴う精巣のアンドロゲン（テストステロン）の産生の増加により増大し，クルミ大（重さ20g程度）となる。40歳までは大きさおよび機能はあまり変わらない。その後，精巣のアンドロゲン分泌量の低下に伴い分泌液の合成能は低下する。若い時期に両方の精巣を失った例や性腺機能不全の患者は前立腺が萎縮した状態にある。また前立腺分泌液の量および濃度はアンドロゲンの状態に影響を受ける。このように前立腺は発生，分化，成長および機能の発現においてアンドロゲンに依存している。

図1 前立腺の発生

前立腺は泌尿生殖洞間質へ泌尿生殖洞由来の上皮が侵入，分枝することにより形成される。
精嚢はウォルフ管の枝分かれにより生ずる。

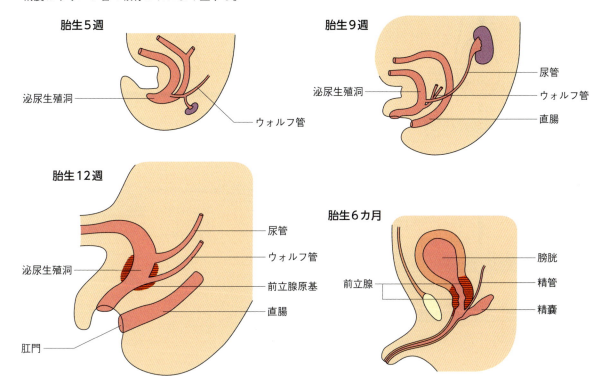

◆ 男性ホルモンの産生と前立腺内での代謝（図2）

　アンドロゲンの主な産生部位は，男性では精巣と副腎である．精巣ではコレステロールを基質としてテストステロンが産生される．副腎では17β-ヒドロキシステロイドデヒドロゲナーゼがないためにテストステロンは産生されず，アンドロゲン作用が比較的弱いアンドロステンジオンやデヒドロエピアンドロステロンが産生される．

　血漿中に存在するテストステロンの98％は，性ホルモン結合蛋白（sex hormone binding globulin；SBG）と結合している蛋白結合型であり，1～2％は遊離型として存在している．この遊離型テストステロンは，前立腺や精嚢腺，肝などの標的器官に取り込まれて，5α還元酵素によりNADPH（reduced nicotinamide adenine dinucleotide phosphate）を補酵素としてジヒドロテストステロン（dihydrotestosterone；DHT）に変換されてアンドロゲン作用を示す．テストステロンに比べジヒドロテストステロンはARに対する結合能がより高く，より解離しにくい．ジヒドロテストステロン-AR複合体はテストステロン-AR複合体より安定で，DNAに対する結合能も高い．その結果としてジヒドロテストステロンのアンドロゲンとしての生物活性は，テストステロンの1.5倍から3倍とされている．副腎由来のアンドロゲンは，前立腺内の酵素によりテストステロンに転換された後にジヒドロテストステロンになる．ジヒドロテストステロンは前立腺細胞内での主要なアンドロゲンである．

図2 アンドロゲンの産生と前立腺細胞内における代謝

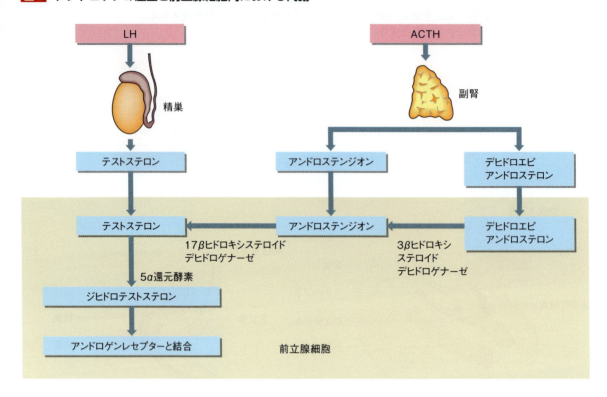

◆ 前立腺内におけるアンドロゲン作用の発現

● ARの構造（図3）

　ARは核内受容体スーパーファミリーに属する。これらにはエストロゲンレセプター，グルココルチコイドレセプター，プロゲステロンレセプター，ミネラルコルチコイドレセプター，甲状腺ホルモンレセプター，レチノイン酸レセプターなどが含まれる。これらは構造上ある程度の相同性を認める。すなわち構造上Ｎ末端から①転写調節に関連するＮ末端領域，②DNA結合領域，③Ｃ末端ホルモン結合領域よりなる。これらのレセプターは，真核生物において遺伝子近くのホルモンレスポンシブエレメントとよばれるDNA配列に結合して遺伝子の活性に影響を与える。

　ARをコードする遺伝子はX染色体のq11-12の部位にあり，このcDNAは全長2.8kbで約910～920個のアミノ酸をコードし，8つのエクソンよりなる。N末端領域（エクソンA）は約560のアミノ酸から構成され，Gln・Pro・Glyの繰り返し配列が認められるのが特徴で主に転写調節に関与している。Gln（CAG）の繰り返しの数が少ないほどアンドロゲン活性が高いとされ，前立腺癌発症のリスクが高い。Glnの繰り返しの数には人種差があり，黒人・白人・黄色人種の順に長くなっていくが，これは前立腺癌の罹患率および死亡率の頻度の順と一致する。DNA結合領域（エクソンBおよびC）は約70のアミノ酸からなり，他のステロイドレセプターと同様に2つのzinc finger構造をもつ。アンドロゲン結合領域（エク

図3 アンドロゲン受容体の構造

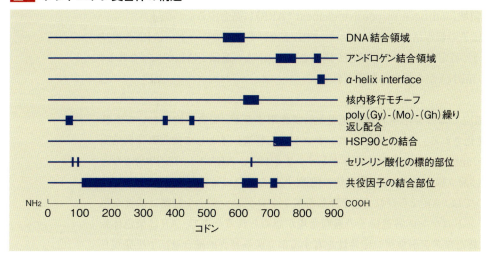

ソンDからH)は約250個のアミノ酸からなり，この領域も他のステロイドホルモンレセプターと相同性が高く，DNA結合領域とともにステロイド特異性に関与している．アンドロゲン結合領域に遺伝子異常が起こると，ホルモンとの結合が不可能になるか，あるいはアンドロゲン以外のステロイドホルモンとの結合を許してしまうことになる．前立腺癌のリンパ節転移から確立された細胞株であるLNCaPは，ホルモン結合領域のエクソンHのコドン877にThrからAlaに変化する遺伝子変異をもち，アンドロゲンのみならずエストロゲンやプロゲステロン，いくつかのアンチアンドロゲンにより細胞増殖を起こす．臨床前立腺癌でのARの遺伝子変異は10～20%に認められるにすぎないが，LNCaPと同様のコドン877の変異が最も多い．この変異をもつとアンチアンドロゲンによって増殖が促進され，投薬は逆効果になる．アンチアンドロゲンの投与を中止することによって病状が軽快することを，アンチアンドロゲン除去症候群(antiandrogen withdrawal syndrome)という．

● ARの局在

　ARは大部分は核内に存在するとされている．正常前立腺や前立腺肥大症の組織を，抗AR抗体を用いて検討したところ，ARは各前立腺組織の腺細胞および間質細胞の核内にのみに染色され，細胞質は染色されなかった．前立腺癌でも同様に染色されたが，組織学的分化度が低いほど染色される細胞の割合は低下した．しかし，ホルモン療法抵抗性の再燃癌でも約30%の細胞は染色された．

● アンドロゲン作用の発現

　ARを介したアンドロゲン作用は以下の過程を経る(図4)．
1) SBGから解離した遊離テストステロンが前立腺に取り込まれ，5α還元酵素によりアンドロゲン活性の高いDHTに変換される．
2) 細胞質で熱ショック蛋白と複合体を形成していたARは，DHTと結合することにより熱ショック蛋白と解離し，リン酸化され高次構造が変化し活性型となる．

3) 活性型ARは核内に移行し，2量体を形成し，共役因子(co factor)と複合体を形成し，特定のDNA結合領域(androgen responsive element；ARE)に結合する．
4) ARの働きで遺伝子の転写活性が調節を受け，ARE下流にあるプロモーターにRNAポリメラーゼが結合し，特定の蛋白の転写活性が調節され，mRNAへ遺伝子情報が転写される．
5) 細胞質においてmRNAから蛋白へ翻訳される．

　前立腺の上皮細胞では外分泌腺の機能発現として作用するが，間質細胞においても特定の遺伝子が活性化される．ARを介したアンドロゲン応答遺伝子として前立腺特異抗原(prostate specific antigen；PSA)，ヒトカリクレイン2，*PMSA*，*NKX3.1*，*TMPRSS2*などがあり，特にPSAは前立腺癌患者の診断，病状の把握，再燃の予見に重要なマーカーである．
　前立腺癌においては，ARならびにARを介したアンドロゲンシグナル経路は活性が恒常的に上昇し，アンドロゲン応答遺伝子の過剰発現が認められる一方で，ARは染色体転座を引き起こし，新たなアンドロゲン応答性を有する前立腺癌特異的融合遺伝子を発現させる．代表的な前立腺癌特異的融合遺伝子として*TMPRSS2-ERG*がある．TMPRSS2は正常の前立腺細胞にも発現しているアンドロゲン応答遺伝子であり，ERGは細胞増殖・分化に関与すると同時に，細胞癌化に重要な役割を果たしている遺伝子である．*TMPRSS2*遺伝子と*ERG*遺伝子に共通する配列TG (T or A) GGG (A or T)がそれぞれのイントロン内に存在し，この上流にARが結合すると，DNA損傷修復因子により共通配列の切断・再

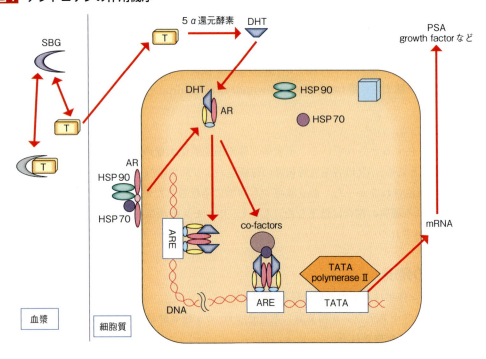

図4 アンドロゲンの作用機序

AR：アンドロゲンレセプター，ARE：アンドロゲンレスポンシブエレメント，DHT：ジヒドロテストステロン，HSP：熱ショック蛋白，SBG：性ホルモン結合蛋白，T：テストステロン

結合が発生し，TMPRSS2-ERG遺伝子が生成されるといわれている。TMPRSS2-ERGは前立腺癌特異的融合遺伝子のなかで最も発現頻度が高く，人種差があるものの約半数の症例に認められ，特異性が高いことが知られている。さらに前立腺癌の悪性度・転移の有無とTMPRSS2-ERGの検出は相関し，有意な予後不良因子であるという報告もある。

◆ 前立腺上皮と間質の相互作用

前立腺の発生・機能維持には間質-上皮の相互作用が重要である。前立腺の胎生期の発達の過程では，アンドロゲンの標的細胞は前立腺の間質細胞であり，間質細胞から成長因子が分泌され上皮の腺管分化を誘導する。アンドロゲン作用により間質細胞から成長因子が分泌され，上皮細胞へパラクライン作用を行い，上皮細胞の増殖，分化，形態の維持を行っていると推測されている。前立腺の上皮-間質の相互作用にかかわる成長因子としてepidermal growth factor（EGF），fibroblast growth factor（FGF），insulin-like growth factor（IGF），transforming growth factor-β（TGF-β），platelet-derived growth factor（PDGF），nerve growth factor（NGF）が報告されている。

EGFは前立腺上皮細胞において産生される。アンドロゲンにより調節を受けており，パラクライン因子として上皮細胞へ作用している。EGFは成長後の前立腺増殖を促している。

前立腺においてFGF-2/basic FGF，FGF-7/keratinocyte growth factor（KGF）が重要な役割を果たしている。FGF-2，KGFの分泌は，間質細胞においてDHTにより調節を受けている。FGF-2は成長後の前立腺の形態維持に関与し，オートクラインファクターとして間質細胞の増殖に関与している。

◆ 前立腺癌も男性ホルモンの影響を受ける

アンドロゲンと前立腺癌発生に大きな関連性があることは，思春期前に去勢されたり性腺不全症には前立腺癌の発生がまれであることから明らかである。また，高エストロゲン血症を伴う肝硬変患者には，前立腺癌の発生がきわめて少ない。前述のように前立腺癌でもARを発現しており，正常のアンドロゲンの標的組織と同様にアンドロゲン作用発現機構があると考えられ，ARが重要な役割を演じている。

性ホルモンレベルに左右される性行動・生殖活動要因と前立腺癌発生との関連を示したSteeleらの報告（「基礎編／疫学 前立腺癌は増えているか」の項の**表3**参照）がある。矛盾する点も多いが，前述の表のようなものが前立腺癌の発生リスクとされている。本邦での症例対象研究でも，遅発性の性活動・結婚直後から20歳代30歳代の活発な性活動・オーガスムスに達しないことなどが前立腺癌リスクを上昇させると示唆されている。活発な性交渉によるテストステロンの変動が，遺伝子変化の引き金になっているとも考えられる。これと関連した事実として，ラットに発癌物質であるdimethylaminobiphenylを投与しても前立腺癌は起こりにくいが，発癌物質と同時に体内のアンドロゲン濃度を繰り返し増減させると癌が発生する。アンドロゲンによって前立腺細胞の増殖が起こり，この際の分裂期の細胞に対して発癌物質が作用すると思われる。これらのことから青壮年期に前

立腺の腺細胞に発癌に関連する変化が起こり，これがアンドロゲンの存在下で次第に増強されて前立腺癌になることが予想される。

　1941年にHugginsとHodgesが示したように，臨床的な前立腺癌も非癌前立腺組織と同様にアンドロゲン感受性を示す。去勢などにより精巣よりのアンドロゲンを除去すると，腫瘍の縮小をみる。外科的去勢からLH-RHアナログを用いた薬物的去勢にその方法が変化しただけで，60年以上経過した現在においてもアンドロゲン除去療法は進行性および転移性期前立腺癌の基本となる治療法である。問題は，この治療法は最初は約80％の症例に効果を示すが，時間の経過とともに治療抵抗癌が出現し，多くは癌の再燃をきたすこと，および治療当初からこの治療に反応しない癌が約20％存在することである。これらのホルモン療法抵抗性の機序は最近盛んに研究されており，アンドロゲンレセプター遺伝子の変異を含めてさまざまな機序が明らかになってきており，治療に反映されている。これらに関する記載は他項に詳しく述べられる。

　　　　　　　　　　　　　　　　　　　　　　　　　　　　　　　　　　（今村有佑）

◇ 文献

1) 植田 健，ほか: 前立腺のホルモン調節機構と異常. 日本臨床, 2002; 60増刊号: 17-22.
2) 小宮 顕，ほか:【前立腺癌の診断と治療】前立腺癌の発癌機序と再燃機序　前立腺癌とアンドロゲン. 日本臨床, 2000; 58増刊号: 35-40.
3) Tomlins SA, et al: Recurrent fusion of TMPRSS2 and ETS transcription factor genes in prostate cancer. SCIENCE 2005; 310 (5748): 644-8.

基礎編　前立腺癌の分子生物学

癌は遺伝子の病気である

◇ 癌は遺伝子の病気である

　癌は，癌遺伝子および癌抑制遺伝子の異常により発生する遺伝子の疾患である（病理学的には上皮由来の悪性腫瘍を癌，すべての悪性腫瘍をがんとよぶが，ここでは区別しない）。これまでの多くの研究の結果，塩基配列の変異や欠失によるgeneticな異常だけでなく，メチル化に代表される塩基への修飾によるepigeneticな異常によっても発癌することが明らかとなった。

◇ 癌は遺伝する

　近年の分子生物学の発展により，多くの病気が遺伝子レベルで解明された。特に癌全体の5～10％を遺伝性の癌が占める。若年発生の癌では特に遺伝的な素因の影響が大きい。特定の癌になりやすい家系の解析によって多くの原因遺伝子が特定されてきた。現在わかっている遺伝性腫瘍症候群とその原因遺伝子を表1に示す。これらの一部の遺伝子については米国においてすでに遺伝子検査が商業ベースで行われている。

◇ 癌の進行と遺伝子変化の蓄積：癌の進展モデル

　一般に癌が発生して進展・転移そして患者の死をもたらすまでの過程において，5～15の遺伝子異常の蓄積があるといわれている。この概念は，Vogelsteinらが多段階発生モデルとして大腸癌の進行と遺伝子変化の蓄積の関係を提唱した[1]。図1に示すように正常大腸粘膜から腺腫が発生し，さらに癌となって進行する過程において，大腸腺腫ポリポーシス（APC）遺伝子，K-ras遺伝子，p53遺伝子，第18染色体欠失（DCC遺伝子）といった遺伝子異常が順番に起きるというものである。その後の研究で必ずしもこの順序に遺伝子異常が起きるわけではないということがわかってきたが，APC遺伝子異常は腺腫形成の初期に起こることが多く，p53遺伝子変異は大腸癌発生の比較的後半にみられる。このモデルは癌が複数の遺伝子変化の集積であることを明確に示すとともに，その後の他臓器癌のモデルに大きな影響を与えた。

◇ 癌遺伝子・癌抑制遺伝子とは何か？

　癌の発生にかかわっている遺伝子は大きく癌遺伝子と癌抑制遺伝子に大別される。癌遺伝子は，癌化を誘発する能力をもった遺伝子の総称であり，これまでに200以上の遺伝子が同定され，それらの多くが，細胞の増殖，分化，生存のシグナル伝達にかかわるきわ

表1 遺伝性腫瘍症候群とその原因遺伝子

疾患名	癌の種類	原因遺伝子
癌遺伝子の異常		
多発性内分泌腫瘍2型（MEN2）	甲状腺髄様癌，副腎褐色細胞腫など	RET
遺伝性乳頭状腎細胞癌	乳頭状腎細胞癌	MET
癌抑制遺伝子の異常		
網膜芽細胞腫	網膜芽細胞腫，骨肉腫など	RB
Li-Fraumeni症候群	ほとんどの臓器癌	p53
家族性乳癌・卵巣癌	乳癌、卵巣癌など	BRCA1
家族性乳癌	乳癌など	BRCA2
家族性大腸腺腫症	大腸癌，胃癌など	APC
神経線維腫症1	神経芽腫，悪性黒色腫など	NF1
神経線維腫症2	髄膜腫，神経芽腫など	NF2
Wilms腫瘍	腎芽腫	WT1
von Hipple-Lindau病	腎細胞癌，小脳網膜血管芽腫など	VHL
家族性悪性黒色腫	悪性黒色腫，膵癌など	p16
DNA修復酵素の異常		
家族性前立腺癌	前立腺癌	HPCl
家族性非腺腫症大腸癌	大腸癌，子宮癌など	MSH2, MSH1, PMS1, PMS2

図1 大腸癌の多段階発生モデル
Vogelsteinらは大腸癌発生・進展において複数の遺伝子異常の蓄積が関与することを示した。

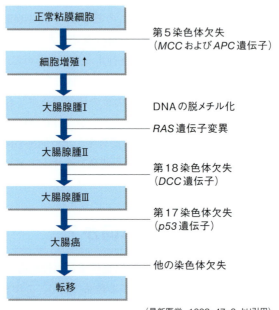

（最新医学, 1992; 47: 3.より引用）

めて重要な遺伝子である．癌遺伝子が異常な増幅や転座などで活性化することにより，車に例えると「踏まれたままのアクセル」のようになって異常増殖に進む．一方，癌抑制遺伝子は反対に本来細胞の増殖を抑制する作用をもった遺伝子であり，その遺伝子が点突然変異・欠失することによって，「ブレーキが壊れ」，癌細胞の増殖に向かう．近年，遺伝子の変異や欠失に次ぐ第三のメカニズムとして，DNAメチル化異常が癌抑制遺伝子の不活化機構のなかで重要な役割を果たすことがわかってきた．

◇ 癌遺伝子の種類と働き

癌遺伝子は細胞内の位置および機能によっていくつかのグループに大別される．細胞増殖因子群やその受容体型チロシンキナーゼ群，*src*のような非受容体型チロシンキナーゼ群，*ras*のような低分子量Gタンパク質，その下流にあるセリン・スレオニンキナーゼといったシグナル伝達因子，さらにその下流で機能する*myc*などの核タンパク質群などである（**表2**）．

◇ 癌抑制遺伝子の種類と働き

癌抑制遺伝子は，癌化を抑制する機能をもつ遺伝子で，変異により失活すると細胞の癌化を引き起こす．癌抑制遺伝子の異常は癌遺伝子や修復遺伝子の異常と並んで細胞癌化の重要な原因の一つである．一対の遺伝子の一方に異常が起きて失活しただけでは癌化は引き起こされず，もう一方にも異常が起きて両方失活したときに初めて癌化が引き起こされるとされ，これをtwo-hit theoryという．癌抑制遺伝子は現在までに20種類以上同定されており，その一部を示す（**表3**）．

表2 癌遺伝子の種類と働き

癌遺伝子	遺伝子	機能
増殖因子群	sis	血小板由来増殖因子
	hst	線維芽細胞増殖因子
	int-2	線維芽細胞増殖因子
受容体型チロシンキナーゼ群	erbB	EGF受容体
	fms	MCSF受容体
	her2	EGF受容体
	met	HGF受容体
非受容体型チロシンキナーゼ群	src, abl	シグナル伝達物質
低分子量Gタンパク質群	H-ras, K-ras	シグナル伝達物質
セリン・スレオニンキナーゼ群	raf, mos	シグナル伝達物質
核タンパク質群転写調節因子	myc, myb, fos, jun	転写因子

表3 癌抑制遺伝子とその機能および変異が原因となる疾患

癌抑制遺伝子	遺伝子の機能	変異が原因となる疾患, 遺伝性癌
RB1	細胞周期制御と転写制御	網膜芽細胞腫, 骨肉腫など
p53	転写制御, DNA複製, 修復, アポトーシス	Li-Fraumeni症候群
WT1	転写因子	Wilms腫瘍
DCC	細胞接着	家族性大腸腺腫症
APC	細胞接着	家族性大腸腺腫症
NF1	GTPアーゼ活性化	神経線維腫症1型
NF2	膜タンパクと細胞骨格の結合	神経線維腫症2型
VHL	転写伸長調節	von Hippel-Lindau病, 腎細胞癌
BRCA1	転写因子	乳癌, 子宮癌
BRCA2	転写因子	乳癌
p16/CDKN2	サイクリン依存性キナーゼ阻害	悪性黒色腫
MEN1	不明	多発性内分泌腺腫症
PTEN/MMAC1	ホスファターゼ	Cowden病, 神経膠芽腫
PTCH	膜貫通型受容体	基底細胞癌, 髄芽腫
EXT1, EXT2	不明	遺伝性多発性外骨腫
TSC1, TSC2	不明	結節性硬化症

◆ 最近の前立腺癌研究

　Mateoらは, 転移性去勢抵抗性前立腺癌患者に対してDNA修復遺伝子の変異と, PARP阻害剤(変異した癌抑制遺伝子に作用し, 細胞死を誘導)の治療効果を検討した。去勢抵抗性前立腺癌患者のうち, 33%でBRCA1/2やATMなどのDNA修復遺伝子の異常が検出され, その88%で治療に反応したと報告した[2]。

　また, 次世代シークエンス技術を用いた全トランスクリプトーム解析を行うことで, 腫瘍細胞においてまったく異なる複数の遺伝子が融合した,「融合遺伝子」という未知の転写産物の異常について発見できるようになった。前立腺癌においてもアンドロゲン応答遺伝子であるTMPRSS2とERG遺伝子の融合した遺伝子の存在が確認されている。これらの融合遺伝子が細胞の癌化・悪性化, およびアンドロゲン感受性の変化に関与することがわかってきた[3]。

(岡東　篤)

◇ 文献

1) Fearon ER, Vogelstein B: A genetic model for colorectal tumorigenesis. Cell, 1990; 61: 759-67.
2) Mateo J, et al: DNA-Repair Defects and Olaparib in Metastatic Prostate Cancer. N Engl J Med, 2015; 373: 1697-708.
3) Rohit Bose: ERF mutations reveal a balance of ETS factors controlling prostate oncogenesis. Nature, 2017; 546: 671-75.

基礎編　前立腺癌の分子生物学

臨床への分子生物学の応用はどこまで可能なのか？
遺伝子診断と遺伝子治療

◆ 遺伝子診断

　臨床検体を用いてさまざまな遺伝子の異常を解析し，その結果を実際の臨床の場に還元して治療のための一助にするのが遺伝子診断である．癌における遺伝子診断は，
①遺伝性（家族性）腫瘍の同定と発生前診断
②癌の存在の有無の診断
③癌の特性（悪性度，病型，薬剤感受性など）の診断
④良性悪性の鑑別
などに利用できる．

● 発症前遺伝子診断

　前項で紹介したように，すでに米国では一部の遺伝子について商業ベースで検査が行われている．例えば大腸癌の例では，大腸腺腫ポリポーシス（APC）遺伝子に生まれつき変異をもった家族性大腸ポリポーシス症の人の場合，多くは10歳代から大腸に無数のポリープが発生して，放置すると40歳までにほぼ100％大腸癌が発病する．この家系に生まれた人は早期発見のためには従来定期的な大腸ファイバー検査が必要であった．APC遺伝子の変異をスクリーニングすることで二人に一人は変異がないことが確認され，癌に対する無用な不安や頻回な検査から解放される．しかし，もし癌家系に生まれた人が検査にて特定の遺伝子異常をもっていることが確認された場合に，どういった対応をとるかについて問題が生じてくる．現在，遺伝子診断の倫理的問題について論議されている．

● 癌細胞検出のための遺伝子診断

　尿，糞便，体腔液，分泌液，血液，組織（リンパ節など）などに癌細胞があるかどうかを，遺伝子異常の有無を検索することによって同定することができる．利点として
①主に排泄物などを用いるので患者への侵襲は少ない
②ごく少量の細胞での検出が可能であるので細胞学的検査に比較して検出感度が高い
③遺伝子異常に基づくのでより客観的な診断が可能である
などが挙げられる．
　表1にその例を示す．具体的な検出法について次項に記す．

● 最近のTopics：尿中前立腺癌マーカーPCA3

　特に近年注目を集めている尿中前立腺癌診断マーカーPCA3について説明する。PCA3とは，non-coding（転写されない）mRNAで，前立腺癌の約95％に過剰発現するが，PSAが高い良性の前立腺疾患には発現しないことが報告されている。PSAと異なり直腸診後の尿中で測定でき，感度はPSAと比較して低いもののPSAより特異性が高いことが知られている。さらには前立腺の容量の影響を受けにくく，特に前立腺生検を何度も受けている患者における癌の存在を予測するのに有用であると報告されている。さらには，PCA3は癌の容量，Gleason score，皮膜外浸潤に相関するとの報告もあり，特に小さい容量で低いGleason scoreを見分けることに有用であることから，無治療経過観察（active surveilance）の候補患者の選択に役立つ可能性などが示唆されている。欧米では，すでに診断キットが市販化されている。

● 癌の特性を調べて治療指針とするための遺伝子診断

　一部の癌では，遺伝子診断が臨床的予後因子となったり，転移の有無を予測するのに役立つ。表2にその例を示す。

表1　癌細胞を検出するための遺伝子診断

検体	対象となる癌	標的遺伝子異常	方法
尿	尿路上皮癌	telomerase活性 CD44異常転写産物 p53変異	TRAP法 RT-PCR法 PCR-SSCP法
糞便（大腸洗浄液）	大腸癌	telomerase活性 CD44異常転写産物 p53変異, K-ras変異	TRAP法 RT-PCR法 PCR-SSCP法
体腔液（体腔洗浄液）	胃癌 肺癌	p53変異, Cadherin発現 p53変異, K-ras変異	PCR-SSCP法, RT-PCR法 PCR-SSCP法
分泌液	膵癌 乳癌	K-ras変異 p53変異	PCR-SSCP法 PCR-SSCP法
血液	白血病 その他の癌	キメラ遺伝子（転座） DNA複製エラー	RT-PCR法 microsatellite assay法
組織（リンパ節）	大腸癌 胃癌	p53変異, K-ras変異 ケラチン発現	MASA法 RT-PCR法

TRAP：telomeric repeat amplification protocol, RT-PCR：reverse transcription-polymerase chain reaction, PCR-SSCP：PCR-single strand conformation polymorphism, MASA：mutant-allele-specific amplification

表2　癌の特性を調べる遺伝子診断

癌の種類	遺伝子	相関
神経芽細胞腫	N-myc遺伝子	予後因子
食道癌	c-erb B遺伝子 int-2遺伝子	予後因子, 転移の予測 予後因子, 転移の予測
乳癌	int-2遺伝子 c-erb B2遺伝子	予後因子 予後因子
膀胱癌	p53遺伝子	悪性度と相関

◆ 遺伝子治療

ひとくちに癌に対する遺伝子的治療といっても，
①癌遺伝子，癌抑制遺伝子を標的とした遺伝子治療
②自殺遺伝子を細胞に導入するもの
③宿主の抗腫瘍免疫を高めるワクチン療法
④腫瘍崩壊ウイルスを用いた治療
⑤RNAiを用いた遺伝子治療
などがある。

いずれの方法にしても遺伝子導入技術を含めて，なお多くの問題があると考えられている。しかしながら，今後の発展が期待される遺伝子治療の現在の方法について述べる（**表3**）。

● 癌遺伝子，癌抑制遺伝子を標的とした遺伝子治療

癌が癌遺伝子や癌抑制遺伝子の変異の集積により癌細胞としての悪性形質の獲得に関与していることは前述してきたとおりである。従って，活性化した癌遺伝子を特異的に阻害したり，変異などで機能消失した正常な癌抑制遺伝子を癌細胞に導入する遺伝子治療が試みられている（**図1**）。この治療に向けてさまざまなタイプのベクター（遺伝子を細胞内に導入するのに用いられる運び屋）が開発されてきた。

▶アンチセンスによるK-ras遺伝子発現の抑制

K-ras遺伝子のmRNAに相補的なDNA（アンチセンス）配列をベクターに組み込んで癌細胞に導入し，転写されたRNAを標的RNAと結合させて活性化したK-ras遺伝子発現を阻害することで癌増殖を抑制する。

表3 NIHに承認されている遺伝子治療の臨床試験

分類	投与法	ベクター	標的遺伝子
癌抑制遺伝子	直接注入	アデノウイルス	p53
自殺遺伝子	直接注入	アデノウイルス	HSV-tk
免疫療法			
（細胞外）	ワクチン	レトロウイルス リポゾーム	GM-CSF IL-2
（細胞内）	皮下注	Vaccinia Vaccinia	PSA IL-2
癌遺伝子	直接注射	レトロウイルス	c-myc
腫瘍崩壊ウイルス療法	直接注射	アデノウイルス	

HSV-tk：herpes simplex virus thymidine kinase，単純ヘルペス1型 チミジンキナーゼ
GM-CSF：granulocyte macrophage colony-stimulating factor，顆粒球単球コロニー刺激因子
IL-2：interleukin-2

図1 癌関連遺伝子を標的とした遺伝子治療
a：K-rasアンチセンス遺伝子の導入
b：正常なp53遺伝子の導入

図2 自殺遺伝子治療（HSV-tk遺伝子）
抗ウイルス薬であるGCVはHSV-tkによってリン酸化され，さらに細胞のキナーゼによって三リン酸化物となる．この活性化した三リン酸化物によってDNA合成が阻害され細胞死が誘導される．

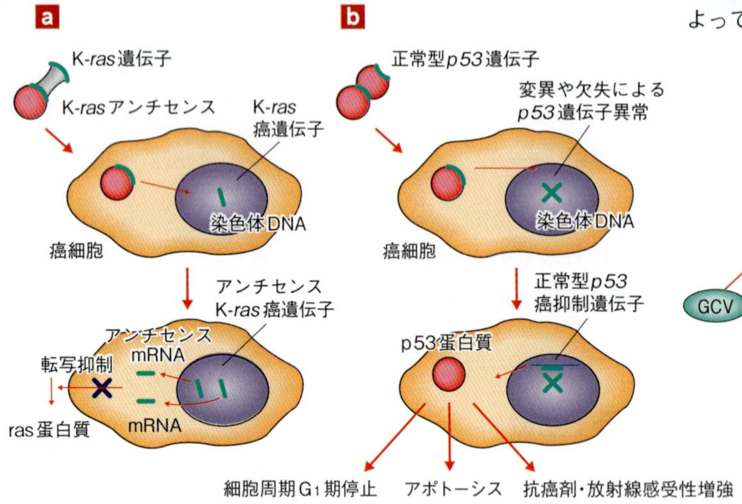

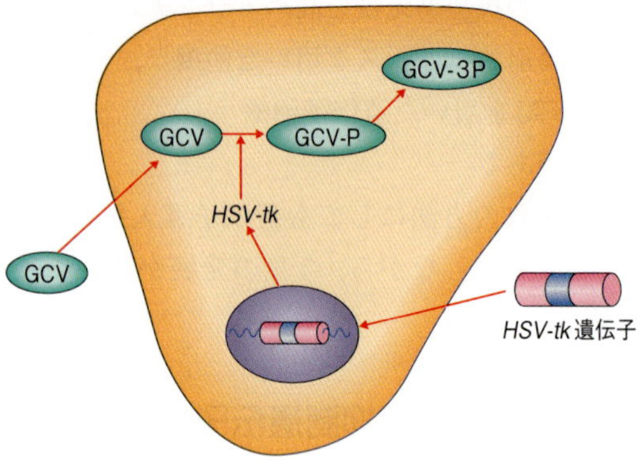

（PRACTICAL ONCOLOGY, Vol 11 No.2, Nippon Roche KK, 1998．より引用）

▶ **正常なp53遺伝子の導入**

p53癌抑制遺伝子は多くの癌で変異していることが知られている．このp53の異常をもつ癌細胞に，正常のp53遺伝子を組み込んだベクターにより正常なp53遺伝子機能を発現させるというものである．p53の生理機能である細胞周期制御やアポトーシスの誘導により抗腫瘍効果が期待できる．

自殺遺伝子を細胞に導入する遺伝子治療

哺乳類が有していないウイルス由来の代謝酵素遺伝子（自殺遺伝子）を細胞に導入し，宿主には毒性の低いプロドラッグを投与することで遺伝子導入細胞のみを選択的に死滅させる遺伝子治療も脳腫瘍などを中心に行われている．自殺遺伝子としてはherpes simplex virus thymidine kinase（HSV-tk）が，プロドラッグでは抗ウイルス薬であるガンシクロビル（GCV）の組み合わせが代表的である．図2にその原理を示す．

宿主の抗腫瘍免疫を高めるワクチン療法

IL-2, 12やTNF, IFN, GM-CGFなどのサイトカイン遺伝子を腫瘍細胞に導入し，この導入細胞をワクチンとして用いる免疫遺伝子治療の試みがなされている．これらの遺伝子導入細胞の投与によって，主として腫瘍特異的な細胞障害性T細胞の誘導が促進されて抗腫瘍効果があるものと期待されている．

● 腫瘍崩壊ウイルスを用いた治療

腫瘍崩壊ウイルスとは，遺伝子工学的に遺伝子異常などを導入して作製されたウイルスで，腫瘍細胞に導入された後，増殖して細胞を融解させる治療法である．腫瘍に特異的なp53欠損細胞にのみ感染するものや，PSA産生前立腺細胞のみをターゲットとするウイルスなども開発されている．

● RNAiを用いた遺伝子治療

RNAiとは，二本鎖の人工RNAを細胞内に入れると相補的な塩基配列をもつmRNAと干渉し分解される現象で，2006年度のノーベル生理学医学賞の受賞テーマである．病気の原因遺伝子の働きだけを抑え込めば，副作用が少なく，効果の高いクスリが期待できる．現在多くの生物学的研究分野で活用されている手法でもある．このRNAiを人間の治療に応用しようという試みが急速に進んでいる．

RNAiの標的としては，癌に関連する幅広い遺伝子が挙げられ，増殖因子，蛋白分解酵素，癌遺伝子，シグナル伝達遺伝子，サイトカイン，血管新生因子などさまざまであり，理論的には細胞内に導入さえできれば，ほぼすべての遺伝子を標的とすることができる（図3）．しかし，人間に対する応用の問題点としては，特異的な臓器へのデリバリーや，RNAiの効果と関係ない免疫反応（オフターゲットエフェクト）などが挙げられる．

図3 RNAi療法のターゲット
RNAi療法のターゲットとして，①癌遺伝子（c-myc, ras など），②増殖因子（FGF, EGF など），③蛋白分解酵素（MMP など），④サイトカイン（IL-6, 8 など），⑤血管新生促進因子（VEGF, endothelin など）が挙げられる．

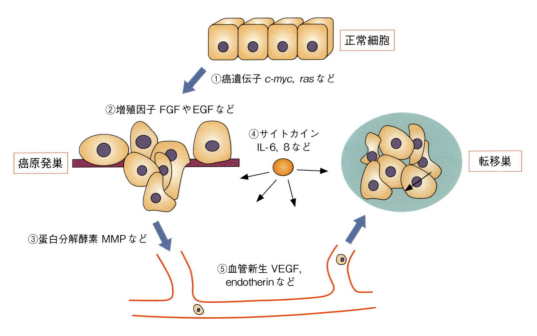

◆ 遺伝子治療の今後

　以上述べてきた遺伝子治療は，米国を中心に世界的な臨床試験が行われてきている。一部に著しい効果を示した症例をみるものの，人間における，デリバリーの手法，標的遺伝子の不完全抑制効果，副作用を含めた多くの克服すべき問題点も存在する。近年，RNAiやナノ粒子を用いたデリバリーの研究が進んでいる。今後技術革新に伴う，ますますの発展が期待される。

（坂本信一）

◇ 文献

1) Daphne Hessels, et al: The use of PCA3 in the diagnosis of prostate cancer. Nature Reviews Urology, 2009; 6: 255-61.
2) Pai SI, et al: Prospects of RNA interference therapy for cancer. Review Gene Ther, 2006; 13: 464-77.

基礎編　前立腺癌の分子生物学

前立腺癌における Clinical Sequence

　近年の次世代シーケンサーの登場により癌組織における網羅的な遺伝子解析が容易に可能となった。そのなかで，近年，以前から注目されていたアンドロゲン受容体(AR)の変異以外にも多くの遺伝子変異が存在することが明らかとなった。

　遺伝子変異のなかには，生来獲得しているgermline変異と生後獲得するsomatic変異の2つが存在する。germline変異は遺伝することから，クリニカルシークエンスにおいて，単なる遺伝子解析のみならず，遺伝子カウンセリングの重要性も指摘されている。

◆ CSPCとmCRPCにおける遺伝子変異

● CSPC (castration sensitive prostate cancer)と遺伝子変異

　限局性前立腺癌における遺伝子変異の情報はこれまで限られたものしか存在していなかった。2017年に公表されたNature誌の論文では[1]，Gleason Score(GS) 4＋3以下の限局性前立腺癌に対して網羅的遺伝子解析(200例でwhole-genome sequences, 477例でwhole-exome sequences)を行った。さらに，遺伝子解析のみならず，染色体や，メチレーションを含む解析も並行して行った。解析で認めたsomatic変異は，いずれも8％以下にとどまるものであった(表1)。一方，一度に数本の染色体に粉砕が生じ，DNA断片化と再結合が生じるchromothripsis(染色体破砕)を20％に認めた。これらのさまざまな遺伝的，染色体的，エピゲノム的変化を総合して，CSPCの多項目から構成される予後予測モデルを構築した結果，AUC 0.83(HR 0.83, $p=0.000005$)の予後予測を可能としている。

● CSPCにおける臨床診断

　CSPCにおける変異の割合が比較的低いにもかかわらず，海外では，すでに市販化された前立腺癌における予後予測診断ツールが存在する(表1)。①22遺伝子を基にした前立腺全摘後の再発を予測するDecipher，②17遺伝子を基に，GS≧4，被膜浸潤などの病理結果

表1 欧米で市販されている遺伝子診断(CSPC対象)ツール

検査名	解析遺伝子数	予測事項
Decipher	22遺伝子	前立腺全摘後の再発
Oncotype DX	17遺伝子	GS≧4，被膜浸潤などの病理結果を予測
Prolaris	31細胞周期遺伝子＋15ハウスキーピング遺伝子(合計46遺伝子)	10年の前立腺癌特異的生存率

を予測するOncotype DX, ③31細胞周期の遺伝子と15ハウスキーピング遺伝子を基にした10年後の予測モデルProlarisなど．

● mCRPCと遺伝子変異

転移性去勢抵抗性前立腺癌(metastatic castration-resistant prostate cancer；mCRPC)における遺伝子変異に関する網羅的解析は，2015年のCellにて発表された[2]．アメリカとイギリスを含む合計42施設の共同研究にて，合計189例の組織を基に次世代シーケンサーによる解析が行われた．興味深い点は，それらの多くが，現在治療として使用されているエンザルタミドやアビラテロン，さらには，今後本邦でも導入が期待されるARN509などを含めた新規アンドロゲン受容体阻害剤(AR剤)による治療症例を多く含む点である．結果として，最も変異が多かった遺伝子として*AR*の増幅を62.7%で認め，次いで*ETS* fusionを58.7%に，*TP53*の変異を53.3%に，*PTEN* lossを40.7%に，*PI3K*の変異を6.3%に認めている(表2)．最近注目されているDNA修復遺伝子の変異は，13.3%に認めた．全体の10%前後の症例においてARV7が発現し，ARV1，V3，V5，V6なども5%未満で発現を認めた[2]．

● CSPCとmCRPCの網羅的解析を踏まえて

CSPCとmCRPCで変異の頻度が大きく異なることから，治療過程における変異獲得が示唆される(表2)．さらには，前立腺癌において原発巣は比較的制御されていることが多く，変異解析において転移部の解析が重要である．一方，骨転移部を含めた生検は容易ではないことから組織生検以外の手法として，血液検体を用いた解析(liquid biopsy)が注目されている．

◇ Liquid biopsy

Liquid biopsyは，血液などの体液サンプルを使って遺伝子解析などを行い診断や治療効果予測などを行う手法である．従来の組織生検と比較し低侵襲で行えるため，複数回の

表2 CSPCとmCRPCの変異同定率の比較

CSPC*	変異同定率(%)	mCRPC**	変異同定率(%)
SPOP	8.0	AR amplification	62.7
TTN	4.4	ETS fusion	58.7
TP53	3.4	TP53 loss	53.3
MUC16	2.5	PTEN loss	40.7
MED12	2.3	DNA repair	13.3
FOXA1	2.3	Chromatin modifier	13.0
		AR associated	12.0
		Cell cycle	9.3
		WNT pathway	8.7
		PI3K	6.3
		RAF fusion	2.0

*文献1より引用，**文献2より引用

採取も可能となり治療経過中の遺伝子変化を捉えることが可能となる。解析対象となるバイオマーカーとして主に血中腫瘍細胞(circulating tumor cell；CTC)とcell-free DNA (cfDNA)がある。CTCは、腫瘍から血液中に漏れ出し、体内を循環している腫瘍細胞である。一方、cfDNAは細胞死した細胞由来の血液中のDNAである。cfDNAは癌細胞由来のDNAであるcirculating tumor DNA(ctDNA)と非癌細胞由来で多くは造血細胞由来のDNAにより構成されている。

CTCは、採血後に迅速な解析が必須であるが、cfDNAは、−30℃などに冷凍保存した検体でも解析が可能であり、最近、常温においても1週間ほど解析が可能なcfDNA保存用のスピッツも存在する。

CTCにおいて特徴的なのが、細胞を直接測定するため、免疫染色やARのsplicing variantのようなmRNAの解析も可能である。

一方、cfDNAでは、DNA以外の解析は難しいのが特徴である。よって、それぞれの利点と欠点が存在する。

● CTCにおけるARのsplicing variant解析

▶ AR splicing variantとは

ARのsplicing variantは、これまで約14種類ほど報告されており、その多くが、特にリガンド結合部位(ligand binding domain；LBD)が存在するC末端が欠如するようなsplicing variantである。これらの多くは、リガンドに依存することなく恒常的に活性化されたARを誘導する。また、一部のvariantの発現は、腫瘍内アンドロゲンレベルの低下とともに、上昇することが知られており、低アンドロゲン環境下を補うかたちでvariant formが発現する可能性も示唆されている。

近年、抗アンドロゲン剤抵抗性のメカニズムとして、AR-V7、AR^{v567es}(es；exons skipped) などが着目されている。これらのバリアントは、リガンド結合部位を欠如しており、DHTによるリガンド結合なくしてARの活性が保たれており、去勢環境下におけるエンザルタミドやアビラテロンによる治療過程で発現が亢進することが報告されている[3,4]。一方、発現するレベルは、full lengthのARと比較して非常に少ない(<1%)にもかかわらず、去勢環境下における前立腺癌細胞の生存に寄与する可能性が示唆されている[3]。

▶ AR splicing variantと治療反応性

アビラテロンやエンザルタミド治療患者62例のCTCを用いた解析において、AR-V7の陽性症例において、PSA response、PSA非再発生存期間、画像学的非再発生存期間、全生存期間の低下などを報告している[5]。特に、AR-V7陽性症例における、アビラテロン、エンザルタミドに対するPSA response rateは0%であった。また、治療過程において、42例中6例(14.3%)において、AR-V7の新たな発現を認めている[5]。また、Efstathiouらによる mCRPC骨転移60症例の解析によると、エンザルタミド投与前後における骨髄生検を行った結果、投与時から耐性であった群と6カ月以上の長期有効例を比較すると、AR-V7の存在が薬剤耐性と相関しており、長期有効例においてAR-V7を発現している症例は認めなかった[6]。

● cfDNA(ctDNA)における変異解析

各癌種においてcfDNAの有用性は検討されており，早期発見，残存腫瘍のモニター，予後予測，標的治療の選択などに応用されつつある[7]。前立腺癌においても下記のとおり報告されている。

新規AR剤

mCRPC患者に対して，101名ずつアビラテロン，エンザルタミドで治療した合計202名においてcfDNAと予後を検討した。結果として，BRCA2/ATM truncating mutation，TP53 defectが各々病勢進行までの期間が短いことと有意に相関した[8]。

化学療法

ドセタキセル，カバジタキセルを使用したclinical trialであるFIRSTANA試験315例とPROSELICA試験256例の合計571例を解析した。治療開始前のLog10 cfDNA濃度は，50%PSA低下，画像学的病勢進行(rPFS)，全生存期間(OS)と有意に相関した[9]。

PARP阻害剤

TOPARP-A試験(mCRPCに対するPARP阻害剤を使用したPhase II試験)において，PARP阻害剤を使用しcfDNA濃度が8週間後に50％以上低下することが，rPFS, OSの独立した予後因子として報告されている[10]。また，PARP阻害剤の耐性に関してはBRCA2のreversion mutationが関与している可能性があり，cfDNAを通してモニター可能であるとの報告も認める[11]。

組織とcfDNAの比較検討

45人のmCRPC患者で，転移巣切除の際に合わせてcfDNAを採取し72の関連遺伝子を調べた結果，ドライバー遺伝子(AR, BRCA2, ATM, PTEN, PIK3CA, IPK3CB, PIK3R1, TP53, RB1)において，2群間で88.9％の遺伝子で一致し，コピー数も高い相関を認めたと報告している[12]。Kim N. Chiらが2017年の米国臨床腫瘍学会(American Society of Clinical Oncology；ASCO)で発表したLiquid biopsyのデータと，過去のRobinsonらのNatureの組織を基にした転移性CRPC症例における次世代シークエンスのデータを比較しても，非常に高い相関を認めている[2] (**表3**)。

表3 Liquid biopsyと組織生検による変異同定率の比較

	Liquid biopsy(%)*	Standard biopsy(%)**
AR amplification	56.5	62.7
AR mutation	12.2	12.0
TP53 mutation/rearrangement/deletion	56.5	53.3
PI3K pathway/PTEN loss	49.6	47.0
BRCA2/ATM somatic + germline	9.2	13.3

*Kim N Chi, et al: at 2017 ASCO Annual Meeting abstract #5002
**Robinson, et al: Cell, 2015; 161: 1215-28. より

◇ 遺伝子変異検索と臨床試験検索のWeb site

　変異が同定された場合，それが遺伝子多型なのか，ドライバー変異か，パッセンジャー変異か判断する必要がある．そこで，よく利用されるのがExAC, COSMIC, ClinVar, dbSNPである．また，現在国際的に行っている臨床試験を確認するには，OncoKB, CIVICなどがある．国内の臨床試験に関しては，臨床研究ポータルサイトがある．これらのウェブサイトを通して，遺伝変異の妥当性や臨床的な意義，そして，行われている臨床試験まで探索することが可能である（**表4**）．

　これからクリニカルシークエンスの重要性がさらに増すなか，前立腺癌の治療方法がゲノム情報を基に大きく変化することが予想される．

（坂本信一）

表4 遺伝子検索と臨床情報に関するWeb site

遺伝子検索	Web Address
ExAC	http://exac.broadinstitute.org/
COSMIC	https://cancer.sanger.ac.uk/cosmic
ClinVar	https://www.ncbi.nlm.nih.gov/clinvar/
dbSNP	https://www.ncbi.nlm.nih.gov/projects/SNP/
臨床試験情報	
OncoKB	http://oncokb.org/
CIVIC	https://civicdb.org/
臨床研究情報ポータルサイ	https://rctportal.niph.go.jp/

◇ 文献

1) Fraser, M. et al: Genomic hallmarks of localized, non-indolent prostate cancer. Nature, 2017; 541: 359-64. doi:10.1038/nature20788.
2) Robinson D, et al: Integrative clinical genomics of advanced prostate cancer. Cell, 2015; 161: 1215-28. doi:10.1016/j.cell.2015.05.001.
3) Yu Z, et al: Rapid induction of androgen receptor splice variants by androgen deprivation in prostate cancer. Clinical cancer research : an official journal of the American Association for Cancer Research, 2014; 20: 1590-600. doi:10.1158/1078-0432.CCR-13-1863.
4) Hu R, et al: Distinct transcriptional programs mediated by the ligand-dependent full-length androgen receptor and its splice variants in castration-resistant prostate cancer. Cancer research, 2012; 72: 3457-62. doi:10.1158/0008-5472.CAN-11-3892
5) Antonarakis ES, et al: AR-V7 and resistance to enzalutamide and abiraterone in prostate cancer. The New England journal of medicine, 2014; 371: 1028-38. doi:10.1056/NEJMoa1315815.
6) Efstathiou E, et al: Molecular Characterization of Enzalutamide-treated Bone Metastatic Castration-resistant Prostate Cancer. European urology, 2015; 67: 53-60. doi:10.1016/j.eururo.2014.05.005.
7) Heitzer E, et al: Circulating tumor DNA as a liquid biopsy for cancer. Clin Chem, 2015; 61: 112-23. doi:10.1373/clinchem.2014.222679.
8) Annala M, et al: Circulating Tumor DNA Genomics Correlate with Resistance to Abiraterone and Enzalutamide in Prostate Cancer. Cancer Discov, 2018; 8: 444-57. doi:10.1158/2159-8290.CD-17-0937.
9) Mehra N, et al: Plasma Cell-free DNA Concentration and Outcomes from Taxane Therapy in Metastatic Castration-resistant Prostate Cancer from Two Phase III Trials (FIRSTANA and PROSELICA). Eur Urol, 2018; 74: e69-e70. doi:10.1016/j.eururo.2018.02.013.
10) Goodall J, et al: Circulating Cell-Free DNA to Guide Prostate Cancer Treatment with PARP Inhibition. Cancer Discov, 2017; 7: 1006-17. doi:10.1158/2159-8290.CD-17-0261.
11) Mayor P, et al: BRCA1 reversion mutation acquired after treatment identified by liquid biopsy. Gynecol Oncol Rep, 2017; 21: 57-60. doi:10.1016/j.gore.2017.06.010.
12) Wyatt AW, et al: Concordance of Circulating Tumor DNA and Matched Metastatic Tissue Biopsy in Prostate Cancer. J Natl Cancer Inst, 2017; 109. doi:10.1093/jnci/djx118.

癌の分子生物学的診断法

　癌の発生には，遺伝や生活習慣など多くの原因が関係していることがわかっているが，最も多い原因はDNA複製のエラーによる遺伝子変異であるということが報告されている[1]。そこで，患者から採取された体液や癌組織などの臨床検体を用いて，癌における分子生物学的な変化を検出する方法が数多く研究・開発され，遺伝子解析技術は飛躍的に進歩している[2]。ここでは，表1に示したDNA，RNA，および蛋白質レベルでの代表的な分子生物学的診断法についてまとめる。

◇ 代表的な分子生物学的診断法

● ダイレクトシーケンス法

　DNA中の遺伝子変異が起こっている部分をPCR法（Polymerase Chain Reaction；ポリメラーゼ連鎖反応）で増幅させ，その塩基配列を直接，サンガー法で決定する方法である。ダイレクトシーケンス法で読むことのできる配列の長さは短いが，クローニングの必要がなく，癌のみで起こっている遺伝子変異を簡便に検出することができる。また，PCR法は，図1に示すように，鋳型となるDNAに2種類のプライマーとよばれる20塩基ほどの一本鎖DNAを結合させ，DNAポリメラーゼによって目的のプライマー配列にはさまれるDNAを増幅させていく原理となっている。

● PCR-SSCP法
（PCR-Single Strand Conformation Polymorphism；一本鎖高次構造多型）

　DNA中の遺伝子変異が起こっている部分をPCR法で増幅させた後，熱変性させ，水素結合を起こして高次構造を形成した一本鎖DNAを生成し，ポリアクリルアミドゲル電気泳動法を行うことで，遺伝子変異によるわずかな塩基配列の違いを検出する方法である。

表1 代表的な分子生物学的診断法

DNA	ダイレクトシーケンス法 PCR-SSCP法 FISH法 全ゲノムシーケンス解析
RNA	cDNAマイクロアレイ 全ゲノムシーケンス解析 RT-PCR法 リアルタイムPCR法 マイクロRNA
蛋白質	免疫組織化学染色

●FISH法
(Fluorescence in situ Hybridization;蛍光 in situ ハイブリダイゼーション)

蛍光物質で標識したオリゴヌクレオチドプローブを使用して,目的の遺伝子とハイブリダイゼーションさせ蛍光顕微鏡で観察する方法である。癌による染色体異常を組織標本上で検出することができる。原理を図2に示す。

●全ゲノムシーケンス解析

次世代シーケンス(Next Generation Sequencing;NGS)技術を駆使して,高速および高精度でヒトや癌の全ゲノム配列約30億塩基を読むことができるハイスループットな解析技術である。NGSは,無作為に切断されたDNAにアダプター配列を付加してDNAライブラリーを調製し,DNAリンカーをハイブリダイゼーションさせ,ライブラリー断片の増幅による蛍光シグナルを検出するという原理である。正常組織および癌組織において全ゲノムシーケンス解析を行うことで,癌における遺伝子変異を同定することができる。

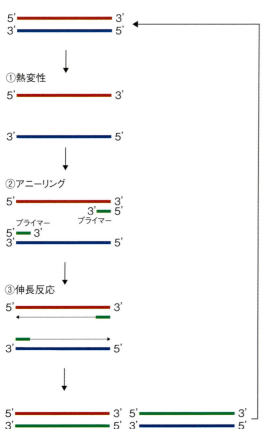

図1 PCR法の原理
①熱変性,②アニーリング,③伸長反応,の3つのサイクルの繰り返しにより,目的のDNAを増幅させる。

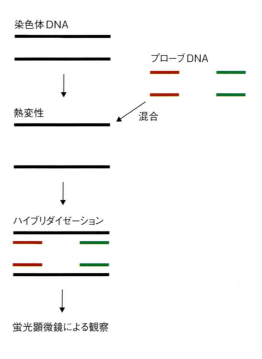

図2 FISH法の原理
染色体DNAを熱変性後,DNAプローブとハイブリダイゼーションさせ,蛍光顕微鏡で観察する。

● cDNAマイクロアレイ

　数千から数万種類の遺伝子発現量を短時間で網羅的に測定することができる方法である。塩基配列の明らかな多種類の一本鎖DNAを，DNAチップとよばれる基板上に高密度で配置しておき，そこに検体を反応させることで，検体のDNA鎖が相補的な塩基配列の部分に結合し，その結合部位を蛍光や電流によって検出し，測定することができる。原理を図3に示す。

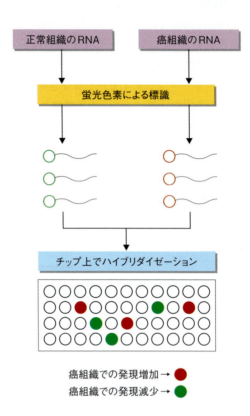

図3　cDNAマイクロアレイの原理
正常組織および癌組織からRNAを抽出し，蛍光色素で標識後，スライドガラス上に配置されたDNAプローブとハイブリダイゼーションさせる。それぞれの組織での遺伝子発現の違いを解析することができる。

● RT-PCR法
　　（Reverse Transcription PCR；逆転写ポリメラーゼ連鎖反応）

　PCR法と同様の方法であるが，使用する検体はDNAではなくRNAである。検体から抽出したRNAを鋳型に逆転写を行い，生成されたcDNAを用いてPCRを行う方法である。正常組織と癌組織における遺伝子発現の相違を解析することができる。

● リアルタイムPCR法

　基本原理はPCR法と同じであるが，蛍光標識された核酸プローブを用いることで，PCR法によるDNAの増幅を，PCR反応1サイクルごとに測定し，遺伝子の発現を定量的に検出することができる方法である。現在，医療において癌診断に利用されているPCR法のほとんどはリアルタイムPCR法である。

● マイクロRNA

マイクロRNAとは，18～25塩基ほどの一本鎖低分子RNAであり，蛋白質をコードしないノンコーディングRNAに分類される。マイクロRNAは，標的となるメッセンジャーRNAの3'-UTR（3'-Untranslated Region；3'非翻訳領域）に結合することで，メッセンジャーRNAの分解や翻訳抑制の機能をもち，遺伝子発現を制御している。マイクロRNAの発現異常は癌種によって異なっていることがわかっており，現在，癌診断における有力なバイオマーカーとして，注目されている[3]。

● 免疫組織化学染色（immunohistochemistry；IHC）

蛋白質を検出する最も一般的な方法に免疫組織化学染色がある。組織標本中の抗原（蛋白質）に，酵素や蛍光色素で標識した抗体を反応させ，顕微鏡下で観察することができる。癌における特定の蛋白質の発現異常や変異を調べることができる方法である。前立腺癌においては，一般的に基底細胞層を欠くため，基底細胞に発現しているサイトケラチン5（CK5）やサイトケラチン14（CK14），p63などの抗体が診断に使用されている。また，これらの抗体と，前立腺癌で高発現しているα-methylacyl-CoA racemase（p504S）抗体の混合液（Cocktail抗体）が，診断困難な症例などで使用されている[4]。

◇ Liquid biopsyの発展

従来の腫瘍生検をはじめとする癌診断法は，その侵襲性の高さが問題であった。そこで，最近では，患者の血液などの液性検体を用いたLiquid biopsyとよばれる分子生物学的診断が脚光を浴びている。代表的なものとして，前述したマイクロRNA，CTC（Circulating Tumor Cells；血中循環腫瘍細胞）やcfDNA（cell free DNA；血中遊離DNA）などがある。CTCは，癌患者の血液中を循環している癌組織由来の細胞であり，また，cfDNAは，血中に放出される細胞外DNAであり，ともに癌による遺伝子変異を検出することができる方法として注目されている。

◇ 遺伝子診断による個別化医療の時代

遺伝子診断により，個々の患者における特定の癌発症のリスクまで評価することが可能な時代に入ってきた。例えば，DNA修復遺伝子である*BRCA1*（breast cancer susceptibility gene 1；乳癌感受性遺伝子1）および*BRCA2*の変異は前立腺癌の発症リスクの上昇に関連していることが報告されている[5]。また，非小細胞肺癌におけるALK（anaplastic lymphoma kinase）融合遺伝子の存在や*EGFR*（epidermal growth factor receptor；上皮成長因子受容体）の変異，乳癌における*HER2*（human epidermal growh factor type 2；ヒト上皮細胞増殖因子受容体2）遺伝子の増幅など，一部の癌においては，特定の遺伝子変異を有する患者において分子標的治療の奏効率が異なることがわかってきたため，すでにそれらの遺伝子変異に対応した分子標的治療が保険診療で行われている。さらに，次世代シーケンサーにより多数の遺伝子変異を網羅的かつ短時間で検出すること

が可能となり，個々の患者の網羅的癌遺伝子診断がすでに開始されている。

このように，遺伝子解析による分子生物学的診断法の進歩により，個々の患者の体質に応じた治療を選択することが可能となり，今後，ますます，個別化医療(Precision Medicine)が推進していくものと思われる。

(黒住　顕)

◇ 文献

1) Tomasetti C, et al: Stem cell divisions, somatic mutations, cancer etiology, and cancer prevention. Science (New York, NY). 2017; 355 (6331): 1330-4.
2) Yu PP, et al: Genetic Cancer Susceptibility Testing: Increased Technology, Increased Complexity. Journal of clinical oncology : official journal of the American Society of Clinical Oncology, 2015; 33 (31): 3533-4.
3) 松﨑潤太郎，ほか: がん早期診断に変革をもたらす新技術の可能性と課題. 公衆衛生, 2018; vol.82 No.2.
4) Jiang Z,et al: Using an AMACR (P504S)/34betaE12/p63 cocktail for the detection of small focal prostate carcinoma in needle biopsy specimens. American journal of clinical pathology, 2005 ;123 (2): 231-6.
5) Lecarpentier J, et al: Prediction of Breast and Prostate Cancer Risks in Male BRCA1 and BRCA2 Mutation Carriers Using Polygenic Risk Scores. J Clin Oncol, 2017; 10; 35 (20) : 2240-50.

基礎編　前立腺癌の分子生物学

前立腺癌の発生・進展に関与する遺伝子

近年の癌基礎研究分野の網羅的解析テクノロジーの発展は目覚ましい。現在では，数百例の前立腺癌検体に対する全ゲノムシーケンスが可能となった。本項では，The Cancer Genome Atlas(TCGA)データベースならびに最近報告された文献を参考に，前立腺癌の発生・進展に関与する主な遺伝子について述べる。

◆ アンドロゲン受容体関連遺伝子(*AR, SPOP, FOXA1*など)

前立腺癌の進展にアンドロゲン受容体(androgen receptor；AR)は非常に重要な役割を担っており，アンドロゲン除去療法は進行性前立腺癌治療のゴールドスタンダードである。実際，前立腺癌検体のほとんどすべてにおいてAR蛋白は発現しており，アンドロゲン除去療法は前立腺癌の90%以上の症例に有効である。また，去勢抵抗性前立腺癌(castration resistant prostate cancer；CRPC)臨床検体においても，AR増幅，変異など，AR経路の異常を60～70%の症例に認め，いまだ重要な治療標的である。

*SPOP, FOXA1*はいずれもAR関連遺伝子であり，ホルモン感受性前立腺癌では，SPOP, FOXA1の高頻度のmutationがみられる。**図1**にTCGAデータベースにおけるホルモン感受性前立腺癌499例の解析結果を示す。*SPOP*は11%(57/499例)，*FOXA1*は6%(28/499例)の症例でmutationを認める。*SPOP*や*FOXA1*のmutationがある腫瘍では，AR下流遺伝子が活性化していることが報告されている。*SPOP*はE3 ubiquitin ligaseであり，ARを分解する機能をもつが，mutantではARを分解できないため，*SPOP*のmutationはARの安定化に寄与している[1]。さらに，*SPOP*はBET蛋白ファミリー遺伝子を分解するが，mutantではBETの安定化ならびにAKT-mTORシグナル活性化を惹起し，BET inhibitorに抵抗性となることが報告されている[2]。また，*FOXA1*はクロマチンのリモデリングをすることで，ARのARE(androgen response element)への結合を促進すると考えられている[3]。*FOXA1*はAR依存性増殖を亢進するが，AR非依存性増殖を抑制しており，mutantではAR非依存性増殖，癌転移を促進すると考えられている[4]。

◆ ETS family融合遺伝子 (*TMPRSS2-ERG, ETV1, ETV4, ETV5, FLI1*など)

融合遺伝子とは，転座・挿入・逆位などの染色体異常により，2つの遺伝子が融合した状態をいう。癌における融合遺伝子では，慢性骨髄性白血病の*BCR-ABL*融合遺伝子，肺腺癌の*EML4-ALK*融合遺伝子が治療標的として有名である。

前立腺癌においては，2005年にTomlinsらが前立腺癌遺伝子発現データベースを用いた

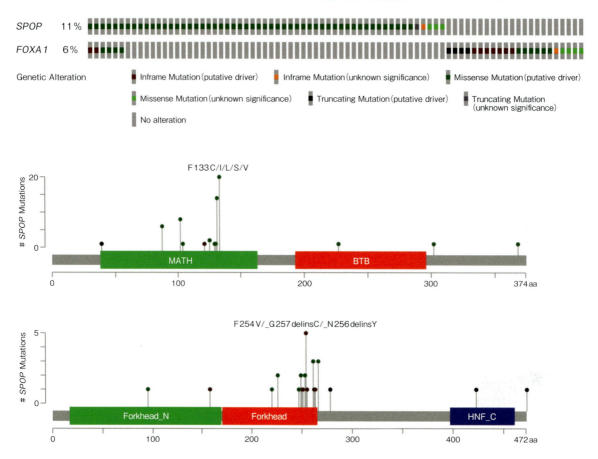

図1 前立腺癌臨床検体におけるSPOP, FOXA1変異
TCGAデータベースにおけるホルモン感受性前立腺癌（499例）について，SPOPならびにFOXA1のmutationの頻度を解析した。SPOPは11%（57/499例），FOXA1は6%（28/499例）と高頻度にmutationを認める。解析はcBioPortal（http://www.cbioportal.org/index.do），TCGA, Provisional（Samples with sequencing data）を用いた。

解析により，TMPRSS2とETSファミリー遺伝子（ERG, ETV1, ETV4, ETV5, FLI1などが構成する転写因子）の融合遺伝子を報告した[5]。その後の網羅的解析では，59%（198/333例）のホルモン感受性前立腺癌症例にこの融合遺伝子が見つかっている（図2）。

TMPRSS2はAREの下流に存在し，AR応答性遺伝子の一つである。この部分がETSファミリーに属する転写因子と転座を起こすことで，融合遺伝子を形成する。すなわち，本来転座がなければ活性化されない，ERGなどETSファミリーの転写因子が，この転座により，ARに応答して活性化されることになる。日本人においては，欧米人と比較してやや頻度は低いが，前立腺癌症例の16〜28%にこの転座を認めたと報告されている[6]。この融合遺伝子は，正常前立腺組織から前立腺上皮内腫瘍（prostatic intraepithelial neoplasia；PIN）への変化，発癌など，比較的早期のイベントに比較的強く関与していると考えられている。

図2 前立腺癌臨床検体におけるETS family融合遺伝子

TCGAデータベースにおけるホルモン感受性前立腺癌(333例)について，*ERG, EtV1, ETV4, FLI1*のfusionの頻度を解析した。59％の症例(198／333例)と高頻度にfusionを認める。解析はcBioPortal(http://www.cbioportal.org/index.do)，TCGA, Cell 2015を用いた。

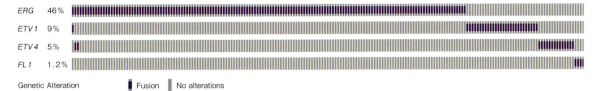

PI3Kシグナル(*PTEN, PIK3CA, PIK3CB*など)

*PTEN*欠失，変異は他癌種でも高頻度に見つかっている。前立腺癌においては，21％(105／492例)のホルモン感受性前立腺癌症例で*PTEN*欠失やmutationがみられる(図3)。*PTEN*はPIP3からPIP2への脱リン酸化反応を触媒する酵素であり，PI3K-AKTシグナルを負に制御している。しかし，*PTEN*に欠失やmutationが起こると，この下流シグナルの活性化が起こり，癌を促進する。*PIK3CA, PIK3CB*はPI3Kのcatalytic subunitであるp110をencodeするが，他癌種と同様，前立腺癌においても*PIK3CA, PIK3CB*のactivating mutationがみられ，いずれもPI3Kシグナル全体の活性化に働く。さらに，これらの変化は転移性癌においてより顕著にみられ，PI3Kシグナルは前立腺癌の治療標的となる可能性がある。

DNA修復遺伝子(*BRCA2, BRCA1, ATM, FANCA, CHEK2*など)

去勢抵抗性前立腺癌において，比較的高頻度にみられるのが*BRCA1, BRCA2, ATM*などのDNA修復遺伝子異常である。転移を有する去勢抵抗性前立腺癌(mCRPC)では，*BRCA2*のgermline/somatic mutationが12.7％(19／150例)に報告されており，さらに，*ATM, BRCA1*など他のDNA修復遺伝子異常を含めると，少なくとも22.7％(34／150例)に認めたとされる[7]。*BRCA1/2*はDNA損傷時に，相同組み換え修復(homologous recombination repair；HRR)により，損傷を修復する機能をもつが，mutationが起こるとその修復が不可能となり，異常蛋白が蓄積し，癌化を促進すると考えられている。対してポリアデノシン5'二リン酸リボースポリメラーゼ(PARP)は，DNAの一本鎖切断・二本鎖切断両方の修復を促進する酵素である。*BRCA*異常のある細胞では，PARPが機能することで細胞死を免れているが，この状態でPARPを阻害すると，癌細胞の細胞死を誘導できることになる。

このような背景のもと，2015年mCRPC患者50例に，PARP inhibitorであるオラパリブが投与された。次世代シーケンスで評価可能な49例中，16例でDNA修復遺伝子欠失もしくは変異が見られ，そのうち14例で治療効果を認め，*BRCA2*欠失例では7例全例に治療効

図3 前立腺癌臨床検体におけるPI3Kシグナル異常

a：TCGAデータベースにおけるホルモン感受性前立腺癌（492例）について，*PTEN, PIK3CA, PIK3CB, PIK3R1*のコピー数異常，変異の頻度を解析した．*PTEN*については欠失，変異を，*PIK3CA, PIK3CB*については増幅，変異を，*PIK3R1*については欠失の症例を抽出した．全体で30％の症例（146/492例）に異常を認める．解析はcBioPortal（http://www.cbioportal.org/index.do），TCGA, Provisional（Samples with sequencing and CNA data）を用いた．

b：PI3Kシグナルを示す．*PTEN*欠失，*PIK3CA, PIK3CB*活性化型変異はいずれもこのシグナルを活性化し，AKTをリン酸化，結果として癌増殖，進展に寄与する．

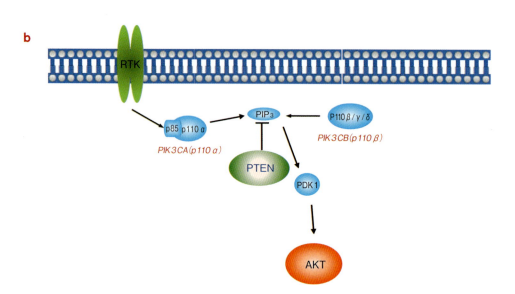

果を認めた[8]．さらに，2018年には，*HRR*遺伝子異常の有無に関係なく，mCRPC患者142例を，オラパリブ＋アビラテロン vs プラセボ＋アビラテロンの2群に分け，比較試験が行われたが，この結果，*HRR*遺伝子異常の有無にかかわらず，オラパリブ＋アビラテロン群はrPFS（radiographic progression-free survival；画像上無増悪生存期間）を有意に延長した（13.8カ月 vs 8.2カ月）．さらに，サブ解析においても*HRR*遺伝子変異による変化はみられなかった．この結果より，アンドロゲン合成ならびに機能阻害が，PARP阻害剤への感受性を亢進するような，*HRR*遺伝子異常と同様の状態を惹起すると考えられている[9]．

◆ その他（*Rb1*, *TP53*, *MYC*, *ncRNA* など）

特にmCRPCにおいて，*Rb1*, *TP53*の欠失・変異，*MYC*の増幅など，他の癌種でも代表的な癌抑制遺伝子，癌遺伝子の異常が，高頻度に起こることが報告されている[7]。特に，*Rb1*, *TP53*については，両者が欠失することにより，抗アンドロゲン剤に対する耐性を獲得すること，そしてその耐性獲得はSOX2の発現亢進によることが報告されている。さらに，*Rb1*と*TP53*の機能回復もしくはSOX2の発現抑制により，抗アンドロゲン剤耐性を解除できるとされている[10]。

また，最近の全ゲノムシーケンスにより，蛋白をコードしない（ノンコーディング）領域の機能性RNAが前立腺癌発癌，進展に関与することがわかってきた。特に，長鎖のlong non-coding RNA異常や，短鎖のmicroRNA発現異常が多く報告されている[11]。ノンコーディングRNAと蛋白コード遺伝子のネットワーク解析から，新たな治療標的分子の発見が期待される。

（五島悠介）

◇ 文献

1) An J, et al: Destruction of Full-Length Androgen Receptor by Wild-Type SPOP, but Not Prostate-Cancer-Associated Mutants. Cell Reports, 2014; 6 (4): 657-69.
2) Zhang P, et al: Intrinsic BET inhibitor resistance in SPOP-mutated prostate cancer is mediated by BET protein stabilization and AKT-mTORC1 activation. Nature medicine, 2017; 23 (9): 1055-62.
3) Imamura Y, et al: FOXA1 promotes tumor progression in prostate cancer via the insulin-like growth factor binding protein 3 pathway. PloS one, 2012; 7(8): e42456.
4) Jin HJ, et al: Androgen receptor-independent function of FoxA1 in prostate cancer metastasis. Cancer research, 2013; 73 (12): 3725-36.
5) Tomlins SA, et al: Recurrent fusion of TMPRSS2 and ETS transcription factor genes in prostate cancer. Science (New York, NY), 2005; 310 (5748): 644-8.
6) Miyagi Y, et al: ETS family-associated gene fusions in Japanese prostate cancer: analysis of 194 radical prostatectomy samples. Modern pathology: an official journal of the United States and Canadian Academy of Pathology, Inc. 2010; 23 (11) :1492-8.
7) Robinson D, et al: Integrative clinical genomics of advanced prostate cancer. Cell, 2015; 161 (5): 1215-28.
8) Mateo J, et al: DNA-Repair Defects and Olaparib in Metastatic Prostate Cancer. The New England journal of medicine, 2015; 373 (18):1697-708.
9) Clarke N, et al: Olaparib combined with abiraterone in patients with metastatic castration-resistant prostate cancer: a randomised, double-blind, placebo-controlled, phase 2 trial. The Lancet Oncology, 2018; 19 (7): 975-86.
10) Mu P, et al: SOX2 promotes lineage plasticity and antiandrogen resistance in TP53- and RB1-deficient prostate cancer. Science (New York, NY), 2017; 355 (6320): 84-8.
11) Goto Y, et al: Functional significance of aberrantly expressed microRNAs in prostate cancer. International journal of urology: official journal of the Japanese Urological Association, 2015; 22 (3): 242-52.

前立腺癌の転移に関する遺伝子

転移に至る過程

　癌転移の経路としては，大きく分けて3つあり，血行性転移，リンパ行性転移，管腔性転移が挙げられるが，基本的にはいずれの経路も，①癌細胞が腫瘍から遊離する，②遊離した癌細胞が周囲に浸潤し血管内に侵入する，③癌細胞が血液の中で生存し免疫系から忌避する，④血管内皮に付着し血管外に脱出する，⑤標的臓器内で微小環境を構築し血管新生を誘導し腫瘍を形成する，などが挙げられる（図1）。これらのどの段階かに作用すれば，転移に関する遺伝子となりうる。このなかには癌遺伝子の発現や，転移抑制遺伝子の不活性化などがあり，これらを含む遺伝子異常の蓄積によって転移能獲得に至ると考えられる。

　特に，転移において，最近注目されている2つの概念について説明する。1つは，細胞浸潤から転移巣形成までにかかわるEMT〜METについて。2つ目は，癌細胞が脈管内で移動する間，細胞死から逃れる過程（anoikis resistance）について以下に述べる。

●EMT〜METについて

▶概略

　癌細胞は，上皮細胞からなる。この上皮細胞は，細胞間基質に接着し，細胞同士で密な接着構造をとり，周囲組織とリン酸化シグナル，サイトカインや内分泌的なシグナルなどを共有するなかで，細胞極性を保って生存している。しかし，上皮細胞が，これらの特性を失い，間葉細胞化することをEMT（epithelial-mesenchymal transition）とよぶ。EMTの過

図1　転移形成の過程
癌の転移には図に示すような癌細胞の悪性化に伴ういくつかの段階がある。①腫瘍から遊離，②周囲に浸潤し血管内に侵入，③血液中で生存し免疫系から忌避，④血管内皮に付着し血管外に脱出，⑤微小環境を構築し血管新生を誘導して腫瘍を形成。

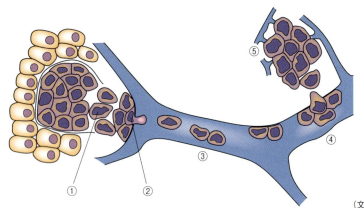

（文献1より引用）

程で，上皮細胞は細胞接着能を失い，細胞遊走能が向上する．特徴として，E-cadherinの発現が抑制されるといわれている．その逆として，間葉細胞が上皮細胞化することをMET(mesenchymal-epithelial transition)とよぶ．

EMTとMETは，生物の発生過程では内臓形成時，神経形成時に同様な過程を経ることが知られているが，癌でも非常に重要な役割を果たし，特に転移するときにこの過程が関与するといわれている．EMTを経た癌細胞は，原発巣から剥がれやすくなり，上皮の基底膜を通過した癌細胞は，血管やリンパ管に侵入し，浮遊した状態で生存し，遠くの臓器へ生着する．この生着した後，今度は，METという以前と逆の過程を経て，間葉細胞の特徴を失い，上皮細胞化しながら転移巣を築くといわれている(図2)．

癌治療において，転移を抑えることは非常に重要であることから，EMTとMETにおける非常に多くの研究がなされている．

● apoptosis(アポトーシス)とanoikis(アノイキス)，そしてCTCへ

▶アポトーシスとは

通常体内では，生命をより良い状態に保つために，感染した細胞，傷ついた細胞，自己に対する抗体をもった細胞など正常と異なる細胞を積極的に細胞死に誘導している．このように管理，調節された細胞死を「アポトーシス」といい，身近な例では，カエルの尻尾がなくなる過程などが挙げられる．通常アポトーシスは生理的にコントロールされているが，癌細胞においては，このコントロールに異常をきたし，細胞死を逃れることから増殖を繰り返すようになる．この増殖した細胞は，いずれ原発巣を離れて，転移する．逆に，多くの抗癌剤や，放射線治療などは，癌細胞にアポトーシスを誘導することにより，癌細胞の治療につながっている．

図2 転移のメカニズム：EMT～METへ

癌を形成する上皮細胞は，間葉細胞化すると細胞接着能を失い，細胞遊走能が向上する．これをEMTとよぶ．これらの細胞は基底膜を破って細胞外基質や血管へ浸潤，新たな臓器に生着すると，今度は間葉細胞化した細胞が再度上皮細胞化して転移巣を新たに形成する．これをMETとよぶ．

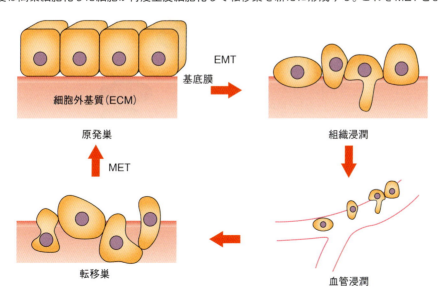

アポトーシスのメカニズムには，大きく分けて，death receptorを介した経路(the extrinsinc pathway)とミトコンドリアを経由した経路(the intrinsic pathway)がある。

death receptor pathway(extrinsinc pathway)：細胞表面には，FAS/FADDとよばれるdeath receptorの受容体複合体が存在し，特異な細胞外からのリガンドによる刺激で活性化される。このシグナルにより，Caspase-8とよばれるアポトーシス特異的なプロテアーゼ(ペプチド分解酵素)が活性化され，さらに下流のCaspase-3を活性化し，細胞死を誘導する。

ミトコンドリアを経由したpathway(the intrinsic pathway)：DNAダメージや虚血や酸化ストレスは，ミトコンドリアを介したアポトーシスを誘導することが知られている。これらの刺激により，ミトコンドリアの透過性が亢進し，ミトコンドリアの内膜が膨張し，外膜が破裂することで，シトクロムCとよばれるアポトーシス誘導蛋白が放出され，これらは，Caspase-9を活性化して，さらに下流のCaspase-3が活性化され，細胞死が誘導される[1]（図3）。

図3 アポトーシス／アノイキスのメカニズム

アポトーシスは，❶death receptorを介した経路，❷ミトコンドリアを介した経路，❸細胞遊離に伴う経路（アノイキス）の3つ経路が存在する。death receptorを介した経路は，FASS/FADDの複合体がCaspase-8を分解し，下流のCaspase-3を活性化する。❷ミトコンドリアを介した経路は，細胞外からの刺激はミトコンドリアの透過性を亢進させ，シトクロムCの遊離を促進，Caspase-9が分解され，下流のCaspase-3を活性化する。❸細胞遊離は，インテグリンを中心とした複合体を介したシグナルを減弱させ，GSK3-βやAKTなどの細胞生存シグナルを阻害する。これに伴い，さらにCaspase-3活性が上昇し細胞死へと誘導される。

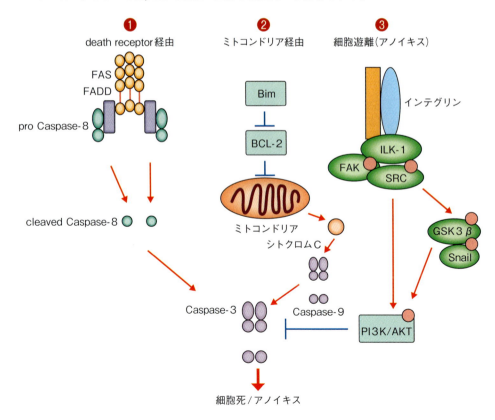

▶アノイキスとは

　遠隔転移の過程で，脈管内に浸潤した癌細胞は，周囲組織との接着はなく，完全に遊離した状態で存在する必要がある．正常細胞は，接着部位からの遊離に伴いアポトーシスが誘導され死に至ることが知られているが，癌細胞は，細胞接着が外れた状態でも細胞死が誘導されず，浮遊状態でも生存して遠隔部への転移が可能となる場合が多い．この細胞遊離に伴うアポトーシスをアノイキスといい，癌細胞は，このアノイキスに対する抵抗性（anoikis resistance）をもつことが知られている．つまり，アノイキスへの抵抗性をもつか，否かで，遠隔転移の可能性が大きく左右されることになる．

　アノイキスのメカニズムは，主に細胞遊離に伴う状態から誘導されることからも，細胞と細胞外基質（extracellular matrix；ECM）との結合を担うインテグリンという蛋白が主に関与する．もともと細胞は，細胞外から多く情報を受け，また，細胞内から細胞外へ多くの情報を発信しており，相互のコミュニケーションで生命を維持している．その細胞同士のコミュニケーションをインテグリンが主に担っている．もともと，インテグリンは，細胞外基質から，多くのシグナルを受け，それらの情報は，インテグリンの細胞内ドメインに結合するFAK（focal adhesion kinase）を介して，PI3K（phosphatidylinositol-3 kinase）/AKTといった細胞生存シグナルを活性化し，アポトーシスから逃れている．しかし，細胞遊離に伴い，インテグリンからのシグナルが減少し，これらの生存にかかわるシグナルを失うと，アポトーシスへ誘導されやすい状態となり，最終的にアノイキスとよばれる遊離に伴う細胞死の状態となる[2]（図3，4）．

図4　遊離に伴う細胞死抵抗性（anoikis resistance）
正常な上皮細胞（黄色）は細胞外基質（ECM）と結合した状態から，遊離に伴い細胞死へと誘導される．一方，一部の癌細胞（紫）は細胞外基質と遊離した状態でも生存が可能であり（anoikis resistance），原発巣から遊離して他臓器に再生着し転移巣を形成する．anoikis resistance を獲得した細胞自体がCTCとして血液中を循環し遠隔転移の原因ともなりうる．

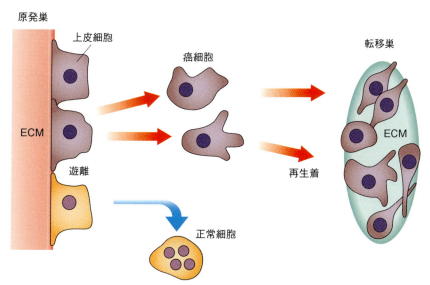

▶ **アノイキス抵抗性細胞とCTC（circulating tumor cells）**

循環血液中の癌細胞が存在する場合，通常アノイキスを起こして細胞に至るが，それを回避している点を考えるとCTC自体がアノイキス抵抗性細胞ともいえる。つまり，転移能を有したより悪性度の高い細胞自体をCTCとして認識している可能性が示唆される。過去の文献においても，CTCの細胞の数自体が予後を予測するとの論文を複数認めていることからも，この仮説は裏付けられるかと思われる[3]。

◆ 前立腺癌の転移に関する遺伝子の解析

● 既存の遺伝子検索

▶ **E（epithelial）-カドヘリン，α-カテニン**

これらの遺伝子は，主に，図1の①，およびEMT〜METに関連するものと考えられている。Umbasらは，ヒト前立腺癌92例において，E-カドヘリンの発現を免疫組織化学的に検索した。このなかで，E-カドヘリンの発現低下と癌の進行との間に相関があることを示している。また，Mortonらは6つのヒト前立腺癌細胞株についてE-カドヘリンとα-カテニンの発現を解析した。そのうちE-カドヘリンが発現していたのは，2つの細胞株（LNCaP，PC-3）のみであった。LNCaP細胞では，α-カテニンも発現していたが，PC-3細胞ではα-カテニンは発現していなかった。また，PC-3細胞は in vitro において，Ca^{2+}依存性の細胞凝集がほとんどみられなかった。これはα-カテニンの不活性化も前立腺癌における正常な細胞間接着機能の喪失に関与していることを示唆している。

▶ **マトリックスメタロプロテアーゼ（MMPs）**

細胞をとりまく細胞外マトリックスは各種のコラーゲンや糖蛋白から成り立っており，これらの構成成分の分解にかかわるのがマトリックスメタロプロテアーゼ（matrix metalloproteinase；MMP）である。これは，図1における②および④の段階に関与すると考えられる。ヒト前立腺癌でも，MMP-1（Ⅰ型コラゲナーゼ），MMP-2（Ⅱ型コラゲナーゼ），MMP-7（PUMP-1）などのMMPsの発現が調べられている。MMP-1は，正常前立腺および前立腺癌の両者に発現していた。これに対して，MMP-2やMMP-7では正常前立腺では発現が弱く，癌において高率に発現していた。Stearnらは前立腺癌18症例について，Gleason gradeとMMP-2の発現の増加が前立腺癌の周囲組織への浸潤と大きくかかわっていることを示している。骨基質の代謝と前立腺癌の骨転移形成にMMPが関与していることを示唆する報告もある。

▶ ***KAI 1* 遺伝子**

市川らは，ヒト11番染色体上の領域11p13-11 p11.2がラット前立腺細胞株（Dunning R3327 AT6.1細胞）の肺転移を抑制することを示した。その後，11p13-cenを含むAT6.1細胞から転移抑制遺伝子*KAI1*をクローニングした。ヒト前立腺癌の転移巣より樹立された細胞株（PC-3, LNCaP, TSU-Pr1, Du145）でも，*KAI1* mRNAの発現が低下していた。また，*KAI1*に対する抗体を用いた免疫組織学的検索でもKAI1蛋白の発現は，ヒト前立腺癌の病理学的異型度や，病期と逆相関していた（図5，表1）。これらにより，*KAI1*はヒト前立腺癌の進行にも，抑制遺伝子として関係していることが示された。

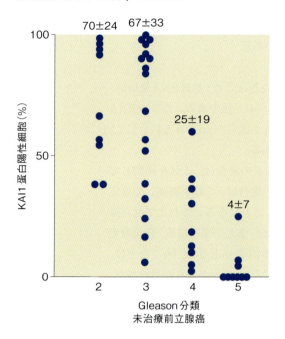

図5 前立腺癌におけるKAI1蛋白発現の免疫組織化学的検討

Gleason gradeの増加とKAI1蛋白の発現との間に逆相関が認められた。p＜0.0001

（文献4より引用）

表1 未治療前立腺癌におけるKAI1蛋白の免疫組織化学的染色性と臨床病期との関係

臨床病期	染色性（%）		
	51～100	5～50	0～4
B-C	14	7	1
D2	5	7	8

$\chi^2 = 9.6$, $p = 0.0081$　　　（文献4より引用）

　KAI1蛋白のアミノ酸配列を検索したところ，CD82/C33/R2/IA4/4F9といった蛋白と同一であった。これは，267個のアミノ酸からなり，4つの膜貫通領域と糖鎖修飾を受けた1つの大きな細胞外親水領域をもっていた。また，膜4回貫通型蛋白スーパーファミリーの1つであった。KAI1は前立腺を含めほぼ普遍的に多くの臓器で発現している。KAI1蛋白の機能はまだ十分解明されていないが，細胞膜に局在することや糖鎖修飾を受けていることなどから，細胞-細胞および細胞-細胞外基質の相互作用に関係していると考えられている。すなわち，図1の①に関与すると思われる[4,5]。

▶PTEN/MMAC1

　10qのLOH解析により，10q23.3から同定された。前立腺癌80例中この遺伝子の存在する領域が欠失していたものは23例であり，この23例中10例に遺伝子変異が認められたと報告されている。従って，一部の症例では2ヒット説に合致すると考えられている。またSuzukiらは，前立腺癌癌死症例19例中12例において，少なくとも1カ所の転移病巣にPTEN/MMAC1遺伝子の変異を見出した。PTENの変異の頻度は，その存在する領域のLOH頻度からすると，決して高くはない。しかし，マウスのPtenでは，対立遺伝子の一方のみの不活性化で前立腺癌発症率が上昇するという報告があり，ヒトにおいても対立遺伝子の変異を伴わなくても，一方の不活性化のみで前立腺癌の進展に関与している可能性が示唆されている[6]。

▶ *Caveolin-1*

　Differential display法により同定された遺伝子である。Caveolaeを構成する主要な蛋白をコードする遺伝子であり，前立腺癌細胞株や転移巣において過剰発現していたと報告されている。その後，189例の前立腺全摘標本において，*Caveolin-1*の発現が免疫組織学的に検索され，過剰に発現するものは予後不良であることが示された。また，遺伝子治療における標的遺伝子としての可能性も示唆する報告もみられている。

▶ micro-RNA

　miRNA（micro-RNA）とは，細胞内に存在する長さ20～25塩基ほどの1本鎖RNAをいい，ncRNA（ノンコーディングRNA：蛋白質への翻訳はされない）の一種である。このncRNAが，近年，世界的な注目を集めている。なぜなら，このmiRNAが既存のmRNAと結合して，mRNAの分解や翻訳を抑制することがわかってきたからである。

　癌にかかわる役割として，miRNAのターゲットが癌遺伝子の場合は，これを抑制してtumor suppressorとして働き，ターゲットが癌抑制遺伝子の場合は，これを抑制して癌促進的なoncogeneのようなmiRNA（Oncomir）として作用することになる。これまで前立腺癌では，miR-21，miR-125b，miR-220，miR-126，miR 200 familyなどが細胞増殖，細胞遊走能，浸潤や転移に関与することが報告されている。特にmiR-21とmiR-34a，let-7などは，前立腺癌の病理学的発生段階におけるアンドロゲン受容体（AR）とのかかわりが指摘され，miR-125bとmiR-141は，転移を有する前立腺癌患者の血清中において亢進する報告がある[7]。去勢抵抗性の組織においては，mir-221/222が亢進しており，mir-23b/27bが低下していることが報告されている。mir-221/222の亢進には，*c-kit*や*PTEN*などが関与し，mir-23bには，MYCとの関連が報告されている[8]。

▶ エクソソームと転移（図6）

　エクソソームは約100nmの小胞顆粒であり，多くの種類の細胞から分泌されることが確認されている。エクソソームは脂質二重膜の中に，蛋白質や核酸分子を内包しており，膜表面に膜蛋白質も存在している。エクソソームによる細胞間コミュニケーションの特徴として，このような蛋白質や核酸を含む複合体が移動する点にある。特にこれまでコミュニケーションツールとして考えてこられなかった細胞内蛋白質や，核酸分子などがエクソソームにより運搬されることから，癌細胞と周辺細胞のコミュニケーションをより複雑なものにしていると想像できる。

　近年，癌細胞が転移前に，転移予定の臓器を癌細胞が生存しやすいような環境（前転移ニッチ）にし，その結果，癌細胞が転移しやすくなるというエビデンスが報告されつつある。つまり，転移の前にエクソソームが転移部位をインテグリンやmiRNAを通して転移しやすい環境に整えている可能性が示唆されている[9,10]。

図6 エクソソームと転移のメカニズム

癌細胞から放出されるエクソソームは,転移標的臓器に対して内包するインテグリンやmiRNAを介して転移の場を事前に整える。このことにより,癌細胞の転移がよりスムーズになる可能性が示唆されている。

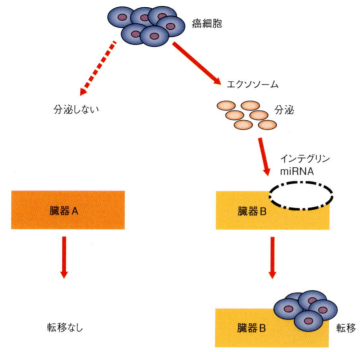

● 前立腺癌転移に関する遺伝子検索：染色体からゲノム,そして,Liquid biopsy

過去には,CGH（comparative genomic hybridization解析）やLOH（loss of heterozygosity）の検索により未知の癌抑制遺伝子や転移抑制遺伝子を同定する試みが前立腺癌においても行われてきた。CGH解析,PCR法によりLOH解析,蛍光in situハイブリダイゼーション（fluorescence in situ hybridization；FISH）法によるLOH解析のすべてにおいて共通して検出されているものは,8p, 10q, 13q, 16qである。このなかでも,8pについては染色体分析の時代から異常が指摘されており,多くの研究者が競って候補遺伝子の同定を試みてきた。しかし,2ヒット理論を十分満たす癌抑制遺伝子はいまだに報告されていない。10qの欠失領域からは前術した*PTEN/MMAC1*が同定されている。

最近,cDNA microarray法やプロテオミクス解析,さらには,次世代Sequence法の登場により,より網羅的かつ包括的な大規模な解析が可能となってきた。さらには,前立腺癌において最もlimitationであった治療過程における転移部位からの組織採取というハードルもLiquid biopsyにて凌駕されつつある。cfDNAと組織組織生検の遺伝子変異の同定率もほぼ互角,あるいは,もしかしたらそのheterogenityがゆえに,cfDNAのほうが上との意見もある。肺癌などでは,cfDNAの変異を基に治療選択が保険診療レベルですでに始まっている。今後,前立腺癌においても,ゲノム情報を基にした治療戦略の未来が容易に予想される。

◆ 転移に関連した遺伝子の臨床応用

　短期的には，癌の質的診断に応用可能である。すなわち，限局癌と診断され摘除された癌組織について転移に関連する遺伝子を検索する。これらに異常があり早期に進展する可能性のあるものは，厳重に経過観察するか，あるいはホルモン療法などを検討するということになる。

　中長期的には，遺伝子治療への応用が期待される。しかし，遺伝子を局所に運ばせるための手段や，安全に遺伝子発現させるための方法などまだまだ解決すべき課題が多い。今度転移に関連する遺伝子の基礎的臨床解析が進んでいけば，将来遺伝子治療の手法が画期的に進歩した場合，その応用が実現するかもしれない。

（坂本信一）

◇ 文献

1) 市川智彦: 転移機構. 臨床泌尿器科, 2003; 57 (増刊): 162-6.
2) Sakamoto S, et al: Targeting anoikis resistance in prostate cancer metastasis. Mol Aspects Med, 2010; 31: 205-14. doi: 10.1016/j.mam.2010.02.001.
3) Grisanti S, et al: Analysis of Circulating Tumor Cells in Prostate Cancer Patients at PSA Recurrence and Review of the Literature. Anticancer Res, 2016;36: 2975-81.
4) Dong JT, et al: KAI1, a metastasis suppressor gene for prostate cancer on human chromosome 11p11.2. Science, 1995; 268: 884-6.
5) Ueda T, et al: Expression of the KAI1 protein in benign prostatic hyperplasia and prostate cancer. Am J Pathol, 1996; 149: 1435-40.
6) Suzuki H, et al: Interfocal heterogeneity of PTEN/MMAC1 gene alterations in multiple metastatic prostate cancer tissues. Cancer Res, 1998; 58: 204-9.
7) Pang Y, et al: MicroRNAs and prostate cancer. Acta biochimica et biophysica Sinica; 2010; 42: 363-9.
8) Thieu W, et al: The role of microRNA in castration-resistant prostate cancer. Urologic oncology, 2014; 32: 517-23. doi: 10.1016/j.urolonc.2013.11.004.
9) Hoshino A, et al: Tumour exosome integrins determine organotropic metastasis. Nature, 2015; 527: 329-35. doi: 10.1038/nature15756.
10) Kosaka N, et al: Secretory mechanisms and intercellular transfer of microRNAs in living cells. J Biol Chem, 2010; 285: 17442-52. doi: 10.1074/jbc.M110.107821.

基礎編　前立腺癌の分子生物学

前立腺癌のアンドロゲン依存性はどうしてなくなっていくのか

◆ アンドロゲン依存性喪失の意義

　前立腺癌は乳癌とならび代表的なホルモン依存性(感受性)癌である．アンドロゲン除去を中心としたホルモン療法は，前立腺癌の治療体系のなかで単独・併用・補助療法として重要な位置を占めている．外科的去勢術のみであったアンドロゲン除去によるホルモン療法も徐放性LH-RHアゴニストや非ステロイド性アンチアンドロゲン剤の開発が進み，多様な選択肢が用意されつつある．しかしながら，特に進行性前立腺癌でホルモン療法中に認められるホルモン依存性の喪失(再燃)は，治療上の大きな障害である．

◆ アンドロゲン依存性喪失の主な機序

　一般にアンドロゲン依存性喪失の機序として，①癌細胞のクローン選択，②癌細胞の環境への適応，③シグナル伝達経路の変化，④アンドロゲン受容体(AR)の関与(図1)，などが考えられている．

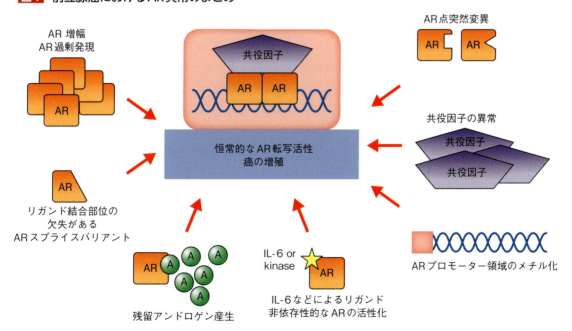

図1　前立腺癌におけるAR異常のまとめ

101

◆ アンドロゲン受容体を介したアンドロゲン依存性喪失の機序(表1)

　前立腺癌では，ホルモン療法抵抗性となっても，ARやAR応答遺伝子であるPSAが発現していることから，アンドロゲン依存性喪失となる過程においてもARは重要な役割を果たしているであろうことは，従来より予測されていた．例えば，Sawyersのグループによる，前立腺癌のxenograft modelでアンドロゲン不応性獲得過程でのmicroarray-based profilingを用いた解析で，ARの変化のみであったことが示された．またホルモン療法中の前立腺癌組織には，AR活性化に十分なアンドロゲンが残留していることが報告されている．

　これらを背景に，近年の分子生物学の進歩とともに，AR遺伝子の解析や，それに関連するシグナル伝達経路の解析などが進み，ARを介する複数の分子機序が明らかとなってきた．

表1　ARを介したアンドロゲン依存性喪失機序のまとめ

① ARの点突然変異
② AR遺伝子のN末端領域に存在するCAGリピート数の変化
③ ARの発現低下とARプロモーター領域のメチル化
④ ARの過剰発現
⑤ ARに結合する共役因子の関与
⑥ 各種サイトカインなどによるARの活性化
⑦ 残留アンドロゲン増加によるARの活性化
⑧ ARスプライスバリアントの発現

● ARの構造と変異

　ARとは，X染色体q11-12にコードされており，8つのエクソンを有し，919個のアミノ酸からなる110 kDaの蛋白である(図2)．エクソン1がN-terminal transactivation domain (NTD)，エクソン2-3がcentral DNA binding domain (DBD)，エクソン4がHinge Region (HR)，エクソン4-8がC-terminal ligand binding domain (LBD)をコードしている．NTDはARの転写活性に必要不可欠な部分であり，HRは核への移行シグナルを担う．LBDは，アンドロゲンやCo-factorなどと結合し，LBDの遺伝子変異や，欠損などによりARの転写を抑制したり活性化することが知られている．ARは，リガンドと結合しない状況では，HSP90(Heat Shock progein 90)，HSP70などの分子シャペロンと結合しており細胞質に存在する．テストステロンなどのリガンドと結合すると，ARのN末端とC末端が結合し，核内へ移行する．そこで，ARは，androgen-responsive elements (ARE)と結合し，共役因子，クロマチン修飾因子などと複合体を形成し，転写を活性化することが知られている．

● ARの点突然変異

　前立腺癌症例の癌組織においてAR遺伝子の構造的異常は10～30％に認められる．特に，前立腺癌組織中に見つかるAR点突然変異の特徴として，リガンド(ステロイド)特異性が消失していることが挙げられる．例えば，前立腺癌細胞株LNCaPにも認められるコドン877のスレオニン→アラニンの変異はよく知られるが，コドン877のほかにも前立腺癌組織中にアンドロゲン結合領域を中心としたAR遺伝子変異がいくつも発見されてきた．これら

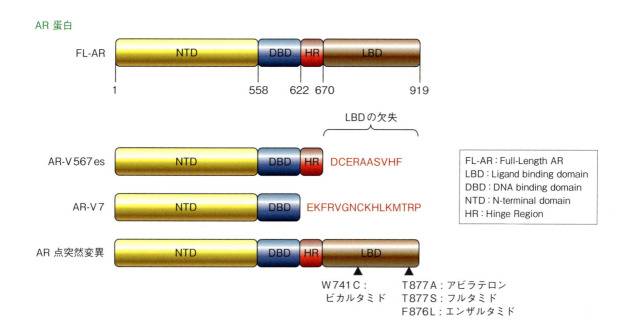

図2 ARの構造と変異

の変異を機能解析した結果，多くがステロイド特異性を消失してエストロゲン・プロゲステロンやアンチアンドロゲンにも結合するARであることがわかった．これらの活性型ARの存在は，ARを介したアンドロゲン依存性喪失の一つの機序となることが明らかになった．

　一部のアンチアンドロゲンはLNCaPの増殖を刺激することが知られるが，実際にホルモン療法にてアンチアンドロゲンを投与中に病状の悪化がみられ，アンチアンドロゲンの投与中止によって病状が好転する症例の存在が報告され，アンチアンドロゲン除去症候群と総称される．われわれがAR遺伝子変異を検出した症例において，前立腺癌の腫瘍マーカーPSAの経過を調べたところ，アンチアンドロゲンの中止によってPSA値の著しい低下が認められた．また，最近ではアンチアンドロゲン剤のフルタミドやビカルタミドによって活性化されるAR変異も報告されてきており，アンチアンドロゲン除去症候群の原因はAR遺伝子変異である可能性が示唆される（図3）．また，アンチアンドロゲン交替療法の有効な症例の背景の一部は，このようなAR変異によるものと解釈される．

図3 AR変異とアンチアンドロゲンの作用の相違

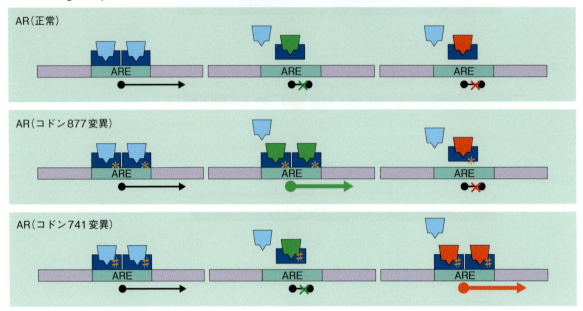

ARE: Androgen response element（アンドロゲン応答配列），＊と＃は変異を表す

●AR遺伝子のN末端領域に存在するCAGリピート数の変化

　AR遺伝子のN末端領域にはGln・Pro・Glyのそれぞれをコードする繰り返し配列が存在するが，このうちGlnの繰り返し配列であるCAGリピートの数の増減がAR発現に関与している可能性が報告されている。実際，アンドロゲン不応性を示す球脊髄性萎縮症ではCAGリピート数が健常者の約2倍に増加している。

　前立腺癌の発生には遺伝的要因と環境的要因がともに関与していることが推論されている。また日米の前立腺癌で生物学的特徴が異なることが示唆されており，分子生物学的にみた場合にもp53遺伝子の変異様式の相違などが明らかになってきている。そこで，AR遺伝子のCAGリピートの数に関する米国での疫学的研究では，前立腺癌発生率の高いアフリカ系米国人では平均CAGリピート数が約18に対して，コーカシアン米国人では約21と有意な差をみた。またCAGリピート数が少ない例ほど前立腺癌の発症年齢が低かったという報告もある。日本人前立腺癌患者のCAGリピート数について解析した結果，前立腺癌患者群におけるCAGリピート数と，病期や分化度の関係について検討したところ，進行病期例ほどCAGリピート数が多い傾向を認めた。また，転移性前立腺癌患者において，ホルモン療法の有効性とCAGリピート数の相関について検索したところ，CAGリピート数の短い群ほどホルモン療法が有効であった。CAGリピート数の相違が，アンドロゲン依存性に関与しているかもしれない。

●ARの発現低下とARプロモーター領域のメチル化

　抗AR抗体を用いた免疫組織化学的検討によって，正常前立腺組織や前立腺肥大症組織同様に前立腺癌組織においてもAR蛋白が存在し，癌細胞の核内に染色が認められることが明らかになった。前立腺癌では組織分化度が低いほどAR陽性細胞の割合が低下した。しかしホルモン療法抵抗性再燃癌でも約30％の細胞は染色された。うち遠隔転移を有する病期D2前立腺癌患者組織のAR陽性細胞の割合と予後について検討したところ，AR陽性細胞の割合が高い群では，それが低い群と比較して有意に良好な予後をみた。また同一患者でホルモン療法前と同療法抵抗性に移行した後ではAR陽性細胞の割合が減少することがわかった。

　一つのAR発現低下のメカニズムの可能性として，AR遺伝子のプロモーター領域に存在するCpG islandのDNAメチル化が挙げられる。DNAメチル化による遺伝子の不活性化は以前より知られていたが，近年癌組織において癌抑制遺伝子のDNAメチル化による不活性化が相次いで報告されている。われわれの検討では，ヒト前立腺癌細胞株DU145でARプロモーター領域のメチル化が認められ，本株におけるAR発現消失の分子機構と考えられた。またアンドロゲン感受性のある早期癌症例では10％のみにメチル化があったのに対して，ホルモン不応癌では約30％にメチル化をみた。従って，前立腺癌のホルモン依存性の喪失はAR遺伝子のDNAメチル化異常が一つの分子機構と考えられる。

●ARの過剰発現

　Visakorpiらはホルモン療法抵抗性癌となった組織を検索した結果，約30％の例でARが増幅していることを報告した。しかしながら，AR増幅を示したほとんどの例では完全アンドロゲン遮断療法が施行されておらず，両側精巣摘除もしくはLH-RHアゴニストの単独投与のみの治療を受けていた。従って，AR増幅を示した例でみられたホルモン療法抵抗性は，不完全なホルモン療法によって増幅したARを有する癌細胞クローンが，副腎からの残存アンドロゲンに反応して選択的に優位に増殖した結果，＜見せかけのアンドロゲン依存性喪失＞をきたしたものと思われる。実際にPalmbergらによれば，AR増幅を示した例ではアンチアンドロゲン剤の追加による二次ホルモン療法としてのMABに高率に反応が認められる。これらの結果は，初回治療としてのMAB療法の有用性を支持するものと考えられる。

●ARに結合する共役因子の関与

　共役因子とは核内でARと転写基本装置との間に介在してAR発現の調節に関与する(図4)。ARに関係するいくつもの共役因子がクローニングされているが，steroid receptor coactivator-1(SRC-1)と前立腺癌の関係が報告されてきている。SRC-1蛋白はmitogen-activated protein kinase(MAPK)によるリン酸化によって調節され，アンドロゲン依存性にARの転写活性を上昇させる。多くの再燃癌組織でSRC-1の発現が上昇することが知られている。SRC-1は，グルタミン・リッチ領域1053-1123を介して，ARのN末端領域と直接結合する。最近の研究では，MAPKのリン酸化によるSRC-1の活性化には，ARのアンドロゲン非依存性活性化が必須であることが示されている。

図4 ARに関する共役因子

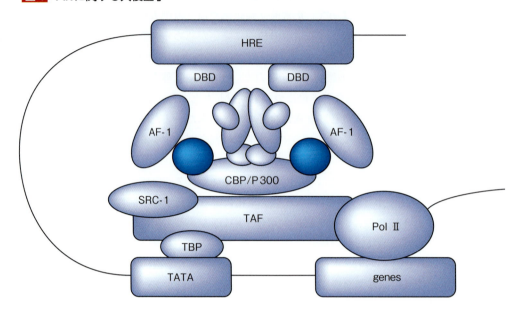

HRE：hormone responsive element, DBD：DNA binding element, TAF：transcription activation function, SRC-1：steroid receptor coactivator 1, AF-1：activation function-1, CBP：CREB-binding protein

またtranscriptional intermediary factor 2(TIF2)の関与も示唆される。TIF2は再燃癌での発現が知られ，TIF2を強発現させることで，生理的濃度での副腎アンドロゲンによるAR転写活性の亢進が報告されている。ほかにもいくつもの共役因子がARとの関連で，前立腺癌のホルモン非依存性進展に関与するものと考えられる。

●各種サイトカインなどによるARの活性化

前立腺癌においてIL-4・IL-6・IL-10・IL-11などのサイトカインの関与が示唆されている。また最近の研究ではアンドロゲンなしの環境で，前立腺癌細胞がEGF・IGF-I・IL-6などで活性化されることが示されている。血清IL-6値は再燃癌患者において上昇していることが報告されている。またIL-6レセプターも前立腺癌において発現している。IL-6は多機能なサイトカインで，免疫反応・炎症・骨代謝・神経発生などに関与しており，前立腺癌を含めたいくつかの癌細胞の増殖を促進することが知られる。またIL-6はオートクラインおよびパラクラインで分泌される。IL-6がそのレセプターに結合すると，シグナル伝達によってsignal transducers and activators of transcription(STAT3)およびMAPKを介した系が活性化され，これらの2つのコンポーネントを介してステロイド核内受容体と他のシグナル経路がクロストークする。植田らのデータによれば，IL-6はMAPKのリン酸化を増加させARのN末端領域を活性化する。IL-6処理によって，ARコドン234-558とSTAT3の直接的な結合が示された。IL-6によるARのN末端領域の活性化は，STAT3とMAPKのシグナル伝達系に依存して起きていることがLNCaP細胞モデルで示された(図5)。以上より，IL-6は前立腺癌のアンドロゲン非依存性増殖に強く関与するものと考えられた。

図5 IL-6によるリガンド非依存性AR活性化へのシグナル伝達経路

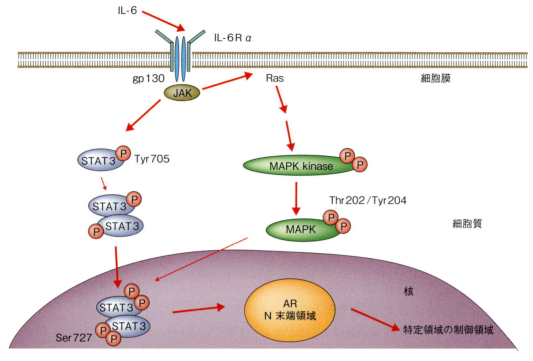

MAPK：mitogen-activated protein kinase
STAT：signal transducers and activators of transcription

（長浦泌尿器科クリニック　植田健作成）

　アンドロゲン非依存性癌に対して少量ステロイド療法が有効である。以前の報告で副腎皮質ステロイドはIL-6の産生を抑制することが報告されている。われわれが，少量ステロイド療法の使用前後での血清IL-6レベルを検索したところ，少量ステロイド療法の有効例ではIL-6産生が著明に減少していることがわかった。従って，ステロイド療法の作用機序は，IL-6を減少させることで，STAT3とMAPKのシグナル伝達系を介したアンドロゲン非依存性のAR活性化を抑制するためと考えられた。

● 残留アンドロゲン増加によるARの活性化

　Montgomeryらは，ホルモン療法中の前立腺癌組織中では，コレステロールからアンドロゲンが産生されるステロイド合成経路の中の酵素活性が上昇し，アンドロゲン産生が促進されていることを報告した。従って，従来のホルモン療法では，アンドロゲン抑制は不十分であり，前立腺癌組織中の残留アンドロゲンがARを活性化していることが示された。最近では，さらなるアンドロゲン除去を目的とした17α-hydroxylase/C17,20-lyase inhibitorであるアビラテロンや，よりARとの競合作用の強い新規アンチアンドロゲンであるエンザルタミドが開発され臨床応用されているが，これらに対するAR-LBDの点突然変異や，ARスプライスバリアントの存在により薬剤耐性となることもわかっている。

●ARスプライスバリアントの発現

　ARスプライスバリアント（AR-Vs）はこれまで約14種類ほど報告されており，その多くがLBDが存在するC末端が欠如するような変異である．AR-V7は，エクソン3以下を欠損しており，LBDを有しない代わりに16個のアミノ酸配列（CE3）を有しており，リガンド結合なくして常に活性化した状態を保つ．ARv567esは，エクソン5-7が欠損しており，一部のLBDを有している（図2）．現在までに臨床応用されているアンチアンドロゲンの作用部位は基本的にLBDであり，LBDが欠如しているAR-Vsにリガンド（薬剤）は結合できず，治療効果も期待できない．また，一部のAR-Vsの発現は，腫瘍内アンドロゲンレベルの低下とともに上昇することが知られており，低アンドロゲン環境下を補うかたちで発現亢進する可能性も示唆されている．一方，発現するレベルは，通常のARと比較して非常に少ない（＜1%）にもかかわらず，去勢環境下における前立腺癌細胞の生存に寄与する可能性も示唆されている．近年，アビラテロンやエンザルタミド治療患者の血液中Circulating tumor cell（CTC）を用いた解析において，AR-V7の陽性症例ではPSA Response，PSA非再発期間，画像学的非再発期間，全生存期間の低下を認め，また治療過程において約14%にAR-V7の新たな発現を認めている．

●アンドロゲン受容体を介する系のまとめ

　前立腺癌のアンドロゲン依存性喪失機構でARはどのような異常を示すのか．まとめると，図1に挙げたように，増幅・変異・プロモーター領域のDNAメチル化，スプライスバリアントなどのARの異常が関与すると考えられている．前立腺癌は非常に多クローン性（heterogeneity）が強い腫瘍であり，これらは同時に進行しているものと考えられる．しかしながら，これらの機序を解明することは，再燃癌患者に対する新規治療の開発につながる．

◆ AR以外のアンドロゲン依存性喪失機構

●前立腺癌における増殖因子の関与

　前立腺癌では上皮と間質細胞間の相互作用をEGF・FGF・IGF・TGF-α，βなどの増殖因子が仲介することが知られている．これらの増殖因子にはアンドロゲンで発現が増加するもの（EGF，FGF7／KGF，IGF-I，VEGFなど）とアンドロゲン除去で発現が増加するもの（TGF-α，βなど）が存在する．つまり増殖因子もアンドロゲン依存性に制御されることが示唆され，逆にアンドロゲン不応性獲得には増殖因子のコントロールの破綻が関与しているものと考えられる．

●アンドロゲン除去におけるアポトーシス

　アポトーシスは，受動的な細胞死であるネクローシスとは異なった細胞死の形態である．アポトーシスでは核クロマチンの凝縮・断片化，膜構造の変化，アポトーシス小体の形成などを特徴とし，マクロファージや周辺細胞によって貪食される．アポトーシス機構ではBcl-2ファミリーや蛋白分解酵素Caspaseの関与が重要な役割を演じている．アポトーシスに抑制的に働くものとしてBcl-2，Bcl-XLが，促進的に働くものとしてBaxが代表的

である。前立腺基底細胞にはBcl-2が高発現しており，低アンドロゲン環境において基底細胞が生存しうることが知られていたが，前立腺癌でもアンドロゲン不応性獲得に伴ってBcl-2が過剰発現してくることが報告されている。

● 神経内分泌分化の関与

最近，前立腺癌の再燃の機序として神経内分泌分化が注目されている。神経内分泌細胞は正常前立腺でも腺房や腺管に存在して自律神経の支配を受けている。細胞質内に内分泌顆粒を有し，セロトニンやさまざまなペプチドホルモンを分泌して，癌増殖を促進する。またアンドロゲン受容体が発現しておらず，アンドロゲンによる調節を受けない。われわれの研究では，この神経内分泌分化の血清マーカーであるクロモグラニンAやneuron specific enolase（NSE）が転移性前立腺癌の予後因子となることが示された。つまり神経内分泌分化の進んだ腫瘍では，PSAが比較的低値で早期にアンドロゲン不応性になる。

● AR以外の注目されている遺伝子変異；BRCA1/2

近年，患者個々のオーダーメード治療の重要性が指摘されるなかで，遺伝子変異の有無と治療薬の奏功性について興味深い報告を認めている。DNA修復遺伝子の一つである*BRCA1/2*の遺伝子変異は前立腺癌の約13％の症例において認めており，その変異があると前立腺癌の発症リスクが最大20倍まで上昇することが報告されている。そのような*BRCA1/2*の変異を有する患者にDNA修復酵素であるPARPの阻害剤（オラパリブ）を投与すると，約50％の患者に効果的であり，*BRCA2*の欠損を認める患者には，さらに高い効果があったと報告されている。

近年の前立腺癌に対する新規薬剤の開発によって，前立腺癌のホルモン療法はその選択肢が増加し，また再燃癌に対しても新しい戦略がもらされつつある。しかしながらホルモン非感受性癌の状態に対する抜本的な対応についてはまだ解決していない。今後，アンドロゲン依存性喪失の分子機構がさらに解明され，ゲノム創薬やバイオインフォマテックスなどの発展により，新規治療の開発が期待される。

（今村有佑）

◇ 文献

1) Suzuki H, et al: Codon 877 mutation in the androgen receptor gene in advanced prostate cancer: Relation to antiandrogen withdrawal syndrome. Prostate, 1996; 29: 153-8.
2) Ueda T, et al: Activation of the androgen receptor N-terminal domain by interleukin-6 via MAPK and STAT3 signal transduction pathways. J Biol Chem, 2002; 277: 7076-85.
3) Akakura K, et al: Possible mechanism of dexamethasone therapy for prostate cancer: Suppression of circulating levels of interleukin-6. Prostate, 2003; 56: 106-9.
4) Suzuki H, et al: Androgen receptor involvement in the progression of prostate cancer. Endocrine-related Cancer. 2003; 10: 209-16.
5) 鈴木啓悦：内分泌疾患UPDATE：前立腺癌のホルモン依存性-依存性喪失（再燃）機構を含めて．医学のあゆみ，2005; 213: 527-32.
6) Imamura Y, et al: Androgen receptor targeted therapies in castration-resistant prostate cancer: Bench to clinic. Int J Urol, 2016; 23 (8): 654-65.

臨床・実地編

- 前立腺癌の診断
- 前立腺癌の治療：総論
- 前立腺癌の治療：各論
- 前立腺癌治療に必要な前立腺肥大症の知識

前立腺癌の症状

◇ 初期から中期の症状

　初期から中期の前立腺癌では通常癌に特有の症状が出ることは少なく，症状のみから癌の存在を類推するのは困難である．特に前立腺特異抗原（prostate specific antigen；PSA）スクリーニングで異常を指摘され，泌尿器科を受診するような症例では，排尿や全身状態に関してまったく症状を有しないような症例も多い．

　なんらかの排尿障害を主訴に泌尿器科を受診するような症例でも，日中，夜間頻尿，尿線細小化，排尿時間延長，尿意切迫感，残尿感などの症状が，前立腺肥大症や過活動膀胱などによるものか前立腺癌によるものかを症状のみから判別する方法はない．一般に前立腺肥大症は前立腺の内腺から発生し，前立腺癌は前立腺の外腺に発生することが多いため，前立腺癌のほうが排尿障害の出現が遅れるという考え方もあるが，前立腺癌に前立腺肥大症が合併した症例も多いため，このことをもって診断の一助とすることは困難だろう．

　従って初期から中期の前立腺癌の診断において，症状が診断に資する部分は非常に少ないと考えられるが，診断後の治療法の選択の際には，密封小線源療法のように術前の排尿状態が治療法の適応決定に重要な意味をもつ場合や，後に臨床的に再発が疑われた際に，再発部位の推定にある程度役立つ場合などもあり，初診時や経過中に国際前立腺症状スコア（International Prostate Symptom Score；IPSS），QOLスコア（**表1**），過活動膀胱症状質問票（Overactive Bladder Symptom Score：OABSS）（**表2**）などを適宜聴取しておくことは大変重要である．また前立腺癌やその治療に関連したQOL変化を客観的に評価するために，包括的質問票としてSF-36®やSF-8™などが，前立腺癌に特異的な質問票としてFunctional Assessment of Cancer Therapy–Prostate（FACT-P）やExpanded Prostate Cancer Index Composite（EPIC）などが用いられている．

◇ 進行期の症状

　進行期の前立腺癌では，癌の局所進展や転移巣により生じる症状がみられることがある．前立腺癌の転移は骨やリンパ節に多く，特に前立腺癌の転移の約80％以上は骨転移で，部位としては骨盤骨や脊椎に多い．骨転移により転移部位の疼痛や，脊髄圧迫による下肢麻痺などをきたす場合もあるが，前立腺癌の骨転移は造骨性転移が多いため，骨折の頻度は約9％と少ないとされる．リンパ節転移は，所属リンパ節といわれる両側の閉鎖，内腸骨，外腸骨リンパ節に多いとされ，骨盤内や鼠径部，傍大動脈，大動静脈間などのリンパ節転移により，下肢のリンパ浮腫や水腎症などが起こりうる．また前立腺癌の局所進展に伴い，排尿痛や血尿，コアグラタンポナーデ，尿閉，あるいは水腎症，腎後性腎不全などをきたすことがある．そのほかに全身症状としては食思不振，倦怠感，体重減少，発熱，浮腫，貧血，

表1 国際前立腺症状スコアとQOLスコア

国際前立腺症状スコア（IPSS）

	まったくなし	5回に1回の割合未満	2回に1回の割合未満	2回に1回の割合	2回に1回の割合以上	ほとんど常に
1. 最近1カ月間，排尿後に尿がまだ残っている感じがありましたか。	0	1	2	3	4	5
2. 最近1カ月間，排尿後2時間以内にもう一度行かねばならないことがありましたか。	0	1	2	3	4	5
3. 最近1カ月間，排尿途中に尿が途切れることがありましたか。	0	1	2	3	4	5
4. 最近1カ月間，排尿をがまんするのがつらいことがありましたか。	0	1	2	3	4	5
5. 最近1カ月間，尿の勢いが弱いことがありましたか。	0	1	2	3	4	5
6. 最近1カ月間，排尿開始時にいきむ必要がありましたか。	0	1	2	3	4	5
7. 最近1カ月間，床に就いてから朝起きるまで普通何回排尿に起きましたか。	0回 / 0	1回 / 1	2回 / 2	3回 / 3	4回 / 4	5回 / 5

1から7の点数合計

QOLスコア（QOL index）

満足度	大変満足	満足	大体満足	満足・不満のどちらでもない	不満気味	不満	大変不満
1. 現在の排尿の状態が今後一生続くとしたらどう感じますか。	0	1	2	3	4	5	6

表2 過活動膀胱症状質問票（OABSS）

質問	症状	点数	頻度
1	朝起きたら寝る時までに，何回くらい尿をしましたか	0 1 2	7回以下 8〜14回 15回以上
2	夜寝てから朝起きるまでに，何回くらい尿をするために起きましたか	0 1 2 3	0回 1回 2回 3回以上
3	急に尿がしたくなり，がまんが難しいことがありましたか	0 1 2 3 4 5	無し 週に1回より少ない 週に1回以上 1日1回くらい 1日2〜4回 1日5回以上
4	急に尿がしたくなり，がまんできずに尿をもらすことがありましたか	0 1 2 3 4 5	無し 週に1回より少ない 週に1回以上 1日1回くらい 1日2〜4回 1日5回以上
合計点数			点

ADLの低下などがみられる。

　早期発見例と進行癌で発見される例とではその症状は大きく異なり，問診時には初発症状やその発現時期，初診時の症状などに留意して問診を行うことで，ある程度癌の病状を類推するうえでのヒントとなる場合もある。

◆ PSA導入後の前立腺癌

　人間ドックや集団検診などによるPSAスクリーニングの普及により，PSA高値により早期に発見される無症状例が増加し，骨の痛みや浮腫など有症状で発見される進行前立腺癌症例は減少している。

〔川村幸治〕

前立腺癌の確定診断に必要な検査

前立腺癌の確定診断は，前立腺肥大症などの手術の際に病理組織検査で偶然診断される場合を除いて，原則的に針生検による病理組織検査によってなされる。従って，前立腺癌の確定診断に必要な検査とはすなわち，前立腺生検の適応決定のプロセスにおいて必要な検査ということになる。

◆ 必須の検査

● 血清PSA値

血清PSA（prostate-specific antigen；前立腺特異抗原）値の測定は前立腺癌を疑うのに，すなわち癌のスクリーニングという面で最も重要な検査である。しかしPSAは癌特異的な物質ではないため，前立腺肥大症や前立腺炎などでも異常値をとることがあり，特に血清PSA値が10ng/ml以下の症例などでは，前立腺生検を行うべきかどうかの判断に苦慮することも多い。

そのためPSA関連パラメーター（年齢階層別PSA，PSA verocity，PSA density，free/total PSA比など）や，複数の因子を組み合わせて癌陽性確率を予測するノモグラムなどが，生検の適応を決定するためのさまざまな補助診断ツールとして用いられることがある。

血清PSA値は直腸診によってもやや上昇するといわれているため，PSAの採血は直腸診の前に行うか，日を改めて採血するなどが望ましい。また前立腺の炎症や経尿道的操作の後などにも同様に上昇するといわれており，個々の症例のPSA値の臨床的意味を判断する際にはこれらの要因を考慮する必要がある。

● 直腸診

簡便であり，泌尿器科医が前立腺癌の診断を行ううえで必須の検査である。癌の疑いを判定するうえで重要であるのみならず，確定診断がついた後の病期決定においても重要な役割を果たしている。前立腺の大きさ，硬さなどを直腸ごしに触診し，硬結の有無や存在部位，硬結の範囲，精嚢，被膜外浸潤の有無などを評価するが，やや客観性に欠け，感度，特異度も低いことが難点である。また，直腸診で得られる情報は，前立腺の直腸面における性状の評価に限られるため，移行域の癌などの前立腺腹側の病変に関しては検出が困難な場合がある。直腸診で癌を疑わせる硬結を認める場合には，血清PSA値が正常であっても癌が存在する可能性を示唆しており，積極的に前立腺生検を考慮すべきであるが，前立腺肥大症の術後や前立腺結石を有する症例などでは癌が存在しなくても硬結を触れる場合がある。

● 経直腸的超音波検査

　直腸よりプローブを挿入して前立腺を観察する。癌は一般に外腺の低エコー域として描出され，前立腺被膜の断裂，精囊浸潤の有無などを観察する。本邦で開発され広く使用されているが，偽陽性，偽陰性の割合も高いとされている。診断精度を高めるためにカラードップラーや超音波造影剤，近年では癌と正常組織の硬さの違いを画像化することで癌部を特定する超音波エラストグラフィーなども用いられる場合がある。

● MRI

　MRIでは特に，T2強調画像の横断面で外腺の低信号域を示す癌病変の存在，前立腺被膜の断裂の有無，精囊浸潤をみる。内腺領域の病変の描出は困難だが，直腸診，経直腸的超音波で描出困難な病変がはっきりわかる場合もある。拡散強調画像も癌病変の描出に有用とされている。最近では3テスラMRIの登場や従来のT2画像と拡散強調画像（DWI），spectroscopy，dynamic contrast enhanced MRIなどの画像所見を組み合わせて総合的に癌病変を診断するmultiparametric MRIの普及などによって，MRI画像診断の精度は格段に上昇してきている。

　前立腺生検の後では出血により微小病変の描出は困難となるため，MRI検査は可能であれば生検前に行うことが望ましいが，生検後に行う場合は生検から3週間以上あけて行うことが推奨される。

◇ その他の検査

　その他前立腺癌の診断に有用な検査として経腹部超音波検査，CT，膀胱尿道鏡検査，骨シンチグラフィーなどがある。ただしCTでは前立腺肥大症と前立腺癌との間でCT値の違いがないため，癌病変の描出というより前立腺全体の大きさ，腫瘍の被膜進展や膀胱，精囊への浸潤の有無，骨盤内リンパ節腫脹などの所見をみるにとどまる。骨シンチグラフィーでは骨転移の有無をみる。これらは前立腺癌の診断という意味よりも，前立腺癌の病期診断に必要な検査という意味合いが強い。FDG-PET検査は前立腺癌の検出に関する有用性は低いとされているが，最近ではPSMAリガンド製剤などを用いた非FDG製剤によるPET検査の有用性が報告されてきている。

　これらの諸検査によって前立腺癌を疑う場合には，超音波ガイド下に系統的前立腺生検を施行し，病理学的に癌の存在が確認されれば確定診断となる。

（川村幸治）

前立腺癌の病期はどのように分けられるのか：TNM分類と臨床病期分類

◆ 病期分類について

　本邦における前立腺癌の臨床病期分類には過去の長い期間，Jewett Staging Systemが用いられてきたが，その分類には多分に曖昧さを含むため，最近ではTNM分類が一般的に用いられるようになっている。前立腺癌取扱い規約第4版においても原則として国際対がん連合（Union for International Cancer Control；UICC）より提唱されているTNM悪性腫瘍の分類改訂第7版（2009年）を用いることとされている。

● TNM分類（表1）

　TNM分類は原発巣の広がりや浸潤度（T），所属リンパ節転移（N），遠隔転移（M）により分類されている。本分類は前立腺癌のみに適用され，前立腺移行上皮癌は尿道腫瘍に分類

表1 TNM分類

```
T   原発巣
    TX   原発腫瘍の評価が不可能
    T0   原発腫瘍を認めない
    T1   触知不能，または画像診断不可能な臨床的に明らかでない腫瘍
        T1a   組織学的に切除組織の5％以下の偶発的に発見される腫瘍
        T1b   組織学的に切除組織の5％を超える偶発的に発見される腫瘍
        T1c   PSAの上昇などのため，針生検により確認される腫瘍
    T2   前立腺に限局する腫瘍
        T2a   片葉の1/2以内の進展
        T2b   片葉のみ1/2を超え広がるが，両葉に及ばない
        T2c   両葉への進展
    T3   前立腺被膜を超えて進展する腫瘍
        T3a   被膜外へ進展する腫瘍，顕微鏡的な膀胱頸部浸潤を含む
        T3b   精嚢に浸潤する腫瘍
    T4   精嚢以外の隣接組織に固定，または浸潤する腫瘍

N   所属リンパ節
    NX   所属リンパ節転移の評価が不可能
    N0   所属リンパ節転移なし
    N1   所属リンパ節転移あり
M   遠隔転移
    M0   なし
    M1   遠隔転移あり
        M1a   所属リンパ節以外のリンパ節転移
        M1b   骨転移
        M1c   リンパ節，骨以外の転移
```

（前立腺癌取扱い規約 第4版，2010.より引用）

される。T分類では触知不能，または画像診断が不可能な臨床的に明らかでない腫瘍はT1に分類され，特にPSAの上昇などにより前立腺針生検で確認されたものはT1c腫瘍とよばれる。TNM分類はより的確に予後を反映するために適宜改訂が加えられているが，T2腫瘍の分類は1992年版から1997年版に変わる際に，それまでのT2aとT2bを合わせてT2aに分類し，両葉にまたがるT2cをT2bと分類するよう変更が加えられた。しかしながら1997年版が出された後も1992年版の分類のほうが予後を的確に反映するという意見が多く，その後2002年版では1992年版の分類に戻されている。その後最新の2009年版においても，T2の亜分類については2002年版と同様の分類が踏襲されている。T3においても，1997年版では1992年版でのT3a，T3bを合わせてT3aとし，T3cをT3bへと変更している。また1992年版でのT4a，T4bという亜分類は1997年版ではなくなり，膀胱頸部への顕微鏡的浸潤に関しては2009年版ではT3bに分類されることとなった。

　N分類に関しては，所属リンパ節は総腸骨動脈分岐部以下の骨盤内リンパ節と定義され，同側か対側かはN分類に影響しないとされている（**図1**）。またN分類は転移の有無をN0，N1で表すが，その大きさは問われない。前立腺癌取扱い規約第4版のTNM病期分類を**表2**に示す。

図1　前立腺癌の所属リンパ節
前立腺癌の所属リンパ節は総腸骨動脈分岐部以下の小骨盤リンパ節と定義される。

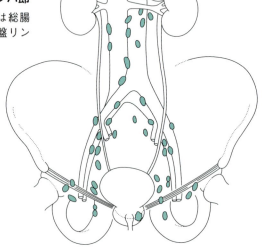

表2　TNM病期分類

Ⅰ期	T1a	N0	M0	G1
Ⅱ期	T1a	N0	M0	G2, G3-4
	T1b	N0	M0	Gに関係なく
	T1c	N0	M0	Gに関係なく
	T1	N0	M0	Gに関係なく
	T2	N0	M0	Gに関係なく
Ⅲ期	T3	N0	M0	Gに関係なく
Ⅳ期	T4	N0	M0	Gに関係なく
	Tに関係なく	N1	M0	Gに関係なく
	T, Nに関係なく		M1	Gに関係なく

（前立腺癌取扱い規約 第4版, 2010.より引用）

● Jewett Staging System（表3）

　過去においては病期をA〜Dで表すことは多くの泌尿器科医にとって一般的であったが，現在では前立腺癌取扱い規約でもTNM分類が推奨され，Jewett Staging Systemは併記という形に留まっている。Jewett Staging Systemを表3に示すが，注意すべき点としては，なんらかの所見により癌を疑って前立腺生検を施行したものの結果が陰性で，その後の手術での病理学的検索で癌が判明した場合にはこれを病期Aとはせず，便宜上病期B0と分類する。病期Bでは片葉内単発の腫瘍をB1，片葉全体または両葉の腫瘍をB2としている。病期CもC1とC2に分けられ，膀胱頸部へ浸潤した腫瘍はC2となる。病期D2に対する適切なホルモン療法後の再燃は（治療後の病期決定ではあるが）病期D3と分類されている。病期D0に関しては一般に必ずしも受け入れられる分類とはいいがたい面もある。

◇ リスク分類

　根治治療が期待できる限局性前立腺癌に対する治療の選択には，PSA値，生検グリーソンスコア，臨床病期を組み合わせたリスク分類が用いられ，D'Amico（ダミコ）の分類（表4）が日本でも広く用いられている。ほかには，米国のUCSF（University of California, San Francisco）でCaPSURE（Cancer of the Prostate Strategic Urologic Research Endeavor）のデータベースを基に2005年に構築されたCAPRAスコア（表5），本邦のJ-CaP（Japan Study Group of Prostate Cancer）研究会が，初期ホルモン療法を受けた19,265例のデータを基に作成したJ-CAPRAスコア（表6）なども存在する。それぞれのリスクと身体的状況に応じて，PSA監視療法，外科療法，放射線療法やホルモン療法などの治療が選択される。

表3　Jewett Staging System

病期A　臨床的に前立腺癌と診断されず，前立腺手術において，たまたま組織学的に診断された前立腺に限局する癌（incidental carcinoma：偶発癌） 　A1：限局性の高分化型腺癌 　A2：中，あるいは低分化型腺癌，あるいは複数の病巣を前立腺内に認める
病期B　前立腺内に限局している腺癌 　B0：触診では触れず，PSA高値にて精査され組織学的に診断 　B1：片葉内の限局腫瘍 　B2：片葉全体あるいは両葉に存在
病期C　前立腺周囲には留まっているが，前立腺被膜は越えているか，精嚢に浸潤するもの 　C1：臨床的に被膜外浸潤が診断されたもの 　C2：膀胱頸部あるいは尿管の閉塞をきたしたもの
病期D　転移を有するもの 　D0：臨床的には転移を認めないが，血清酸性ホスファターゼの持続的上昇を認める（転移の存在が強く疑われる） 　D1：所属リンパ節転移 　D2：所属リンパ節以外のリンパ節転移，骨その他臓器への転移 　D3：D2に対する適切なホルモン療法後の再燃

表4 D'Amico分類

リスク分類	PSA(ng/ml)	グリーソンスコア	TNM分類
低リスク	≦10	≦6	T1〜2a
中リスク	10.1〜20	7	T2
高リスク	20<	≧8	T2c

表5 CAPRA-S score

項目	Level	CAPRA-S points
術前PSA(ng/ml)	0-6.0 6.1〜10.0 10.1〜20.0 20.1〜30 30.1〜	0 1 2 3 4
Gleason Score	3+3 Secondary pattern 4 or 5 primary pattern 4 or 5	0 1 3
T Stage	T1 or T2 T3a	0 2
% of biopsy Cores involved with cancer (positive for cancer)	less than 34% 34% or more	0 1

(https://urology.ucsf.edu/research/cancer/prostate-cancer-risk-assessment-and-the-ucsf-capra-score より引用)

表6 J-CAPRAスコア

項目	Level	CAPRA-S points
術前PSA(ng/ml)	0〜20.0 20.1〜100.0 100.1〜500.0 500.1〜	0 1 2 3
Gleason Score	3+3 3+4, 4+3 ≧4+4	0 1 2
Tステージ	T1a〜T2a T2b, T3a T3b T4	0 1 2 3
リンパ節転移	陰性 陽性	0 1
遠隔転移	陰性 陽性	0 3

Risk分類	J-CAPRAスコア
Low	0〜2
Intermediate	3〜7
High	8〜12

また，近年，転移を伴う前立腺癌に対する局所療法（前立腺全摘，放射線療法など）の意義が議論されており，特にオリゴ転移症例に対する局所療法が注目されている。定義に関してはさまざまな報告を認めるが，一般的に3～5個以下の転移を示す（**表7**）[1]。

　また，high volumeの定義については，ホルモン感受性の進行前立腺癌患者に対してアンドロゲン遮断療法（androgen deprivation therapy；ADT）と比較してADT＋ドセタキセルを比較したCHAARTED試験[2]，ハイリスクの定義については，同様なデザインのSTAMPEDE試験[3]と，ホルモン感受性転移性前立腺癌に対する初回治療としてのアビラテロンの有効性を検討したLATTITUDE試験から定義されている（**表8**）。さらに近年，SPARTAN[4]とPROSPER[5]試験からも，治療介入が望まれる非転移性去勢抵抗性前立腺癌（M0CRPC）の定義が報告されている（**表9**）。

　最後に，近年多用される前立腺癌の病態を表す略語を記載する（**表10**）。

（坂本信一）

表7　オリゴ転移に関連する報告

著者	母集団	転移数	転移部	診断方法
Ahmed, et al.（2013）	17	≦5	NR	^{11}C-choline PET/CT, CT, MRI
Berkovic, et al.（2013）	24	≦3	Bone or LN	Bone scan, ^{18}F-FDG PET/CT, ^{11}C-choline PET/CT
Decaestecker, et al.（2014）	50	≦3	Bone or LN	^{18}F-FDG PET/CT, ^{18}F-choline PET/CT
Jereczek-Fossa, et al.（2014）	69	≦1	LN	^{18}F-FDG PET/CT, ^{11}C-choline PET/CT, CT
Ost, et al.（2016）	119	≦3	Any	^{18}F-FDG PET/CT, ^{18}F-choline PET/CT
Ponti, et al.（2015）	16	≦2	LN	^{11}C-choline PET/CT, CT, Bone scan
Schick, et al.（2013）	50	≦4	NR	Bone scan, ^{18}F-choline PET/CT, ^{11}C-acetate PET/CT
Singh, et al.（2004）	74	≦5	NR	Bone scan
Tabata, et al.（2012）	35	≦5	Bone <50% size of vertebral body	Bone scan

CT: computed tomography, FDG: fluorodeoxyglucose, LN: lymph node, PET/CT: positron emission tomography with coregistered computed tomography, MRI: magnetic resonance imaging, NR: not reported

表8　HSPCにおけるリスク分類

CHAARTED試験	臓器転移，または，4カ所以上の骨転移（少なくとも1カ所は脊椎もしくは骨盤外の転移）	high volume
STAMPEDE試験	遠隔転移とリンパ節陽性，局所浸潤（T3/4, GS8～10, PSA≧40ng/m*l*（のうち2つを満たす）），全摘後/放射線療法後，あるいは全摘後＋放射線療法後にハイリスクの特徴を有して再発	high risk
LATTITUDE	3つの予後因子（Gleasonスコアが8以上，骨スキャンで3カ所以上の骨病変あり，内臓転移あり（リンパ節転移を除く））のうち，2つ以上を有する	high risk

表9 M0CRPCの臨床試験導入基準

PROSPER	非転移性前立腺癌　PSA DT≦10カ月
SPARTAN	非転移性前立腺癌　PSA DT≦10カ月　総腸骨リンパ節より末梢の骨盤内リンパ節＜2cmを許容

表10 略語のリスト

略語	英語	日本語訳
HSPC（CSPC）	Hormone (castration) sensitive prostate cancer	ホルモン（去勢）感受性前立腺癌
CRPC	Castration resistant prostate cancer	去勢抵抗性前立腺癌
Oligo Mets	Oligo metastasis	微小転移
De novo metastasis		診断時からの転移
M0HSPC（CSPC）	None metastatic hormone sensitive prostate cancer	非転移性ホルモン（去勢）感受性前立腺癌
M1HSPC	Metastatic hormone sensitive prostate cancer	転移性ホルモン（去勢）感受性前立腺癌
nmCRPC	None metastatic castration resistant prostate cancer	非転移性去勢抵抗性前立腺癌
mCRPC	Metastatic castration resistant prostate cancer	転移性去勢抵抗性前立腺癌

◇ 文献

1) Koo KC, et al: Treatment of Oligometastatic Hormone-Sensitive Prostate Cancer: A Comprehensive Review. Yonsei Med J, 2018; 59: 567-79. doi: 10.3349/ymj.2018.59.5.567.
2) Sweeney CJ, et al: Chemohormonal Therapy in Metastatic Hormone-Sensitive Prostate Cancer. N Engl J Med, 2015; 373: 737-46. doi:10.1056/NEJMoa1503747.
3) James ND, et al: Addition of docetaxel, zoledronic acid, or both to first-line long-term hormone therapy in prostate cancer (STAMPEDE): survival results from an adaptive, multiarm, multistage, platform randomised controlled trial. Lancet, 2016; 387: 1163-77. doi:10.1016/S0140-6736(15)01037-5.
4) Smith MR, et al: Apalutamide Treatment and Metastasis-free Survival in Prostate Cancer. N Engl J Med, 2018; 378: 1408-18. doi:10.1056/NEJMoa1715546.
5) Hussain M, et al: Enzalutamide in Men with Nonmetastatic, Castration-Resistant Prostate Cancer. N Engl J Med, 2018; 378: 2465-74. doi:10.1056/NEJMoa1800536.

前立腺癌の病期，リスクはどのように決まるか

　前立腺癌の治療法の選択肢は大変多岐にわたっており，正確な病期，リスクの判定はそれらの治療法を合理的に選択したり，その予後を予測したりするうえで非常に重要である。従ってその決定はさまざまな検査結果を総合的に勘案し，慎重になされるべきである。

◆ 病期，リスク決定のための検査（図1）

　病期，リスクの決定のためには診断時のPSA（prostate-specific antigen；前立腺特異抗原）値，Gleason scoreおよび局所進展度（T），所属リンパ節転移の有無（N），遠隔転移の有無（M）をそれぞれ評価する必要がある。またNational Comprehensive Cancer Network（NCCN）分類におけるvery low riskの判定には，PSA densityを算出するための前立腺容積，生検陽性本数，腫瘍占拠率などの数値も必要となる。局所進展度の決定には直腸診，経直腸的超音波検査，MRI検査，膀胱鏡検査などが，所属リンパ節転移の評価にはCT，MRI，診断的骨盤内リンパ節郭清などが，遠隔転移の評価にはCT，骨スキャンなどがそれぞれ行われる。

図1 前立腺癌の病期，リスク診断における検査の流れ

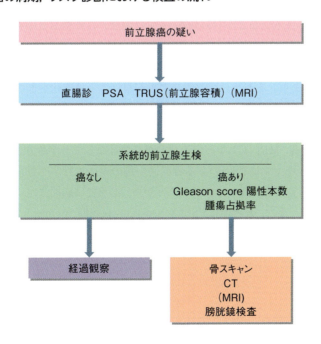

◆ 直腸診，経直腸超音波検査，PSA

　局所進展度の決定には直腸診，経直腸的超音波検査，MRI，膀胱鏡検査などが行われるが，これらの検査は病期，リスクの決定のみならず前立腺癌の診断過程においても重要な検査である。

　直腸診では前立腺の大きさ，腫瘍部分の広がり，直腸面の性状，腫瘍の硬さ，精嚢浸潤の有無を判定する。直腸診は癌検出に関する感度特異度はあまり高くないが，直腸診で浸潤癌の所見であればT3以上である可能性が高いといわれている。経直腸的超音波検査は直腸診と比較すればより浸潤癌と限局癌を区別するのに優れているが，明らかな被膜外浸潤，精嚢浸潤でなければ明確な判定は難しく，その有用性には限界がある。またNCCNのリスク分類ではPSA densityが評価項目に含まれるため，経直腸超音波検査における正確な前立腺容積の測定はリスク判定上も重要な要素である。

　PSAは高値を示すほどT分類も高くなり，リンパ節転移の陽性率も上昇する傾向があるが，各病期間でのPSA値の重なりが大きいため，PSAから確たる病期を推測するのは非常に困難である。

◆ その他の画像検査

　MRIでは特に，T2強調画像の横断面で外腺の低信号域を示す癌病変の存在，前立腺被膜の断裂の有無，精嚢浸潤をみる。拡散強調画像も癌病変の描出に有用とされている。最近では3テスラMRIの登場やmultiparametric MRIの普及などによって，MRI画像診断の精度はより高まってきている。膀胱鏡検査は膀胱頸部浸潤の評価に有効であるが，侵襲検査であるため適応を選んで行うことが望ましいと思われる。

　遠隔転移の評価には通常CT，骨スキャンなどが行われる。CTは胸部から骨盤部までを撮影することで，肺，肝臓，リンパ節などへの転移の有無を評価する。骨転移の評価はCTでも脊椎や骨盤などの骨転移の検索はある程度可能であるが，四肢も含めた全身の骨の評価には不向きであるため，通常骨スキャンを行う。前立腺癌の骨転移は造骨性変化をきたすものが多く，一般的に骨スキャンでは陽性像を示す。骨スキャンは全身像を撮影できるため，スクリーニングとして非常に有用であるが，炎症や骨折などでも陽性像を示すため，判別の難しい場合にはさらに単純X線，MRI，CTなどでの判定が必要となることがある。

　欧米では医療コストの面から骨スキャンはPSAのある程度高い例のみに施行すべきだとの報告もあるが，PSAが低値を示す骨転移例も存在することから，本邦では病期決定に骨スキャンが施行されることが多い。また，最近ではPSMA（prostate-specific membrane antigen）リガンド製剤などを用いた非FDG製剤によるPET検査が，局所病変や遠隔転移の検出に有用であるとの報告もみられる。

◆ 骨盤内リンパ節郭清

　前立腺癌に根治療法を施行するうえで，骨盤内リンパ節転移の情報は，その有無が予後

に大きく反映されるため大変重要である。

　骨盤内リンパ節の腫大は主にCTで判断するが，微小なリンパ節転移の有無まではCTでの診断が難しいことから，根治的放射線治療の前に病理学的なリンパ節転移の検索目的に，手術による骨盤内リンパ節郭清が行われる場合がある。下腹部正中切開による方法とともに腹腔鏡，後腹膜鏡を利用した内視鏡的リンパ節郭清も行われているが，近年ではあまり行われなくなっている。

◆ 前立腺生検所見

　前立腺生検の所見は病期分類上は用いられないが，各種リスク分類において主にGleason scoreがリスク判定に用いられる。また，NCCNのリスク分類においてはvery low riskの判定の際に陽性本数，腫瘍占拠率が用いられるため，適切な手技，生検本数での前立腺生検が行われているかどうかは，その後の診療を適切に行ううえで非常に重要な意味をもつ。現行の前立腺癌診療ガイドラインでは，従前の6カ所6分割生検と比較して，偽陰性を減らす観点から10本以上の生検本数が推奨されている。

◆ 前立腺癌の病期診断の問題点

　前立腺癌の病期診断の問題点としては，各検査結果から病期を正確に診断することの難しさや，病期診断からのみでは治療結果や予後の正確な予測が難しいこと，各検査での所見が異なる場合にどの検査結果を優先すべきかなどの問題が挙げられる。

　複数の検査結果を総合的に判断して前立腺癌の病期は決定されるが，前立腺癌の病期判定において特にT因子の判定は非常に不明瞭な部分を含んでいる。例えばT因子の判定の際にMRIと直腸診の所見が異なる場合どちらを優先すべきか，そもそもどちらが正しいのかといった場合や，画像や直腸診での疑い病変からT2aと判定したが生検で反対側から癌が検出された場合など，そもそも病理学的にはmultifocalであることが多いとされている前立腺癌においてT1c～T2cの判定に際しては明らかに分類上の限界があるように思われる。

　また，現状の画像診断では病期を100％正確に診断することは困難であり，術前検査で明らかな被膜外浸潤やリンパ節転移を有さない症例でも，摘出標本の病理組織検査の結果において術後の確定病期が異なることはよくみられる。

　予後との相関に関しては病期分類よりも正確にアウトカムを予測する目的で，病期診断にPSAやGleason scoreなどの因子を加えたリスク分類や各種ノモグラムなどが用いられるようになってきているが，これらの問題点の解決には今後も各種画像診断技術の向上や，ノモグラムやリスク分類などによるアウトカムの予測技術の進歩などが望まれるところである。

（川村幸治）

前立腺癌診療における直腸診

　直腸診は，比較的簡便に行うことができ，前立腺肥大症の重症度や前立腺癌の病期診断，前立腺炎の診断にも有用である。前立腺の性状を知ることができ肛門周囲疾患の診断にも用いられる。直腸診は，英語ではdigital rectal examinationの略をとってDREと表記される。正しく前立腺の所見を記載することは，前立腺疾患の診断・治療に重要である。以下に直腸診の方法，記載方法，問題点と有用性に関して記す。

◆ 直腸診の方法

　まず肛門周囲を晒す直腸診は，患者への心理的負担が大きい診察であることを認識する必要がある。患者に診察の必要性を説明し，プライバシーに配慮した診察環境を整えなければならない。直腸診の体位はいくつかあるが，泌尿器科では，膝を胸につけるようにする砕石位に近い体位を取ることが多い。前立腺の特に辺縁領域（peripheral zone）が直腸粘膜の方向へ移動して，判断がしやすくなるためである。口を軽く開き，肩の力を抜いて，口呼吸を指示すると，肛門の筋肉が弛緩して指が入りやすくなる。潤滑剤を塗布した示指（最も鋭敏とされている）をゆっくりと肛門より挿入するが，肛門狭窄や痔核を有するような場合もあり，できるだけ愛護的に操作する。

　直腸診時にはその後の生検検査などを想定して，経直腸エコープローブが挿入可能か確認しておく。前立腺の大きさ，左右の位置や対称性，硬さ，直腸面の性状などをチェックする。大きさを正確に知るには，超音波検査のほうが優れているが，触感が得られる点が前立腺肥大症との鑑別において直腸診の優れた点である。

◆ 直腸診の記載方法と注意点

　前立腺癌取扱い規約[1]に従って，記載する（**表1，図1**）。**表1**に示すとおり，前立腺全体の大きさ・前立腺全体に占める腫瘍の広がり・直腸面の性状・腫瘍部分の硬さ・精嚢浸潤について記載する。同様に**図1**に示すように，硬結の所見を記載する。前立腺癌取扱い規約第4版でも，「前立腺癌のTNM分類に，直腸内触診のみでT分類が行われている報告が，現在も数多くみられることから，臨床病期の判定の一環として，直腸内触診によるTNM臨床分類のT分類を記載するのが望ましい」とされている。特に局所限局性前立腺癌の治療法は多岐にわたるため，各治療法の成績を比較や局所への手術施行の決定のためにも，生検前の正確かつ規約に準じた直腸診所見の記載が必須である。

表1 直腸診による前立腺所見記載法

1) 前立腺全体の大きさ
　0…触れない
　1…クルミ大
　2…小鶏卵大
　3…鶏卵大
　4…鵞卵大
　X…判定不能
2) 前立腺全体内に占める腫瘍部分の広がり
　0…腫瘍を触れない
　1…輪郭の変形を伴わない腫瘍を触れる
　　1a…片葉
　　1b…両葉
　2…輪郭の変形を伴う腫瘍を片葉または両葉に触れる
　　2a…被膜外
　　2b…精嚢に浸潤
　3…前立腺外に浸潤している
　X…判定不能
3) 直腸面の性状
　0…硬結を触れない
　1…硬結を触れるが,表面は平滑
　2…表面に凹凸不整あり
　3…表面に凹凸不整が強い
　X…判定不能
4) 腫瘍部分の硬さ
　0…腫瘍を触れない(判定せず)
　1…軟
　2…硬
　3…板状硬または石状硬
　X…判定不能
5) 精嚢浸潤の有無
　0…精嚢への浸潤は認めない
　1…精嚢への浸潤が疑われる
　2…明らかに精嚢へ浸潤している
　3…精嚢周囲へ浸潤している
　X…判定不能

(文献1より引用)

図1 前立腺触診所見の描記法の例

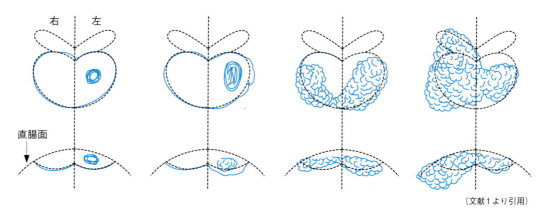

(文献1より引用)

◆ 直腸診の問題点と有用性

　前立腺癌は前立腺の辺縁領域に発生することが多く,一般に癌容積が0.2mlを超えれば,存在部位によっては直腸診で検出可能といわれている。直腸診による異常所見は全前立腺癌症例の15～40％に認められるとされる[2]。一方で,無症状の男性に対して直腸診を行った場合,0.1～4％に癌が発見される。前立腺特異抗原(prostate-specific antigen；PSA)の異常値により約90％程度の前立腺癌が発見できるのに対して,直腸診単独では初回生検で41％の癌が発見されるのみとされている[3]。また直腸診は患者に心理的な負担を強いることになり,かつ施行者の印象が大きく,他覚的な視点にかける検査である。物理的にも施行者の指の長さに依存しており,巨大前立腺の場合には不十分な領域のみの診察となることもある。

しかしながら，PSAが3ng/ml以上，4ng/ml未満の症例に直腸診を行うことで，約27％癌の検出率を上昇したという報告もあり，前立腺癌のスクリーニングにおいて，直腸診はPSAと組み合わせることの有用性が示されている[4]。また，現在の前立腺癌のTNM分類は，画像所見を加味して病期診断されることとなっているが，米国などでは保険制度の問題もあり，実際のところT分類の診断のほとんどが，直腸診もしくは生検時のエコー所見によって決定している。加えて，低リスク症例に対するactive surveillanceにおける経時的な変化をみる場合や，微小転移患者に対して積極的に局所療法を行う場合など，前立腺癌の診療において欠かすことのできない手技として，直腸診の重要性は今後も増していくと考えられる。

(岡　了)

◇文献

1) 日本泌尿器科学会，日本病理学会，日本医学放射線学会（編集）：前立腺癌取扱い規約（第4版），金原出版，東京，2010.
2) Pedersen KV, et al: Screening for carcinoma of the prostate by digital rectal examination in a randomly selected population. BMJ, 1990; 300: 1041-4.
3) Candas B, et al: Evaluation of prostatic specific antigen and digital rectal examination as screening tests for prostate cancer. Prostate, 2000; 45: 19-35.
4) Crawford ED, et al: Serum prostate-specific antigen and digital rectal examination for early detection of prostate cancer in a national community-based program. Urology, 1996; 47: 863-9.

臨床・実地編　前立腺癌の診断

前立腺癌の腫瘍マーカー：前立腺特異抗原（PSA）

◇ PSAの意義と問題点

　前立腺特異抗原（prostate-specific antigen；PSA）は染色体19q13.4に位置し，アンドロゲンにより発現が制御されるセリンプロテアーゼであり，組織カリクレインファミリーの一つである。PSAは前立腺の腺管および腺房の上皮より産生され，内腔へ分泌される。その腺腔におけるPSAは，凝塊となった精液の中でseminogelin ⅠとⅡを分解する機能をもつ。この本来の機能とは異なりPSAは前立腺癌の検出と治療効果判定のための腫瘍マーカーとして用いられる。

　PSAは固形腫瘍のなかにおける最も優れた腫瘍マーカーである。しかし，通常用いられる血中total PSA値の測定は，早期癌の検出において感度と特異度が十分ではない。これは，PSAは癌に特異的ではなく前立腺組織の特異的な蛋白であるために，前立腺肥大や前立腺炎などの良性疾患によっても数値が上昇してしまうことに起因している（**表1**）。このため，標準値として用いられているTandem-R測定キットにおける血中PSA値の4.1〜10.0ng/mlはグレーゾーンとよばれ，前立腺肥大と早期前立腺癌が重複する領域とされている。従って，このグレーゾーンにおける癌の診断精度をいかに向上させるかが，不要な生検を減らし効率よく癌を検出するうえで重要な問題となる。また，近年においては，治療を要する高悪性度の癌をいかに識別するかも重要な課題となっている。

　PSAは病期の進行に比例して上昇する（**表2**）ので，PSA値から，ある程度臨床病期を推定することは可能である。しかし，各病期間でのPSAの重複部分が多いため，PSAのみで正確な病期診断は難しい。従って，PSAのほかに，Gleason scoreやT分類などを併用して，局所浸潤の有無や，再発の確率などを推定するノモグラムなども工夫されている。本項では，まずPSAの生物学的特性について述べてから，グレーゾーンにおけるPSA関連マーカーについて概説する。

表1 前立腺検診症例における前立腺重量とPSA

$p<0.0001$：1 vs 5, 2 vs 4, 2 vs 5, 3 vs 5, 4 vs 5
$p<0.001$：3 vs 4
$p<0.05$：2 vs 3

群	前立腺重量 (ml)	n	PSA(ng/ml) (平均±SD)
1	〜10	22	1.75±3.88
2	10〜19	263	1.21±1.17
3	20〜29	187	1.59±1.52
4	30〜39	74	2.60±2.58
5	40〜	43	4.53±4.00

（文献2より引用）

表2 前立腺癌臨床病期とPSA

$p<0.0001$：A vs C, A vs D1, A vs D2, B vs D2, C vs D2, D1 vs D2
$p<0.01$：B vs D1
$p<0.05$：B vs C

臨床病期	n	PSA(ng/ml) (平均±SD)
A	23	6.1±5.9
B	16	11.8±10.5
C	85	32.3±43.5
D1	23	49.7±79.3
D2	125	278.1±482.8

（文献3より引用）

◆ PSAの生物学的特性

● 前立腺におけるPSAの分泌

　前立腺における腺組織の大半は末梢域に存在し，これらの腺から産生される精液は12〜20の排出管に流入し尿道に至る．PSAは精液中の主要な蛋白であり，精液中の濃度は0.5〜2.0mg/ml（血液濃度の約100万倍）である．ヒト前立腺における腺組織は1層からなる分泌上皮細胞と，それを取り囲むように連なった基底細胞と基底膜からなる．図1が示すように，PSAは腺房や腺管における分泌上皮細胞によって産生され，腺管に直接分泌される．前立腺癌や炎症性疾患では，基底細胞や基底膜からなる層の断裂が起こり，正常な線構造が失われ，PSAが直接周囲の血管に入りやすくなる．このため血中PSA値が上昇する．

● 精漿におけるPSA

　精漿におけるPSAの約30％は，プロテアーゼの活性をもつ完全体であり，約5％がプロテインC抑制因子と複合体を形成している．その他の型はペプチド鎖内部の切断によりプロテアーゼ活性をもたない非活性型のPSAとして存在している（図2）．癌では産生されるPSAは精液中の蛋白分解酵素にさらされる機会が少なくなり，非活性型PSAの濃度が低

図1　正常前立腺上皮と癌におけるPSAの生合成

正常上皮では，腺腔に分泌されたproPSAがhK2により活性型のPSAに変換され，この活性型PSAは血流に入りプロテアーゼ抑制因子（主としてα_1-アンチキモトリプシン；ACT）と結合する．活性型PSAは腺腔で蛋白分解を受け非活性型PSAとなり，血流に入って非結合型PSA（いわゆるfree PSA）として存在する．前立腺癌では基底細胞や基底膜ならびに正常な腺構造の喪失により，腺腔内におけるproPSA→活性型PSA，活性型PSA→非活性型PSAが減少し，同時に血中の結合型PSAやproPSAが増加することになる．intraepithelial neoplasia（PIN）では図に示すように部分的に基底細胞の喪失を認めるが，前立腺癌では完全に消失する．

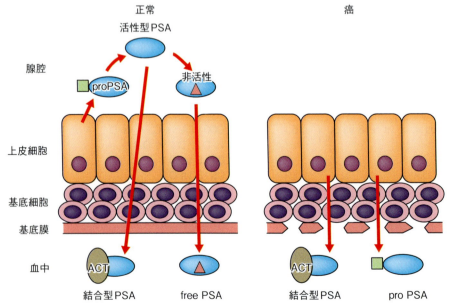

（文献4より引用，一部改変）

下している。前立腺癌組織において発見されたPSAのなかにproPSAのleu5とser6の間で切断された不完全型のproPSAがある。結果として生じたPSA蛋白は[-2]proPSAとよばれ，活性型PSAよりアミノ酸が2つ多く，非活性である。この型はN末端にある2つの余分なアミノ酸のため，トリプシンやHuman Kallikrein 2(hK2)により切断されずに血中に安定して存在する。この型を用いた前立腺癌の検出精度を高める取り組みに関しては後述する。

● 末梢血におけるPSA

末梢血に流入するPSAの79～90%は完全型のPSAであり，プロテアーゼ抑制因子であるα1-アンチキモトリプシンと80～90kDaの複合体を形成して血中に存在する。残りの部分は，α2-マクログロブリンやα1-アンチトリプシンなどのプロテアーゼ抑制因子と複合体を形成する。α1-アンチキモトリプシンと結合したPSAはcomplexed PSAまたはPSA-ACTなどとよばれている。α2-マクログロブリンはPSAを完全に取り囲むため，通常の免疫学的手法ではこの複合体を認識することができない。従って，現在一般に測定できるのはfree PSAとPSA-ACTであり，単にPSAと記載された場合は，両者をあわせたtotal

図2 PSAの構造

preproPSAにおけるリーダー配列は細胞内で切断されproPSAになる。腺腔内でproPSAは主としてhK2により切断され活性型のPSAとなる。proPSAは図に示すようなpropeptideにおける-2，-5の部位で切断され，非活性型のPSA([-2]pPSA, [-5]pPSA)となる。活性型のPSAは腺腔で図に示すような部位で切断され非活性型となる。活性型のPSAは血中に入るとプロテアーゼ抑制因子と結合するが，その他の型は血中ではいわゆるfree PSAとして存在する。

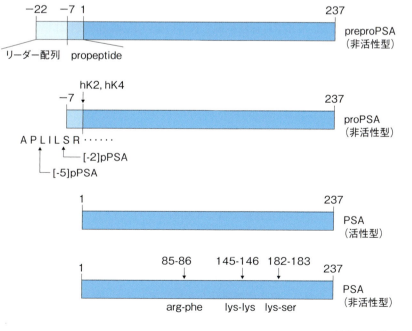

（文献4より引用，一部改変）

PSAを指す。末梢血のPSAの10～30%は，ペプチド鎖内部の切断により酵素活性をもたず，プロテアーゼ抑制因子などとは結合しないfree PSAとして存在する。前述したとおり，ペプチド鎖内部の切断は精漿中で生じるため，前立腺癌組織のようにPSAの腺管への正常な分泌が破綻している場合はあまり起こらない。従って，前立腺癌患者の多くでは血中free PSAは相対的に減少し，血中free/total PSA比が低値となることから，後述するように前立腺癌の鑑別に役立つとされている。

　血中PSAの測定には多くの方法が用いられており，それぞれの測定値は必ずしも一致しない。これは，free PSAとPSA-ACTに対する免疫反応性や，標準物質の違いなどによって生じている。現段階では，free PSAとPSA-ACTに等モル反応性を示す測定法の使用が望ましいとされている。等モル反応性を示す測定キットにおいては，Tandem-R値への換算値は一応の目安になるが，測定キット間の値換算は原則として推奨されていない。従って，PSA値の記載にあたっては測定キット名を明記する必要があり，経過観察時のPSAは同一の測定法を使用することが望ましい。

● 血中PSA値に影響を与える薬剤とPSA値の取扱い

　血液中の男性ホルモン値を変化させる薬や，前立腺組織内でアンドロゲンと作用する薬剤によって血中PSA値は変動する。5α還元酵素阻害剤であるデュタステリドおよび男性型脱毛症に対して使用されるフィナステリドなどは，血中PSA値を約50%低下させるので注意が必要である。一方，膀胱鏡検査や，前立腺マッサージ，経直腸的超音波検査，サイクリングなどが血中PSAレベルを一過性に上昇させる。

● PSA molecular formを用いたマーカー

　PSAを構成する各分画あるいはその比率を用いたマーカーである。free PSA，PSA-ACT，free/total PSA比などがある。また，本邦では保険収載されていないが，欧米では[-2]proPSAを用いたProstate Health Index(PHI)や，4つのカリクレインのフォームを測定したFour-kallikrein panel(4K score)なども用いられている。

　以下にPSAのmolecular formを用いた指標について，簡単に述べる。

● free/total PSA比

　前立腺癌細胞は，正常前立腺上皮より多くのPSAを産生しているわけではないが，**図1**に示したように，前立腺癌細胞で産生されたPSAの多くは正常細胞でみられるような活性化や分解を受けていない。正常前立腺におけるfree PSAは，完全型のPSAが内部の切断を受けて非活性化された蛋白である。しかし前立腺癌ではこの切断を受けたPSAの割合が少なく，free/total PSA比が低下する。グレーゾーンに関する報告では，free/total PSA比が25%より高値であれば，癌の可能性が8%未満しかないとの報告もある。千葉大学の検査データでも，後述する他のPSA関連マーカーよりも有用な傾向にあった(**表3**)。また，free/total PSA比は年齢による変動が少なく，超音波断層法などを必要とせず，複数回の測定を必要としないことから，不必要な生検を減らすためのPSA関連マーカーとして期待されてきた。さらに，グレーゾーンにおける有用性だけでなく，グレーゾーン以下におけ

る臨床的に重要な癌の検出に関しても，free/total PSA 比の有用性が報告されている。

一方，初回生検で陰性の場合，再生検での癌検出率を上げ，同時に不要な生検を減らすために種々の検討がなされているが，% free PSA（%fPSA）で25％以下の症例に再生検を推奨する報告がある。

● Prostate Health Index（PHI）

PSA のアイソフォームの一つである［-2］proPSA を用いて，［-2］proPSA/fPSA $\times \sqrt{PSA}$ の式で求められる。特に Gleason score 7 以上の症例を識別するのに優れると報告され，不要な生検を減らすのに有用とされる。

● Four-kallikrein panel（4K score）

Total PSA, free PSA, intact PSA, hK2 の4つのカリクレインの測定値と直腸診，年齢，そして生検歴を組み合わせて算出される。値は Gleason score 7 以上の癌が生検で検出されるパーセンテージ（%）として求められる。感度特異度に優れ，不要な生検を減らすのに有用とされる。また，このスコアを用いて，50歳代60歳代の前立腺癌患者を，20年後に転移の出現しそうな群とそうではない群の2群に分類することができたと報告されている。

◆ その他のPSA関連マーカー

● Age specific PSA：年齢層別PSA

PSA は加齢とともに上昇する（表4）。従って，年齢層別に PSA の正常値を定め，グレーゾーンにおける癌の診断効率を上げようとする検討がなされている。このなかには感度・特異度ともに向上したとする報告があるが，一方で，年齢層別PSAを用いることで陽性予測率を向上させ，不要な生検を回避できるものの，癌の発見率は低下することが示されており，臨床的に意味のある癌を見逃してしまう可能性が示唆されている。

● PSAの経年変化を利用したマーカー

前立腺癌では，前立腺肥大症や前立腺疾患のない対照と比較して，PSA の経年的変化の割合が高いことを利用して，グレーゾーンにおける癌の診断効率を上げる手段として考え

表3 前立腺癌と前立腺肥大症の鑑別におけるROC（receiver operating characteristic）曲線によるPSA関連マーカーの比較

PSA関連マーカー	ROC曲線下面積
total PSA	0.68
free/total PSA 比	0.805
PSA density（PSAD）	0.711
transition zone PSAD（PSAD-TZ）	0.763

（文献5より引用）

表4 前立腺検診症例における各年齢層とPSA

$p < 0.001$：50〜59 vs 70〜79
$p < 0.05$：60〜69 vs 70〜79

年齢	n	PSA（ng/ml）（平均±SD）
46〜49	4	0.53±0.19
50〜59	106	1.25±1.23
60〜69	274	1.68±2.03
70〜79	177	2.21±2.65
80〜89	28	1.93±2.32

（文献2より引用）

られたのがPSA velocity（PSAV；PSA年間増加度）である．2点間のPSAを測定すれば，PSAVは算出できるが，測定誤差などを考慮し，3点間の平均として算出することが望ましい．単位をng/ml/年とした場合，0.75をcut off値とするのが一般的である．また，PSAの倍加時間を計算して求めたものをPSA doubling time（PSADT）という．

　PSAVやPSADTについては，算出期間が長いため，PSA測定キットの変化や，抗アンドロゲン薬などの内服によるPSAの変化などにも注意する必要がある．初回スクリーニングとしては利用できないが，生検陰性症例の経過観察や，PSA検診などでの経過観察にも有用である．PSADTは治療後の経過観察にも用いられるが，それについては後述する．

●PSAと前立腺容積を用いたマーカー

　これもグレーゾーンでの診断効率を高めることが第一の目的である．PSAを超音波断層法によって得られた前立腺容積で除したものPSA density（PSAD）としている．これもcut off値が問題となるが，0.15ng/ml/cc程度が一般的である．また，PSAを超音波断層法によって得られた前立腺移行域重量で除した，いわゆるPSAD-TZ（transition zone PSAD）の有効性も報告されている．ただし，PSAD-TZは前立腺総容積が30cc未満の場合，その診断効率が低下するので注意が必要である．

　PSADやPSAD-TZを求めるためには，超音波断層法を行うことによる時間や経費の問題，前立腺の形状や上皮と間質の比率に個人差があることなどから，スクリーニングとして広く用いるには限界があると思われる．また，PSADでは生検の適応となる基準値を0.15に設定した場合，約半数の癌を見落としてしまうとの報告もある．

◆ ノモグラム

　前立腺癌の診断において，前立腺生検時の癌陽性率を血清PSA値を含む複数の各種臨床因子から算出するツールが開発されている．

　千葉大学では，PSA 90ng/ml以下およびPSA 10ng/ml以下における癌陽性を予測するノモグラムを作成し報告しており，血清PSA値，年齢，前立腺容積，直腸内触診所見，%fPSAなどが複合的に考慮されることで，より高い予測精度を実現している．PSA 10ng/ml以下においてPSA単独での曲線下面積（area under the curve；AUC）は0.55，PSAと%fPSAの併用ではAUC 0.646，ノモグラムを使用した場合のAUCは0.730との結果が得られているが，ノモグラムの詳細については別項に譲る．

◆ 治療後の経過観察とPSA

　ここまでは，前立腺癌の診断という見地から述べてきた．同時にPSAは治療後の経過をみるうえでも有用であるが，治療後の経過観察についての詳細は別項に譲る．ここでは治療後に用いられるPSA倍加時間について簡単に述べる．

● PSA倍加時(PSA doubling time ; PSADT)

複数のPSA値からPSA値が倍になる時間を算出し，PSA監視療法の治療開始や予後予測の指標として，あるいは根治療法後の予後予測の指標として用いられている。PSADTの測定においてはいくつかの注意点があるが，最低でも3ポイントあり，開始点のPSA値は0.2ng/ml以上で，PSA測定間隔は最低でも3カ月以上あけ，開始点以後のPSAの上昇幅が0.2ng/ml以上であること，というのが文献的に最もよく引用される測定方法である。

◆ リスク評価におけるPSA

限局性前立腺癌では，最適な治療法選択のために個々の症例をリスクで分類することがよく行われる(D'Amicoのリスク分類，NCCNリスク分類など)。また，治療法決定に術前ノモグラムが用いられる(Partinノモグラム，日本版術前ノモグラムなど)。これらのリスク評価においてPSAは非常に重要であるが，これについても詳細は別項にて述べる。

(巣山貴仁)

◇ 文献

1) 市川智彦: 血中free PSA/total PSAの臨床的意義. ホルモンと臨床, 2003; 51: 533-40.
2) Akimoto S, et al: Relationship of prostate-specific antigen levels to prostate volume and age in mass screening subjects. Urol Int, 1998; 60: 216-9.
3) Akimoto S, et al: Relationship between prostate-specific antigen, clinical stage, and degree of bone metastasis in patients with prostate cancer: comparison with prostatic acid phosphatase and alkaline phosphatase. Int J Urol, 1997; 4: 572-5.
4) Balk SP, et al: Biology of prostate-specific antigen. J Clin Oncol, 2003; 21: 383-91.
5) Suzuki H, et al: Clinical usefulness of serum antip53 antibodies for prostate cancer detection: a comparative study with prostate specific antigen parameters. J Urol, 2004; 171: 182-6.
6) NCCN guideline, version 2.2018 Prostate Cancer Early Detection
7) Suzuki H, et al: Development of a nomogram to predict probability of positive initial prostate biopsy among Japanese patients. Urology, 2006; 67: 131-6.
8) Kawamura K, et al: Development of a new nomogram for predicting the probability of a positive initial prostate biopsy in Japanese patients with serum PSA levels less than 10ng/ml. Int J Urol, 2008; 15: 598-603.

前立腺癌の腫瘍マーカー：
前立腺特異抗原以外のマーカー

　現時点では，前立腺特異抗原（prostate-specific antigen；PSA）ならびにPSA関連マーカーを凌駕するような新しいマーカーは出現していない。しかし，前立腺肥大症との鑑別に有用と思われる血清p53抗体値など，注目すべきものも報告されている。転移期癌においては，骨代謝マーカーが骨転移の状況を示す指標として使用される。また，去勢抵抗性に至った時点においては，PSAよりも神経内分泌マーカーのほうが予後をよく反映するようになることも知られている。海外では血中循環腫瘍細胞（circulating tumor cell；CTC）を定量するセルサーチシステム（Cell Search system）がアメリカ食品医薬品局（Food and Drug Administration；FDA）の承認を受けており，すでに転移性去勢抵抗性前立腺癌（metastatic castration-resistant prostate cancer；mCRPC）において実用化されている。
　本項では，早期癌に有用なもの，進行癌に有用なもの，そして以前は使用されていたが現在ほぼその役目が終わったと思われるものについて概説する。

◆ 早期癌に有用なマーカー

● 血清p53抗体値

　*p53*は最も古くから研究されている癌抑制遺伝子であり，前立腺癌においても進行病期を中心にその変異が報告されている。癌組織中の変異型p53蛋白は野性型と比較して半減期が長くなっている。このため血清中に抗体が出現するようになり，これをELISA（enzyme-linked immunosorbent assay）法を用いて，血清中で検出することが可能となった。血清p53抗体値は肺癌・食道癌などでスクリーニングや経過観察に有用であることが報告されている。鈴木らは，前立腺癌においてもT1c癌などの早期癌において血清p53抗体が検出され，前立腺肥大症と鑑別する際に有用であることを示した（図1）。また，これは他のPSA関連マーカーよりも有効であった。血清p53抗体値の短所としては，重複癌患者では使用できないこと，進行癌ではむしろ低下してしまうことが指摘されている。血清抗p53抗体検査は，すでに国内においても食道癌，大腸癌または乳癌が強く疑われる患者に対して保険診療で測定できるが，前立腺癌の疑いに関しては保険適応外である。

● insulin-like growth factor-Ⅰ（IGF-Ⅰ）

　IGF-Ⅰは前立腺上皮細胞の増殖因子である。血中のIGF-Ⅰ濃度と前立腺癌罹患の危険性について，前向きの研究が行われた。これによると，IGF-Ⅰが高値のものは低値のものに比べて，前立腺癌発症の危険性が高かった。また，IGF-Ⅰの高低とPSAは特に関連しなかった。

図1 前立腺肥大症（BPH）およびT1c癌における血清p53抗体値およびPSA値

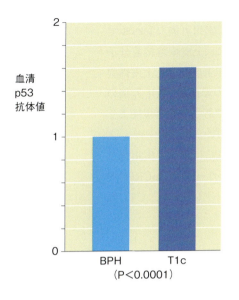
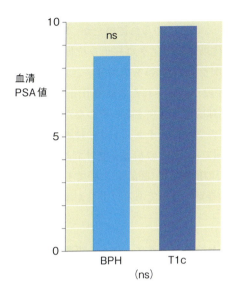

● PCA3/DD3

PCA3(DD3) はdifferential display法を用いて発見された，前立腺癌に有意に特異的に発現する遺伝子である（Differential Display Code 3）。前立腺癌の原発巣や転移巣の95％に発現が亢進し，正常前立腺組織では発現していないとされる。この遺伝子は染色体9q21.2に座位し，蛋白をコードしない，いわゆるnon-coding RNAとして発現している。PCA3テストがすでに臨床応用されている。これは，前立腺マッサージの後に得られた尿沈渣をサンプルとして用い，その中のPCA3のmRNAとPSAのmRNAの比を求める。PCA3テストのAUCは0.72と一般的なPSA単独のAUCよりも良好である。PSAを補完するマーカーとして今後期待できるマーカーの一つである。

◇ 進行癌や去勢抵抗性前立腺癌に有用なマーカー

● 神経内分泌腫瘍マーカー

血清中の神経内分泌腫瘍マーカーとして，chromogranin A（CgA）やneuron specific enolase（NSE），pro-gastrin-releasing peptide（ProGRP）が注目されている。これらは，神経内分泌細胞由来の癌におけるマーカーとして有用とされている。前立腺組織における神経内分泌分化の生理学的意義についてはまだ十分に解明されていないが，その発育や分化に関連していると考えられる。神経内分泌細胞はアンドロゲン受容体を有していないため，アンドロゲン非依存性の増殖機構への関与が推測される。富山大学での転移病期の去勢抵抗性前立腺癌患者における解析結果を示す（**図2**）。去勢抵抗性に至った時点においては，すでにPSA値自体は予後を反映せず，神経内分泌マーカーが予後の推定に有用となる。

● circulating tumor cell（CTC）

　CTCとは，腫瘍から遊離し血中に浮遊する遊離癌細胞である。1950年代より，癌細胞が末梢血中に同定されることは知られていたが，特異度・感度ともに実用可能なレベルではなかった。1970年代以降のモノクローナル抗体の実用化を契機に，上皮細胞接着分子（EpCAM）や，サイトケラチン（CK）を標的分子として，末梢血中の非上皮細胞と上皮細胞（癌細胞）を識別する手段が確立された。血液10 ml中には数百億個の赤血球，数千万個の白血球など，多くの血球成分が存在する。そのなかの数個の癌細胞であっても再現性よく検出することが，近年のフローサイトメトリー技術により可能となった。セルサーチシステムによる定量が米国ではFDAの承認を受けており，すでにmCRPCにおいて実用化されている。富山大学での検査結果（図2）においても，神経内分泌マーカー同様，mCRPCの患者において，予後の推定に有用である可能性が示された。このデータにおいて，CTC数

図2 mCRPCの予後と神経内分泌マーカーの関連

転移期去勢抵抗性前立腺癌（mCRPC）症例に対し，CTC数と神経内分泌マーカーについて，CTC数測定以降の予後との関連を検討した（n=14）。mCRPCにおいて，PSA値はすでに予後を十分に反映しない。pro-GRP値やNSE値，CTC値が予後を反映する。

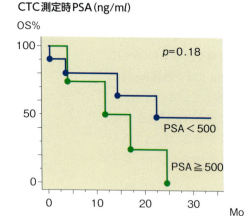

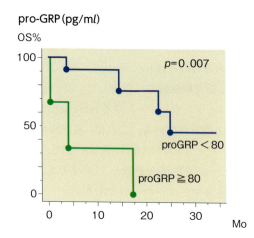

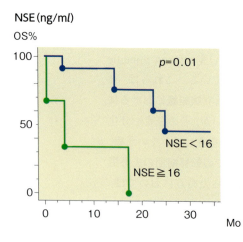

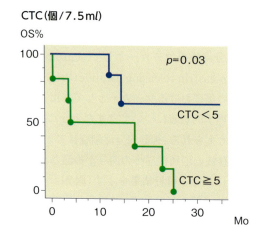

と既存の神経内分泌マーカー(NSE, ProGRP)との間に相関関係はみられず，CTCは既知のマーカーでは予測し得ない病勢を捉えていると考えられる。今後の臨床応用が期待されている。

CTCのさらなる応用として，CTCの細胞表面マーカーの解析やmRNA解析(例えばAR-V7の発現解析など)により，質的な評価を行うことで，さらに応用することも期待されている。

● PⅠCP, ⅠCTP

骨転移の診断には骨スキャンが主に用いられており，その診断的価値も高い。骨シンチ診断支援ソフトBONENAVIによる定量化も試みられている。しかし，RI施設が必要であり実施できる病院が限られることや，頻繁に撮影できないという問題もある。骨代謝マーカーであるⅠ型コラーゲンの合成や分解は，骨代謝を反映することがわかっているが，この合成や分解の過程で生成されるものに，carboxyterminal propeptide of type Ⅰ procollagen(PⅠCP)やcross-linked carboxyterminal telopeptide of type Ⅰ collagen(ⅠCTP)があり，骨転移のマーカー(**表1**)として利用されている。千葉大学の検査結果で，骨転移を有する前立腺癌のPⅠCPやⅠCTPは，前立腺肥大症や骨転移のない前立腺癌よりも有意に高値であった(**表2**)。異常値を示す個々の症例の経過観察に適していると思われる。

● 尿中NTX

骨代謝マーカーであるtype Ⅰ collagen cross-linked N-telopeptides(NTX)の尿中濃度は骨粗鬆症，副甲状腺機能亢進症および悪性腫瘍の骨転移診断に有用であるといわれている。アンドロゲン除去療法は骨粗鬆症をきたすことが知られているが，ホルモン療法の期間と尿中NTXに相関が認められる。長期ホルモン療法の患者では尿中NTXの定期的な測定により，早期の続発性骨粗鬆症および骨転移の診断および治療に有用である。また，ビスホスホネート製剤使用例での治療への反応をみる際にも鋭敏に反応し有用である。

◇ その他の骨代謝マーカー

前立腺癌患者における診断や予後推定に関して，10種類の骨代謝マーカーの有用性を比較した結果が最近報告されている。これらは骨形成マーカーとして，総および骨特異性アルカリホスファターゼ(tALP, bALP), amino-terminal procollagen propeptides of type Ⅰ collagen(PⅠNP), osteocalcin(OC), 骨吸収マーカーとしてbone sialoprotein(BSP), cross-linked C-terminal telopeptides of type Ⅰ collagen(CTX), cross-linked N-terminal telopeptides of type Ⅰ collagen(NTX), tartrate-resistant acid phosphatase isoenzyme 5b(TRAP), 破骨マーカーとしてosteoprotegerin(OPG), receptor activator of nuclear hctor κB ligand(RANKL)である。これらの10種類のマーカーが，年齢，PSA, T分類，異型度，骨転移の有無，リンパ節転移の有無などのパラメータとともに解析されている。単変量解析では，tALP, bALP, PⅠNP, BSP, CTX, NTX, TRAP, OPG, 骨転移の有無が予後と有意に相関していた。しかし，これらについて多変量解析を行ったところ，BSP （p=0.033）とOPG（p=0.006）のみが有意な予測因子となったと報告されていた。従って，OPG単独または他のマーカーと組み合わせることにより，前立腺癌患者の予後推定に有用であるかもしれないと結論していた。

表1 尿および血清で測定できる骨代謝マーカー

尿[a]		血清	
骨吸収	骨吸収		骨形成
Calcium（Ca/Cr）	N-telopeptide（S-NTX）		Bone-specific alkaline phosphatase（BALP）
Hydroxyproline	C-telopeptide（S-CTX）		Osteocalcin
N-telopeptide of type Ⅰ collagen（NTX/Cr）	Type Ⅰ collagen C-terminal telopeptide（ⅠCTP）		C-terminal peptide of procollagen type 1（P1CP）
C-telopeptide of type Ⅰ collagen（CTX/Cr）	RANKL/OPG ratio		N-terminal peptide of procollagen type 1（P1NP）
Pyridinoline（PYD/Cr）	Tartrate-resistant acid phosphatase（TRAcP）		
Deoxypyridinoline（DPD/Cr）			

a：骨代謝マーカーの値は尿中クレアチニン値で補正する。

（文献8より引用）

表2 前立腺肥大症および前立腺癌における骨転移の有無と，血清PⅠCP，ⅠCTP，ALP，PSAの関係
[a]$p＜0.0001$ vs 前立腺肥大症，[b]$p＜0.0001$ vs 骨転移なし，[c]$p＜0.05$ vs 前立腺肥大症

	前立腺肥大症 平均±SD（中央値）	前立腺癌	
		骨転移なし	骨転移あり
n	35	70	49
年齢	69.5±8.2（70）	72.2±8.5（74）	72.2±8.0（73）
PⅠCP（ng/ml）	99.8±35.3（94）	100.7±44.7（88）	259.9±228.2（155）[a,b]
ⅠCTP（ng/ml）	3.5±1.7（3.2）	4.5±2.7（4.3）[c]	10.2±7.6（7.6）[a,b]
ALP（IU/l）	155.1±42.5（153）	155.5±59.8（141）	571.2±750.2（310）[a,b]
PSA（ng/ml）	6.4±4.7（5.6）	57.3±111.5（19.3）[a]	625.6±960.6（219）[a,b]

（文献4より引用）

◆ 有用性がほとんどなくなったマーカー

● 前立腺性酸性ホスファターゼ(PAP)

　骨転移を有する前立腺癌の，血清酸性ホスファターゼ(prostatic acid phosphatase；PAP)が異常高値を示したことより，前立腺癌の腫瘍マーカーとして長い間使用されてきた。当初PAPは酵素法により測定されていたが，感度が低かった。1970年代より，抗体を用いたradioimmunoassay(RIA)やenzyme immunoassay(EIA)により測定されるようになり，感度も向上した。前立腺癌の陽性率は，転移病期では70〜100％と良好であるが，早期癌では0〜30％程度と低く，スクリーニングとしての有用性は低い。ただし，病理標本の免疫組織化学染色には現在でも用いられる。また，去勢抵抗性前立腺癌の癌ワクチン療法の一つであるsipuleucel-Tでは，PAPを含むヒト組み替え蛋白にて感作を行っており，免疫応答の標的となっている。

● γ-seminoprotein(γ-Sm)

　γ-SmはPSAとはまったく独自に見出されたが，その後PSAと同一の物質であることが判明した。γ-Smも前立腺癌の病期に相関して陽性率が上昇する。ここでも，前立腺肥大症や前立腺炎における偽陽性が問題となる。γ-Smはfree PSAを測定していることから，γ-Sm/PSA比の意義が検討された。グレーゾーンにおいてγ-Sw/PSA比を用いることにより，PSA単独よりも特異度を上昇させることが可能と報告されている。しかし，現在ほとんど用いられていない。

(加藤智規，小宮　顕)

◇ 文献

1) Suzuki H, et al: Clinical usefulness of serum antip53 antibodiesfor prostate cancer detection: a comparative study with prostate specific antigen parameters. J Urol, 2004; 171; 182-6.
2) Isshiki S, et al: Chromogranln A concentration as a serum marker to predict prognosis after endocrine therapy for prostate cancer. J Urol, 2002; 167: 512-5.
3) Kamiya N, et al: Pretreatment serum level of neuron specific enolase (NSE) as a prognostic factor in metastatic prostate cancer patients treated with endocrine therapy. Eur Urol, 2003; 44: 309-14.
4) Akimoto S, et al: Prognostic value of the serum levels of bone formation and bone resorption markers in prostate cancer patients with bone metastasis. Eur Urol, 1998; 34: 142-7.
5) Jung K, et al: Comparison of 10 serum bone turnover markers in prostate carcinoma patients with bone metastatic spread : diagnostic and prognostic implications. Int J Cancer, 2004; 111; 783-91.
6) Komiya A, et al: Neuroendocrine differentiation in the progression of prostate cancer. Int J Urol, 2009; 16: 37-44.
7) Hessels D, et al: DD3(PCA3)-based molecular urine analysis for the diagnosis of prostate cancer. Eur Urol, 2003; 44: 8-15.
8) Saad F, et al: Biochemical markers of bone turnover and clinical outcomes in men with prostate cancer. Urol Oncol, 2012; 30 (4): 369-78.
9) Maas M, et al: Circulating tumor cells and their role in prostate cancer. Asian J Androl, 2017; 19: 1-8.

臨床・実地編　前立腺癌の診断

前立腺癌の画像診断：超音波検査法

◇ 超音波検査法

　本法によれば前立腺被膜や精嚢への浸潤の有無など，他の検査では診断しにくい部位の診断が可能である．図1に示すような経直腸的探触子を用いる．通常は水平面断層像によって行い，矢状面断層像を補助とする．断面形状の変化に注意し，被膜エコー像および内部エコー像の変化を参考にする．表1に前立腺疾患を他疾患と鑑別する際の診断基準を示す．

図1 経直腸的探触子
水平面断層像は先端のコンベックス部分（5MHz）で，矢状面断層像はリニア部分（7.5MHz）で走査し画像を得る．

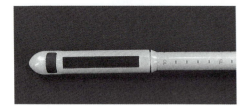

図2 正常前立腺

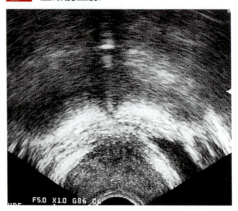

表1 前立腺超音波断層法の診断基準

所見		正常	前立腺肥大症	前立腺癌	前立腺炎
断面形状		三角形または半月形 拡大なし	半月形または 円形拡大	種々に変形 拡大すること多し	急性例は拡大 慢性例は変形
前後径		短い	左右径と対応しつつ 延長	延長 ただし例外あり	急性例は延長 慢性例は短い
上下径		短い	前後径と対応しつつ 延長	往々不つりあいに 延長	急性例は延長 慢性例は短い
対称性		あり	あり	なし	失われることもある
断面形状の相似性		あり	あり	なし	失われることもある
被膜 エコー像	厚さ 連続性 平滑性	薄い あり あり	厚い なし なし	不規則 進行したものでは なし	不規則 通常あり なし
内部 エコー像	密度 質	中等度 規則的	増加 規則的	往々部分的に消失 不規則	急性例は減少 慢性例は増加 不規則

（文献2より引用）

◇ 各疾患の所見

正常前立腺
　前立腺断面は三角形または半月形である。前後径が短く，左右対称で，被膜エコーは連続かつ平滑である（図2）。

● 前立腺肥大症
　前立腺断面は円形に拡大し，前後径は延長する。被膜エコー像は厚く，連続かつ平滑である。左右対称で，肥大症結節を判別可能である（図3）。

● 慢性前立腺炎
　前立腺断面はやや拡大，全体的な変形は軽度である。内部エコー像は不規則となる（図4）。

● 前立腺癌
症例1（図5）：57歳，病期B前立腺癌。前立腺断面に大きな変形はないが，右側に1.5×2cmの低エコー像を示す癌結節を認める。ほぼ左右対称である。

症例2（図6）：64歳，病期C前立腺癌。前立腺断面は変形し，前後径の延長も認める。左右非対称で両側にまたがる低エコー像を呈する癌結節を認める。

◇ 経直腸パワードプラーエコー

　前立腺癌では等エコー，高エコーの病巣も存在し，生検部位別での検討で癌陽性部の34.1％が等エコーかつhypervascularであったとの報告もあり，経直腸的超音波検査（transrectal ultrasonography；TRUS）は偽陰性が多く特異度，positive predictive value（PPV）が低い。またカラードプラーエコーでは炎症，癌ともにhypervascularであり，PPVは高いが感度が低いとされる。一方パワードプラーエコーは癌病変における微小な血流に

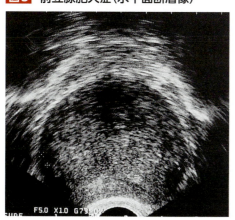

図3 前立腺肥大症（水平面断層像）

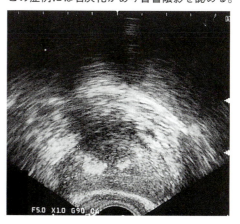

図4 慢性前立腺炎
この症例には石灰化があり音響陰影を認める。

図5 症例1：病期B前立腺癌

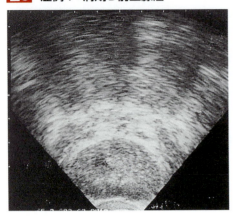

図6 症例2：病期C前立腺癌

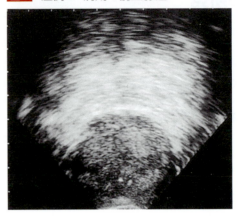

図7 経直腸パワードプラーエコー

a：症例1：63歳，PSA：6.7ng/ml，DRE正常。生検結果：右葉の3本よりpoorly differentiated adenocarcinoma, Gleason score 5+4
b：症例2：83歳，PSA：9.5ng/ml，DRE正常。生検結果：右葉底部よりmoderately differentiated adenocarcinoma, Gleason score 3+3

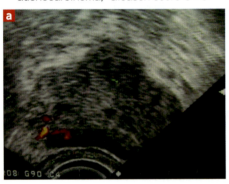
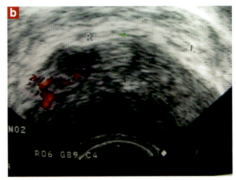

対しても十分感度が高く，TRUSより感度，特異度，PPV，negative predictive value（NPV）に優れ，生検の適応決定，および触診陰性例での生検部位決定に有用である（図7）。また，前立腺癌におけるhypervascularityは悪性度を反映するとされ，予後因子としての有用性も示唆されている。ほかに3-D経直腸パワードプラーエコー，microbubbleによる造影経直腸エコーなどが臨床応用されている。

◆ Real-Time Elastography

　直腸診（digital rectal examination；DRE）は重要な診断手法であるが，客観性，再現性に乏しいことが問題である。また，前立腺の直腸側に癌がない場合はその診断は困難である。このDREの限界を克服し，前立腺全体にわたり，その硬さ情報を客観化，画像化する手法として，超音波を用いた組織弾性イメージング技術（Elastography）が開発された。これは，超音波を用いて組織性状に基づく組織弾性の分布をリアルタイムで映像化するもので，近

年，前立腺癌診断に応用され，その妥当性や有用性が示されている[3~5]。

プローブは経直腸エコー用のバイプレーン型プローブを用い，横断面を中心に画像を取得する。経直腸的な圧迫操作の最大ストロークは5，6mm程度であり，被検者の負担は通常の経直腸前立腺エコー検査と大きくは変わらない。超音波による前立腺の画像診断は，B-mode画像での低エコー所見により病変部位を疑うが，明瞭には検出されない場合がほとんどである。

PSA高値311例での前立腺生検スクリーニングにおいても，DRE，TRUSの感度がそれぞれ37.9％，59％であったのに対して，Elastographyの感度は72.6％とその有用性が確認された[6]。また本法を用いることで，PSA値が1.25～4.00ng/mlの生検例における癌検出率が4.7倍上昇したとの報告もある[7]。

◆ MRI-経直腸超音波融合画像ガイド下前立腺生検

近年，前立腺生検はMRIや超音波などを用いた画像ガイド下生検へとシフトしてきている。高い空間分解能を有し，より高画質な画像を得ることができる3テスラMRIの普及に加え，通常のT2強調像に拡散強調像やダイナミック造影像など，複数の機能画像を組み合わせた「マルチパラメトリックMRI」という方法が前立腺癌領域でも応用されるようになった。これらは癌病巣の検出・局在診断における精度向上への寄与だけでなく，悪性度の予測など質的評価における有用性も示されている。

さらに，このマルチパラメトリックMRIと超音波検査を融合させた，MRI-経直腸エコーfusionガイド下ターゲット生検の臨床応用が進んでいる。従来は，超音波ガイド下生検を行う際にMRI情報を頭の中で組み立てて狙いを定めるしかなかったが，MRIと経直腸的超音波画像をコンピュータ解析でfusion（融合）させることで，より正確な狙撃生検を行うことができる。高リスク病巣を優先的に生検することによる臨床的意義の高い前立腺癌の効率的な診断[8]や，低悪性度病変を生検対象から除外することによる過剰診断・過剰治療の回避，Focal therapyに向けた局在診断への応用などが期待されている[9]。

（今本　敬）

◇ 文献

1) Ukimura O, et al: Prostate cancer staging: correlation between ultrasound determined tumor contact length and pathologically confirmed extraprostatic extension. J Urol, 1998; 159: 1251-9.
2) 日本泌尿器科学会・日本病理学会 編: 前立腺癌取扱い規約 第2版. 金原出版, 東京, 1992.
3) Konig K, et al: Initial experiences with real-time elastography guided biopsies of the prostate. J Urol, 2005; 174: 115-7.
4) Pallwein L, et al: Real-time elastography for detecting prostate cancer: preliminary experience. BJU int, 2007; 100: 42-6.
5) Salomon G, et al: Evaluation of prostate cancer detection with ultrasound real-time elastography: a comparison with step section pathological analysis after radical prostatectomy. Eur Urol, 2008; 54: 1354-62.
6) Miyagawa T, et al: Real-time elastography for the diagnosis of prostate cancer - evaluation of elastographic moving images. Jpn J Clin Oncol, 2009; 39 : 394-8.
7) Aigner F, et al: Value of real-time elastography targeted biopsy for prostate cancer detection in men with prostate specific antigen 1.25 ng/ml or greater and 4.00 ng/ml or less. J Urol, 2010; 184: 913-7.
8) Ukimura O, et al: Trans-rectal ultrasound visibility of prostate lesions identified by magnetic resonance imaging increases accuracy of image-fusion targeted biopsies. World J Urol, 2015; 33: 1669-76.
9) Matsuoka Y, et al: Candidate selection for quadrant-based focal ablation through a combination of diffusion-weighted magnetic resonance imaging and prostate biopsy. BJU Int, 2016; 117: 94-101.

前立腺癌の画像診断：
X線，核医学検査法

◇ 単純X線写真

　骨転移の単純X線写真による診断は，骨の形態や濃度の変化を観察する。骨シンチグラフィが骨転移検出によく行われる検査であるが，集積は疾患特異性がなく，骨の形態診断も正確な診断には必要である。

　前立腺癌の骨転移は，骨硬化が起こる頻度が高く，骨硬化像が認められる（図1）。骨転移に伴う病的骨折などの変化も観察可能である。

◇ 骨シンチグラフィ

● 骨シンチグラフィの原理と適応

　骨シンチグラフィで一般に使用されているのは^{99m}Tc標識リン酸化合物で，臨床で使われている薬剤は^{99m}Tc-MDP（methylene diphosphonate）および^{99m}Tc-HMDP（hydroxymethylene diphosphonate）である。^{99m}Tc標識リン酸化合物は，骨の構成成分である水酸化リン酸カルシウム（ハイドロキシアパタイト）に化学吸着することにより集積として描出される。骨の代謝を反映し，代謝の高い部位に集積をする。骨転移の画像パターンには，造骨型，溶骨型，骨梁間型，混合型転移が存在する。前立腺癌は造骨性転移が主体であり，骨シンチグラフィでは高い集積を示す。

　骨シンチグラフィによる骨転移検出感度は86％，特異度は81％と報告されており[1]，骨転移の検出感度は高いが，特異度がやや低い検査である。2015年に日本臨床腫瘍学会から発刊された骨転移診療ガイドライン[2]では，科学的根拠が乏しいという理由で骨シンチグラフィによる骨転移の診断は推奨グレードCである。2016年に日本泌尿器科学会から発刊された前立腺癌診療ガイドライン[3]では，骨シンチグラフィは骨転移の診断に有効であるとされ，推奨グレードBとなっている。しかし，低リスクの症例患者では骨転移のリスクが低く，すべての癌患者の骨転移診断に骨シンチグラフィを行うことは有用ではないとされ，PSA≧10.0 ng/ml，かつ直腸診陽性，Gleasonスコア≧8の症例，有症状の症例において有用とされている。

● 骨シンチグラフィの正常像

　正常成人では，基本的に骨に左右対称に集積する。頭蓋骨縫合，肩峰，烏口突起，胸鎖関節，胸肋関節，肩甲骨下角，仙腸関節，股関節，上腕骨近位，脛骨近位部などに生理的に集積する。腎から排泄されるため，腎や膀胱にも集積が認められる（図2）。

図1 腰部単純X線写真　前立腺癌骨転移

腰椎や仙骨，腸骨，恥骨，大腿骨に骨硬化性の骨転移が認められる。

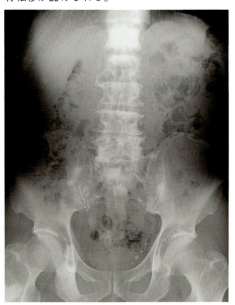

図2 正常成人骨シンチグラフィ

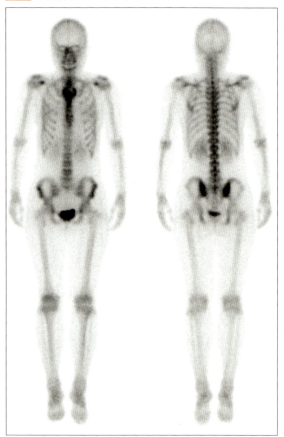

● 骨シンチグラフィによる骨転移の画像所見

　骨代謝の亢進している骨転移部位に集積亢進が認められる。しかし，骨シンチグラフィの集積には疾患特異性はなく，変形性変化や外傷，良性骨腫瘍などにも集積が認められる。転移の正確な診断には，単純X線写真やCT，MRIなどの形態画像との比較が必要な場合がある。

　全身にびまん性に骨転移が存在すると，あたかも正常骨シンチグラフィのような像を呈することがあり，super bone scanとよばれる（図3）。腎の描出をほとんど認めず，四肢骨遠位の集積低下が認められるのが鑑別点となる。溶骨型転移では，骨が腫瘍に置換され，集積欠損として認められることもある。

● 骨シンチグラフィの定量化

　骨シンチグラフィは通常，視覚的評価で診断が行われているが，読影者間のばらつきが存在する。集積の定量的な評価方法としては，Solowayらが報告したextent of disease grade（EOD）が用いられてきた。EODは骨転移を疑う集積の個数や範囲によりgrade 0～4の5段階に分類する方法である[4]（**表1**）。

図3 全身骨へのびまん性骨転移(super bone scan)
腎や四肢骨遠位の集積低下がみられる。

表1 EODのGrade分類

0：正常あるいは良性病変による異常。
1：骨転移部位が6カ所未満。ただし，椎体に関しては1単位は椎体半分，2単位は1単位分とする。
2：骨転移部位が6〜20カ所。
3：骨転移部位が20カ所を超える。ただし，super bone scanではないもの。
4：super bone scanあるいはそれに同等の場合。すなわち，肋骨，椎体，骨盤骨の75％を超えるもの。

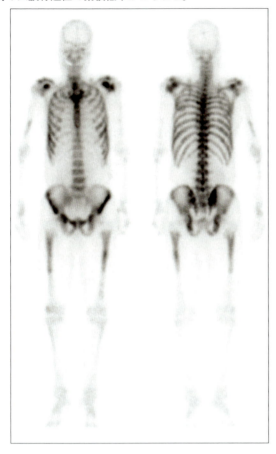

　さらに近年では，定量的な評価方向が発展進し，Memorial Sloan-Kettering Cancer CenterからBone Scan Index(BSI)という形での定量化が提唱され，臨床応用が進んでいる。BSIとは，全身骨量に対するリスクの高い集積部位の割合(%)である。

▶ **BONENAVI**

　BONENAVIは，富士フイルムRIファーマから無償で提供されている診断支援ソフトである。日本人の搭載データを元に，人工ニューラルネットワーク(Artificial neural network；ANN)を用いて高集積部位の特徴量解析を行い，骨転移の可能性が高い部位を赤，低い部位を青で表示する。さらに骨転移の確立を数値化し，ANNという値で算出する。ANNは0〜1の値で示され，1に近いほど転移の確立が高いことを示す。赤く表示されている部位の面積の総和に係数を掛け，骨面積全体で割った値がBSIに相当する。ホットスポット数(Hs)はANNが0.5以上の集積の数である。複数の検査の解析も可能で，BSIやANN，Hsの数値の推移を確認することができる(図4)。BSIと骨代謝マーカーとの関連や，BSIとoverall survivalの関連についても複数の報告がされている[5]。

図4 BONENAVI
a：治療前 PSA 12.61 ng/ml
b：ホルモン療法後 PSA 4.70 ng/ml
骨転移の可能性が高い集積が赤色，低い集積が青色で示されている。
BSI，ANN も表示され，治療前後の定量的比較が可能である。

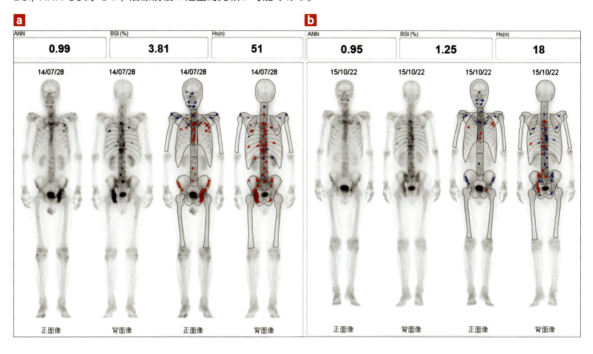

▶GI-BONE

　GI-BONE は，日本メジフィジックス（株）が開発し，AZE（株）が販売している診断支援ソフトである。骨 SPECT/CT を利用して，FDG-PET 検査で知られる standard uptake value（SUV）を用いて定量化することができる。SUV とは，投与された放射性医薬品が体外に排泄されることなく均一に分布したと仮定した状態を1とし，ある関心領域内の高集積部位がその何倍強く取り込んでいるかを計算した値である。ROI は自動で抽出され，個々の集積の SUV が算出される。自動位置合わせを行い，検査間での比較が可能である。

　また，骨 SPECT/CT を撮像することで，SPECT 像と CT 画像の fusion 画像を作成することが可能で，集積部位を正確に同定することができる。CT の形態画像との比較により，より正確な骨転移の診断が可能となる（**図5**）。

　SUV 値が骨転移に対する高い診断能を有するとの報告があり，骨転移のバイオマーカーとしての有用性が期待されている[6]。

（滝嶋葉月）

図5 GI-BONEによる骨転移の評価

a, b：前立腺癌ホルモン治療前後Planner像。治療前（**a**），治療後（**b**）。集積は全体に低下している。
c：骨SPECT/CT fusion画像。集積位置を解剖学的に把握ができ，骨転移のより正確な診断が可能である。
d：解析結果。骨SPECT/CTからSUVを算出する。集積の強さでカラーマップに表示されている。解剖学的位置合わせを行い，検査間での比較ができる。定量値はSUVmax, SUVpeak, SUVmean, total bone uptake（TBU）の評価が可能である。治療前後で多くの病変のSUVが低下していることがわかる。

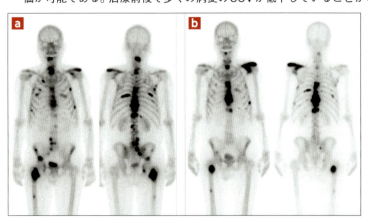
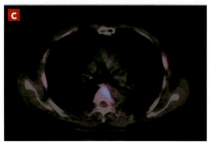
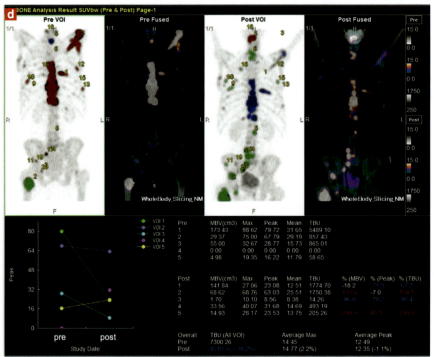

◇ 文献

1) Yang HL, et al: Diagnosis of bone metastasis: a meta-analysis comparing 18 FDG PET, CT, MRI and bone scintigraphy. Eur Radiol, 2011; 21: 2604-217.
2) 日本臨床腫瘍学会編: 骨転移診療ガイドライン, 南江堂.
3) 日本泌尿器科学会編: 前立腺癌診療ガイドライン2016年度版, 金原出版.
4) Soloway MS, et al: Stratification of patients with metastatic prostate cancer based on extent of disease on initial bone scan. Cancer, 1988; 61 (1): 195-202.
5) Nakajima K et al: Bone scan index: a new biomarker of bone metastasis in patients with prostate cancer. Int J Urol, 2017; 24 (9): 668-73.
6) Kuji I, et al: Skeletal standardized uptake values obtained by quantitative SPECT/CT as an osteoblastic biomarker for the discrimination of active bone metastasis in prostate cancer. Eur J Hybrid Imaging, 2017; 1(1): 2.

前立腺癌の画像診断：CT, MRI

◆ CT

　CTは組織間コントラスト分解能が低く，前立腺辺縁域と移行域の判別は難しい。このため，癌の存在診断・局在診断ならびに前立腺内の局所病期診断には不向きである。また，被膜外や周囲組織（精囊や膀胱）への浸潤の評価を行える場合もあるが，MRIと比較しその検出能力は劣る。前立腺癌においてCTを撮像する意義は転移病変のスクリーニングである。

　リンパ節転移は所属リンパ節（閉鎖・内外腸骨リンパ節）転移のほか，通常MRIでは撮像範囲外である総腸骨リンパ節や傍大動脈リンパ節転移の検出も可能である。ただし，感度・特異度は40％・80％程度との報告[1]がある。

　前立腺癌の骨転移の多くは造骨性であり，CTでは高吸収（CT値が高い）病変として観察される。軟部条件での観察では骨の吸収値の差がわかりづらく，ウインドウ条件を変更し骨条件で観察することが望ましい。肺転移においては腎癌や尿管癌など他の癌と同様に最も検出能の高い検査であり，進行例や治療後の経過観察例で行われることが多い。造影CTは脈管浸潤を評価したい場合は有用であるが，リンパ節転移・骨転移・肺転移の検出は非造影CTでも十分に検出可能であり，目的に応じて造影するかどうかを決める。

◆ MRI

● 前立腺癌診療におけるMRI

　MRIは前立腺癌の存在診断・局在診断ならびに局所病期診断において最も信頼のおける画像検査であり，画像診断ガイドライン[2]，前立腺癌診療ガイドライン[3]ともに推奨されている。生検に伴う出血は診断能を低下させるため，生検前に撮像するのが望ましい。生検前に病変の局在診断を行うことで，ターゲット生検を行う場合に優先的・重点的に生検する部位を決めることができる。生検後に撮像する場合は出血の影響を避けるため，3週間程度期間をおいて撮像する。

● Prostate Imaging-Reporting and Data System version 2

　MRIでの前立腺癌の診断能は読影者の経験によるばらつきが大きく，撮像・読影の標準化の指標として，2015年に米国放射線学会と欧州泌尿器生殖器放射線学会からProstate Imaging-Reporting and Data System version 2（PI-RADS）が提唱され[4,5]，広く用いられている。PI-RADSの目的は予後に影響する「臨床的に意義のある癌（clinically significant cancer）」の検出能の改善と，不必要な生検・治療を減らすために，良性病変ならびに生命予後に関係しない癌（ラテント癌）の確診度を高めることである。臨床的に意義のある癌とは，Gleasonスコア7以上，腫瘍体積0.5ml以上，前立腺外へ進展・浸潤のいずれか1つ以上

を満たす癌と定義されている。

▶**撮像方法**

　PI-RADSでは撮像装置は3Tあるいは16チャンネル以上のコイルを用いた1.5T MRIを使い，T2強調像，拡散強調像と造影ダイナミック検査（dynamic contrast-enhancement MRI；DCE-MRI）を撮像する，multiparametric MRI（mp-MRI）が推奨されている。ほかに，T1強調像を撮像することが多い。

　撮像方法として，T2強調像は3方向のスキャンが望ましく，スライス厚3mm，ギャップ厚0mm，撮像範囲（field of view；FOV）は12～20cm，スライス面内空間分解能は位相方向0.7mm以下，周波数方向0.4mm以下が推奨されている。拡散強調像は高いb値（b＞1,400s/mm^2）での撮像が推奨されていて，スライス厚4mm以下，ギャップ厚0mm，FOVは16～22mm，スライス面内空間分解能は位相方向・周波数方向ともに2.5mm以下が推奨されている。また，ADC mapの作成が必須である。使用するコイルは体表コイルと経直腸コイルがある。経直腸コイルを用いたほうが病期診断能は高いとされているが，侵襲性や検査のスループットの問題があり，国内の大部分の施設では体表コイルを用いている。

▶**読影・画像診断**

　読影について，T2強調像，拡散強調像・ADC map，DCE-MRIの所見（スコア）を組み合わせ，領域（辺縁域・移行域）ごとに5段階で評価する。各スコアリングとその組み合わせによる評価法は**表1，2**に示す。

表1 各画像スコア

	T2強調画像スコア（辺縁域）	T2強調画像スコア（移行域）
スコア1	均一な高信号（正常）	均一な中等度信号（正常）
スコア2	線状あるいは楔状の低信号域またはびまん性の中等度の低信号域（通常は境界不明瞭）	輪郭のある低信号または被膜のある不均一な結節（過形成結節）
スコア3	不均一な信号域または輪郭のない円形の中等度低信号域 スコア2・4・5以外	境界不明瞭で不均一な低信号域 スコア2・4・5以外
スコア4	輪郭のある均一な中等度低信号域・腫瘤で長径1.5cm未満	レンズ状あるいは輪郭不明瞭で均一な中等度信号域で長径1.5cm未満
スコア5	4と同様で1.5cm以上、または明らかな前立腺外進展・浸潤を呈する	4と同様で1.5cm以上のもの、または明らかな前立腺外進展・浸潤を呈する

	拡散強調画像スコア（辺縁域・移行域）
スコア1	ADC map、拡散強調画像で異常信号がないもの（正常）
スコア2	ADC mapで不明瞭な低信号域
スコア3	限局したADC mapで軽度・中都度の低信号かつ拡散強調画像で等信号・軽度高信号を呈する信号域
スコア4	限局したADC mapで著明低信号かつ拡散強調像で著明高信号を呈する信号域で最大径1.5cm未満
スコア5	4と同様で1.5cm以上，または前立腺外進展・浸潤を呈する

表2 各画像スコアリングとその組み合わせによる評価法

辺縁域

拡散強調画像	T2強調画像	DCE	PI-RADS
1	1〜5	(+)(−)×	1
2	1〜5	(+)(−)×	2
3	1〜5	(−)×	3
3	1〜5	(+)	4(3+1)
4	1〜5	(+)(−)×	4
5	1〜5	(+)(−)×	5

移行域

T2強調画像	拡散強調画像	DCE	PI-RADS
1	1〜5	(+)(−)×	1
2	1〜5	(+)(−)×	2
3	≦4	(+)(−)×	3
3	5	(+)(−)×	4(3+1)
4	1〜5	(+)(−)×	4
5	1〜5	(+)(−)×	5

DWIなし

T2強調画像	DCE	PI-RADS
1	(+)(−)×	1
2	(+)(−)×	2
3	(−)	3
3	(+)	4(3+1)
4	(+)(−)×	4
5	(+)(−)×	5

T2強調像：前立腺のzonal anatomyの把握，各領域内での異常所見の評価，精嚢浸潤，被膜外進展・浸潤，リンパ節転移の評価に用いる。辺縁域について，正常組織は高信号域として観察される。癌は類円形あるいは境界不明瞭な低信号域として観察されるが，出血や萎縮など癌以外も低信号域として観察されることがあり，非特異的である。移行域について，正常組織はT2強調像で低信号を呈する。癌はレンズ状あるいは輪郭不明瞭な中等度低信号域として観察されることが多い。移行域の癌は良性前立腺肥大症（背景前立腺の信号が不均一になる）のため，検出が難しいことが多い。PI-RADSでは辺縁域と移行域でスコアリングの基準がやや異なる。各スコアリングの画像を**図1, 2**に示す。

拡散強調像・ADC map：PI-RADSではADC値が750〜900 $\mu \mathrm{m}^2/\mathrm{sec}$を良悪性鑑別のカットオフ値としているが，スコアリングは視覚評価のみで行う。スコアリングの画像を**図3**に示す。

図1 T2強調像におけるスコアリング（辺縁域）

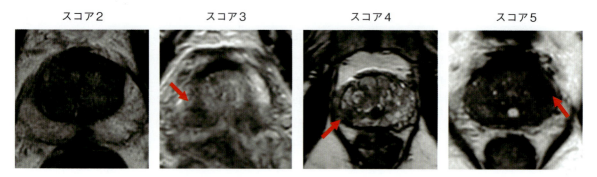

図2 T2強調像におけるスコアリング（移行域）

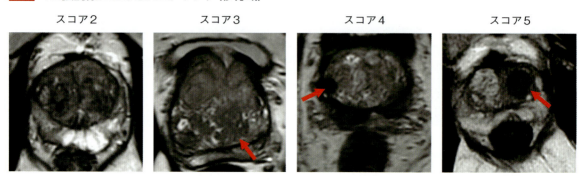

図3 拡散強調像・ADC mapにおけるスコアリング

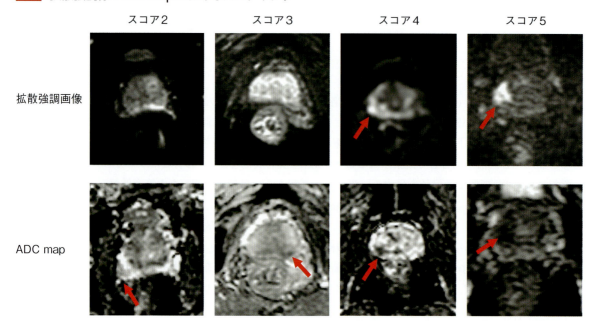

DCE-MRI：PI-RADSにおいては早期濃染の有無のみを評価する．隣接する前立腺組織と同時あるいはより早期からの限局した造影効果を示す領域があり，かつT2強調像や拡散強調像・ADC mapで相応する病変が存在する場合，早期濃染あり（＋）とする．スコアリングの画像を図4に示す．

▶レポートの記載内容

　指摘した病変のうち，最もカテゴリーが高い病変をindex lesionとする．同じカテゴリーの病変が複数存在する場合は，前立腺外浸潤がある病変をindex lesionとする．局在は前立腺を長軸に対し尾側から1/3ずつを尖部（apex），中間部（midgland），底部（base）に分け記載するが，ここでの尖部は手術などで泌尿器科医が考える尖部よりも範囲が広い（やや頭側寄りも含む）ことに注意が必要である．

　PI-RADSでは辺縁域・移行域それぞれで中心的役割を担う画像を定めている．辺縁域では拡散強調像・ADC mapが，移行域ではT2強調像が重視されていて，中心的役割を担う画像でスコアが3となったときのみ，他の画像のスコアがカテゴリー決定に関与する．辺縁域の病変で，拡散強調像・ADC mapでのスコアが5であった場合，T2強調像やDCE-

図4 ダイナミック造影像

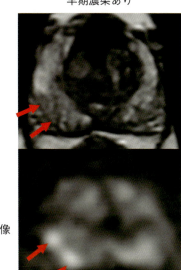
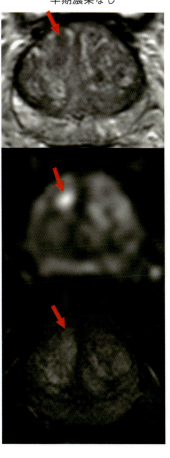

MRIでのスコアが何点であろうとカテゴリーは5となる。また，移行域でT2強調像でのスコアが2であった場合も拡散強調像・ADC mapやDCE-MRIでのスコアに関係がなくカテゴリーは2となる。

▶PI-RADSカテゴリーの臨床的意義

評価カテゴリーごとに臨床的に意義のある癌が存在する可能性はPI-RADS 1では非常に低い，PI-RADS 2では低い，PI-RADS 3では中等度（存在するかどちらともいえない），PI-RADS 4では高い，PI-RADS 5では非常に高いとされている。PI-RADS 4または5の病変では生検が推奨され，PI-RADS 1または2の病変では生検を行わないことが望ましいが，PI-RADS 2または3の病変に対しては血中PSA値や臨床経過などを考慮し，生検の適応は総合的に判断する。

▶前立腺癌のTステージング

前立腺癌のTステージングにもMRIは有用である。周囲組織の進展・浸潤についてはT2強調像での評価が基本となるが，DCE-MRIが撮像されている場合はそれを併用する。被膜外浸潤では，被膜と腫瘍が広く接する（12mm以上），前立腺外への不整膨隆，直腸前立腺角の鈍化，神経血管束の左右非対称化が，精嚢浸潤では精嚢内腔液の消失・充実性腫瘍への置換，精嚢壁・隔壁の肥厚が浸潤を示す所見として挙げられる。被膜外ならびに精嚢への浸潤をきたした病変を図5に示す。

図5 被膜外ならびに精嚢への浸潤をきたした病変
底部〜中間部レベル，左葉移行域の病変。腺外への不整膨隆があり，同部で被膜の連続性が不明瞭である（矢印）。被膜外浸潤を考える。また左背側では精嚢内腔液の消失と腫瘍への置換がみられ（矢頭），精嚢浸潤である。

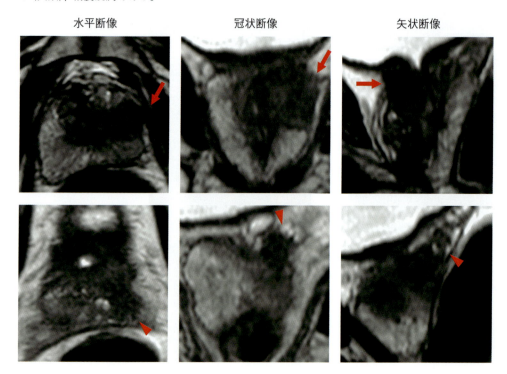

▶ PI-RADSの今後

　PI-RADSにおいて，中心的役割を担う画像以外の役割は大きくなく，特にDCE-MRIがカテゴリーに影響するのは辺縁域の病変で，拡散強調像・ADC mapでのスコアが3となった場合のみである。辺縁域におけるT2強調像の重要性，またDCE-MRIの必要性・重要性については議論がなされていて，今後のPI-RADSの改良が待たれている。

（西山　晃）

◇ 文献

1) AM Hövels: The diagnostic accuracy of CT and MRI in the staging of pelvic lymph nodes in patients with prostate cancer: a meta-analysis. Clinical Radiology, 2008; 63: 387-95.
2) 日本医学放射線学会: 画像診断ガイドライン2016年版, 金原出版株式会社, 2016, 476-80.
3) 日本泌尿器科学会: 前立腺癌診療ガイドライン2016年版, メディカルレビュー社, 2016, 80-1.
4) Weinreb JC: PI-RADS Prostate Imaging - Reporting and Data System: 2015, Version 2. Eur Urol, 2016; 69: 16-40.
5) American College of Radiology: Prostate Imaging Reporting and Data System (PI-RADS) version 2.

前立腺癌の画像診断：
新しい画像検査

◆ PSMAイメージング

前立腺特異膜抗原（prostate specific membrane antigen；PSMA）は膜貫通型蛋白質であり，前立腺癌には正常前立腺組織の10倍〜80倍と過剰発現している。PSMAを標的とし，複数の薬剤が開発されている。当初は^{111}Inによる製剤がアメリカFDAにより認可されたが，その後開発が進み，PET製剤としては^{68}Ga，^{18}F，^{89}Zrにより標識された製剤が，SPECT製剤としては^{99m}Tc（^{99m}Tc-HYNIC-PSMA，^{99m}Tc-MIP-1404-labeled PSMA，^{99m}Tc-MIP-1405 labeled PSMA），^{123}Iにより標識された製剤が報告されている（図1）。PET製剤のほうがSPECT製剤よりも感度が高く，半定量も可能であるが，使用できる施設などに制約が出てしまう。保険適用外の検査であるが，日本でも複数の薬剤で臨床試験が行われている。

図1 70歳代男性，^{99m}Tc-MIP-1404 PSMAシンチグラフィ
a：CTとの融合画像。前立腺癌に一致して，前立腺右葉に淡い集積亢進が認められる（矢頭）。
b：プラナー像。明らかな転移は認められない。

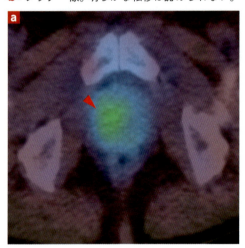
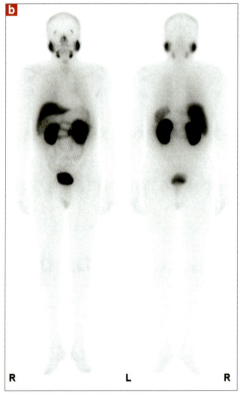

^{68}Ga-PSMA PETは近年報告が多く，病変ごとの解析による感度は80％，特異度は97％，患者ごとの解析では感度86％，特異度86％とされている。またリンパ節転移については感度65.9％，特異度98.9％，正診率88.5％，陽性適中率PPV 96.4％，陰性適中率86.3％と良好な結果が報告されている。再発後のステージングについて，後述するコリンPETと比較した報告が複数あるが，^{68}Ga-PSMA PETの優位性があるとされている[1]。コリンPETが不得手とするPSA低値の症例についても^{68}Ga-PSMA PETの優位性が示されている。

PSMAを標的とした治療薬も開発されており，^{177}Lu，^{225}Acで標識したPSMAによる内用療法の適応を決定する際に，PSMAイメージングは必須のものとなる。また^{68}Ga-PSMAや^{99m}Tc-PSMAを用いたradioguided surgeryも海外では行われている。

◆ ^{18}F-FDG PET

^{18}F-FDGは化学構造式，体内挙動がブドウ糖に類似しており，^{18}F-FDG PETは糖代謝の亢進している組織の描出に優れる。2010年4月から，早期の胃癌を除くすべての悪性腫瘍に対して保険適用が認められている。前立腺癌はブドウ糖代謝が活発でなく，正常前立腺や前立腺肥大でもある程度の集積がみられることがあること，近接する膀胱や尿道内の尿へのFDG排泄により病変がマスクされること，前立腺炎により偽陽性を呈することなどの理由から，有用性は高くない。PETの陽性率は60〜80％程度であり，骨転移の検出感度も骨シンチグラフィに劣るとされている（図2）。骨以外の転移の検索にはFDG-PETの有用性が認められている。また陽性適中率が高いことと，FDG集積が病変の活動性を反映する点は有用である。前立腺癌へのFDG集積はGlucose Transporter-1の発現が高い例や，低分化癌，ホルモン非反応症例で高く，Gleason scoreに関連があるとされている[2]。

近年，前立腺以外の悪性腫瘍にて^{18}F-FDG PETを行い，前立腺に集積亢進が偶発的に指摘されることが多い。前立腺への集積亢進は偽陽性が多いため，PSA測定での評価が必要である。尿道内の尿との鑑別で，正中にある集積亢進は尿のことが多い。また遅延相を撮影していれば，集積亢進が消失すれば，尿と判断できる。

◆ コリンPET/CT

^{11}C-choline，^{18}F-fluorocholineが用いられ，細胞膜のリン脂質合成を反映し，前立腺癌のような膜増殖の活発な悪性腫瘍でより集積亢進する。尿中排泄が少なく，FDG-PETよりも感度が高い。欧米では日常検査として位置づけられているが，日本では保険適用外である。^{11}C-cholineは尿中排泄がほとんどなく骨盤内の評価に優れるが，^{11}Cは半減期が20分と短いため，サイクロトロンを有する施設でしか検査ができない。^{18}F-fluorocholineは，少量だが尿中排泄があり，膀胱内の生理的排泄が目立ってしまうことがあるが，診断成績は両者で大差はないとされている。

局所の検出率については，コリンPET/CTはFDG-PETよりも優れるが，MRIよりも劣るとされる。治療後の再発・転移診断について，全身を一度に評価できるコリンPET/CTの有用性が数多く報告されているが，検出感度はPSAの値に大きく依存することが知られ

図2　70歳代男性　前立腺癌

腰痛にて発症。
a：^{18}F-FDG PETのMIP像。^{18}F-FDG PETではTh10, L4に小さな集積亢進が同定できる（矢頭）。
b：^{99m}Tc-MDPによる骨シンチグラフィ（正面像，背面像）。骨シンチグラフィでは広範囲に及ぶ骨転移が認められる。FDG-PETでの集積亢進に位置した部分には強く広範な集積亢進が認められる（矢頭）。^{18}F-FDG PETは横断像で評価しても骨シンチよりも描出は悪かった（非提示）。

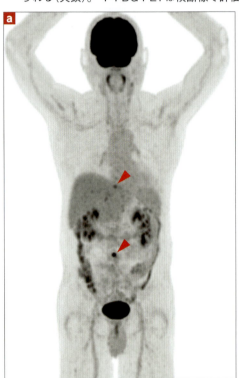
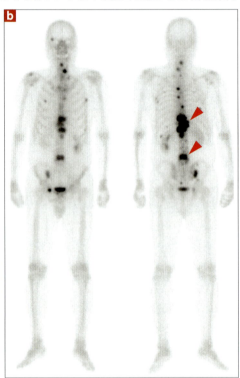

ている。PSAが1 ng/ml未満，PSA velocityが1 ng/ml/year未満，PSA doubling timeが6カ月以上などの症例は検出される確率は高くはないとされる[3]。

◆ オクトレオスキャン®

^{111}In標識ペンテトレオチド（オクトレオスキャン®）はソマトスタチン受容体に結合し，ソマトスタチン受容体分布の画像を作ることができる製剤であり，神経内分泌腫瘍に対して2015年9月に保険承認された。神経内分泌腫瘍は増殖の程度により3種類にG1〜G3に分類されるが，機能性腫瘍としての特徴がより存在するG1で診断能が高いとされている。前立腺の小細胞癌は全前立腺癌の0.5〜1%とまれな腫瘍だが，G3の神経内分泌腫瘍である。

去勢抵抗性前立腺癌の細胞にはホルモン療法前にはみられなかった神経内分泌パターンがしばしば観察される。これに対し分子標的療法としてソマトスタチンアナログを併用すると良好な治療成績を得られる可能性があり，この適応の評価としてオクトレオスキャンが有用であるという報告がある[4]（**図3**）。

図3 80歳代男性　去勢抵抗性前立腺癌 オクトレオスキャン®

下大静脈腹側のリンパ節に集積亢進が認められ（矢頭），ソマトスタチン受容体を有する再発病変であることが示唆される。なお右腎摘後である。

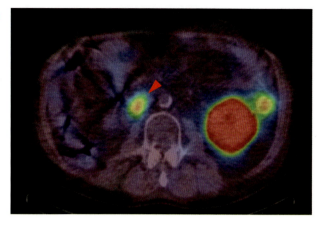

図4 70歳代　前立腺癌のMRSパターン
辺縁域のボクセルではクエン酸ピークは低下しており（矢印），コリンピーク（矢頭）の上昇がある。

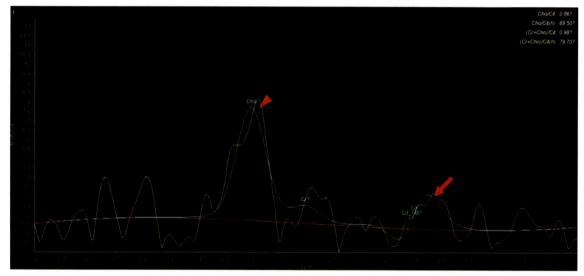

◆ proton MR spectroscopy (MRS)

　MRSは生体内の化学物質や代謝物質を，分子構造の違いからくるプロトンのわずかな共鳴周波数の変化を利用して測定する方法である。MRSは異なる代謝産物由来のプロトンを別々のピークとして表示する。ピーク下面積はプロトンの個数に比例することにより代謝産物の量を推測できる。

　正常前立腺細胞には高濃度に亜鉛が分布しており，この影響でクエン酸は前立腺細胞内に貯留し，腺腔内に分泌されるため，正常前立腺組織のクエン酸のピークは高い。これに対して前立腺癌細胞では代謝経路が異なるためにクエン酸の貯留は少なく，クエン酸のピークは低い。悪性腫瘍では亢進している細胞膜合成と破壊が亢進しており，これを反映して，細胞膜代謝に関連するとされるコリンのピークは高くなる。クエン酸およびコリンのピークの変化やコリン／クエン酸比の変化は，癌と正常組織との鑑別の一助となる[5]（**図4**）。

なおMRSによる評価は，移行域の病変には難しいとされる。理由として移行域には高頻度に前立腺肥大症を合併しており，非癌部のクエン酸が常に高いピークを形成するとは限らないためである。移行域を評価する際には，T2強調像の信号により注意をする必要がある。

撮影機器は1.5T MRIよりも3T MRIのほうが，コリンとクエン酸の共鳴周波数の差が2倍となるため，ピークの分離が良好である。また3T MRIは1.5T MRIよりも信号雑音比がよいこともMRS画像撮影に有利に働く。以前は経直腸コイルを使用する必要があったが，近年のMRIではフェイズドアレイコイルで撮影できるようになっている。プロトンMRSの測定方法にはシングルボクセル法とマルチボクセル法があり，シングルボクセル法は時間や緩和時間の定量に用いられ，マルチボクセル法は代謝物の分布を検討するために用いられる。前立腺では1回の測定で複数領域のスペクトルを得ることが可能なマルチボクセル法が用いられることが多い。

MRSの空間分解能は低いため微小腫瘍を見つけることは困難である。また磁場の乱れや動きによるアーチファクトの影響を受けやすいため，撮影および評価に注意が必要である。近年は，癌の検出に関しては短時間で情報が得られる拡散強調像やダイナミックMRIが利用できるので，偽病変の除外や，生検・治療前の悪性度評価，ホルモン治療後・放射線治療後の効果判定・再燃診断などに用いるほうが，有用性が高いと考えられる。

◇ MR lymphography

微小超磁性体酸化鉄(ultra-small superparamagnetic iron oxide；USPIO)製剤を用いたMR lymphographyによるリンパ節転移診断に期待がもたれている。USPIO平均粒子径が30nm以下と小さく，肝のKupffer細胞による認識が弱く取込みが少ないため，血中に長く存在し，リンパ節へ骨髄の細網内皮系の貪食細胞などに相対的に多く取り込まれる。正常リンパ節や反応性リンパ節にはUSPIOを取り込むマクロファージが存在するため，T2*強調像で低信号を示すが，転移病変はマクロファージが存在しないため，相対的に高信号となる。リンパ節のサイズ，形態による古典的な診断基準を用いずに転移巣の画像診断が行えるという利点がある[6]。USPIOは本邦ではいまだ認可されていない。

（堀越琢郎）

◇ 文献

1) Perera M, et al: Sensitivity, Specificity, and Predictors of Positive 68Ga-Prostate-specific Membrane Antigen Positron Emission Tomography in Advanced Prostate Cancer: A Systematic Review and Meta-analysis. Eur Urol, 2016; 70: 926-37.
2) Jadvar H: Prostate cancer: PET with 18F-FDG, 18F- or 11C-acetate, and 18F- or 11C-choline. J Nucl Med, 2011; 52: 81-9.
3) Castellucci P, Picchio M: 11C-Choline PET/CT and PSA kinetics. Eur J Nucl Med Mol Imaging, 2013; 40: 36-40.
4) Priftakis D, et al: Neuroendocrine differentiation in castration-resistant prostate cancer: A case report. Mol Clin Oncol, 2015; 3: 1392-4.
5) 楫 靖，ほか：前立腺spectroscopyの臨床への展開．画像診断, 2004; 24: 1119-28.
6) Zarzour JG, et al: Lymph node imaging in initial staging of prostate cancer: An overview and update. World J Radiol, 2017; 9: 389-99.

臨床・実地編　前立腺癌の診断

前立腺癌の組織診：前立腺針生検

　前立腺癌の確定診断と悪性度の評価には，前立腺生検により採取した前立腺組織の病理組織診断が必須である。前立腺生検は1926年に会陰部を切開して行う開放生検が実施されて以降，さまざまな手法が開発された。その後，経直腸的アプローチが開発され，1981年にHolmらが現在の主流である経直腸的超音波下前立腺生検を報告した。1988年にBiopsy Gunが開発され，現在では辺縁領域を中心にした系統的無作為生検（random systematic biopsy；RS-biopsy）が行われている。

◆ 適応

　PSA高値が持続する，あるいは直腸診で異常所見を認める場合に前立腺生検を考慮する。前立腺生検の一般的な適応を**図1, 2**に示す。年齢や合併症により治療方針が異なるため，生検の適応も患者の状態に応じて考える必要がある。

● 75歳以下で全身状態が良い場合（根治的治療ができる場合）

① 75歳以下で全身状態が良い場合には，PSA 4.0 ng/m*l* 以下であっても直腸診（digital rectal examination；DRE）やMRIで異常を認めれば原則生検を施行する。この場合には通常の生検箇所に加え，必要に応じて異常所見を認める部位の追加生検を行う。

② PSAグレイゾーン（4.0～10.0 ng/m*l*）症例の場合には原則生検を施行している。DREやMRIで異常を認めない場合もあるが，癌検出率などを説明したうえでPSAの各種パラ

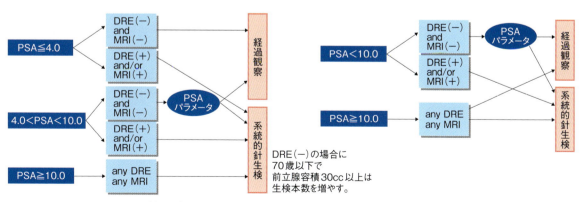

図1 生検の適応（75歳以下で全身状態が良い場合）

図2 生検の適応（75歳以上and/or全身状態が悪い場合）

DRE（−）の場合に70歳以下で前立腺容積30cc以上は生検本数を増やす。

DRE：digital rectal examination（直腸診）

メータを参考に生検の適応を決定する。生検の合併症はときに重篤になりうるため，癌予想検出率を提示し生検の必要性と合併症の両者をよく説明したうえで生検を施行するべきである。なおVashiらの提唱する生検モデルを参考に，70歳以下で前立腺容積が30cc以上の場合には生検本数を増やす必要がある。
③PSA＞10ng/mlは原則全例生検を行う。

75歳以上もしくは全身状態が悪い場合（根治的治療ができない場合）

75歳以上もしくは全身状態が悪い場合でもPSA 10～20ng/mlは原則生検を行う。ただし著しく全身状態が悪い場合や80歳以上の高齢者などでは，DREやMRIで明らかな異常を認めなければPSA 20ng/ml程度に上昇するまで経過観察されることもある。

PSA＜10ng/mlでもDREやMRIで明らかな異常を認めれば生検を施行する。

PSAのcut off値上限は通常4.0ng/mlに設定されてきたが，この値以下でも前立腺癌の診断に至ることがある。Prostate Cancer Prevention Trial（PCPT）において，4ng/ml以下の症例に対しても前立腺生検を行ったところ少なからず前立腺癌が発見されており，cut off値をどう設定するべきか定められていない（**表1**）。これまでPSA cut off値を引き下げることも検討されてきたが，不必要な生検を受ける症例が増加し，臨床的に重要でない癌の発見数が増加する可能性がある。伊藤らは前立腺癌診断の感度改善と適切な治療選択による前立腺癌死亡率を低下させるために，年齢階層別PSA cut off値（64歳以下：3.0ng/ml，65～69歳：3.5ng/ml，70歳以上：4.0ng/ml）を提案し，有効性を実証した。欧米のデータではfree-to-total PSA ratio（F/T PSA）を併用することで，臨床的に意義のある前立腺癌を検出し，同時に生検数を減少させることが可能であったことが報告されている[1]。

PSA density（PSAD），F/T PSA，年齢別階層別PSA cut off値などのPSA関連パラメータやmultiparametric MRIは，癌検出率の向上や不要な回避に寄与する可能性がある。

表1 PCPT試験のプラセボ群の2,950症例における前立腺生検の結果

PSA (ng/ml)	生検被験者 (n=2,950)	前立腺癌患者 (n=449)	GS≧7の前立腺癌患者 (n=67)
≦0.5	486	32（6.6%）	4/32（12.5%）
0.6～1.0	791	80（10.1）	8/80（10.0%）
1.1～2.0	998	170（17.0%）	20/170（11.8%）
2.1～3.0	482	115（23.9%）	22/115（19.1%）
3.1～4.0	193	52（26.9%）	13/52（25.0%）

（Thompson, et al: N Engl J Med, 2004; 350: 2239.より引用）

方法

系統的生検

1989年にHodgeらが経直腸的系統的6カ所生検(前立腺傍正中で尖部,中間部,基部からそれぞれ左右1本ずつ)を提唱し,世界的に標準的な生検方法として用いられてきた。

その後,PSA検診の普及などにより,直腸診陰性癌が増加し,系統的6カ所生検では不十分と考えられるようになった。前立腺癌の68％は辺縁領域(peripheral zone；PZ),24％は移行領域(transitional zone；TZ),8％は中心領域(central zone；CZ)から発生すると報告されているが,特にPZ外側(far lateral)や,尖部腹側の生検の重要性が論じられるようになった。

Eichlerらは標準的6カ所生検と比較して,PZ外側6カ所を加えた12カ所生検では癌検出率が31％有意に増加し,有害事象は増加しなかったと報告しており,2012年版の前立腺癌診療ガイドラインでは初回生検においては系統的6カ所生検にPZ外側4〜6カ所を加えた10〜12カ所の生検が推奨されている。またPZ癌70％に対してTZ癌の頻度が25％程度あるとされており,TZからも採取すること考慮する必要がある。

アプローチ方法

現在,前立腺生検は経直腸的超音波プローブによる前立腺矢状断像モニター下に経会陰的に生検する方法か,横断像モニター下経直腸的に生検を行う方法が一般的であり,さらにその両者を組み合わせた立体生検も行われている。

▶経直腸的アプローチ

無麻酔で施行可能であり,世界的に最も一般的に行われている方法である。ときに全身麻酔下に施行される。検査前の浣腸と抗生物質の予防投与が必要である。まれではあるが直腸出血や敗血症の報告があり,死亡例も報告されている。前立腺尖部腹側は前立腺癌の好発部位であるが,その部分の癌組織の採取が困難であることも欠点の一つである。

▶経会陰的アプローチ

前立腺尖部,腹側の採取に優れており,直腸を経由しないことで直腸出血や感染リスク軽減のメリットも指摘されているが,穿刺が会陰部を経由するため経直腸的生検と比較して生検時の痛みが強い。腰椎麻酔下で行われることが多い。

経直腸生検と経会陰生検における合併症や癌検出率については,有意差はないとする報告が多い。Haraらは初回の前立腺生検における経直腸的12カ所生検および経会陰的12カ所生検を前向きに比較し,癌検出率および合併症の頻度に有意差を認めなかったと報告している。また再生検においてもAbdollashらが両者の癌検出率に有意な差を認めなかったと報告しており,前立腺癌診療ガイドラインでも両者の有用性は同等であると結論づけている。

新たな生検方法

近年さまざまなfocal therapyの進歩により,癌の有無の診断だけでは情報として不十分となり,臨床的に意義のある癌(significant cancer)の局在や悪性度などの,より正確な

情報が必要である。しかしながら系統的生検の精度を上げるために，際限なく生検本数を増やしていくことは現実的ではない。このような問題を解決するために，近年画像診断や医療機器，特に超音波画像とMRI画像の分野における進歩によって，新たな方法を用いた標的生検の有用性が報告されてきている。従来の標的生検では，経直腸的超音波診断法（transrectal ultrasound；TRUS）で癌病変を疑う部位を追加で生検する方法や，MRI画像を頭の中で組み立てて，癌が疑われる部位をTRUS下に穿刺する方法が用いられてきたが，近年MRI画像をリアルタイムにTRUSに融合させるシステムを使用して行うMR-US fusion biopsyが開発された。

▶ **MR-US fusion biopsy**

MRIのデータを超音波装置内のシステムに取り込み，前立腺の輪郭をトレースし，癌が疑われる部位をマーキングする（図3a）。生検施行時にTRUSで前立腺の3D画像を取り込み，MRI画像と融合させる（図3b）。超音波画像にマーキングされた部位を見ながら標的生検を行うことができる。

図3 MR-US fusion biopsy
a：MRIのデータを超音波装置内のシステムに取り込み，画像を構築する。
b：装置とリアルタイム3D超音波画像

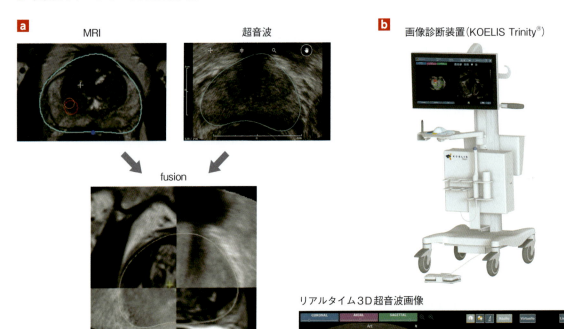

▶ **MRI-targeted biopsy**

　また，医療経済的な観点から臨床的に意義のない癌の検出を抑える（不要な生検を減らす）目的で，Vickersらは前立腺癌が疑われる男性の診断における，MRI標的生検のTRUSガイド下生検に対する非劣性を検証する多施設共同無作為化試験（PRECISION試験）を行った。MRI標的生検群のうち28％で陽性所見を示唆されず，前立腺生検を受けなかった。臨床的に意義のある癌の検出率はMRI標的生検群が38％，標準的生検群で26％であり，MRI標的生検群は標準的生検群に比べ非劣勢であることを示した。また，臨床的に意義のない癌の検出率はMRI標的群で9％，標準的生検群で22％であった。これらの結果からMRI標的生検は臨床的意義のある前立腺癌を早期に検出し，意義のない癌の検出や生検の反復を抑制できる可能性があると結論付けた[2]。

PSA，直腸診の真陽性率

　PSA検査と直腸診は，前立腺癌診断における代表的な検査であり，外来で行われる。Catalonaらは，50歳以上の6,630名の男性ボランティアを対象に，PSA検査と直腸診を併用した試験を行い，前立腺癌の陽性適中率がPSAで32％，直腸診で21％と報告した[3]。直腸診は検者の経験による差が大きいが，直腸診による異常所見は前立腺癌症例の15～40％程度に認めるとされる。特に臨床的に意義のある癌のうち，直腸診で異常を認めた症例は約7割を占め，悪性度が高いほど直腸診が陽性になることが示された[4]。

前立腺針生検の限界と再生検の適応

　PSA値がグレイゾーンの患者では系統的生検を施行しても1回の生検で癌を検出できるのは70～80％程度とされる。一般的に再生検の際の癌検出率は回数を重ねるごとに低下していくとされており，2回目での生検でも癌が検出されなかった場合，3回目の生検を積極的に行うよう勧めるだけの明確な根拠はない。また生検回数を重ねるごとに低グレード，低ステージの癌検出率が増加するともいわれており，そのため一般的に3回目以降の生検を行うのは癌を非常に強く疑う場合に限るとされる。

　どのタイミングで再生検をすればよいかの検査法の選択や施行順序は確立していないが，定期的なPSA検査行いながら，MRIを併用することは再生検の必要性を判断するうえで有用とされる。一般的にはPSA値やDRE所見から，前立腺癌を強く疑う場合には間隔をあまり開けずに再生検すべきとされる。また病理学的に悪性度の高いprostatic intraepithelial neoplasia（PIN）などが含まれる場合には，同様に早めの再生検が必要である。近年では，前立腺癌診断の特異度を改善するPCA3などのPSA関連バイオマーカーやConfirmMDxといったエピジェネティック検査などが考案されており，フォローアップ中のモニタリングとして有用になる可能性がある。

（岡東　篤）

◇ 文献

1) Heidegger I, et al: Age-Adjusted PSA Levels in Prostate Cancer Prediction: Updated Results of the Tyrol Prostate Cancer Early Detection Program. PLos One, 2015; 10.
2) Vickers A, et al: MRI-Targeted Biopsy for Prostate-Cancer Diagnosis. N Engl J Med, 2018; 379: 589.
3) Catalona WJ, et al: Comparison of digital rectal examination and serum prostate specific antigen in the early detection of prostate cancer: results of a multicenter clinical trial of 6,630 men. J Urol, 1994; 151: 1283-90.
4) Gosselaar C, et al: The interobserver variability of digital rectal examination in a large randomized trial for the screening of prostate cancer. Prostate, 2008; 68: 985-93.

臨床・実地編　前立腺癌の診断

骨盤内リンパ節郭清術

◆ 役割と意義

　前立腺癌において，リンパ節転移は骨転移に次いで多い転移部位である。CTやMRIによるリンパ節転移の診断では1cmを超えないと転移と評価することは困難であり，小さなリンパ節転移の検出には限界がある。最も正確なリンパ節転移の診断方法は骨盤内リンパ節郭清（pelvic lymph node dissection；PLND）であり，各種ガイドラインにおいて推奨されている[1〜3]。

　未治療前立腺癌のリンパ節転移の予後は10年以上と良好であるため，PLNDによる予後改善の有意性は証明されていない。また，PLNDの郭清範囲や用語は統一されていない。ここではPloussardらの定義を用いることとする[4]（図1）。限局骨盤内リンパ節郭清術（limited pelvic lymph node dissection；lPLND）の郭清範囲は外腸骨静脈と閉鎖神経の間の閉鎖リンパ節，拡大骨盤内リンパ節郭清術（extended pelvic lymph node dissection；ePLND）の郭清範囲は閉鎖・内腸骨・外腸骨・尿管交差部以下の総腸骨リンパ節とする。

図1 前立腺癌に対する骨盤内リンパ節郭清範囲の定義

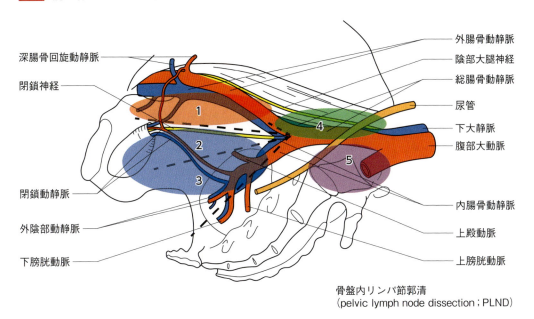

骨盤内リンパ節郭清
（pelvic lymph node dissection；PLND）

郭清範囲 1（赤）　　：限局PLND　　外腸骨静脈と閉鎖神経の間
郭清範囲 1〜3（青）　：標準PLND　　郭清範囲（赤）＋閉鎖神経のやや背側
郭清範囲 1〜4（緑）　：拡大PLND　　郭清範囲（青）＋総腸骨リンパ節
郭清範囲 1〜5（紫）　：超拡大PLND　郭清範囲（緑）＋正中仙骨リンパ節

（文献4より引用）

◆ リンパ節への転移様式

 前立腺癌の所属リンパ節は総腸骨動脈分岐部以下の骨盤内リンパ節である"内腸骨・外腸骨・閉鎖リンパ節"と定義されている(図2)[5]。細胞間を満たしている組織液の90％は毛細血管へ再吸収され，残りの10％が毛細リンパ管から吸収されて集合リンパ管やリンパ節を経由して静脈に還流する。

 癌のリンパ節転移は，癌細胞から放出される血管内皮増殖因子(vascular endothelial growth factor；VEGF)などのサイトカインによりリンパ管新生が促され，癌細胞はリンパ管内へ浸潤遊走してリンパ節へ取り込まれる[6]。腫瘍原発巣から直接リンパ流を受けるリンパ節であるセンチネルリンパ節(sentinel lymph node；SLN)に最初のリンパ節転移が発生する。多くの癌ではSLNに転移がなければ他部位のリンパ節転移はないと判断され，乳癌や悪性黒色腫などではリンパ節郭清術の手段としてセンチネルリンパ節郭清術(sentinel lymph node dissection；SLND)が標準的に行われている。SLNのみを郭清することで，手術侵襲や術後のリンパ瘻やリンパ嚢腫を軽減することが可能になる。

 しかしながら，前立腺癌は多中心性であることや生検と全摘標本間でしばしばupgradingを伴うため，前立腺癌においては術中にSLNを同定することは困難とされた。近年，indocyanine green(ICG)前立腺内注入によるSLNDの有用性が報告されている。前立腺周囲のリンパ管の走行には個人差があるものの，前立腺のSLNは所属リンパ節である内腸骨・外腸骨・閉鎖リンパ節と正中仙骨リンパ節が多いと報告されている[7]。

図2 前立腺癌の所属リンパ節

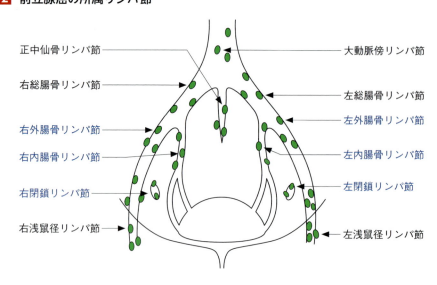

青字：所属リンパ節(転移例：病期N1/D1)
黒字：その他のリンパ節(転移例：病期M1a/D2)
本邦規約分類をもとに作図

(文献5より引用，改変)

骨盤内リンパ節の郭清範囲

　従来は前立腺全摘除術の際に閉鎖リンパ節のみのlPLNDを行っていたが、各種ガイドラインでは過小診断であることと不要な合併症を起こすため、lPLNDはもはや行うべきではないとしている。前立腺癌診療ガイドラインでは、中間〜高リスク症例に対して外腸骨・閉鎖・内腸骨リンパ節領域のePLNDを行うことを推奨している（推奨グレードB）[1]。European Association of Urology（EAU）ガイドラインでは、Brigantiらのノモグラムでリンパ節転移陽性率＞5％の中間〜高リスク群全例に対して、内腸骨・外腸骨・閉鎖リンパ節領域のePLNDを行うことを推奨している[2]。National Comprehensive Cancer Network（NCCN）ガイドラインでは、超低リスク群では期待余命が20年以上かつノモグラムでリンパ節転移の可能性≧2％、低〜中リスク群では期待余命が10年以上かつリンパ節転移の可能性≧2％、高〜超高リスク群では期待余命に関係なく全例に対して内腸骨・外腸骨・閉鎖リンパ節領域のePLNDを行うことを推奨している[3]。

　EAUガイドラインでは、内腸骨・外腸骨・閉鎖リンパ節領域で前立腺癌リンパ節転移の94％をカバーするとしているが、尿管交差部以下の外腸骨・閉鎖・内腸骨リンパ節郭清では骨盤内リンパ節転移の75％程度しかカバーすることができないとの報告や、総腸骨リンパ節と正中仙骨リンパ節への転移を各々約15％で認めると報告されている[8]。

臨床病期・Gleason score・PSAなどの組み合わせによるリンパ節転移の予測

　前立腺癌におけるリンパ節転移の頻度は、リンパ節転移を予測するノモグラムを利用することが各種ガイドラインで推奨している。代表的なノモグラムは、EAUガイドラインで推奨しているBrigantiらが作成したノモグラムであり、限局性前立腺癌588例を用いて作成された（図3）[9]。本ノモグラムの背景因子は平均年齢66.2歳、平均PSA 8.0ng/ml、平均摘出リンパ節数20.8個、リンパ節転移陽性例49例（8％）、転移リンパ節数2.9個である。

　リンパ節転移予測因子の項目は、治療前PSA・臨床病期・PrimaryおよびSecondary Gleason grade・生検陽性コア腫瘍占拠率であり、本ノモグラムの正確度は87％と高い。具体例として治療前PSA 15ng/ml・臨床病期cT2・Gleason grade 4+4・生検陽性コア腫瘍占拠率50％とすると、リンパ節転移陽性率は約35％となる。問題点としては容易にリンパ節転移陽性率が5％を超えるため、多くの中間リスク群に対してePLNDの適応になってしまうことが挙げられる。

リンパ節転移の診断方法

　リンパ節転移の診断に通常用いられるモダリティはCTやMRIであるが、両者ともに感度40％・特異度80％程度と、その診断能は満足できるものではない。前立腺癌診療ガイドラインにおいてもCTやMRIを用いたリンパ節転移の評価は推奨グレードC1と低い。whole body MRIは全身の転移評価が可能であり、Diffusion weighted whole body

図3 EAUガイドラインで推奨されている前立腺癌骨盤内リンパ節転移を予測するノモグラム

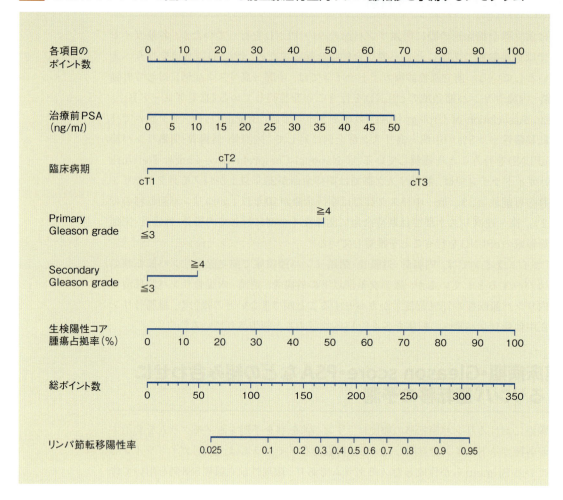

imaging with background body signal suppression（DWIBS）を用いたリンパ節転移の検出能は造影CTとほぼ同等とされる[10]。微小超常磁性酸化鉄粒子（USPIO）を用いたMR lymphographyは2mmからリンパ節転移の評価が可能とされ，感度・特異度ともに90％以上ときわめて有効な評価法であるが，日本での承認と販売は中止となり使用することができない。FDG-PETもリンパ節転移の評価に利用されているが，CTやPETでは1cmを超えないとリンパ節転移を評価することは困難である。

近年，リンパ節転移の評価において^{11}C-Choline PET/CTの有用性が報告されている。CTやMRIと比較して感度65％・特異度90％と高いものの，日本では保険適応外である。^{11}C-Choline PET/CTにおいても5mm以下の小さなリンパ節転移の検出には限界があるとされる[1]。このような状況のなかで最も期待されている画像評価法は^{68}Ga-PSMA PET/CTであり，前立腺癌リンパ節転移の検出率は約90％ときわめて高いことが報告されている[11]。

◆ 拡大骨盤内リンパ節郭清術(ePLND)

　前立腺癌に対するPLNDは前述したように，ePLNDを行うことが推奨されている。高リスク群の限局性前立腺癌に対するlPLNDのリンパ節転移陽性率は1〜5％であるが，ePLNDのリンパ節転移陽性率は約15〜40％と圧倒的に高い。自験例においてもlPLND 5％・ePLND 25％とePLNDのリンパ節転移陽性率は有意に高かった。ePLNDにおけるリンパ節転移陽性部位は内腸骨・外腸骨・閉鎖リンパ節がほとんどであり，なかでも内腸骨リンパ節領域の陽性率が高い(表1)[12,13]。ePLND施行時のリンパ節摘出数は20個以上を目安としており，摘出リンパ節数が多ければ多いほど，10年癌特異生存率は有意に良好であることが報告されている[14]。

　ePLNDの方法として，①開腹手術(open radical prostatectomy；ORP)，②腹腔鏡手術(laparoscopic radical prostatectomy；LRP)，③ロボット支援手術(robot assisted laparoscopic radical prostatectomy；RARP)が挙げられる。リンパ節摘出数はORP＞RARP＞LRPであるが，近年ではRARPの技術は飛躍的に向上しており，ORPに迫る郭清範囲とリンパ節陽性率が報告されている。

　ePLNDの問題点は合併症と手術時間の延長である。ePLNDの合併症で多いものはリンパ瘻・嚢腫・浮腫である(表2)。リンパ瘻・嚢腫を起こさない手段として左右尿管外側の腹膜

表1 骨盤内リンパ節郭清術：各術式よる比較(ORP vs LRP vs RARP)

	ORP(自験例)	LRP[1]	RARP[2]
症例数	47	35	292
平均リンパ節摘出数	36	14	20
リンパ節転移陽性率	26％	31％	11％
転移陽性部位			
外腸骨	1％	4％	1％
内腸骨	5％	8％	3％
閉鎖	2％	5％	1％
総腸骨	1％	−	1％

ORP：開腹前立腺全摘除術，LRP：腹腔鏡下前立腺全摘除術，RARP：ロボット支援下腹腔鏡下前立腺全摘除術

(1：文献12より引用，2：文献13より引用)

表2 各術式による拡大骨盤内リンパ節郭清術に伴う合併症

	ORP(自験例)	LRP[1]	RARP[2]
症例数	47	35	292
神経損傷	0(0％)	2(6％)	1(1％)
リンパ嚢腫	2(4％)	1(3％)	1(1％)
リンパ瘻	7(15％)	−	9(3％)
浮腫	9(19％)	−	25(9％)
深部静脈血栓	0(0％)	1(3％)	0(0％)

ORP：開腹前立腺全摘除術，LRP：腹腔鏡下前立腺全摘除術，RARP：ロボット支援下腹腔鏡下前立腺全摘除術

(1：文献12より引用，2：文献13より引用)

を大きく切開することがきわめて有効である。当科におけるePLNDは後腹膜アプローチで行っているが、左右尿管外側の腹膜切開の導入後からはリンパ瘻・嚢腫を認めていない。リンパ浮腫については術後1カ月以内に改善するケースがほとんどであり、マッサージや弾性ストッキングの着用が有効である。

◆ 今後の病期診断リンパ節郭清術の役割

リンパ節転移を評価する画像診断では^{68}Ga-PSMA PET/CTが期待される。ICGを利用したSLNDは、PLNDに伴う侵襲や合併症を軽減させることが期待されるが、前立腺癌におけるSLNの定義や診断と予後に対するエビデンスは構築されていない。現状では最も正確なリンパ節転移の診断方法はePLNDであり、リンパ節転移陽性数は予後予測因子となる[15]。正確なリンパ節転移の診断は適切なタイミングでの治療介入を可能とし、予後延長につながることが期待される。しかしながら、ePLNDによる予後改善のエビデンスは構築されていない。ePLNDに伴う合併症や手術侵襲を考慮すると、ePLNDは10年以上の期待余命を有する高リスク群症例に対してしっかりとした郭清を行うべきであり、低〜中リスク群や中途半端なlPLNDは行うべきではないと考える。

（神谷直人）

◇ 文献

1) 日本泌尿器学会/編：前立腺癌診療ガイドライン 2016年度版、金原出版、2016.
2) EAU Guideline. Prostate Cancer. http://uroweb.org/guideline/prostate-cancer/: 2018.
3) NCCN Guideline. Prostate Cancer Version 4. 2018. https://www.nccn.org/professionals/physician_gls/pdf/prostate.pdf
4) Ploussard G, et al: Pelvic lymph node dissection during robot-assisted radical prostatectomy: efficacy, limitations, and complications-a systematic review of the literature. Eur Urol, 2014; 65: 7-16.
5) 日本泌尿器科学会/日本病理学会/日本医学放射線学会/編：前立腺癌取扱い規約 第4版、金原出版、2010.
6) Tammela T, et al: Lymphangiogenesis: Molecular mechanisms and future promise. Cell, 2010; 140: 460-76.
7) Yuen K, et al: Intraoperative Fluorescence Imaging for Detection of Sentinel Lymph Nodes and Lymphatic Vessels during Open Prostatectomy using Indocyanine Green. J Urol, 2015; 194: 371-7.
8) Osmonov DK, et al: Extended salvage pelvic lymph node dissection in patients with recurrent prostate cancer. Adv Urol, 2014; 321619.
9) Briganti A, et al: Updated nomogram predicting lymph node invasion in patients with prostate cancer undergoing extended pelvic lymph node dissection: the essential importance of percentage of positive cores. Eur Urol, 2012; 61: 480-7.
10) Lecouvet FE, et al: Can whole-body magnetic resonance imaging with diffusion-weighted imaging replace Tc 99m bone scanning and computed tomography for single-step detection of metastases in patients with high-risk prostate cancer? Eur Urol, 2012; 62: 68-75.
11) Hijazi S, et al: Pelvic lymph node dissection for nodal oligometastatic prostate cancer detected by 68Ga-PSMA-positron emission tomography/computerized tomography. Prostate, 2015; 75: 1934-40
12) Lattouf JB, et al: Laparoscopic extended pelvic lymph node dissection for prostate cancer: description of the surgical technique and initial results. Eur Urol, 2007; 52: 1347-55.
13) 服部一紀：特集1：泌尿器癌に対するリンパ節郭清の外科的手技と成績 前立腺癌. Jpn J Endourol, 2017; 30 : 20-4.
14) Abdollah F, et al: More extensive pelvic lymph node dissection improves survival in patients with node-positive prostate cancer. Eur Urol, 2015; 67: 212-9.
15) Briganti A, et al: Two positive nodes represent a significant cut-off value for cancer specific survival in patients with node positive prostate cancer. A new proposal based on a 2-institution experience on 703 consecutive N1patients treated with radical prostatectomy, extended pelvic lymph node dissection and adjuvant therapy. Eur Urol, 2009; 55: 261-70.

臨床・実地編　前立腺癌の治療：総論

病期に応じた治療の選択：治療体系

◆ 前立腺癌の治療法

　前立腺癌に対する治療法としては，監視療法，手術療法，放射線療法，ホルモン療法，化学療法，免疫療法などがある（**表1**）。このうち，手術療法（前立腺全摘除術），放射線療法（外照射，組織内照射）は根治を目的とする局所療法であり，ホルモン療法，化学療法，免疫療法は緩和または補助療法として用いられる場合が多い全身療法である。また，骨転移による疼痛緩和の目的で放射線外照射や放射線内用療法を施行することもある。

◆ 前立腺癌の特徴

　前立腺癌患者の治療を行ううえで念頭に置くべき臨床的特徴を**表2**にまとめた。第一に，患者は高齢者であることが多く，併存症，期待余命，治療後の生活の質への影響について十分に配慮する必要がある。第二に，スクリーニングやリスク分類，および治療反応性評価や再発・再燃の判定などのマーカーとして，血清PSA測定が有用である。第三に，人口の高齢化，生活習慣の欧米化，PSA検査の普及により，わが国における前立腺癌の罹患数は上昇を続けている。従って，前立腺癌への対応は，今後のわが国の医療にとって非常に重要な課題であるといえる。第四に，他の癌種と比較して，前立腺癌の進行は緩徐な例が多い。そこで，病状の進行と治療の侵襲やQOLへの影響とを勘案して治療方針を決定することが望まれる。第五に，局所限局性癌に対しては，監視療法から，根治手術，放射線治療，ホルモン療法などさまざまな治療選択肢があり，治療法の決定に迷う場合がある。第六に，前立腺癌は一般に男性ホルモン依存性を示し，ホルモン療法が有効である。第七として，前立腺癌の転移巣として骨の頻度が高く，またホルモン療法に起因する骨密度減少も生じるため，骨への対応が求められる。

表1　前立腺癌の治療法

治療法	方法	目的
監視療法	—	—
手術療法	局所療法	根治療法
放射線療法	局所療法	根治療法・緩和療法
ホルモン療法	全身療法	緩和療法・補助療法
化学療法	全身療法	緩和療法・補助療法
免疫療法	全身療法	緩和療法・補助療法

表2　前立腺癌の特徴

1. 高齢者に多い
2. 診断や経過観察に血清PSAが有用である
3. 日本人には少なかったが，近年急増している
4. 進行が比較的緩徐な例が多い
5. 局所限局癌には種々の治療選択がある
6. 男性ホルモン依存性を示し，ホルモン療法が有効である
7. 骨に転移しやすい

わが国では，前立腺癌に対して病状や進行度にかかわらずにホルモン療法が行われてきたきらいがある。ホルモン療法の効果は良好であり，また，重篤な副作用を起こすことはまれと考えられてきた。しかし，近年，長期間のホルモン療法による副作用が明らかとなり，問題点が指摘されるようになった。今後は個々の患者において，病状や患者側の要因に基づいた治療法を選択することが求められる。

◆ 治療の選択に影響する要因

前立腺癌患者の治療法を決定するにあたっては，種々の因子を考慮する必要がある（**表3**）。腫瘍側の要因としては，転移の有無や部位，前立腺癌に起因する自覚症状の有無や程度，原発病巣の広がり（T因子）・Gleason score・PSA値の3つに基づくリスク分類がある。患者側の要因として，年齢および一般的健康状態や併存疾患に基づく期待余命が挙げられる。

◆ 病期およびリスク分類に基づく治療体系

期待余命が十分に長い（10年以上）患者における治療体系を**図1**に示す。転移のない低リスク癌に対しては，監視療法，組織内照射，放射線外照射，手術療法が選択肢となる。中リ

表3 治療選択に影響する要因

腫瘍側要因
- 転移の有無・部位
- 症状の有無・程度
- リスク分類（原発巣の広がり：T因子，Gleason score，PSA値）

宿主側要因
- 年齢
- 一般健康状態
- 併存疾患
- 期待余命

図1 前立腺癌の初期治療体系（期待余命10年以上）

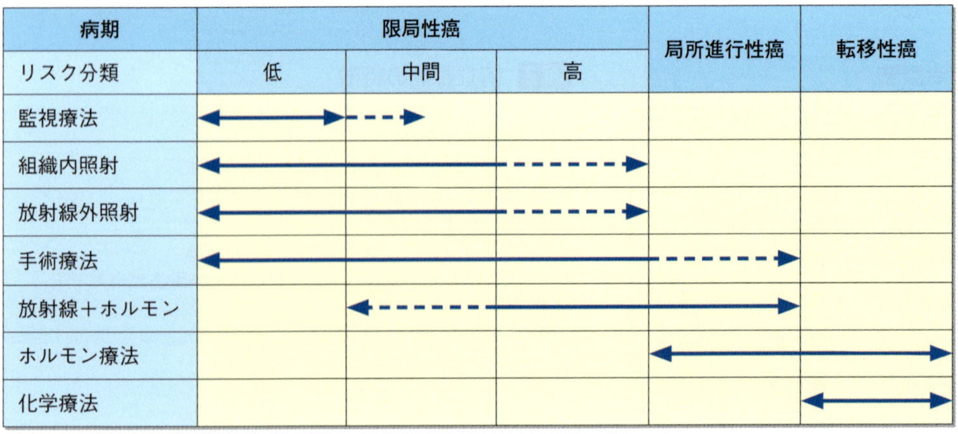

病期	限局性癌			局所進行性癌	転移性癌
リスク分類	低	中間	高		
監視療法	←——→ - - →				
組織内照射	←————— - - - →				
放射線外照射	←————— - - - →				
手術療法	←—————————— - - →				
放射線＋ホルモン		←— - - - —→			
ホルモン療法				←————→	
化学療法					←→

スク癌には，手術療法，放射線外照射が勧められるが，組織内照射や補助ホルモン療法の併用などが行われることもある。高リスク癌においては，放射線外照射とホルモン療法の併用が推奨されるが，症例を選んで手術療法も適用されうる。局所進行性癌に対しても放射線外照射とホルモン療法の併用，ホルモン療法単独，症例によっては手術療法が選択肢となる。なお，focal therapyについては，低リスクを中心として限局性癌には用いられるが，局所進行性癌は適応外とされる。

一方，遠隔転移を有する転移性癌にはホルモン療法が第一選択であるが，場合によっては化学療法との併用も推奨される。ホルモン療法後に再燃した去勢抵抗性癌には，化学療法や新規ホルモン薬ないしは緩和医療が行われる。

診療ガイドライン

日本泌尿器科学会，アメリカ泌尿器科学会（American Urological Association；AUA），ヨーロッパ泌尿器科学会（European Association of Urology；EAU）などの学会が前立腺癌の診療ガイドラインを発行している。また，アメリカのNational Comprehensive Cancer Network（NCCN）が前立腺癌ガイドラインを作成しており，その日本語訳もネット上で閲覧することが可能である。これらのガイドラインは，各国の医療事情，改訂時期，作成委員会の意向などによって内容に若干の違いあるが，診療の参考として有用である。

治療の個別化

限局性前立腺癌に対しては，さまざまな治療選択肢をとりうる。かつては，主に臨床病期に基づき組織学的悪性度を加味して治療法が勧められていた。現在は，腫瘍の広がり（T因子）・Gleason score・PSA値によってリスク分類を行って，推奨すべき治療法が定められるようになっている。また，転移性前立腺癌においても，適切なホルモン療法の方法や時期などを患者ごとに定める必要がある。さらに研究が進めば，腫瘍や宿主の遺伝子学的特徴などから，効果の期待される治療法や副作用の起こりやすさが推定できるようになると思われる。このように，各患者に適した治療法を推測することで，治療効果の最大化と副作用の最小化が得ることが可能となる（personalized medicine）。

高齢者前立腺癌に対する治療選択

高齢者においては，健康状態を評価して手術や化学療法などの侵襲的治療の適応を決めることが勧められる（**表4**）。監視療法・待機療法，ホルモン療法，放射線内用療法，緩和的放射線照射などは，年齢や健康状態にかかわらず施行可能とみなされる。

転移のない限局性癌に対してはさまざまな治療選択肢があるが，病期やリスク分類に加えて，年齢および健康状態や併存疾患に基づく期待余命を加味して治療方針が決定される。高齢者や期待余命の短い例では，侵襲の少ない治療法（監視療法，待機療法，ホルモン療法など）が施行される例が多い。しかし，高齢者であっても健康状態の評価に基づいて期待余

表4 高齢者前立腺癌の治療法

適応可能
- 監視療法・待機療法
- ホルモン療法
- 放射線内用療法

健康状態の評価（健康, 脆弱, 虚弱, 末期）により適応決定
- 手術療法（前立腺全摘除術）
- 放射線療法（組織内照射）
- 放射線療法（外照射）
- 化学療法

命を推定し，場合によっては根治療法を施行するなど，適切に治療法を選択することが勧められる．

　転移を有する進行性癌では，年齢にかかわらずホルモン療法が第一選択と考えられている．最近，初期より化学療法薬ドセタキセルや新規ホルモン療法薬アビラテロンを併用することで予後が改善されることが示されたが，高齢患者への適応の是非についてはいまだ定まっていない．

再発・再燃後の治療方針

　手術や放射線療法などの根治療法後に局所再発をきたした場合には，救済放射線療法や救済手術療法が考慮されるが，ホルモン療法を行うことも多い（図2）．ホルモン療法の後に再燃進行した去勢抵抗性癌に対しては，アビラテロンやエンザルタミドなどの新規ホルモン薬を含む二次ホルモン療法やドセタキセルやカバジタキセルによる化学療法が有効である．また，骨転移治療薬であるラジウム-223が去勢抵抗性癌の全生存期間を延長することが示された．転移性去勢抵抗性前立腺癌に対する逐次療法は確立されていない．症例に応じて，新規ホルモン薬（アビラテロンまたはエンザルタミド）および化学療法（ドセタキセル，次いでカバジタキセル）を選択する（図3）．一方，骨への対応として，骨修飾薬（ゾレドロン酸またはデノスマブ）およびラジウム-223の併用を検討すべきである．

インフォームドコンセント

　病状に基づく治療法の選択は，あくまでも指針であり絶対的なものではない．治療方針の決定にあたっては，各治療法の期待される治療効果のみならず，起こりうる合併症の種類と頻度，治療期間，費用などについて十分な説明を行って，患者の同意を得ることが必要である．この際には，治療による生命予後の延長のみを考えるのではなく，QOLへの影響を加味することも重要である．この点で，QOLで補正した生存期間（quality adjusted life years；QALY）による比較も有用である．また，QOLへの影響を考慮する場合には，医師による評価よりも患者自身による評価のほうが適切と考えられる．さらに，医療は不確

実であり，病状判定の誤認や予期しない病状変化の可能性についてもきちんと説明することが必要である。最近は高額の医薬品が登場している。患者の自己負担への配慮のみならず，わが国の医療費全体を慮ることも必要である。

図2 再発・再燃後の治療

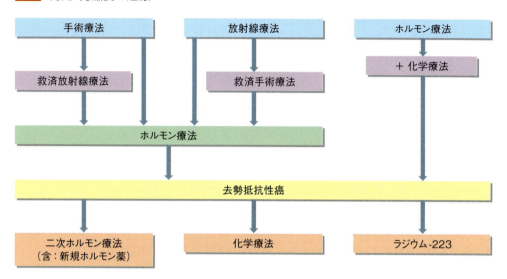

図3 転移性去勢抵抗性癌（mCRPC）に対する逐次療法

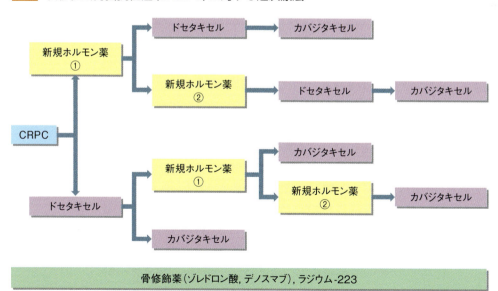

図4 セカンドオピニオンの進め方

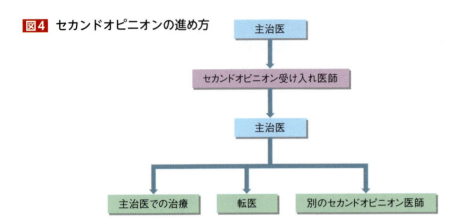

◆ セカンドオピニオン

　主治医の提示した治療方針について，患者は，別の医師の意見をきく機会が保障されるべきである。わが国の健康保険では，セカンドオピニオンを受けにいく場合の診療情報提供書作成に保険が適用されている（診療情報提供料Ⅱ：500点）。セカンドオピニオンを受け入れる側は自費診療であり，施設によって5,000円から50,000円程度の料金が設定されている。セカンドオピニオン受診の場合，必ずいったんは主治医のもとに戻るのが原則である（**図4**）。治療方針が異なり，主治医変更を希望する場合には，改めて診療情報提供書を持参して転医することになる。

◆ 標準的治療と臨床試験

　医師はエビデンス（客観的証拠）に基づいた医療を提供することが求められる（evidence based medicine；EBM）。前立腺癌においても，日本泌尿器科学会をはじめとして，各国の団体・機関から，診療ガイドラインが発行されている。すでに長期効果や副作用についてデータが集積されている標準的治療法と，有効性や安全性が定まっていない新規治療法とは厳密に区別し，患者にもこの点を明らかにするべきである。後者は臨床研究とよぶべき治療法であり，医師主導の臨床研究と新規薬剤の開発を目的とした製薬企業主導の治験とに分けられる。

　臨床試験においては，プロトコールに基づいた患者の選択と治療計画が求められ，倫理委員会による審査と患者への適切な説明と文書での同意取得が必須である。なお，臨床研究法が制定され，2018年4月より施行されることになった。製薬企業が支援するすべての研究および医師主導臨床研究であっても，多くの介入研究において，臨床研究法の順守が義務付けられる。

〈赤倉功一郎〉

◇ 文献

1) http://www.nccn.org/index.asp
2) https://www2.tri-kobe.org/nccn/
3) https://www.auanet.org/guidelines
4) http://uroweb.org/guidelines/
5) 日本泌尿器科学会（編）：前立腺癌診療ガイドライン2016年版．金原出版，東京，2016．

病期に応じた治療の選択：
限局性癌はどう治療すべきか

◆ 限局性癌とは

　前立腺癌の治療選択において，転移の有無は最も重要な要因である。転移のない限局性前立腺癌は根治を目指すことが可能であり，さまざまな局所根治療法の適応となりうる。

◆ 限局性癌のリスク評価

　限局性前立腺癌の病状の評価においては，局所腫瘍の広がり（T因子），Gleason scoreで示される組織学的悪性度，PSA値の三者により，リスク評価を行うことが通例である。この考えは，Partinらが提唱したノモグラムにおいて，T因子・Gleason score・PSAによって，前立腺全摘除術手術標本の病理診断を予測したことに端を発している。すなわち，T因子・Gleason score・PSAの三者でリスク評価すると，その患者の病状（進行度）や将来の再発予測などが可能であり，従ってこのリスク分類に基づいて，推奨すべき治療法が決定される。これまでにいくつかのリスク分類が提唱されている。一例として，図1にNational Comprehensive Cancer Network（NCCN）のリスク分類を示す。リスク分類の詳細については別項を参照されたい。

◆ 臨床上意義のない癌

　前立腺癌では，剖検時に初めて発見されるラテント癌の頻度が高いことが知られている。増殖や進行の遅い微小癌においては，治療介入をせずに経過観察を行っても10年あるいはそれ以上の期間になんら症状を現さずに，無治療で天寿を全うできることもある。近年，PSAによる前立腺癌のスクリーニングが普及してきたために，過剰診断や過剰治療の危険

図1 限局性前立腺癌のリスク分類（NCCN）

低：低リスク 中：中リスク 高：高リスク		T1-T2a			T2b-T2c			T3a
		治療前PSA値（ng/ml）			治療前PSA値（ng/ml）			
		<10	10〜20	>20	<10	10〜20	>20	
治療前 Gleason スコア	2〜6	低	中	高	中	中	高	高
	7	中	中	高	中	中	高	高
	8〜10	高	高	高	高	高	高	高

表1 監視療法の適応条件

国際共同研究 PRIAS
(Prostate cancer Research International : Active Surveillance)

- T1c or T2
- PSA 10ng/ml 以下
- PSA Density 0.2未満
- グリーソンスコア　3＋3＝6以下
- 生検の陽性コア2本以下

　　　　　　　　　　国際事務局　オランダ　エラスムス大学
　　　　　　　　　　日本事務局　香川大学

を避けるために，監視療法（active surveillance）の重要性が指摘され広く行われるようになってきた。監視療法の適応や方法についは，いまだ定まってはいないが，生検の病理所見やPSA値などによって適応症例を決めることが多い（**表1**）。そして，定期的にPSAを測定してPSA倍加時間を計算し，さらに前立腺再生検を施行して，安全性を担保することが勧められる。

これまで，active surveillanceに相当する用語として「PSA監視療法」がしばしば用いられてきたが，2016年版前立腺癌診療ガイドラインにおいて「監視療法」に改められた。この変更は，「PSA監視療法」ではPSA値のみを監視すれば事足りるような誤解を与える懸念があったためである。無治療経過観察と前立腺全摘除術とを比較した無作為化比較試験の結果によれば，65歳未満では前立腺癌死亡率は手術群で有意に低かったが，65歳以上では両群に差はなかった。

なお，「監視療法」は根治治療が可能な症例に対して暫時治療開始を延期し，その後の定期的な経過観察のなかで根治治療を開始する時機をみていく治療法である。一方，「待機療法」は，同じく積極的治療介入はせずに経過観察するが，転移出現や症状発現などの増悪を待ってホルモン療法を開始する治療法である。

◆ 低リスク癌

低リスク癌であり，若年で重篤な併存疾患がなければ（期待余命10年以上），監視療法，放射線療法（組織内照射または外照射），手術療法などが治療選択肢となる。最近のNCCNガイドラインによれば，腫瘍がT1cで，生検の癌陽性コアが2本以下（癌全長が50％以下），PSA densityが0.15ng/ml/g未満であれば，超低リスク癌としている。超低リスク癌で期待余命20年未満，および低リスク癌で期待余命10年未満の場合には，監視療法（ないし経過観察）のみを推奨している。

◆ 中リスク癌

中リスク癌で期待余命が10年以上であれば，手術療法または放射線外照射が勧められる。放射線外照射の場合には，ホルモン療法や小線源治療の併用も有用な可能性がある。

NCCNガイドラインでは，期待余命10年未満の中リスク癌には監視療法を推奨しているが，わが国の現状では，ホルモン療法を施行する場合が多い。これは，癌に対する意識の違いやホルモン療法の効果や副作用の人種差に基づくものと思われる。

◇ 高リスク癌

　高リスク癌に対しては，ホルモン療法を併用した放射線外照射，放射線外照射と組織内照射とホルモン療法の三者併用，あるいは手術療法が選択肢となる。放射線外照射では，2～3年以上の長期ホルモン療法や照射線量の増加が，治療成績の向上に役立つと考えられる。手術療法においては，適応症例の選択を厳しくしたり，切除範囲を広範としたり，拡大リンパ節郭清を行ったりすることが試みられている。また，高齢者，重篤な併存疾患を有する例，腫瘍が精嚢や直腸に浸潤している場合には，ホルモン療法単独治療も行われる。

◇ 手術と放射線療法の比較

　一般に放射線療法は全身状態の不良な例や再発高危険例に用いられることが多いため，両治療法の成績を後方視的に単純に比較することはできない。最近のメタアナリシス研究によれば，前立腺全摘除術は放射線療法よりも全生存および前立腺癌特異的生存において優れた成績を示した。

（赤倉功一郎）

◇ 文献

1) http://www.nccn.org/index.asp
2) Kakehi Y, et al: Prospective evaluation of selection criteria for active surveillance in Japanese patients with stage T1cN0M0 prostate cancer. Jpn J Clin Oncol, 2008; 38: 122-8.
3) Bill-Axelson A, et al: Radical prostatectomy versus watchful waiting in early prostate cancer. N Engl J Med, 2011; 364: 1708-17.
4) Wilt TJ, et al: Follow-up of prostatectomy versus observation for early prostate cancer. N Engl J Med, 2017; 377: 132-42.
5) Wallis CJD, et al: Surgery versus radiotherapy for clinically-localized prostate cancer: a systematic review and meta-analysis. Eur Urol, 2016; 70: 21-30.

病期に応じた治療の選択：
局所進行性癌はどう治療すべきか

◇ 局所進行性癌とは

　前立腺癌診療ガイドライン2016年版の病期別治療アルゴリズムにおいては，限局性癌と転移性癌のほかに局所進行性癌が別に分類されている。European Association of Urology（EAU）ガイドラインでも，局所進行性癌は限局性癌とは別のカテゴリーとされている。これは，National Comprehensive Cancer Network（NCCN）ガイドラインにおける局所限局性癌超高リスク癌（very high risk group）および所属リンパ節のみに転移を認める領域癌（regional group）を指すものと推測される。

◇ 局所進行性癌治療の方針

　限局性癌のうち高リスク癌には，病態および悪性度の異なる多様な患者群が含まれており，特に予後不良と予測される症例への対応は分けて考える必要がある。また，転移病巣が少数のみにとどまる，いわゆるオリゴ転移癌では局所療法の追加が有効かもしれないと報告されており，全身転移症例とは別の対応が図られるべきである。

〈赤倉功一郎〉

◇ 文献

1) 日本泌尿器科学会（編）: 前立腺癌診療ガイドライン2016年版. 金原出版, 東京, 2016.
2) Bolla M, et al: Long-term results with immediate androgen suppression and external irradiation in patients with locally advanced prostate cancer (an EORTC study): a phase Ⅲ randomized trial. Lancet, 2002; 360: 103-8.
3) Lin CC, et al: Androgen deprivation with or without radiation therapy for clinically node-positive prostate cancer. J Natl Cancer Inst, 2015; 107: djv119.

病期に応じた治療の選択：
転移性癌はどう治療すべきか

◆ 転移性癌とは

　骨，肺，肝や所属を越えたリンパ節などに転移を有する前立腺癌に対しては，根治を目指した局所療法は通常適応とならない。転移の診断には，骨シンチ，CT，MRI，さらにはPET-CTなどが用いられる。PSA値が100 ng/ml以上のように極端に高い場合には，画像上転移を検出できなくとも潜在的な微小転移ありと判断して対応することもある。転移性癌に対しては，ホルモン療法が第一選択である。

◆ 即時ホルモン療法と遅延ホルモン療法の比較

　前立腺癌に対するホルモン療法は基本的には緩和治療であるため，症状のない間は治療を開始する必要はないとする考えがある。診断後即時にホルモン療法を開始しても，症状発現まで治療を遅らせても，生存期間に大差はないという意見である。しかし，イギリスで行われた即時および遅延ホルモン療法（待機療法）の無作為化比較試験の結果，即時ホルモン療法の癌特異生存率が優れていることが示された。また，QOLの点からみても，遅延ホルモン療法群に病的骨折，転移の増悪による脊髄圧迫，尿閉などの重篤な症状発現の危険が高かった。転移性癌ではたとえホルモン療法開始を遅延したとしても，待機可能な期間は短いことを考え合わせると，進行癌においては診断後可及的速やかにホルモン療法を行うことが勧められる。

◆ 治療効果を増す試み

　前立腺癌に対するホルモン療法は有用な治療法であるが，限界もある。すなわち，治療後に腫瘍の退縮や病状の改善がみられても，ときを経て再燃しホルモン療法への反応性を喪う。去勢抵抗性癌の克服のためにさまざまな治療法が試みられてきた。
　内科的または外科的去勢にアンチアンドロゲンを加えたCAB（combined androgen blockade）療法が提唱され，多くの比較試験が行われた。初回のホルモン療法の効果が不良となっても，さまざまな方法で二次ホルモン療法が試みられ，一定の有効性が得られている。また，去勢抵抗性癌への進展を遅らせる目的で間欠的ホルモン療法が考案された。さらに，アンドロゲン除去療法（androgen-deprivation therapy；ADT）に，初期より化学療法薬ドセタキセルあるいは新規ホルモン薬アビラテロンを併用することで，治療成績を改善できることが実証された。これらの初期治療の選択に関して，適応症例の選択を明らかにすることが今後の課題である。

◆ 治療体系のパラダイムシフト

　前立腺癌に有効な化学療法が証明されて標準治療となった。これまでの治療体系は，ホルモン療法に不応となったら，二次，三次のホルモン療法を行い，その後に化学療法を開始するというものであった。しかし，アビラテロンやエンザルタミドのような新規ホルモン療法薬が開発されて，ホルモン療法と化学療法の施行順序が明確ではなくなった。そこで，去勢レベルの血中テストステロンにもかかわらず病状が進行した去勢抵抗性癌に対して，症例や病状に応じて各種ホルモン療法や化学療法を行うようになってきた(**表1**)。

◆ 骨への対応

　前立腺癌は骨転移を生じることが多く病的骨折の原因となりうる。また，ホルモン療法によって骨塩量低下・筋力低下・貧血などをきたすこと，放射線照射の影響，夜間頻尿となりやすいことなどから，転倒骨折のリスクが高まる(**図1**)。ひとたび骨折を起こすと前立腺癌患者のQOLは著しく低下するのみならず，生命予後も悪化することが知られている。従って，骨塩量の測定，カルシウム摂取の奨励，必要に応じてビスホスホネート薬の投与などの適切な対応をとることが重要である。さらに，骨転移を有する去勢抵抗性癌においては，ビスホスホネート薬ゾレドロン酸や抗RANKL抗体デノスマブのような骨修飾薬を投与することで，骨関連事象を抑制できることが明らかとなった。一方，骨転移に対する放射線内用療法であるラジウム-223も認可され，骨への対応方法の選択肢が広がってきた。

〈赤倉功一郎〉

表1 薬物療法の適応

	mHSPC	nmCRPC	mCRPC	
			化学療法前	後
LHRHアゴニスト/去勢術	○	○	○	○
ビカルタミド/フルタミド	△	△	△	
アビラテロン	○		○	○
エンザルタミド		○	○	○
アパルタミド		○		
ドセタキセル	○		○	
カバジタキセル				○
ゾレドロン酸/デノスマブ			○	○
ラジウム-223			○	○

mHSPC：metastatic hormone-sensitive prostate cancer(転移性ホルモン感受性前立腺癌)
nmCRPC：non-metastatic castration-resistant prostate cancer(非転移性去勢抵抗性前立腺癌)
mCRPC：metastatic castration-resistant prostate cancer(転移性去勢抵抗性前立腺癌)

図1 前立腺癌における転倒・骨折のリスク

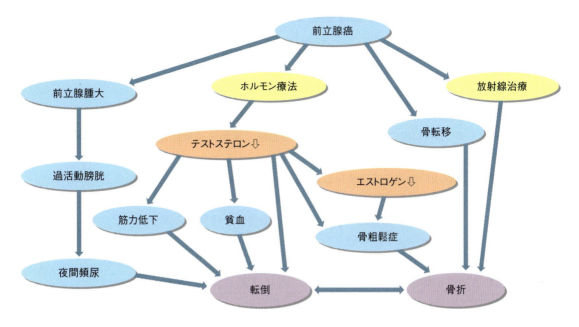

◇ 文献

1) The Medical Research Council Prostate Cancer Working Party Investigators Group: Immediate versus deferred treatment for advanced prostate cancer: initial results of the Medical Research Council trial. Brit J Urol, 1997; 79: 235-46.
2) Akaza H, et al: Combined androgen blockade with bicalutamide for advanced prostate cancer: long-term follow-up of a phase 3, double-blind, randomized study for survival. Cancer, 2009; 115: 3437-45.
3) Antonarakis ES, et al: Expanding options for metastatic prostate cancer. N Engl J Med, 2011; 364: 2055-8.
4) Sweeney CJ, et al: Chemohormonal therapy in metastatic hormone-sensitive prostate cancer. N Engl J Med, 2015; 373: 737-46.
5) Fizazi K, et al: Abiraterone plus prednisone in metastatic, castration-sensitive prostate cancer. N Engl J Med, 2017; 377: 352-60.
6) Chi K, et al: Treatment of mCRPC in the AR-axis-targeted therapy-resistant state. Ann Oncol, 2015; 26: 2044-56.
7) 赤倉功一郎: 高齢者の前立腺疾患と転倒・骨折予防. MB Orthopaedics, 2009; 22: 68-72.
8) Dearnaley DP, et al: Adjuvant therapy with oral sodium clodronate in locally advanced and metastatic prostate cancer: long-term overall survival results from the MRC PR04 and PR05 randomised controlled trials. Lancet Oncol, 2009; 10: 872-6.
9) Saad F, et al: Long-term efficacy of zoledronic acid for the prevention of skeletal complications in patients with metastatic hormone-refractory prostate cancer. J Natl Cancer Inst, 2004; 96: 879-82.
10) Fizazi K, et al: Denosumab versus zoledronic acid for treatment of bone metastases in men with castration-resistant prostate cancer: a randomised, double-blind study. Lancet, 2011; 377: 813-22.
11) Parker C, et al: Alpha emitter radium-223 and survival in metastatic prostate cancer. N Engl J Med, 2013; 369: 213-23.

臨床・実地編　前立腺癌の治療：総論

前立腺癌の治療効果

　2001年4月に発行された「前立腺癌取扱い規約 第3版」では，固形癌の治療効果判定のためのガイドラインであるRECIST評価法が客観的治療効果判定基準に加えられた。2010年12月に発行された第4版ではRECISTv1.1[1]とThe Prostate Cancer Clinical Trial Working Group 2（PCWG2）[2]の評価法に準拠して構成されている。PCWG2は，固形癌共通の評価法であるRECISTv1.1を補足する形で前立腺癌の治療効果判定を定義している。例えばRECISTv1.1では転移性前立腺癌で多くみられる造骨性骨病変を評価不能としているが，PCWG2では骨スキャンで評価可能としている点などである。

　そのほか第4版では有害事象記載法を独立した項目として設け，去勢抵抗性前立腺癌（CRPC）の概念を追加するなど発行された2010年当時として新しい知見を盛り込んでいる。ここでは前立腺癌取扱い規約第4版の概略を中心に紹介する。なお，QOL評価法は次項『前立腺癌治療における健康関連QOLとPRO』を参照頂きたい。

　2016年には新たにPCWG3[3]の勧告が発表されており，その内容はPCWG2をさらに補うものでありこの項の最後に解説を行う。

　この項での注意事項としてはPCWG2または3，RECISTv1.1は臨床試験や新薬開発のためのものであり，この判定法の結果のみで実際の治療法の継続や中断，変更を決定すべきものではない。

◆ 前立腺癌取扱い規約（第4版）による治療効果判定基準

● 臨床効果判定基準

▶治療前評価
①年齢，PS（**表1**），臨床病期，診断時PSA，Gleasonスコアを記載。
②画像診断：胸部は単純XPまたはCT，腹部および骨盤部はCTまたはMRI，さらに骨スキャンを用いて評価。局所病変はTRUSなどでも評価できるが効果判定には用いない。
③疾患に関連した疼痛を有する患者では，治療前後の痛み（**表2**）や痛み止めの使用頻度について記載。

▶治療後評価，治療効果の判定
　一次治療での所見（病理学的病期など），ネオアジュバント，アジュバントホルモン療法（補助ホルモン療法）など併用療法の有無，原発巣における癌の残存の有無などを記載。
　治療効果判定はPSAの変化の度合い，軟部評価可能病変の径の変化，骨病変の変化，症状の変化に基づく。治療方法ごとに効果判定の定義を以下に示す。

1）根治手術後
①PSA再発：術後1カ月以上経過した時点のPSAが＜0.2ng/mlである場合PSA再発なし

表1 全身状態の程度（PS）

Grade	performance status
0	無症状で社会活動ができ，制限を受けることなく，発病前と同等にふるまえる。
1	軽度の症状があり，肉体労働は制限を受けるが，歩行，軽労働や坐業はできる。例えば軽い家事，事務など。
2	歩行や身の回りのことはできるが，ときに少し介助がいることもある。軽労働はできないが，日中の50％以上は起居している。
3	身の回りのある程度のことはできるが，しばしば介助がいり，日中の50％以上は臥床している。
4	身の回りのこともできず，常に介助がいり，終日就床を必要としている。

（文献14より引用）

表2 代表的な痛みのスケール

①数値的評価スケール　numerical rating scale：NRS
痛みの強さを0から10までの11段階として，現在感じているペインスコアを口頭で伝える。

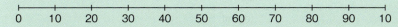

②口頭式評価スケール　verbal rating scale：VRS, verbal description scale：VDS
あらかじめ決めてある痛みの強さのスコアを口頭で伝える。
4段階　0：痛みがない　1：少し痛い　2：かなり痛い　3：耐えられないほど痛い

③フェイス・スケール　The Faces Pain Scale: FRS
視覚的アナログスケールをイラスト化したもの。高齢者の痛みにもしばしば使われる。
感じている痛みの強さを，痛みを表している顔の絵で選ぶ。

　😊 フェース0：痛みが全くなく，とても幸せである。
　🙂 フェース1：わずかな痛みがある。
　😐 フェース2：軽度の痛みがあり，少し痛い。
　😕 フェース3：中等度痛みがあり，辛い。
　😣 フェース4：かなり痛みがあり，とても辛い。
　😭 フェース5：耐えられないほど痛みがある。

（文献14より引用）

とする[4]。その後の経過中2～4週あけて測定したPSAが2回連続して≧0.2ng/mlとなった場合はPSA再発と判定し，初回の変化日を再発日と規定（図1a）。術後一度もPSAが0.2ng/mlを下回らなかった場合は手術日の時点で再発と判定する。

②**局所再発**：画像診断などの諸検査で，局所残存病変が疑われ，生検によって確認された場合。ただし，術中所見などで残存病変が明らかな場合は必ずしも生検は必要でない。

③**局所進展**：画像診断，直腸診で局所残存病変の増大が確認できる場合。所属リンパ節の腫大変化のみを確認した場合も局所進展と判定。生検は望ましいが必須ではない。

④**遠隔転移**：骨スキャンあるいはCT，MRIで，所属リンパ節領域外軟部組織病変や骨の新病変の出現が確認される場合。

2）根治照射後

①**PSA再発**：照射後のPSAが最低値（nadir）＋2ng/ml以上となった場合をPSA再発と定義（図1b）。その測定日を再発日とする（Phoenix定義）[5]。

②**局所再発**：照射後十分な時間を経過して時点での前立腺生検が陽性である，あるいは画像診断，直腸診で局所残存病変が疑われる場合。後者の場合，生検での確認が必須。

③**局所進展**：画像診断，直腸診で局所残存病変の増大が確認できる場合。所属リンパ節の腫大変化のみを確認した場合も局所進展と判定。生検は望ましいが必須ではない。

④**遠隔転移**：骨スキャンあるいはCT，MRIで，所属リンパ節領域外軟部組織病変や骨の新

図1 PSA再発・再燃

a：PSA再発（根治手術後）。術後一度もPSAが0.2ng/mlを下回らなかった場合は手術日が再発日となる。
b：PSA再発（根治照射後）
c：PSA再燃（ホルモン療法）

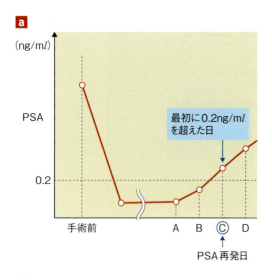
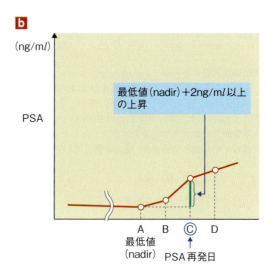
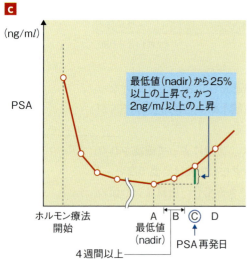

病変の出現確認が確認される場合。

3）根治手術後に補助放射線療法，救済放射線療法後，補助ホルモン療法を併用した場合
根治手術後の基準に準拠。

4）ホルモン療法と根治手術あるいは補助・救済放射線療法を併用した場合
根治手術後の基準に準拠。ただし，PSA再発の判定では血清テストステロン値が去勢域以上まで回復していることの確認が必要。

5）ホルモン療法と根治照射後
根治照射後の基準に準拠。ただし，PSA再発の判定では血清テストステロン値が去勢域以上まで回復していることの確認が必要。

6）ホルモン療法後
数次のホルモン治療期間共通に以下の基準を用いる。

①PSAでみた効果判定：PSAの変化率（治療前から12週後，あるいは治療継続不可能であればその期間以内）と最大変化率（判定期間を問わず）をそれぞれ記載。臨床試験などでは，Waterfallプロット（図2）で表現される最大変化値を参考にし，任意に定めた変化率を示した症例の割合で表現する。PSA倍加時間（PSA doubling time；PSADT）やPSA velocity（PSAV）は判定基準としては用いない。

②PSAでみた病勢進行：4週間以上あけて測定したPSAの最低値から25％以上の上昇により定義。この場合，上昇幅は2ng/ml以上でなくてはならない。この条件の確認日が病勢の進行日となる（図1c）。この基準はhormone sensitive, castration resistantの双方で適用される。ベースラインよりPSAの下降がみられなかった場合は，その時点より12週目のPSAが上記条件を満たした時病勢進行と判定，その日を進行日とする。

図2 Waterfallプロット
PSAや軟部組織の効果判定で用いる。

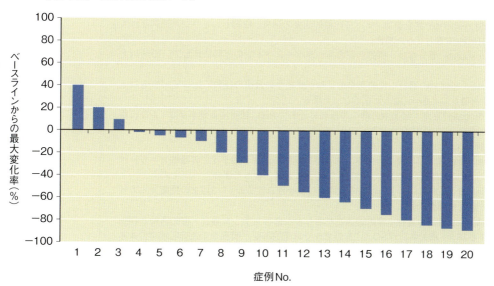

③軟部組織（RECISTv1.1[1)]に準拠）（**表3**）

a. リンパ節病変

ⅰ）5mm以下のスライス厚のCTで短径15mm以上のリンパ節病変を測定可能病変とする

ⅱ）短径が10mm以上15mm未満のリンパ節は測定不能病変に分類

ⅲ）短径が10mm未満のリンパ節は病変として扱わず

b. 非リンパ節病変

以下の2項目のいずれかを満たす病変

ⅰ）5mm以下のスライス厚のCTまたはMRIにて最大径10mm以上

ⅱ）5mmを超えるスライス厚のCTやMRIにて最大径がスライス厚の2倍以上

- リンパ節の変化と他の軟部組織の変化は別個に記載
- 完全消失はそれぞれ別個に報告
- 病変サイズの変化をWaterfallプロット（**図2**）で表現
- 改善傾向，病勢進行示したものは初回の検査から4週以降に再検査を行い確認

④骨病変：現時点では骨スキャンのみが客観的検査法となる。病勢進行は6週間以上あけて行った再検査で2カ所以上の新しい病変が発見された時点で判定。骨シンチグラムの所見のみで改善傾向などの判断には用いない。

7）化学療法後

ホルモン療法後の基準に準拠。

8）実験的治療後（HIFU，凍結療法など）

手術，放射線療法などの基準をそのまま適応できない。効果判定の際にどのような定義を用いたかを個々の検討で明記する必要がある。

表3 効果判定基準（RECISTv1.1）

a. 標的病変の評価
- CR（complete response）完全奏功：すべての標的病変の消失。標的としたリンパ節病変はすべて短径で10mm未満となった場合。
- PR（partial response）部分奏功：標的病変の径和がベースラインの径和に比して，30％以上減少。
- PD（progressive disease）進行：標的病変の径和が経過中の最小の径和に比して，20％以上増加，かつ絶対値として5mm以上大きくなった場合。
- SD（stable disease）安定：経過中の最小の径和に比してPRに相当する縮小がなくPDに相当する増大がない。

b. 非標的病変の評価
- CR（complete response）完全奏功：すべての非標的病変の消失かつすべての腫瘍マーカーが正常化。リンパ節の非標的病変はすべて短径で10mm未満となった場合。
- Non-CR/Non-PD 非CR非PD：1つ以上の非標的病変が残存するか，1つ以上の腫瘍マーカーが正常上限を超える場合。
- PD（progressive disease）進行：非標的病変が明らかな進行を示した場合。（標的病変と非標的病変を有する場合，標的病変がSDやPRのままで非標的病変が明らかな進行を示すのはきわめてまれである。非標的病変の悪化のため，治療を中止したほうがよいくらいに全体の腫瘍量が増加している場合にPDとなる。）

（文献1より引用）

◇ 有害事象記載法

● 有害事象の定義

前立腺癌に対する種々の治療介入により，なんらかの好ましくない医療上の出来事が発生する可能性がある。「JCOG臨床安全性情報取扱いガイドライン[6]」では，臨床安全性情報に関連する用語を以下のように定義している。

1) 有害事象 (adverse event ; AE)

医療品の投与，放射線治療，または手術を受けた患者に生じた好ましくない医療上のあらゆる出来事であり，必ずしも当該治療との因果関係があるもののみを指すわけではない。

2) 薬物有害反応（副作用）(adverse drug reaction ; ADR)

投与量にかかわらず，医薬品に対する有害で意図しない反応，すなわち有害事象のうち医薬品との因果関係が否定できないものをいう。

3) 有害反応（副作用）(adverse reaction ; AR)

医薬品のほか，放射線療法，手術などの治療あるいはその併用療法と有害事象との間の因果関係が否定できないもの。

● 有害事象の判定基準

有害事象を正確に定量化して標準化することは，医学的な記録や報告および科学的分析のために必要なばかりではなく，患者に各種治療法の得失を説明する際にも役立つと考えられる。有害事象の判定基準として2009年10月に米国National Cancer Institute（NCI）が公表した「Common Terminology Criteria for Adverse Events(CTCAE)v4.02」の日本語訳JCOG版「CTCAE v4.0-JCOG」(2009年12月28日作成，2010年2月1日修正)[7]がある（**表4**）。

また，最近欧米では外科治療の術後合併症評価法として「Clavein分類」[8]（文献3 TABLE 1. Classification of Surgical Complications）が使用されている。この分類を用いてロボット手術，腹腔鏡および開放根治的前立腺摘除術の合併症発生率を比較したレビューが報告されている[9]。

表4 CTCAE v4.0-JCOG（有害事象共通用語基準 v4.0 日本語訳JCOG版）

重症度スケール
Grade 1　軽症：症状がない，または軽度の症状がある；臨床所見または検査所見のみ；治療を要さない
Grade 2　中等症：最小限／局所的／非侵襲的治療を要する；年齢相応の身の回り以外の日常生活動作の制限
Grade 3　重症または医学的に重大であるが，ただちに生命を脅かすものではない：入院または入院期間の延長を要する；活動不能／動作不能；身の回りの日常生活動作の制限
Grade 4　生命を脅かす；緊急処置を要する
Grade 5　AEによる死亡
※Grade説明文中のセミコロン（;）は「または」を意味する。

（文献7より引用）

◆ 前立腺癌の転帰記載方法

転帰は各施設ごとに，各年度やもしくは死亡時に**表5**に示した内容について記載する。前立腺癌に特徴的な表現と定義を以下に示す。

● 無効，再燃，抵抗，不応

癌の進行がみられた際，ホルモン依存性の有無は治療選択に際して重要な因子となる。ホルモン療法が一度も奏功せず，引き続き進行する状態を無効，ホルモン療法が奏功し，疾患の進行が一時的に中断・停止したものが再び増悪したときを再燃とよぶ。無効，再燃はいずれも治療効果判定基準における病勢の進行（PD）に相当する。

再燃は一次，二次などホルモン療法ごとに観察される可能性がある。これまでホルモン療法ではアンドロゲン依存の状態とそのほかのホルモン療法に対する感受性から，①アンドロゲン依存性ホルモン感受性，②アンドロゲン非依存性ホルモン感受性，③アンドロゲン非依存性ホルモン非感受性という分類が使われ，再燃を繰り返した③の状態をホルモン不応性前立腺癌（Hormone Refractory Prostate Cancer；HRPC）と表現していた[10]。ただ近年では，不応性と判定されたときのアンドロゲンレセプター依存性の状態があまりに多様であることから，去勢抵抗性前立腺癌（Castration Resistant Prostate Cancer；CRPC）という表現を用いることが推奨されている[2]。

去勢抵抗性前立腺癌（CRPC）は外科的去勢，薬物による去勢状態で，かつ血清テストステロン値が50 ng/dl 未満であるにもかかわらず，病勢の増悪，PSAの上昇をみた場合，抗アンドロゲン剤投与の有無にかかわらず呼称される。

● 再発

手術療法，放射線療法など根治的治療後の癌の進行，あるいは新病巣が出現したときは再発とする。その診断は治療効果判定基準による。根治療法後の再発は通常，臨床的再発の前にPSAのみの持続的な上昇が認められ，生化学的再発（biochemical recurrence）または単にPSA再発（PSA recurrence）とよばれる。画像診断などで新病巣の出現が明らかな場合は，臨床再発として区別してよばれることがある。PSA再発は治療効果判定の早期エ

表5 前立腺癌治療の転帰記載方法

1) 生存 　①癌なし生存 　②癌あり生存：原発巣・転移巣 　③癌の存否不明生存 2) 抵抗・再燃 　①再燃年月日 　②再燃部位 3) 再発 　①再発年月日 　②再発部位	4) 死亡 　①死亡年月日 　②死因 　　（ア）癌死 　　（イ）他因死：癌あり・癌なし・癌の存否不明・ 　　　　　　　手術死・死因不詳 　　（ウ）剖検の有無 　③追跡不能 　④記載年月日・記載者

（文献14より引用）

ンドポイントとして用いられるが，二次治療開始の指標ではない。放射線治療の判定においては一過性にPSA値が上昇するPSA bounce*の存在に留意する。

＊PSA bounce：放射線療法(特に密封小線源療法)後に，PSA値の一過性の上昇をみること。治療後6〜18カ月にみられることが多く，通常は上昇幅は0.8ng/ml未満と小さいが，10ng/mlまで報告がある。

◆ 前立腺癌組織学的治療効果判定基準(表6)

「前立腺癌取扱い規約 第1版」(1985年)の治療効果判定基準では，組織学的には効果がなくとも臨床的にはPRやStableなどが含まれる場合がある。このような例をも表現可能とするために，第2版(1992年)の組織学的判定では，従来のviable cell・non-viable cellの区別とその比のみならず，変性所見を加えた基準を作成した。第3版(2001年)では，判定基準Grade 3がGrade 3a・3bに細分された。このたび編集された第4版(2010年)では，放射線治療，高密度焦点式超音波療法(High Intensity Focused Ultrasound；HIFU)についても記載された。

この基準は前立腺癌の非観血的療法を対象とし，生検材料のほか手術・剖検材料にも適用される。前立腺癌の非観血的療法には，旧来から行われているホルモン療法，化学療法に加え放射線療法，HIFUなどがある。

表6 組織学的治療効果判定基準

Grade 0		viableな癌細胞群が組織断片で病巣面積の全体を占める
	Grade 0a	viableな癌細胞に変性が認められない
	Grade 0b	viableな癌細胞に変性が認められる
Grade 1		non-viableな癌細胞群が組織切片で全癌巣面積の1/2未満
Grade 2		non-viableな癌細胞群が組織切片で全癌巣面積の1/2以上
Grade 3		non-viableな癌細胞群のみを認める，ないし癌細胞が認められない
	Grade 3a	non-viableな癌細胞群のみを認める
	Grade 3b	癌細胞が認められない
Grade X		artifactなどにより判定が不可能

注① 対象組織の癌組織は原発巣および転移巣のいずれでもよい。
注② 変性が認められるviable cellは，1)腺腔構造に乱れが生じる，2)充実性癌巣では細胞間の結合が不規則，3)核は濃縮傾向あるいは奇怪な(bizarre)性状，4)細胞質は好酸性変化・空胞形成・細胞膜の不明瞭化，などの所見を示す。
注③ non-viable cellは，壊死をきたし，1)核濃縮(pykonesis)，2)核崩壊(karyorrhexis)，3)核融解(karyolysis)のいずれかの所見がみられる。
注④ 治療により多くの癌細胞が消失した場合，消失した癌細胞を確認するすべはないため，癌巣面積はviableおよびnon-viableな癌細胞が存在していると認識できる部分であり，その中でのnon-viableな癌細胞の割合から治療効果を判定する。
注⑤ Grade 3には癌細胞を確認できない場合も含まれ，その場合はその旨を付記する。線維化・瘢痕形成などの間質反応は非特異的な変化であるが，癌がかつてそこに存在した際にも生じる場合もあると考えられるので，これらの反応は所見として記載する。

● ホルモン療法

ホルモン療法は，癌細胞の増殖抑制を目的としている。ホルモン療法の組織学的治療効果判定は，これまでの判定基準を用いる。また，化学療法についても同様である（**表6**）。

● 放射線療法

放射線療法は，DNAに障害を与えることで細胞死を誘導する。放射線療法では正常細胞にも多大な影響を与える。また治療効果が現れるまで時間を要する。記載に関して第4版では以下の注釈をしている。

①放射線療法では，癌組織において，腺管の崩壊，癌細胞の単細胞化，細胞質の空胞形成，核の濃縮あるいは奇怪化といった変化が現れるので，それらを癌組織としてとらえないことも重要である。

②非腫瘍性細胞においても，腺管形態の不正化や核の奇怪化といった変化が現れるので，それらを癌組織ととらえないことも重要である。癌細胞に起きた変化のみを治療効果判定の対象とする。

③放射線療法に即効性はなく，効果は年単位で現れるので，経過を追跡することが大事である。現在のところ放射線療法の効果を判定する統一的な基準は存在しないが，方法の一つとしてCrook[11,12]らが提唱したものもある。

● HIFU

HIFUは，周囲組織も含めた組織の力学的破壊を目的とする。HIFUでは，癌細胞が残存しているか否かを判定する。記載に関して第4版では以下の注釈をしている。

①HIFUでは癌細胞が認められるか否かを記載する。HIFUにより，間質に浮腫や線維化，ヘモジデリンの沈着などがみられるが，それらは所見として記載する。

◆ PCWG3[3]による勧告

PCWG2の勧告以降，CRPCに対する分子生物学的解析が進み，病型や治療法あるいは薬剤開発環境は大きく変化している。PCWG3はそのような現状を踏まえてCRPCに対する新規治験への提言を更新する必要が生じたため発表されたものである。PCWG3もこれまでの前立腺癌臨床試験作業部会（PCWG）を継承するものであると述べられている。

提言は患者のベースラインの評価として，腫瘍組織型やこれまで受けてきた全身治療の内容や期間など，あるいは解剖学的な転移の進展に関して詳細に記録することを求めている。提言のなかで非常に注目すべ点は，非転移性CRPC（nmCRPC）を対象とした試験において症候性骨関連事象発生までの期間（symptomatic skeletal event；SSE）を重要視していることである。SSEは治験の効果判定として，無増悪生存期間（progression-free survival；PFS）や無転移生存期間（metastasis-free survival；MFS）と同様に扱われるべきとしている。実際にゾレドロン酸，デノスマブ，アビラテロン酢酸エステル，エンザルタミドといった薬剤は骨関連有害事象（skeletal-related event；SRE）の発現を遅らせることが示され

ており，塩化ラジウム223はSSEの発現を遅らせている。そのほかにも血中循環腫瘍細胞（circulating tumor cells；CTC）の測定や，転移巣の生検の重要性なども言及しているが，臨床の現場でどこまで実用できるかは今後の課題と考えられる。そのほかPRO（patient-reported outcome）の重要性も提言に挙がっているが，こちらに関しては次項「前立腺癌治療における健康関連QOLとPRO」を参照頂きたい。

最後に，転移性前立腺癌試験の各種臨床パラメーターの測定間隔について追記する。

①実際の診察：来院時ごとに症状やPSを確認することはPCWG2から継続。
②血液マーカー：PSA，ALP，LDHの3～4週おきの測定はPCWG2から継続。血算，生化学，CTC（もし可能であれば）の3～4週おきの測定がPCWG3で追記。
③画像検査：骨スキャンは最初に24週まで8～9週おき，以降は12週おきの測定がPCWG3で追記。CT/MRIに関しても骨スキャンと同様。
④PRO，鎮痛薬の使用量：3～4週おきの測定がPCWG3で追記。

本項の最初でも述べたがPCWG3の提言は臨床試験や新薬開発のためのものであり，実臨床において特に画像検査に関しては保険診療の範囲内で行うべきである。しかし，特にCRPC治療において，PSAのみでは十分な治療効果判定ができないことは共通認識として捉えておく必要がある。

（深沢　賢）

◇ 文献

1) Eisenhauer EA, et al: New response evaluation in solid tumours: revised RECST guidline (version 1.1). Eur J Cancer, 2009; 45: 228-47.
2) Scher HI, et al: Design and end points of clinical trials for patients with progressive prostate cancer and castrate levels of testosterone: recommendations of the Prostate Cancer Clinical Trials Working Group. J Clin Oncol, 2008; 26: 1148-59.
3) Scher HI, et al: Trial Design and Objectives for Castration-Resistant Prostate Cancer: Updated Recommendations From the ProstateCancer Clinical Trials Working Group 3. J Clin Oncol, 2016; 34 (12): 1402-18.
4) Cronin AM, et al: Definition of biochemical recurrence after radical prostatectomy does not substantially impact prognostic factor estimates. J Urol, 2010; 183: 984-9.
5) Roach M 3rd, et al: Defining biochemical failure following radiotherapy with or without hormonal therapy in men with clinically localized prostate cancer: recommendations of the RTOG-ASTRO Phoenix Consensus Conference. Int J Radiat Oncol Biol Phys, 2006; 65: 965-74.
6) JCOG臨床安全性情報取扱いガイドライン．Ver.2.0 改定日：2009/11/10, http://www.jcog.jp/basic/policy/A_020_0010_16.pdf
7) 有害事象共通用語基準 v4.0 日本語訳JCOG版 (略称：CTCAE v4.0-JCOG). http://www.jcog.jp/doctor/tool/ctcaev4.html
8) Dindo D, et al. Classification of surgical complications: a new proposal with evaluation in a cohort of 6336 patients and results of a survey. Ann Surg, 2004; 240: 205-13.
9) Berryhill R Jr, et al: Robotic prostatectomy: a review of outcomes compared with laparoscopic and open approaches. Urology, 2008; 72: 15-23.
10) Scher HI, et al: Clinical trials in relapsed prostate cancer: defining the target. J Natl Cancer Inst, 1996; 88: 1623-34.
11) Crook JM, et al: Evaluation of radiation effect, tumor differentiation, and prostate specific antigen staining in sequential prostate biopsies after external beam radiotherapy for patients with prostate carcinoma. Cancer, 1997; 79: 81-9.
12) Crook JM, et al: Twenty-four-month postradiation prostate biopsies are strongly predictive of 7-year disease-free survival: results from a Canadian randomized trial. Cancer, 2009; 115: 673-9.
13) 日本泌尿器科学会・日本病理学会編: 前立腺癌取扱い規約 第3版, 金原出版, 東京, 2001.
14) 日本泌尿器科学会・日本病理学会編: 前立腺癌取扱い規約 第4版, 金原出版, 東京, 2010.

臨床・実地編　前立腺癌の治療：総論

前立腺癌治療における健康関連QOLとPRO

　前立腺癌の診断と治療は近年目覚ましく変化した。PSA検診の普及により早期癌が明らかに増加した。また，従来の開腹手術と放射線療法に加え，腹腔鏡手術，重粒子線，小線源など新規治療が次々に登場し，選択肢がますます多様化している。それら治療法の非再発率や生存率の差は比較的少なく，生存をエンドポイントとした予後の優劣のみでは治療方針は決定できない状況となった。一方，患者の権利意識の変容や情報化社会により医療に対する要求が高まりつつある。病気が治るかどうかではなく，いかに治るかという治療の質，すなわちQOL（quality of life）が重要視されるようになった。QOLとは広義には社会的・経済的な側面を含んだ「豊かさ」や「生活の質」を評価する包括的な概念である。医療分野におけるQOL研究は，広義のQOLのうち健康に直接影響する部分，つまり健康関連QOL（health-related QOL）が主に論じられる。

　さらに近年，臨床結果では捉えられない患者満足度の指標として，健康関連QOLの評価とともに，患者報告アウトカム（patient reported outcome；PRO）の重要性が唱えられつつある。PROはQOLと重複するが同義ではない。QOLは患者だけでなく一般人の健康感を含み，健康関連QOLに含まれないスピリチャルな面や社会的側面なども含む網羅的な概念であるが，PROは病気に関する部分的な健康観の指標である。患者自身の知覚したものがQOLであるが，そのQOLを患者に直接質問することで得た指標がPROである。PROは臨床試験の新たなエンドポイントとして注目されている。前立腺癌領域においても，2016年のProstate Cancer Clinical Trials Working Group 3（PCWG3）の勧告で，PROのエンドポイント評価としての重要性が提言されている[1]。

◆ QOL調査票

　患者の主観的評価である健康関連QOLを客観的に解析するためには，患者の自己申告に基づくQOLを測定する必要がある。一般的にはQOL調査票が使用される。QOLを数量化し尺度として客観的に評価をするためには，信頼性・妥当性が検証された調査票を用いる必要がある。QOL調査票は，一般的な健康・精神状態に関する包括的QOL調査票と，疾患特異的なQOL調査票とに分類される。

◆ 包括的QOL

　SF-36®（the 36-item Short-Form Health Survey）は包括的QOLを測定する代表的な尺度の一つであり，ある疾患に限定した内容ではなく，健康についての万人に共通した概念のもとに構成されている。身体的健康の尺度として①身体機能，②身体的役割機能，③体

の痛み，④全体的健康感，と，精神的健康の尺度として⑤活力，⑥社会生活機能，⑦精神的役割機能，⑧心の健康，の8つの健康概念を測定する[2]。疾患をもたない健常者にも使用可能であり，各年代や男女別の国民標準値との比較が可能である。SF-36®は後述するUCLA-PCI（UCLA Prostate Cancer Index）やEPIC（the Extended Prostate cancer Index Composite）など疾患特異的QOLと組み合わせて使用することが多い。SF-36®では項目が多すぎる点が問題になることがあり，短縮版であるSF-12®やSF-8®が開発されている。

◆ 疾患特異的QOL

前立腺癌の疾患特異的なQOL調査票としては，1998年にLitwinらが開発したUCLA-PCIが広く使用されている[3]。UCLA-PCIは，①排尿機能，②排尿負担感，③排便機能，④排便負担感，⑤性機能，⑥性負担感の6項目の尺度を測定する。排尿，排便，性の3つのドメインを，それぞれ「機能」と「負担感」の両方での評価が可能である。「負担感」は「困っているかどうか」を示す尺度といえる。UCLA-PCIの問題点として，排尿に関する質問が尿失禁に偏っている点や，ホルモン療法中の患者のQOLを測定しにくい点が指摘されていた。前立腺癌に対する治療選択肢が多様化しつつある背景も踏まえ，EPICが開発された[4]。EPICには尿意切迫感や下部尿路閉塞症状なども評価項目に加わり，ホルモンドメインも追加された。また，後述するFACT-Pなどは，癌特異的かつ疾患特異的なQOL調査票といえる。

◆ 癌特異的QOL

癌特異的尺度として，FACT（Functional Assessment of Cancer Therapy）が広く用いられる。FACTはFACT-Gとよばれる包括的尺度の部分と，疾患特異的な部分とを組み合わせて使用する。FACT-Gはすべての癌種に共通で使用できるQOL尺度である。疾患特異的な部分は前立腺癌ではFACT-P，浸潤性膀胱癌ではFACT-Blと，疾患（癌種）ごとに適したものを使用する。そのほかの癌特異的尺度としてEORTC-QLQ（European Organisation for Research and Treatment of Cancer Quality of Life Questionnaire）も使用される。

◆ その他のPRO尺度

上述のQOL質問票のうち，疾患特異的な尺度はPROとして使用される。そのほかの調査票を用いるもの，例えば，癌や治療に伴う疲労を評価するCFS（Cancer Fatigue Scale）やBrief Fatigue Inventory（簡易倦怠感尺度）や，疼痛の評価としての簡易疼痛質問票（BPI-SF）なども，PROの一つであり，信頼性・妥当性が検証されている。

◆ 前立腺全摘除術後のQOL

千葉大学病院にて2001年から2004年の間に前立腺全摘除術を施行し縦断的にQOL評価が可能であった43名（年齢64.9±5.9歳）を対象にSF-36®およびUCLA-PCIを用いた調査

を行った．前立腺生検前，術後3カ月，6カ月，12カ月の4点にてQOLを評価した．

SF-36®では，術後3カ月の時点で身体的役割機能・社会生活機能・精神的役割機能の3項目において軽度のQOL障害を認めたが，これらは6カ月以降速やかに基準値と同レベルまで回復した．他の5項目は経過中に有意な変化を認めなかった（図1）．

UCLA-PCIをみると，手術が排尿機能と性機能に与える影響はやはり大きいといえる．術後の尿失禁を反映すると思われるが，術後3カ月の時点では排尿機能・排尿負担感ともに著明に低下した．排尿機能は6カ月以降，基礎値より低いながらも回復傾向にあった．排尿負担感については6カ月以降，十分な回復を示した．一方，性機能・性負担感ともに，すべての時点で有意な低下を示した（図2）．

過去の報告でも，尿失禁や性機能障害など手術による合併症があるにもかかわらず，術後の包括的QOLは比較的良好とされている[5]．排尿機能については術後1年以内の早期では低下するが，1年以上になるとほぼ回復するとされる．筆者らの調査においても同様の傾向が観察された．

◆ ホルモン療法のQOL

2001年から2004年の間に千葉大学病院にてアンドロゲン除去療法を施行した前立腺癌患者56症例（病期B 22例，C 17例，D 17例）年齢76.0±6.7歳を対象とし，SF-36®とUCLA-PCIを用いQOL評価を行った[6]．前立腺生検前，ホルモン療法開始後3カ月，6カ月，12カ月の4点にて調査した．

SF-36®では全症例でみると8下位尺度のすべての項目で有意な変化を認めなかった（図3）．ホルモン療法によって包括的QOLはおおむね障害されないといえる．これを病期別にみると，病期B・Cの患者において活力の低下のみが確認された．血清テストステロン低下に伴う活力の低下は以前から報告されており，矛盾しない結果であった．一方，病期Dの患者においては，体の痛み・活力・心の健康・精神的役割機能の4項目において改善が認められた．転移に伴う疼痛の軽減などにより，活力を含む機能の向上がもたらされていると推測した．前立腺癌患者に対するADTは，早期から中期癌では活力以外の包括的QOLを障害しない．むしろ転移期の前立腺癌であれば患者のQOLを向上させる効果を認めた．

UCLA-PCIでは，排尿機能が6カ月，12カ月で有意に改善し，排尿負担感も3カ月，6カ月，12カ月にて有意に軽減した．おそらく下部尿路症状の緩和によると考えられるが，排尿関連QOLはホルモン療法にて改善する．性機能は3カ月，6カ月，12カ月にて有意に低下するが，性負担感は6カ月，12カ月にて有意に軽減されている．性機能は低下するが，性活動に関しては困ってはいないといえる．年齢が平均76歳と高めである点もあるが，性的活動のない状況に徐々に適応し許容できるようになるものと思われる．それは，性機能に執着しない日本人の国民性を反映しているのではないかと考えられる（図4）．

図1 前立腺全摘除術を施行した前立腺癌患者43例の包括的QOL（SF-36®）の経時的変化

術後3カ月で身体的役割機能・社会生活機能・精神的役割機能の3点において軽度のQOL障害を認めたほかは，経過中有意な変化を認めなかった。

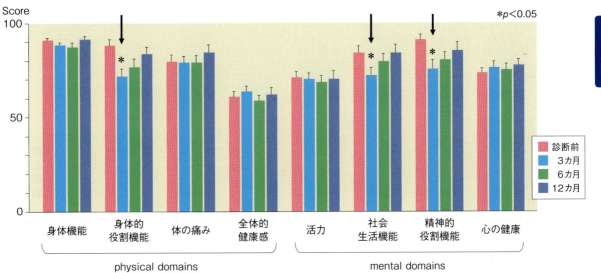

図2 前立腺全摘除術を施行した前立腺癌患者43例の疾患特異的QOL（UCLA-PCI）の経時的変化

排尿機能・排尿負担感ともに3カ月の時点で著明に低下するが，時間経過とともにどちらも回復傾向となる。性機能・性負担感ともにすべての時点で低下を示した。

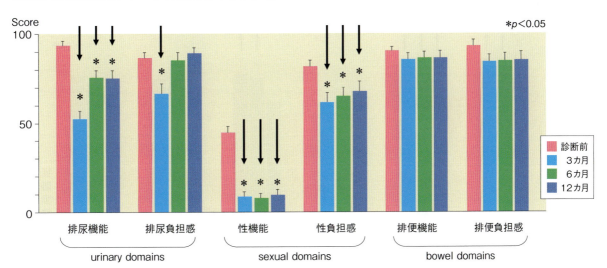

図3 アンドロゲン除去療法施行後の包括的QOL（SF-36®）の経時的変化

アンドロゲン除去療法を施行した前立腺癌患者56例（病期B22例, C17例, D17例）の包括的QOL（SF-36®）の経時的変化を示す。8下位尺度のすべての項目で有意な変化を認めなかった。

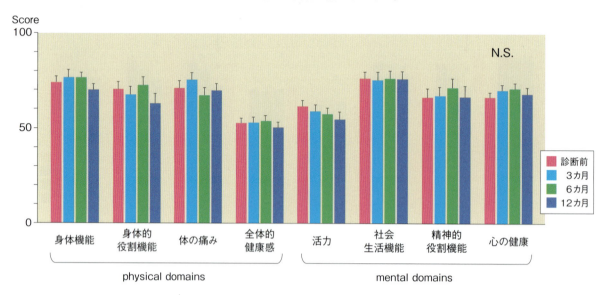

図4 アンドロゲン除去療法を施行後の疾患特異的QOL（UCLA-PCI）の経時的変化

アンドロゲン除去療法を施行した前立腺癌患者56例（病期B22例, C17例, D17例）の疾患特異的QOL（UCLA-PCI）の経時的変化を示す。アンドロゲン除去療法後は, 排尿関連QOLが向上する。また, 性機能は低下するも性関連QOLの障害は軽度であった。

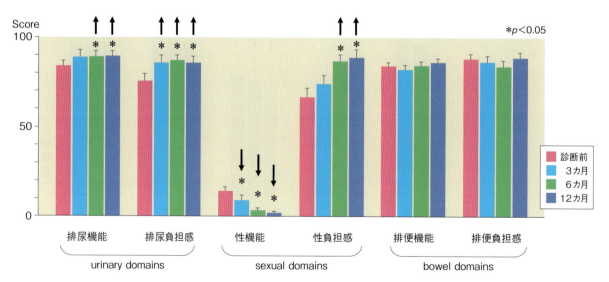

◆ QOLを加味した生存期間の指標としてのQALY

　患者目線のアウトカムとしてのQOL/PROの概念の普及に伴い，生存期間の評価に関しても，質調整生存年（Quality-adjusted life year；QALY）という，QOLを加味した生存期間の指標が使われるようになった。単純な生存期間ではなくQOLを考慮した生存期間を評価するもので，治癒や延命よりも患者の生活の質の向上した期間を評価できる指標である。1QALYは，健康に生存する1年間である。健康が完全ではない場合は1以下のQALYとして算定し，死亡は0QALYと算定する。その算出方法はさまざまだが，例えばEQ-5D（Euro Qol 5 Dimension）などで算出のためのQOL値を数値化することができる。QALYの概念は医療経済評価として，すなわち，費用対効果を測る基準としても注目されつつある。

◆ 日本人前立腺癌患者のQOL/PRO

　QOL/PROは患者の視点による評価であり，社会特性・国民性・宗教などにより左右されうる指標である。欧米のQOL/PRO研究は，日本よりも比較的大規模で信頼性の高いデータが多い。しかし，日本人とは社会生活様式も患者の人生観も異なる点が多いので，海外データをそのまま日本人にあてはめるべきではない。例えば，ホルモン療法は日本においては欧米より広く普及している。欧米では性機能の観点からホルモン療法を敬遠する場合も多いであろう。先述のとおりであるが，日本人は性に対する執着が希薄であるため，ホルモン療法によるQOL障害は比較的少ないのではないかと考えている。日本の日常診療に有用性の高い，日本人を対象としたQOL/PRO研究が今後ますます必要とされる。

（加藤智規）

◇ 文献

1) Scher HI, et al: Trial Design and Objectives for Castration-Resistant Prostate Cancer: Updated Recommendations From the Prostate Cancer Clinical Trials Working Group 3. J Clin Oncol, 2016; 34 (12): 1402-18.
2) Stansfeld SA, et al: Assessing the validity of the SF-36 General Health Survey. Qual Life Res, 1997; 6: 217-24.
3) MS Litwin, et al: The UCLA-PCI; development, reliability, and validity of a health-related quality of life measure. Med care, 1998; 36: 1002.
4) Wie JT, et al: Development and validation of the expanded prostate cancer index composite (EPIC) for comprehensive assessment of health-related quality of life in men with prostate cancer. Urology, 2000; 56: 899-905.
5) MS Litwin, et al: Life after radical prostatectomy: A longitudinal atudy. J Urol, 2001; 166, 587-92.
6) Kato T, et al: Effect of androgen deprivation therapy on quality of life in Japanese men with prostate cancer. Int J Urol, 2007; 14 (5): 416-21.

臨床・実地編　前立腺癌の治療：総論

病理医・放射線科医との合同カンファレンスでの治療決定

◇ 合同カンファレンスの目的

　前立腺癌の新患に対する病期診断治療方針選択肢の説明は，従来，泌尿器科担当医により行われてきた。この過程では，患者背景，画像診断，病理所見の評価が必要となるが，担当医独りの判断では個人の能力・経験，主観などに左右され，ばらつきや偏りが多くなる可能性があった。また泌尿器科担当医と放射線治療医の間で放射線適応の判断が異なった場合など，再度治療方針を検討することとなり，速やかに治療が始められないようなこともあった。これらの問題点を解決する手段として，泌尿器科医，病理医，放射線治療医，画像診断医といった複数科による合同カンファレンスの開催がある。

　合同カンファレンスに関しては，「がん診療連携拠点病院の整備について」（2008年）においても癌診療連携拠点病院の指定要件として，キャンサーボードの設置および定期的開催が求められている。キャンサーボードとは，手術，放射線療法および化学療法に携わる専門的な知識および技能を有する医師や，その他の専門医師および医療スタッフなどが参集し，癌患者の症状，状態および治療方針などを意見交換・共有・検討・確認などするためのカンファレンスのことをいう。

◇ 合同カンファレンスの活動内容

　千葉県がんセンターでは，上記の問題点を解決するため2004年以降，前立腺癌のすべての新患に対して，当院病理医による生検標本の評価，泌尿器科医，放射線治療医，画像診断医による合同カンファレンス（前立腺癌カンファレンス）での評価を行っている。合同カンファレンスは毎週1回定刻に開催され，参集メンバーは泌尿器科医，放射線治療医，画像診断医，医員・研修医である。前立腺癌の新規診断症例や新規紹介症例のほか，治療後の再発・再燃症例を主な検討対象としている。新規治療開始症例においては，病期診断，治療方針選択肢の決定を行う。

　カンファレンスでの評価項目は以下のとおりである。
①患者背景：年齢，既往歴，合併症，内服薬
②初診時PSA値
③直腸指診所見
④前立腺体積
⑤I-PSS
⑥画像検査：CT（胸部〜骨盤部。造影を問わず），MRI（可能な限り生検前撮影。造影を問わず），骨スキャン

⑦生検病理所見（他院より紹介の場合，当院病理医による再評価を必ず行う）

合同カンファレンスでは，画像診断医が画像の読影を行い，画像所見や診断された病期に応じ，患者背景を加味して三者でディスカッションのうえ適応のある治療選択肢を決定し，電子カルテに記録する。カンファレンスに提示された時点で情報が不足している場合や，前立腺癌以外の重要疾患が指摘された場合は，精査後に再度カンファレンスで評価している。主治医はカンファレンス結果をもとに患者に病状・治療方針選択肢の説明を行い，患者と相談のうえで治療方針を決定していく。

◆ 病期診断と治療法選択の実際

2011年11月から2016年7月までにおいては，新規前立腺癌3,145例を検討した。他院より紹介された症例も，再度当院病理医による評価を受け，結果31例は癌陰性の判定となった。3,114例について，年齢は中央値70歳（範囲42〜94）（図1），診断時PSA中央値9.6ng/ml（範囲0.076〜20,433）（図2）であった。生検グリーソンスコアは5〜6：296例（9.5%），7：1,480例（47.5%），8〜10：1,081例（34.7%），未施行256例（8.2%），小細胞癌1例（0.03%）であった。臨床病期はT1cN0M0 970例（31.1%），T2N0M0 1,071例（34.4%），T3N0M0 640例（20.6%），T4N0M0 23例（0.7%），anyT, N1M0 93例（2.9%），anyT, anyN, M1 286例（9.2%），その他31例（1.0%）（図3）であった。

カンファレンス後に治療選択肢を提示し，患者が選択した治療は，主なものとしてホルモン療法26.0%，ロボット支援前立腺全摘除術26.0%，開放前立腺全摘除術11.6%，強度変調放射線療法19.7%，3次元原体照射2.7%（図4）であった。

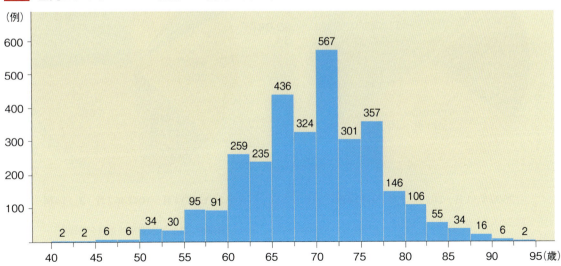

図1 合同カンファレンスで検討した新規症例の年齢分布

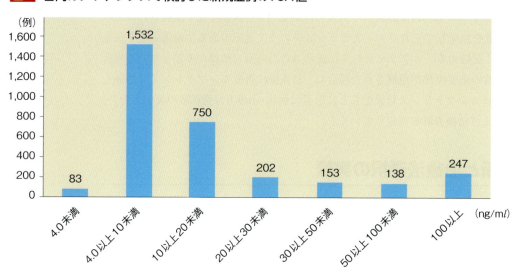

図2 合同カンファレンスで検討した新規症例のPSA値

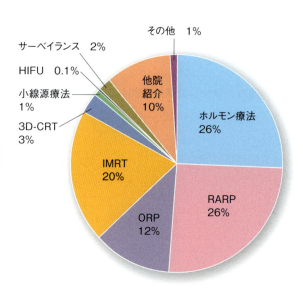

図3 合同カンファレンスでの評価：臨床病期

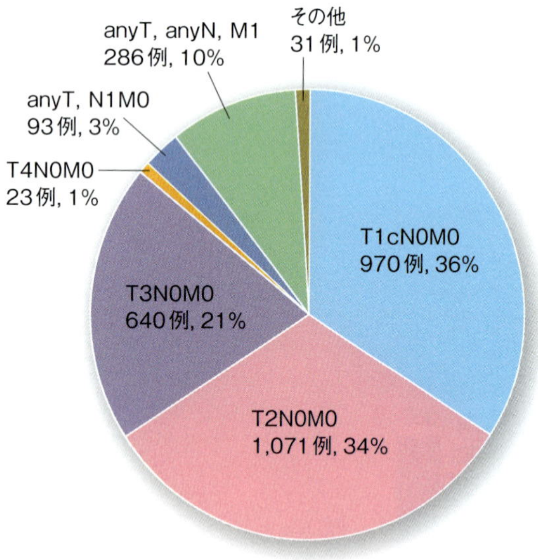

2009年11月～2016年7月　3,114例

図4 合同カンファレンス後の治療選択

2009年11月～1016年7月　3,114例

RARP：ロボット支援前立腺全摘除術
ORP：開放前立腺全摘除術
IMRT：強度変調放射線療法
3D-CRT：3次元原体照射
HIFU：高密度焦点式超音波療法

◆ 合同カンファレンスの利点

合同カンファレンスの利点として,
①複数科による多数の医師による評価を行うことでより正確な病期診断を可能とする
②病状に応じた治療選択肢を事前に検討し統一することで説明の偏りをなくすほか,治療方針選択後の効率的な受診行動が可能となり速やかに治療を開始できる
③複数科の評価を経ることで,併存疾患のスクリーニングができる
などが挙げられる。

併存疾患に関しては,重要疾患の主なものとして,肺癌30例(1.0%),消化管癌7例(0.2%),腎癌6例(0.2%),膀胱癌5例(0.2%),腎盂尿管癌3例(0.1%),悪性リンパ腫3例(0.1%)といった悪性疾患のほか,未治療の胸・腹部大動脈瘤13例(0.4%)などが診断された(図5)。

欠点は少ないと考えるが,治療方針選択肢がカンファレンスで統一されるため,カンファレンスで適応外と判定された治療法を患者が希望する場合や,当院では行っていない治療を希望する場合などでは,相談のうえ適切な医療機関を紹介するか,セカンドオピニオンを勧めている。

合同カンファレンスは,個々の泌尿器科医による治療方針選択肢説明の差・偏りをなくして均一の治療提供を可能とすることに加え,ほかの悪性疾患,重要疾患の併存もスクリーニングでき有用と考える。また放射線治療医との連携がスムーズとなり,速やかな対応が可能となっている。

(小丸 淳)

表1 合同カンファレンスを契機に診断された重要疾患

疾患名	症例数	%
肺癌	30	0.96
消化管癌	7	0.22
腎癌	6	0.19
膀胱癌	5	0.16
腎盂尿管癌	3	0.10
悪性リンパ腫	3	0.10
悪性軟部組織腫瘍	1	0.03
咽頭癌	1	0.03
縦隔腫瘍	1	0.03
未治療胸腹部大動脈瘤	13	0.42

◇ 文献

1) 日本泌尿器科学会・病理学会 編:前立腺癌取り扱い規約第4版:金原出版,東京,2010.
2) 厚生労働省ホームページhttps://www.mhlw.go.jp/shingi/2010/01/dl/s0129-5l.pdf
3) 植田 健,ほか:関連診療科とのカンファレンスによるリスク評価と治療法の選択.Urology View, 2010; 8: 104-7.
4) El Saghir NS, et a: Tumor boards: optimizing the structure and improving efficiency of multidisciplinary management of patients with cancer worldwide. Am Soc Clin Oncol Educ Book, 2014: e461-6.
5) Hollunder S, et al: Cross-sectional increase of adherence to multidisciplinary tumor board decisions. BMC Cancer, 2018; 18: 936.

臨床・実地編　前立腺癌の治療：総論

地域連携クリティカルパスを用いた前立腺癌診療

◆ 地域連携クリティカルパスとは何か？

　地域連携クリティカルパスとは，地域の医療機関が共同して診療を行う際に用いる一連の診療計画をいう。この共同診療計画は疾病または治療法別に作成し，診察，検査，治療などの診療内容と実施時期について表形式で表現する（**図1**）。さらに，連携医療機関の診療役割分担と診療計画の達成目標についても記載する。実際の診療においては連携する各々の医療機関があらかじめ作成した地域連携クリティカルパスに基づいて検査や治療を行う。クリティカルパスを診療に導入する目的は医療の標準化，効率化，質向上にあるとされているが，この目的は地域連携クリティカルパスにおいても同じである。

　わが国の癌診療における地域連携クリティカルパスは，「がん対策基本法」に基づく施策として整備が行われている。「がん対策推進基本計画」（2007年）において，医療機関の整備で取り組むべき施策として「医療機関の連携体制を構築し，切れ目のない医療の提供を実現する」ために，「すべての拠点病院において，5年以内に，5大がん（肺がん，胃がん，肝が

図1　地域連携クリティカルパスの例

前立腺全摘除術後経過観察の地域連携クリティカルパスについて例を示す。連携医療機関が共同して行う診療内容，その実施時期と役割分担についての計画が○と●で記載されている。

	前立腺全摘除術　地域連携クリティカルパス																	
	様	医療機関(A): 担当医師: 連絡先:																
		医療機関(B): 担当医師: 連絡先:																

術後からの期間		退院時	1ヶ月	3ヶ月	6ヶ月	9ヶ月	1年	1年3ヶ月	1年6ヶ月	1年9ヶ月	2年	2年3ヶ月	2年6ヶ月	2年9ヶ月	3年	3年6ヶ月	4年	4年6ヶ月	5年
医療機関		A	A	A	B	B	A	B	B	B	A	B	B	B	A	B	A	B	A
達成目標		PSA値が0.2ng/ml未満 診療計画に沿って，定期的な検査が行える																	
患者自覚症状	排尿困難感	●	●	●	○	○	●	○	○	○	●	○	○	○	●	○	●	○	●
	頻尿	●	●	●	○	○	●	○	○	○	●	○	○	○	●	○	●	○	●
	血尿	●	●	●	○	○	●	○	○	○	●	○	○	○	●	○	●	○	●
検査	PSA値			●	○	○	●	○	○	○	●	○	○	○	●	○	●	○	●
	血液検査			●	○	○	●	○	○	○	●	○	○	○	●	○	●	○	●
	尿検査			●	○	○	●	○	○	○	●	○	○	○	●	○	●	○	●
観察	排尿状況	●	●	●	○	○	●	○	○	○	●	○	○	○	●	○	●	○	●
	全身状態	●	●	●	○	○	●	○	○	○	●	○	○	○	●	○	●	○	●
説明・指導	PSA値の説明			●	○	○	●	○	○	○	●	○	○	○	●	○	●	○	●
	日常生活の指導	●	●	●	○	○	●	○	○	○	●	○	○	○	●	○	●	○	●
連携	診療情報の提供	●			○		●				●				●		●		●

ん，大腸がん，乳がん）に関する地域連携クリティカルパスを整備することを目標」としている。「がん診療連携拠点病院の整備に関する指針」（2008年）において地域連携クリティカルパスは「がん診療連携拠点病院と地域の医療機関等が作成する診療役割分担表，共同診療計画表及び患者用診療計画表から構成されるがん患者に対する診療の全体像を体系化した表をいう。」と定義されている。

◆ 前立腺癌診療における地域連携クリティカルパス

地域連携クリティカルパスが使用される主な前立腺癌診療について**表1**に示す。対象となる診療は前立腺癌疑い患者の精査・経過観察，前立腺全摘除術，放射線療法，ホルモン療法，緩和治療である。

● 前立腺癌疑い患者の精査・経過観察

前立腺癌疑い患者に対するスクリーニングPSA検査と前立腺生検，生検で癌陰性であった場合のPSA経過観察を地域の医療機関が共同して行う地域連携クリティカルパスである。かかりつけ医などのプライマリ・ケア医がPSA検査を行い，前立腺癌の疑いがあった場合に拠点病院などで前立腺生検を施行する。生検の結果が癌陽性であった場合は病期診断・治療となるが，陰性の場合にはかかりつけ医で経過観察のPSA検査を行う。PSA値の上昇があった場合に再び拠点病院などで精密検査を行う。

● 前立腺全摘除術

前立腺全摘除術を拠点病院などで施行後，術後経過観察をかかりつけ医などで行う地域連携クリティカルパスである。かかりつけ医はPSA検査を定期的に行い，PSA値の上昇があった場合に拠点病院で精密検査，再発診断を行う。

表1　前立腺癌地域連携クリティカルパスの種類

地域連携クリティカルパスが使用される主な前立腺癌診療を示す。各地域連携クリティカルパスの共同診療計画と診療役割分担の概略について一般的な例を記した。

対象とする治療法など	共同診療計画	診療役割分担	
		かかりつけ医など	拠点病院など
前立腺癌疑い患者の精査・経過観察	スクリーニングPSA検査と前立腺生検，癌陰性時のPSA経過観察を共同して行う	PSA検査	前立腺生検
前立腺全摘除術	術後経過観察を共同して行う	PSA検査	精密検査 再発診断
放射線療法	治療後経過観察を共同して行う	PSA検査	精密検査 再発診断
ホルモン療法	ホルモン療法を共同して行う	LH-RHアゴニスト投与 抗アンドロゲン剤投与 PSA検査	精密検査 再燃診断
緩和治療	終末期緩和治療を共同して行う	在宅緩和治療	入院緩和治療

●放射線療法

放射線療法を拠点病院などで施行後，経過観察をかかりつけ医などで行う地域連携クリティカルパスである。かかりつけ医は定期的なPSA検査を，拠点病院はPSA値上昇時の精密検査および再発診断をそれぞれ担当する。

●ホルモン療法

ホルモン療法を地域の医療機関が共同して行う地域連携クリティカルパスである。拠点病院などでホルモン療法の方法の決定と導入を行い，かかりつけ医などでLH-RHアゴニストや抗アンドロゲン剤の投与を継続する。かかりつけ医は投薬と同時にPSA検査と副作用の観察を，拠点病院はPSA値上昇時の精密検査と再燃診断をそれぞれ分担する。

●緩和治療

終末期患者に対する緩和治療を地域の医療機関が共同して行う地域連携クリティカルパスである。患者が在宅療養中はかかりつけ医などが訪問診療で緩和治療を行い，症状悪化や看取りなどの理由で入院が必要となった場合は，病院で緩和治療を行う。在宅と入院のいずれにおいても，癌性疼痛などに対する緩和ケアが継続的に実施されることを目的とする。対象疾患は前立腺癌に限らず，終末期癌患者全般に使用される。

◇ 地域連携クリティカルパスの設計

地域連携クリティカルパスは治療法別に作成する。まず，共同診療計画と診療役割分担について基本設計を行い，それに基づいて医療機関用地域連携クリティカルパス（図1）や患者用地域連携クリティカルパスなど，実際の診療で使用する書類の書式を作成する。

●共同診療計画

共同診療計画は地域の医療機関が共同して行う一連の診療についての計画であり，診察，検査，治療などの診療内容と実施時期について決める。その際，診療の質保証と地域内標準化のためにevidence-based medicine（EBM）を取り入れ，診療ガイドラインに準拠する。ガイドラインに記載がない事項については，連携を行う地域内の医療機関で協議して決める必要がある。

●診療役割分担

共同診療計画の診療行為それぞれについて担当する医療機関を決める。一般的な役割分担は，拠点病院などがCTなどの画像検査，再発・再燃などの診断，入院を必要とする診療を，かかりつけ医などが血液検査や投薬を担当する。かかりつけ医の診療機能に応じて役割分担を患者ごとに決める方法と，地域内で役割分担を固定して標準化する方法とがある。

前立腺癌診療の地域連携クリティカルパスにおいてはPSA検査が主な診療行為となるため，診療のほとんどをかかりつけ医が担当することになる。また，再発・再燃の疑いについてPSA値で判断できるため，かかりつけ医の専門性によらず診療役割分担を地域内で固定することが可能である。

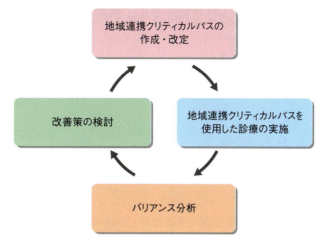

図2 地域連携クリティカルパスと医療の質向上

バリアンス分析を行い，地域連携クリティカルパスの改定を繰り返すことによって医療の質向上が図られる。

◆ 地域連携クリティカルパスと医療の質

　地域連携クリティカルパスを使用する目的は医療の標準化，効率化および質向上にある。共同診療計画を作成し，それを地域内の医療機関が使用することで診療プロセスの標準化が推進され，患者に対して質保証がなされる。また，地域内の医療機関が診療役割を分担することで，拠点病院などへの外来患者の集中が緩和される。そして，地域連携クリティカルパス使用症例を分析して問題点の改善策を検討し，地域連携クリティカルパスの改定を繰り返すことによって医療の質向上が図られる（図2）。

　クリティカルパスを使用した診療において，計画された診療と実際に行われた診療との差をバリアンスという。バリアンスを収集し，その発生要因を分析することをバリアンス分析という。地域連携クリティカルパス使用症例におけるバリアンス発生要因は患者要因，医療者要因，医療機関ネットワーク要因，社会要因に分類される。前立腺癌の地域連携診療では再発発見の遅延，投薬の中断，受診の中断に関係するバリアンスは特に重要であり，これらの発生率が高いようであれば改善策を検討する。共同診療計画や診療役割分担の見直しのほかに，連携医療機関の情報共有方法や連携参加医師の前立腺癌診療の知識レベルなどについても問題点や改善策を検討する。

　前立腺癌の地域連携診療において地域連携クリティカルパスを用いることによって，個々の患者に対して良質な医療が継続的に行われると同時に，地域内の医療の質が向上かつ均てん化されることが期待される。

〈浜野公明〉

◇ 文献

1) 岡田晋吾, 谷水正人 編：パスでできる！ がん診療の地域連携と患者サポート, 医学書院, 2009.
2) 日本医療マネジメント学会 監修: がん地域連携クリティカルパス―がん医療連携とコーディネート機能―, じほう, 2010.
3) 赤倉功一郎, ほか: PSA高値の前立腺がん疑い患者を対象とした地域連携クリティカルパス. 日本医療マネジメント学会雑誌, 2007; 8: 381-5.
4) 植田　健, ほか: 泌尿器科がんの地域連携クリティカルパス. 日本医療マネジメント学会雑誌, 2009; 10 (2): 420-5.
5) 浜野公明, ほか: 前立腺がん地域連携クリティカルパス. 泌尿器外科. 2010; 23 (6): 787-91.

前立腺癌診療に関するノモグラム

◆ ノモグラムとは何か？

「ノモグラム」とは直訳すると「計算図表」を意味し，ある関数の計算や変換などをグラフィカルに行うために設計された二次元の図表である。ノモグラムは癌の検出率や治療予後などのさまざまなアウトカムを予測できるため，医師の検査・治療方針決定の判断材料として，また患者に対する情報提供として，日常診療においても非常に有用である。

ノモグラムは複数の臨床因子の重要性をそれぞれ統計学的に重さ付けして，予測率（％）を算出できるように作成された予測モデルである。ノモグラムでは多変量解析の結果を基に予測するため，医師の経験に基づく予測やリスク分類，classification and regression tree 分析，artificial neural network に比べて正確であり，前立腺癌患者のコホートにおいて最も信頼できることが立証されている。日本泌尿器科学会編の前立腺癌診療ガイドライン 2016 年版でも，前立腺癌ノモグラムは現在最も正確な予測ツールであり，前立腺癌診療においても使用が推奨されている（推奨グレード B）。

1990 年代初頭より，前立腺癌に関するノモグラムが米国を中心に作成されてきた。最も有名なものは Johns Hopkins 大学の Partin 教授を中心に作成された前立腺癌の病理病期を予測するテーブル型ノモグラムであり，「Partin テーブル」として臨床医に広く使用されてきた。また，Memorial Sloan-Kettering Cancer Center（MSKCC）の Kattan 博士（現 Cleveland Clinic）らが作成したノモグラムも MSKCC のホームページで紹介されている（https://www.mskcc.org/nomograms/prostate）。また，カナダの Montreal 大学の Karakievicz 教授らも積極的にノモグラムを公表している。

米国の Fox Chase Cancer Center（FCCC）のホームページでは，前述の Kattan や Karakievicz らの作成した前立腺癌に関するノモグラムを一括して公表しており，インターネット環境さえあれば世界中の医師や患者がアクセスして個人データから予測率を計算できるようになっている（http://labs.fccc.edu/nomograms/index.php）。

◆ ノモグラムの読み方

代表的なノモグラムとして，Partin らのテーブル型と Kattan らのバーグラフ型の特徴と読み方を示す（図 1, 2）。Partin らのテーブル型ノモグラムでは，臨床病期（cT stage）ごとに予測率が記入された表が作成されており，T1c・T2a・T2b・T2c の 4 つの表が存在する。さらに各表には前立腺特異抗原（prostate-specific antigen；PSA）の数値群また Gleason score 群ごとに，臓器限局や前立腺外進展，精囊浸潤，リンパ節転移の予測率と 95％信頼区間が示されている（図 1）。例えば，T1c で PSA 9.0 ng/ml で Gleason score 4＋3 ならば，

臓器限局54%・前立腺外進展36%・精嚢浸潤8%・リンパ節転移2%と予想される。テーブル型ノモグラムは，表を見るだけで予測率が判るため日常臨床においても利用しやすい。一方で，臨床項目を増加させると表の数が増えてしまうため，3項目程度でアウトカムを予測するノモグラムに応用しやすい。

　バーグラフ型ノモグラムでは，各臨床項目でバーグラフの長さを決めて，それに応じた点数を付与している。各臨床項目〔図2では，年齢，PSA，PSAのF/T比，前立腺容積，直腸診(digital rectal examination；DRE)〕で付与される点数(矢印が示す最上段のバーグラフのPoints)を合計する。最終的に，合計した点数(Total Points)のバーグラフを基に予測率が算定される(下から2番目のバーグラフでTotal Pointsから，最下段の予測率のバーグラフで値が判る)。バーグラフ型では，項目数をいくらでも増やせて重さ付けが可能であり，項目数が増えれば一般的に予測精度も向上する。一方で，バーグラフ型は予測率の計算がしづらく，項目数が増えれば増えるほど日常臨床で使いづらくなってしまう。論文の予測式が公開されていれば，Microsoft Excelなどの表計算ソフトで計算可能であるが，広く臨床で普及させるためにはソフトウェア化するかインターネットで公開されることが必要である。

図1　テーブル型ノモグラムの読み方(T1cの部分)

T1c癌の症例でGleason score 3 + 4 = 7かつPSA 6.1〜10.0ng/m*l*であった場合は，図のように矢印の交わる表を読む(四角で囲まれている部分)。

PSA値の範囲 (ng/m*l*)	病理学的病期	Gleason score				
		2-4	5-6	3+4=7	4+3=7	8-10
0-2.5	臓器限局	95(89-99)	90(88-93)	79(74-85)	71(62-79)	66(54-76)
	前立腺外進展	5(1-11)	9(7-12)	17(13-23)	25(18-34)	28(20-38)
	精嚢浸潤	—	0(0-1)	2(1-5)	2(1-5)	4(1-10)
	リンパ節転移	—	—	1(0-2)	1(0-4)	1(0-4)
2.6-4.0	臓器限局	92(82-98)	84(81-86)	68(62-74)	58(48-67)	52(41-63)
	前立腺外進展	8(2-18)	15(13-18)	27(22-33)	37(29-49)	40(31-50)
	精嚢浸潤	—	1(0-1)	4(2-7)	4(1-7)	6(3-12)
	リンパ節転移	—	—	1(0-2)	1(0-3)	1(0-4)
4.1-6.0	臓器限局	90(78-98)	80(78-83)	63(58-68)	52(43-60)	46(36-56)
	前立腺外進展	10(2-22)	19(16-21)	32(27-36)	42(35-50)	45(36-54)
	精嚢浸潤	—	1(0-1)	3(2-5)	3(1-6)	6(3-9)
	リンパ節転移	—	0(0-1)	2(1-3)	3(1-5)	3(1-6)
6.1-10.0	臓器限局	87(73-97)	75(72-77)	54(49-59)	43(35-51)	37(28-46)
	前立腺外進展	13(3-27)	23(21-25)	36(32-40)	47(40-54)	48(39-57)
	精嚢浸潤	—	2(2-3)	8(6-11)	8(4-12)	13(8-19)
	リンパ節転移	—	0(0-1)	2(1-3)	2(1-4)	3(1-5)
>10.0	臓器限局	80(61-95)	62(58-64)	37(32-42)	27(21-34)	22(16-30)
	前立腺外進展	20(5-39)	33(30-36)	43(38-48)	51(44-59)	50(42-59)
	精嚢浸潤	—	4(3-5)	12(9-17)	11(6-17)	17(10-25)
	リンパ節転移	—	2(1-3)	8(5-11)	10(5-17)	11(5-18)

図2 バーグラフ型ノモグラムの読み方（CHIBA program version 10）

年齢およびPSA，F/T比，前立腺容積，DREの該当する点数（上のバー）を合計して，Total Pointsのバーから下した矢印が指す箇所が予測率。

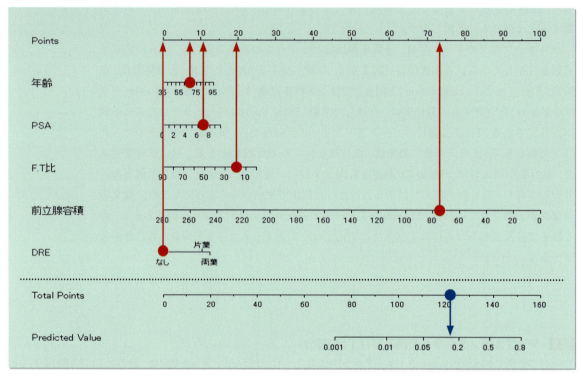

◆ 生検に関するノモグラム

　PSA検診の普及により触知不能癌（T1c）の検出率は増加しており，早期癌での診断・治療が可能になった一方，不必要な生検が増加している。Kattanらは，PSA 50ng/ml未満の患者を対象とした初回生検における前立腺癌陽性を予測するノモグラムを作成した。予測因子は年齢およびPSA，F/T比，DREであり，これらは他のグループの初回生検のノモグラムでも共通な予測因子として組み込まれており，加えて家族歴や前立腺容積，人種などが予測因子として組み込まれているノモグラムもある。

　また，Moussaらが作成した再生検における癌の検出率を予測するノモグラムは，年齢およびPSA，前立腺容積，DRE，家族歴の項目に加えて，BMIやPSA slope，初回・前回生検からの間隔や前回陰性であった生検コア数，前回生検の病理所見でのHigh grade PIN（prostatic intraepithelial neoplasia）やASAP（atypical small acinar proliferation）所見の有無が特徴的な予測因子として組み込まれている。組み込まれた項目は多いが，再生検の適応を決定する際にまた患者説明の際にも有用である。

　さらに生検時のGleason sum upgradingを予測するノモグラムも複数報告されており，PSAやcT stageに加えて，生検のPrimaryとSecondary Gleason scoreが低いと高い点数が付与されており（upgradingのリスクが高い），upgradingに関するノモグラムも生検後に根治療法を選択する際に参考になる。

◆ 手術療法に関するノモグラム

　2008年に日本版Partinテーブルが作成され，Partin版と同様にcT stageおよびPSA，Gleason scoreの3項目のみで臓器限局・前立腺外進展・精嚢浸潤・リンパ節転移の予測率を把握することができる。

　Memorial Sloan-Kettering Cancer Center(MSKCC)のウェブサイトには，術前と術後の臨床情報からさまざまなアウトカムを予測するノモグラムがある。術前ノモグラムは，年齢およびPSA，生検時のGleason score，cT stage，陽性コア数，陰性コア数を予測因子として，5・10年後のPSA再発率および癌特異的生存率と病理結果（臓器限局・前立腺外進展・精嚢浸潤・リンパ節転移）の予測率を総合的に把握することができる。また，術後ノモグラムは，年齢およびPSA，術後経過期間，病理結果（Gleason score・切除断端・前立腺外進展・精嚢浸潤・リンパ節転移）を予測因子として，2・5・7・10年後のPSA再発率と15年後の癌特異的生存率を把握することができる。

◆ 放射線治療に関するノモグラム

　FCCCのウェブサイトでは，Kattanらが作成した3D-conformal放射線治療後の5年後のPSA再発率および転移発生率の予測ノモグラムが公開されており，前者はPSAおよびcT stage，生検時のGleason score，照射量（Gy），ホルモン療法の併用の有無が予測因子となっており，後者はPSAおよびcT stage，生検時のGleason scoreが予測因子となっている。

　さらに，小線源療法後の5年後のPSA再発率を予測するノモグラムもあり，PSAおよびcT stage，生検時のGleason score，アジュバント放射線療法の有無が予測因子となっている。これらのノモグラムの使用によって，放射線治療後の補助ホルモン療法の施行の必要性の有無も検討でき，患者QOLの向上にも役立つと考えられる。

◆ ホルモン療法に関するノモグラム

　Kattanらが作成した進行性転移性前立腺癌患者のホルモン療法後の全生存率を予測するノモグラムは，Karnofsky PSおよびHb，LDH，ALP，Albから，去勢1・2年後の生存率を予測できる。一方で，新規ホルモン系薬剤のアビラテロンおよびエンザルタミドの登場により，去勢抵抗性前立腺癌(castration resistant prostate cancer；CRPC)患者の予後の改善が認められているため，ホルモン療法に関するノモグラムはアップデートが求められている。Yangらは，アビラテロン治療後の1・2年後の全生存率を予測するノモグラムを作成し，肝転移の有無およびHb，初回ホルモン療法開始後からアビラテロン導入までの期間が予測因子となっている。CRPCの治療選択肢は，新規ホルモン系薬剤に加え，ドセタキセルやカバジタキセルのタキサン系抗癌剤もあるため，患者背景も多様となり画一的で有用なノモグラムの作成は現時点では難しい。

◆ 実際のノモグラムの臨床応用

　診断や治療に際して個別化した診療情報を患者へ説明することができ，他の予測ツールに比べて正確で各診療場面で利用可能であることは，ノモグラムのメリットであり臨床試験での対象症例選別でも利用できる．

　一方で，ノモグラム使用時の注意点として，下記のことが挙げられる．

① 一度作成されたノモグラムは，時間が経過すれば作成当時の手法（診断・検査・治療法など）が時代遅れになってしまう
② 診療場面が個別化されているために，応用できない症例も存在する
③ ノモグラムの作成データと実際に使用する患者データで施設間格差があるため，各施設での外部検証が必要である

◆ 今後の前立腺癌診療ノモグラムの展望

　現在はノモグラムの一部はインターネットで公開され，すでに外部検証で有用性を確認し日常診療に利用されているものも多い．今後は，新規バイオマーカーやRNA-seqデータも新たな予測因子としてノモグラムに組み込まれるであろう．ノモグラムのさらなる発展によって，オーダーメイド医療への応用が可能になると考えられる．

　　　　　　　　　　　　　　　　　　　　　　　　　　（内海孝信）

◇ 文献

1) Suzuki H, et al: Current topics and perspectives relating to hormone therapy for prostate cancer. Int J Clin Oncol, 2008, 13: 401-10.
2) Partin AW, et al: The use of prostate specific antigen, clinical stage and Gleason score to predict pathological stage in men with localized prostate cancer. J Urol, 1993; 150: 110-4.
3) Naito S, et al: Validation of Partin tables and development of a preoperative nomogram for Japanese patients with clinically localized prostate cancer using 2005 International Society of Urological Pathology consensus on Gleason grading: data from the Clinicopathological Research Group for Localized Prostate Cancer. J Urol, 2008; 180: 904-9.
4) Kawamura K, et al: Development of a new nomogram for predicting the probability of a positive initial prostate biopsy in Japanese patients with serum PSA levels less than 10 ng/mL. Int J Urol, 2008; 15: 598-603.
5) Utsumi T, et al: External validation and head-to-head comparison of Japanese and Western prostate biopsy nomograms using Japanese data sets. Int J Urol, 2009; 16: 416-9.

待機療法，監視療法

◆ 待機療法について

　前立腺癌の待機療法(Watchful Waiting；WW)は，前立腺癌の確定診断がついている患者に対し，症状が進行してから症状緩和などの姑息的なホルモン療法を行う治療法である。監視療法(Active Surveillance；AS)とは，前立腺癌の確定診断がなされている患者に対し，直ちに治療を開始せず無治療で経過観察し，病勢進行の予兆をとらえて根治可能な時期を逸しないように放射線療法や手術療法などの根治的治療を行う方法であり，両者はしばしば混同されることがある。ここでは，WWとASの両者について述べる。

● WW

　進行性前立腺癌に対する即時ホルモン療法と待機遅延ホルモン療法の優劣については明確なエビデンスは確立されておらず，今後の検討が必要である。限局性前立腺癌に対するWWとして，本邦での大規模な報告は現在のところ認められない。

　北欧を中心とした限局性前立腺癌に対する前立腺全摘術とWWの大規模なrandomized controlled trial(RCT)では，両者の死亡数に有意差は認められなかったが，癌死に関してはWWのほうが有意差をもって不良であった。患者のQOLに関しては，性機能障害・尿失禁に関しては前立腺全摘術群のほうが有意に不良であった。健康一般に関しては両者に有意差は認められなかった。その後，このグループは観察期間を延長し追加報告している。平均観察期間が8.2年の時点では全体の生存率・疾患特異的生存率・転移発生率・局所進行率ともに前立腺全摘術のほうが良好であった[1]。また，限局性前立腺癌に対してWWを施行された233人のコホート研究では，高分化型の前立腺癌であれば，15年間無治療であっても90%は癌死しないとの報告がある[2]。また別の報告ではGleasonスコア8〜10の悪性度が高い群では10年疾患特異的生存率は34%ときわめて不良であった。つまり，WWの予後を決定する因子として癌の悪性度がきわめて重要であることから，悪性度が高い症例ではWWはすべきではない。

● AS

　ASの利点として①根治療法に伴う副作用を回避できること，②患者のQOLが維持できること，③過剰治療を回避できることが挙げられる。一方，欠点として①根治治療のタイミングを逸する可能性があること，②癌の進行と転移出現の可能性があること，③追加治療がより侵襲を伴い，患者に負担のかかる治療になる可能性があること，④病気に対する患者の不安・心配が増えること，⑤頻繁な検査と定期的な前立腺再生検が必要になること，⑥前立腺癌における長期自然史が不確かであることが挙げられている。

　ASで最も大切なことは，「前立腺癌の進行を見落とさず，適切なタイミングで根治的

な治療を開始する」ことである。現時点では，明確な適応基準や経過観察中のモニタリング法が確立されたわけではないが，AS実施中のモニタリングで最も重要な指標は，PSA (prostate-specific antigen；前立腺特異抗原)値となる。PSA値が倍になるまでの時間を示すPSA倍加時間(PSA doubling time；PSADT)やPSAの絶対値の上昇速度であるPSA velocity(PSAV)などが，根治的治療開始の判断材料として利用されている。PSADTが3年未満である場合には，前立腺癌の進行が示唆されるため，積極的治療を開始することが勧められている。しかし，半年以下のような短期間の観察ではPSADTが著明に変動することもあるため，1年以上の観測と2〜3カ月ごとのPSAの測定が必要である。また，前立腺癌の病勢をPSADTやPSAVなどのPSA kineticsのみで完全に診断することはできないため，現状ではAS中の定期的な前立腺再生検が必須である。再生検での病理所見の悪化を認めた場合は，根治的治療を開始するように推奨されている。

　ASの適応基準に該当した症例には過剰治療が回避される明確な利益がある一方で，問題点として，ASは無治療であるため，患者は常に癌の進行に対する不安を抱えている。現状では100％の安全性が確保された方法が確立されたわけではないため，ASを行う際に前立腺癌が進行するリスクとAS実施中の前立腺再生検を含めたモニタリング法を遵守するように，十分なインフォームド・コンセントが必須となる。ASを選択する場合には，期待余命・前立腺癌の特徴・全身状態・根治的治療による副作用・患者自身の特徴や理解度などを深く考慮したうえで検討する必要がある。

◆ ガイドライン

　PSA監視療法の適応は，日本泌尿器科学会編集の前立腺癌診療ガイドライン2016年版では，①PSA≦10 ng/ml，②臨床病期≦pT2，陽性コア本数≦2本(ただし，ターゲット生検，saturation生検の場合はこの限りではない)，③Gleasonスコア≦6，④PSA濃度(PSA density；PSAD)＜0.2あるいは＜0.15 ng/ml/mlとしており，推奨グレードはBである[3]。

　アメリカ癌学会(National Comprehensive Cancer Network；NCCN)2016年度v3版のガイドラインでは，期待余命が10年以上の超低リスク群，ならびに期待余命が10年以上の低リスク群に対してはASが第一選択とされている。NCCNにおける「超低リスク群」の定義は，①臨床病期T1c，②Gleasonスコア6以下，③PSA 10 ng/ml未満，④生検陽性コア数3本以下，⑤占拠率50％以下，⑥PSAD 0.15 ng/ml/g未満である。また，「低リスク群」の定義は，①臨床病期T1〜T2a，②Gleasonスコア6以下，③PSA 10 ng/ml未満である(図1)。

　ヨーロッパ泌尿器科学会(European Association of Urology；EAU)2017年度版のガイドラインでは，ASの適応基準は，①Gleasonスコア6以下，②生検陽性本数2〜3本以下，陽性コア癌占拠率50％以下，③臨床病期T1c〜T2a，④PSA 10 ng/ml以下，PSAD 0.15 ng/ml/cc以下としている。

図1 NCCNにおける超低リスクならびに低リスク前立腺癌の診断基準

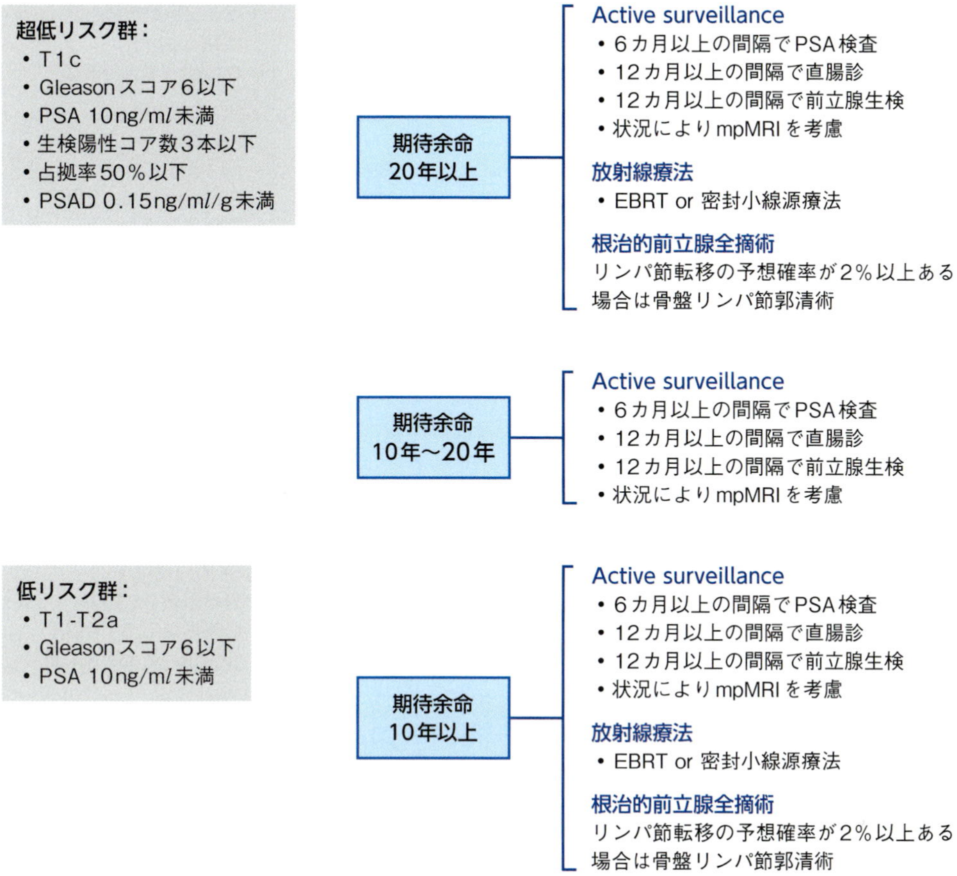

超低リスク群：
- T1c
- Gleasonスコア6以下
- PSA 10ng/ml未満
- 生検陽性コア数3本以下
- 占拠率50％以下
- PSAD 0.15ng/ml/g未満

期待余命20年以上

Active surveillance
- 6カ月以上の間隔でPSA検査
- 12カ月以上の間隔で直腸診
- 12カ月以上の間隔で前立腺生検
- 状況によりmpMRIを考慮

放射線療法
- EBRT or 密封小線源療法

根治的前立腺全摘術
リンパ節転移の予想確率が2％以上ある場合は骨盤リンパ節郭清術

期待余命10年～20年

Active surveillance
- 6カ月以上の間隔でPSA検査
- 12カ月以上の間隔で直腸診
- 12カ月以上の間隔で前立腺生検
- 状況によりmpMRIを考慮

低リスク群：
- T1-T2a
- Gleasonスコア6以下
- PSA 10ng/ml未満

期待余命10年以上

Active surveillance
- 6カ月以上の間隔でPSA検査
- 12カ月以上の間隔で直腸診
- 12カ月以上の間隔で前立腺生検
- 状況によりmpMRIを考慮

放射線療法
- EBRT or 密封小線源療法

根治的前立腺全摘術
リンパ節転移の予想確率が2％以上ある場合は骨盤リンパ節郭清術

（NCCN Practice Guidelines in oncology v3, 2016.より抜粋）

◆ ASのプロトコール例

　ASの報告例を**表1**に示す[4]。現在，ASの安全性と有効性を証明するために，PSA上昇のみを契機に発見される早期前立腺癌（臨床病期T1c～T2N0M0）患者に対して，欧州を中心に開始され2010年から本邦も加わり，世界で22カ国が参加している大規模前向き介入観察研究であるProstate cancer Research International：Active Surveillance（PRIAS）試験が実施されている[5]。PRIASにおけるASの選択基準は，①PSA 10ng/ml以下，②PSAD 0.2ng/ml/g以下，③臨床病期T1c～T2，④Gleasonスコア6以下，⑤生検陽性本数2本以下である（**表2**）。AS中のモニタリング方法を**表3**に示す。PSA検査は最初の2年は3カ月ごと，その後は6か月ごとに実施する。再生検に関してはAS開始後1・4・7・10年に実施し，PSADTが3～10年のときは毎年の生検を行う。PSADTが3年以下の場合，再生検のGleasonスコアが7以上ないしは陽性コア数が3本以上の場合（病理学的基準逸脱：reclassification），根治的治療を介入するように定められている。2013年の報告では，2,494

表1 PSA監視療法の報告例

著者	症例数	観察期間(年)	全生存率	癌特異的生存率	選択基準
Klotz, 2010	450	6.8	78.6%	97.2%	PSA 10以下 Gleason Score 6以下
Van den Bergh, 2008	616	3.9	91%	99.8%	PSA 10以下 PSAD 0.2以下 cT1c or T2 Gleason score 6以下 陽性本数2本以下
Dall'Era, 2008	321	3.6	100%	100%	PSA 10以下 Gleason Score 6以下 GG 4以上なし 腫瘍占拠率 33%未満 cT1-2a
Berglund, 2008	104	3	-	100%	PSA 10未満 cT1-2a Gleason grade 3以下 陽性本数3本以下 腫瘍占拠率 50%未満
Al Otaibi, 2008	186	6.4	-	100%	cT2a以下 陽性本数2本以下 腫瘍占拠率 50%以下 Gleason grade 3未満
Kakehi, 2008	134	4.5	100%	100%	cT1c 50～80歳 PSA 20以下 陽性本数2本以下 Gleason score 6以下 腫瘍占拠率 50%以下

表2 PRIAS JAPAN 患者選択基準

- 生検で病理学的に確認された前立腺癌
- 前立腺全摘術や放射線療法など根治治療が施行しうる全身状態の患者
- 臨床病期 T1cまたはT2でN0M0
- 生検のGleason score 3＋3＝6以下
- 系統的生検における陽性コア数1ないし2(ただし生検本数は最低8本)
- PSA density (PSAD) ≦0.2
- 診断時(生検前)PSA値≦10ng/ml
- 参加患者は経過観察中,プロトコールに従って外来受診を積極的にできる

表3 PRIAS JAPANにおけるPSA監視療法中のモニタリング方法

- **PSAの測定**
  最初の2年は3カ月ごと,以後は6カ月ごとに実施
- **PSA倍加時間**
  毎回の測定ごとに行うのではなく,登録時から1年に1回実施
  PSA倍加時間≦3年
  →即時にPSA監視療法を中止。根治が期待できる治療(前立腺全摘除術や放射線療法)を開始
- **再生検**
  生検の方法は,初回と同様の方法で施行
  - 定期的な生検時期はPSA監視療法開始1年後,4年後,7年後,10年後(以降は5年ごとに実施が推奨される)
  - PSA監視療法開始1年後の再生検以後
  3年≦PSA倍加時間≦10年→定期的な生検時期を待たずに生検を実施
  PSADT≧10年→次回の定期的生検時期まで生検の必要なし

例が登録され，28％がreclassificationとなった[6]。治療無開始生存率は2年で77.3％，4年で67.7％であり，前立腺癌死は認めていない。

厚生労働省筧班において「病期T1c前立腺癌の中で生検所見が良好なものに対する臨床研究」が施行された[7]。筧班によるASの選択基準は，①PSA 20ng/ml以下，②80歳未満，③臨床病期T1c，④Gleasonスコア6以下，⑤生検陽性本数2本以下，⑥陽性コア腫瘍占拠率50％未満である（図2）。AS開始1年後に再生検を実施し，病理所見の悪化とPSADT 2年以下で根治的治療の勧告が定められている。本試験では，再生検で病理所見の悪化を1/3で認めた。またこの研究では一般的健康関連QOLを登録時と1年後にSF-36®を用いて比較しており，登録時と1年後との比較では優位な変化はみられず，1年の観察期間ではAS中の一般的健康関連QOL障害はみられなかったとされている。

（遠藤　匠）

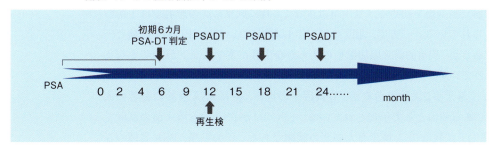

図2 厚生労働省筧班におけるPSA監視療法のモニタリング方法

◇ 文献

1) Bill-Axelson A, et al: Radical prostatectomy versus watchful waiting in early prostate cancer. N Engl J Med, 2005; 352: 1977-84.
2) Popiolek M, et al: Natural history of early, localized prostate cancer: a final report from three decades of follow-up. Eur Urol, 2013; 63 (3): 428-35.
3) 日本泌尿器学会/編: 前立腺癌診療ガイドライン, 2016年度版, 金原出版, 2016, 102-4.
4) Klotz L, et al: Clinical results of long-term follow-up of a large, active surveillance cohort with localized prostate cancer. J Clin Oncol, 2010; 28: 126-31.
5) van den Bergh RC, et al：Short-term outcomes of the prospective multicentre 'Prostate Cancer Research International: Active Surveillance' study. BJU Int, 2010; 105: 956-62.
6) Bul M, et al: Active surveillance for low-risk prostate cancer worldwide: the PRIAS study. Eur Urol. 2013; 63: 597-603.
7) Kakehi Y, et al: Prospective evaluation of selection criteria for active surveillance in Japanese patients with stage T1cN0M0 prostate cancer. Jpn J Clin Oncol, 2008; 38: 122-8.

臨床・実地編　前立腺癌の治療：各論

限局性前立腺癌に対する手術療法のパラダイムシフト

　前立腺全摘除術の目的は全癌細胞の除去であり，それが可能な臨床的T1～T3は手術適応となりうる。限局性の前立腺癌は根治療法が可能であるが，手術後の勃起不全や尿失禁はQOLを損なう要因となっており，慎重に適応を考える必要性がある。以前は，前立腺特異抗原（prostate-specific antigen；PSA）低値や低リスク群が，当然ながら根治性も長期成績も非常に良いため，early stageの症例こそ前立腺全摘の良い適応と考えられていた。しかし，近年では，前立腺全摘除術と待機療法とを比較した研究として，Prostate Cancer Intervention versus Observation Trial（PIVOT）試験[1,2]，Scandinavian Prostate Cancer Group Study 4（SPCG-4）試験[3]の結果を受けて，前立腺全摘除術の適応の考え方は変遷しつつある。特に，米国のPIVOT試験は，10年間の経過観察で全死亡・前立腺癌死亡ともに手術群は経過観察群と差がないとの結果であり，前立腺全摘やPSA検査のあり方に関して各界に波紋をよんだ。術後に尿失禁や性機能障害などのQOL障害を伴うことも，当然の結果ではあるが示された。PIVOT試験の層別解析を受けて，米国では65歳以上の高齢者に前立腺全摘を勧めるメリットは少なく，特に低リスクの患者では手術の利点がないと考えられている。一方で，北欧のSPCG-4試験においては，PIVOT試験と一見矛盾するようであるが，根治的前立腺切除術の明らかな生存ベネフィットが10年を超える観察期間で示されている。

　一見異なるようにみえる2試験であるが，背景因子の違い，特にPSA検診の影響の大きさが，結果に差がある原因として示唆されている。SPCG-4がPSA検診導入前の試験であるのに対し，PIVOT試験はPSA検診導入初期の試験である。その結果，PSA高値のみのT1c癌（T1c）がSPCG-4では12％，PIVOTでは50％であり，患者背景が大きく異なる。SPCG4試験は対象の80％以上が直腸診による診断を契機としており，現在よりも進行した限局性前立腺癌を対象としている点に注意が必要である。

　これらの試験の結果を踏まえて，国内外ともに，低PSA値，低リスク群において過剰治療を減らす方向性へとシフトしつつあり，低リスクの患者においては手術よりも監視療法や待機療法が選択肢として重点を置かれつつある。一方で，全体として生存に差がないとの結果となったPIVOT試験においても，一部の患者（PSA＞10ng/ml群とD'Amicoの中間リスク群）では手術で全死亡率が低下しうるとされており，手術によるメリットを最も享受できる患者をどう判別するかが課題となっている。前立腺全摘の最適な患者層としては，以前考えられていたよりもPSA高め，かつstageの高めの症例を想定されるようになってきた。高リスクであればあるだけ根治性に限界があるため，やはり中間リスクあたりが妥当なものだろうか。各試験の解釈により，前立腺全摘の適応に関する解釈は専門家の間でも意見が一致しているとはいえず，今まさに，手術療法の適応は再考されつつある。

　本項では限局性前立腺癌に対する重要な無作為化比較試験であるPIVOT試験，SPCG-4

試験，ProtecT試験[4]を以下に紹介する。次に日本国内の状況を2016年版前立腺癌診療ガイドライン[5]も踏まえて解説する。

◇ PIVOT試験

　PIVOT試験は，1994年11月～2002年1月に米国内で患者登録を実施した限局性前立腺癌患者（stage T1～T2NxM0）のうち，PSA値50 ng/ml未満，75歳以下で，骨転移が否定され，期待余命10年以上の731例を対象とした。平均年齢67歳，PSAは平均10.1 ng/ml。手術群（364人）または観察群（367人）に無作為に割り付け，2010年まで追跡した。その後主要評価項目である総死亡と前立腺癌死については追跡期間を20年まで延長し，2014年8月まで行った。解析としてはIntention-to-treat（ITT）解析を適用している。

　2010年時点で，手術群では364例中311例（85.4％）がなんらかの介入（手術，放射線療法，ホルモン療法，化学療法または免疫療法）を受け，実際に全摘除術を実施したのは287例（78.8％）で，53人は無治療で経過観察であった。観察群367例中，実際に無治療で経過観察が継続されたのは292人（79.5％）であった。観察群の75例（20.4％）が介入を受け，内訳としては36人が全摘除術を，37人が放射線治療を受けた。

　2014年8月までの最長19.5年の追跡期間中（中央値12.7年）に，731人中468人（64.0％）が死亡した。手術群364例中223例（61.3％），観察群367例中245例（66.8％）の死亡であった。生存期間の中央値は手術群13.0年，観察群12.4年であった。絶対リスク差は5.5％ポイント，ハザード比は0.84（95％CI 0.70～1.01）で，有意差は認めなかった。前立腺癌死は731人中69人（9.4％）であった。手術群364例中27例（7.4％）の前立腺癌死に対し，観察群364例中42例（11.4％）の前立腺癌死であり，絶対リスク差は4.0％ポイント（HR 0.63，95％CI 0.39～1.02）で，こちらも有意差は認めなかった。なお，経過中に前立腺癌の進行がみられた患者は，手術群40.9％と観察群68.4％と差があったが，大半は局所的で無症候性だった。進行に対する治療を受けた患者は，手術群33.5％と観察群59.7％だった。

　サブグループ解析では，年齢，人種，併存疾患，Performance Status，PSA，Gleason score，D'Amico分類の7項目での層別化解析を行った。全死亡率に関しては，中間リスク群で手術群での改善効果がみられた（ハザード比0.68）が，低リスク群，高リスク群では，どちらも有意差を認めなかった。また，PSA＞10 ng/ml群で全死亡率の改善効果があった（ハザード比0.73）。一方，前立腺癌死に関しては，どの項目においても有意差は認めなかった。

◇ SPCG-4試験

　SPCG-4試験は，1989～1999年に，スウェーデン，フィンランド，アイスランドの14施設で，年齢75歳未満，10年以上の余命が期待される限局性前立腺癌の男性が登録され，手術群，待機療法群に無作為に割り付けられた。695例が登録され，根治的前立腺切除術群に347例が，待機療法群には348例が割り付けられた。全体の平均PSA値は約13 ng/ml，平均年齢は約65歳，患者背景は両群でほぼ同等であった。主要評価項目は全死亡，前立腺癌死

および転移リスクとした。2012年までフォローアップが行われ、最長23.2年の追跡期間（中央値13.4年）において、手術群の294例が手術を受け、待機療法群の294例が根治的治療を受けなかった。追跡期間中に447例（64%）が死亡し、内訳としては手術群347例中200例と、経過観察群348例中247例の死亡であった。追跡期間18年時の累積全死亡率としては手術群で56.1%、待機療法群で68.9%と、手術群で全死亡率が有意に低かった（相対リスク：0.71, p＜0.001）。このうち、手術群の63例（手術群の17.7%）と経過観察群の99例（待機療法群の28.7%）が前立腺癌死亡であり、手術群で前立腺癌死の有意なリスク低下がみられた（相対リスク0.56, p＝0.001）。1人の前立腺癌死を予防するための治療必要数（number needed to treat；NNT）は8例であった。なお、手術群では遠隔転移の発生リスクも減少していた。

　診断時年齢、Gleasonスコア、PSA、リスク分類で層別化してサブグループ解析を行った。前立腺癌死に関して手術の利益が大きかったのは、65歳未満の男性（相対リスク0.45）と中間リスク群（相対リスク0.38）であった。中間リスク群では、すべての主要エンドポイント（全死亡、癌特異的死亡、転移リスク）でリスク軽減がみられた。低リスク群では全死亡が有意に減少したが、前立腺癌死には差がなかった。一方で、高リスク群では、いずれの主要エンドポイントも改善が得られなかった。

◇ ProtecT試験

　PIVOT試験、SPCG-4試験と並んで注目されるランダム化比較試験として英国のProtecT試験がある。ProtecT試験では、PSA検査を契機に診断された限局性前立腺癌患者を手術群、放射線群、積極監視群の3群にランダムに割り付け比較を行っている。積極監視群はPSAによるactive monitoringであり、PSA値による病勢進行モニタリングに応じて根治的介入が行われ、結果として監視療法群の半数以上で根治治療に移行している。すなわち、SPCG-4、PIVOTでの経過観察群とはまったく異なるものであり、手術群と経過観察群とを純粋に比較する試験ではない点に注意が必要である。ProtecT試験においては、10年での前立腺癌死はほとんどみられず、（前立腺癌死は監視群8/545例、手術群5例/553例、放射線群4例/545名であった）、10年程度の観察期間であれば、根治療法による前立腺癌死亡率の減少効果はほぼないと考えられた。ただし、監視療法群では転移や進行が高頻度に現れることから、より長期間みた場合には根治療法が有効である可能性が推測されている。

◇ 日本の状況と前立腺癌診療ガイドライン

　これら海外のエビデンスを直接日本人にあてはめることはできず、日本人においてどのように手術療法を適応させるべきかの判断は難しい。前立腺癌の根治療法は期待余命10年を目安に考慮することが現時点でのコンセンサスであろうが、国ごとに状況は異なる。日本人の期待余命10年は、およそ75歳であり、75歳以下に手術療法を呈示することが現状では多い。一方、例えば米国では期待余命10年が70歳であり、同年齢でも日本人より余命

が短い。また，PSA検診への暴露状況が国ごとに異なる。日本においても都市部においては，PSA検診はすでに広範に普及しており，米国すなわちPIVOT研究の症例群と背景が近づきつつある地域も多いが，一方で，PSA普及率が低く，いまだに有症状例や転移癌の検出が多い地域もあり，ばらつきがある。日本の2016年版前立腺癌診療ガイドラインにおいては，「前立腺全摘は期待余命が10年以上の，低～中間リスク限局性前立腺癌症例に推奨」とし，主にSPCG-4試験の結果に沿った意見である。なお，PIVOT試験の結果を受け，「現在ではスクリーニングで発見される機会が多く，より早期の癌が診断されているため，低リスク症例については監視療法の選択肢について十分情報提供が必要」，との言及に留められている。

同時に，2016年版前立腺癌診療ガイドラインにおいては，高リスク群に対しても前立腺全摘を選択肢として提示すべきと言及している。これまでは高リスク群に対しては内分泌併用の放射線療法が標準治療とされてきた。しかし，高リスク癌のなかには予後が比較的良好な癌も含まれており，前立腺全摘でも同等またはそれ以上の成績が報告されるようになった点を踏まえている。

また，中～高リスク癌のリンパ節郭清の意義も再考されつつあり，中間リスク群以上では拡大リンパ節郭清を行うべきとしている。リンパ節郭清の意義は診断的意義と治療的意義に分けられるが，近年では治療的意義が重んじられるようになりつつある。摘出リンパ節数が多いほど予後良好であるとの報告は多く，リンパ節が病理結果として陰性であっても，拡大リンパ節郭清による微小転移の除去で予後改善につながる可能性も示唆されている。リンパ節郭清の予後改善効果についてはRCTがないため結論は出ていないが，それらの報告を受けてEuropean Association of Urology（EAU）ガイドライン[6]や，National Comprehensive Cancer Network（NCCN）ガイドライン[7]は治療的意義に言及しており，それらに意見を合わせた形である。なお，限局リンパ節郭清は過小診断につながることもあり，むしろ低リスク癌ではリンパ節郭清は省略可能という意見が主流となっている。

前立腺全摘の適応は，今まさに再考されつつあり，ガイドラインも今後近いうちに改定を必要とするものかもしれない。

◇ おわりに

過去には外科領域において，急性虫垂炎に対する虫垂切除術が高頻度で行われていた。その手術症例数は昭和50年代を境に激減した。抗生物質の進歩に加え，CTなどによる画像診断精度の向上により，保存的治療の対象が増え，手術は激減したとされる。

前立腺全摘の適応も，その適応は時代の流れに伴い今後も変遷するであろう。診断技術の向上は過剰診断を招き，過剰治療に対する懸念も指摘されている。さらに，治療成績そのものの向上やモダリティーの変化で，前立腺全摘の適応範囲は変化しつつある。手術が本当に患者のメリットにつながるものかどうか，過剰治療となっていないか，逆に，実はメリットが得られる患者さんが根治療法を受ける機会を逸していないものか。新しい知見をもとに自身の症例を見つめ直すことが必要であろう。低リスク症例への手術の適応が減少し，より高リスクへの適応が着目されつつあるなか，単発あるいは少数個までの転移

（Oligo metastasis）であれば手術療法の恩恵が得られるのでは，との意見もみられるようになった。果たしてどのような症例が手術療法の恩恵を享受するものか，今後のエビデンスが望まれるところである。

（加藤智規）

◇ 文献

1) Wilt TJ, et al: Prostate Cancer Intervention versus Observation Trial (PIVOT) Study Group. Radical prostatectomy versus observation for localized prostate cancer. N Engl J Med, 2012; 367: 203-13.
2) Wilt TJ, et al. Follow-up of Prostatectomy versus Observation for Early Prostate Cancer. N Engl J Med, 2017; 13; 377 (2): 132-142.
3) Bill-Axelson A, et al: Radical prostatectomy or watchful waiting in early prostate cancer. N Engl J Med, 2014; 370: 932-42.
4) Hamdy FC, et al: 10-Year Outcomes after Monitoring, Surgery, or Radiotherapy for Localized Prostate Cancer. N Engl J Med, 2016; 375 (15): 1415-24.
5) 日本泌尿器科学会編：前立腺癌診療ガイドライン2016年版, 金原出版, 2016; pp112-20.
6) Mottet N, et al: Guidelines on Prostate Cancer. http://uroweb.org/wpcontent/uploads/EAU-Guidelines-Prostate-Cancer-2015-v2.pdf: accessed on July 19, 2016.
7) NCCN Guideline, Prostate Cancer Version 3. https://www.nccn.org/professionals/physician_gls/pdf/prostate.pdf: accessed on July 19, 2016.

臨床・実地編　前立腺癌の治療：各論

前立腺全摘除術の術式

　根治的前立腺全摘除術は，1904年にHugh Hampton Youngが行った会陰式前立腺全摘除術により初めて報告された。その後，1945年にTerence Millinが恥骨後式の順行性の前立腺全摘除術を報告しているが，このころはDVC（dorsal vein complex；陰茎背面静脈叢）からの大量出血がしばしばであった。

　その後1979年にPatric WalshらによりDVCの集簇結紮（バンチング・テクニック）による出血のコントロールと，逆行性の術式が紹介された。この術式は広く普及し，1990年代のPSA導入により激増した早期前立腺癌に対する標準的治療となった。順行性術式も，バンチング操作によって安全に行われるようになり，逆行性もしくは順行性の恥骨後式前立腺全摘がここ20〜30年は標準的な治療であった。

　一方で，1997年に初めて腹腔鏡下前立腺全摘除術が報告され，次第に術式も確立されたが，難易度が高く，すぐには普及しなかった。2001年にda Vinciシステムによるロボット支援前立腺全摘除術が報告され，以降はロボット支援手術が飛躍的に普及した。日本でも2012年4月に保険適応となり，すでに前立腺全摘の標準治療として開腹手術にとってかわる存在となっている。

　開腹手術の機会は激減しているが，地域によっては十分な需要がある。骨盤底での深部かつ限られた操作腔での正確な運針や結紮が必要とされる難易度の高い手術である。若手の先生方は，触れる機会があったらしっかりと学んでほしい。気腹のない状況下での出血はときとして致命的となりうる。バンチング操作によるDVCからの出血コントロールが手術の要点の一つである。本項では，恥骨後式前立腺全摘除術の逆行性術式を中心に解説する。

◆ 恥骨後式前立腺全摘除術（逆行性）

● 体位と術者の立ち位置

　体位は，やや開脚気味の仰臥位，もしくは低位砕石位で行う。膀胱尿道吻合時や止血時に会陰部を押したり，必要に応じて直腸指診ができるよう，会陰部の操作スペースを確保する。腰枕で骨盤高位にしたり，やや頭低位としたりなどの工夫を加える。骨盤高位で静脈圧を下げることでDVCなどからの出血が軽減する。頭低位にすると，消化管が自重で頭側に移動し，術野の確保も容易になる。

　骨盤内手術であるので，右利きの術者は患者の左側に立つ（図1a）のが基本である。骨盤深部の操作においては尾側から覗き込むような位置（図1b）からの操作も必要となる。運針は，順針順方向の運針（図2①）に加えて，DVCや尿道への深部の運針では，逆針で逆方向の運針（図2②）や，覗き込むような位置からの運針（図2③）も有効である。マニセプス鉗子で運針することもできるが，深く針を通せないという限界がある。深部運針は，左右

逆の立ち位置（指導的助手としての位置）からも運針できるようにしたい。持針器，ケリー鉗子，鋏などは，深部操作に対応できるよう，ロング・サイズのものをそろえておく。

● 皮膚切開およびRetzius腔の展開

皮膚切開は恥骨上から臍部までの下腹部正中切開が多用される。頭側では腹膜を損傷しないように注意する。恥骨上縁で腹直筋前鞘を左右に2cmほどのT字切開を加えることで，術野は格段に広く展開できる（図3）。

図1 術者の立ち位置
a：右利きの術者は患者の左側に立つ。
b：骨盤深部の操作では尾側から覗き込む位置からの操作が必要となる。

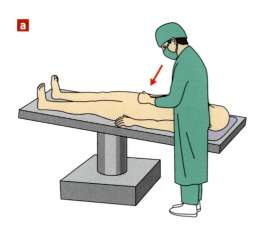
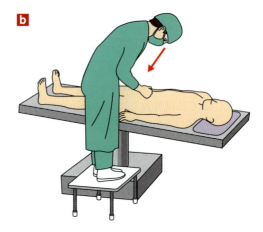

図2 前立腺全摘における運針の工夫
それぞれ，順針順方向の運針（①），逆針で逆方向の運針（②），覗き込むような位置からの運針（③）。

図3 皮膚切開
皮膚切開は，下腹部正中切開が多用される。恥骨上縁で腹直筋前鞘にT字切開を加えることで，術野が広く展開できる。

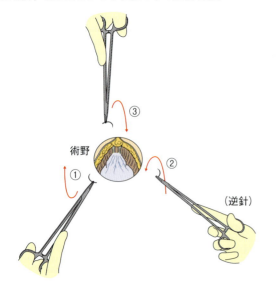
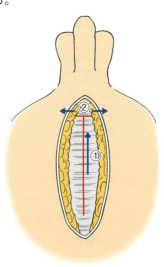

横筋筋膜に切開を加え，横筋筋膜の内側でRetzius腔を展開する。すぐに側方へ展開せず，まずは恥骨方向に剥離した後に，骨盤壁に沿うように両側方へと展開すると，適切な層が保たれやすい。両側方へと展開することで外腸骨動静脈や閉鎖神経が確認されるようになる。Retzius腔をさらに頭側へ展開することで，精索と精管が索状物として同定されてくる。リンパ節郭清は，Retzius腔の展開に合わせて行う。リンパ節郭清は，過去には閉鎖リンパ節の限局郭清を行うことが多かった。近年では低リスク群では省略可能とされ，中リスク群以上では拡大リンパ節郭清が主流になっている。

Retzius腔が展開されると，前立腺と膀胱の形態が明らかになり，直腸周囲脂肪組織まで確認できるようになる（図4）。吸引などで適宜脂肪組織を除去する。内骨盤筋膜（endopelvic fascia）と前立腺被膜（prostatic fascia）が確認できるが，この2膜は背側で癒合し重層の膜構造を形成する。前立腺側腔を展開すると，癒合したラインが，図5に示すように確認できる。古典的なextra-fasciaな手技では，この癒合線の外側を切開し，付着する肛門挙筋をツッペル鉗子などで骨盤側に落として展開を進める（図5①）。浸潤傾向にあるhigh stage症例には，extra fasciaで対応する。逆に，癒合線の内側で薄く膜を切開することで，intra-fasciaの切除ラインに入ることができる（図5②）。積極的な神経温存を目指す場合にintra-fasciaの切開を検討する。どの切除でもNVBは温存できるが，intra-fasciaで処理することでprostatic-fasciaに分布する神経叢ネットワークを含めて温存することができる。一方，2層を切開せずに剥離できる面を探すことでinter-fasciaで処理することもできる。癒合線を背側にたどると，「人」の字のように癒合していない領域が視認される（図5③）。この間隙から2層の間の剥離をinter-fasciaで進めることができる。鉗子で剥離してもよいが，間隙から示指で一気に剥離することもできる。

図4 Retzius腔の展開
前立腺と膀胱の形態を確認する。

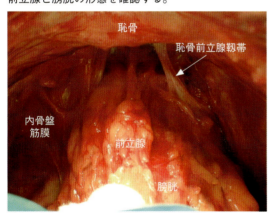

図5 内骨盤筋膜（endopelvic fascia）と前立腺被膜（prostatic fascia）と，癒合ライン
それぞれ，extra-fascia（①），intra-fascia（②），inter-fascia（③）での展開。

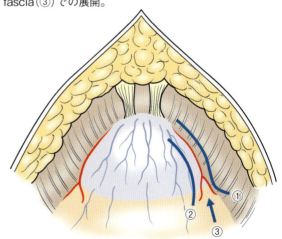

●DVCの処理

　DVCは通常はバンチング法で処理する。バンチング鉗子をかけることでDVCは一塊となる（図6a, b）。バンチング鉗子がない場合でも，把持力の強い鉗子で同様に処理できる。バンチング鉗子はサイズが大きいため，遠位端のバンチング操作においてはむしろ邪魔になる。遠位のバンチングは，ケリー鉗子で挟んで追加するか，運針のみで集簇させるか，なにかしらの工夫が望ましい。より遠位部でDVC切断を心がける（図7）。遠位端までの確実なバンチングは，確実な止血と良好な視野につながり，しっかりとマージンをとった根治性の高い手術を行うことが可能になる。DVCを遠位部で処理するほど，前立腺尖部から尿道へ至る視野がよくなり，以後の操作も容易になる。DVC切断に関しては，あらかじめ確実なバンチング操作を行っていれば困ることはほとんどない。しっかりバンチングが行

図6　陰茎背面静脈叢（DVC）の処理
a：DVC近位をバンチング鉗子で集簇させたところ。
b：DVCは遠位まで，しっかりとバンチングを行う。

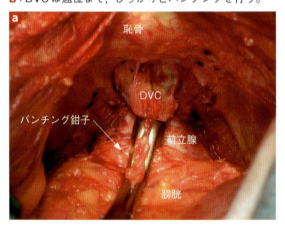
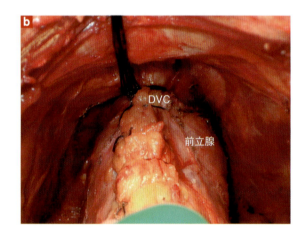

図7　DVC切断
遠位までの確実なバンチングは，確実な止血と良好な視野につながる。

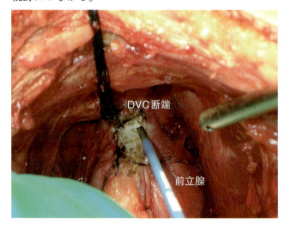

えていれば，たとえ多少の出血があっても，DVC断端への追加運針で止血は容易である．

● 尿道切断

DVC切断後には，前立腺尖部と尿道の接合部が確認できる（図8）．良い視野の確保こそ，尿道を長く残し，制癌性も確保するための秘訣である．尿道切断の際には，前立腺を頭側に牽引することで尿道長を長くとるよう心がける（図9）．出血の少ない視野が保てれば，尿道の切断も容易である（図10 a, b）．

尿道切断後は，背側に直腸尿道筋が確認できれば切断し，直腸とDenonvillier筋膜との間の疎な剝離面（Denonvillier腔）に入る．尿道両側面からlateral wingとして索状に存在する神経血管束（neurovascular bundle；NVB）を認識しながら処理する（図11）．切除ライン

図8　DVC切断後
DVC切断後には，前立腺尖部と尿道の接合部が確認できる．

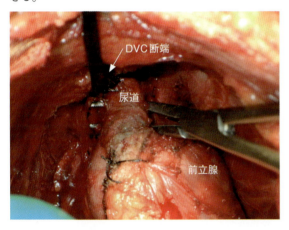

図9　尿道の牽引
尿道をネラトンカテーテルで保持する．前立腺を頭側に牽引することで，尖部をしっかりと確認する．

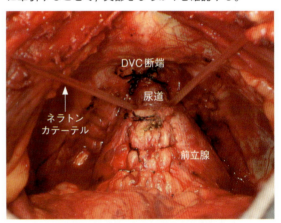

図10　尿道切断
a：尿断切断開始．
b：尿道切断中．尿道カテーテルを離断し，牽引用に使用する．

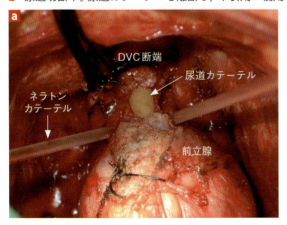
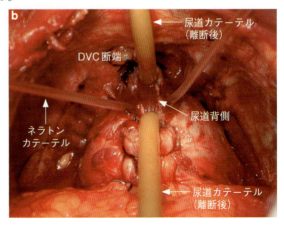

を間違えると，直腸損傷のおそれがある局面でもある。直腸損傷かもしれないと思ったら，逆行性のまま操作を続けると損傷が拡大するため，躊躇せず順行性に切り替えるとよい。損傷の有無や程度は前立腺摘除後に確認する。

● 前立腺両側方の処理

　前立腺全体を腹側に牽引しながら前立腺両側方の処理を行う。前立腺両側面にはNVBが確認される。神経温存するのであれば，NVBは切断せずになるべく前立腺寄りで，エネルギー・デバイスを使用せずに鋏や結紮切断やクリップのみで処理する。逆に，拡大手術のつもりであれば，extra-fasciaから開始しNVBをできるだけ多く含めた切除を考える。いずれにしても，NVBから前立腺へ至る血管網を離断処理しながら前立腺を脱転させていく。前立腺尖部，両側面の剥離後，前立腺を前方に翻転させる。精嚢腺と精管膨大部が透見できるが，そこに至るにはDenonvillier筋膜の切開が必要である。Denonvillier筋膜を切開し，精嚢腺を剥離し，精管膨大部を切断する（図12）。精嚢腺の外側には前立腺底部に流入する血管群が集中しているので，確実に処理をしておく。

　次いで，膀胱頸部を離断し，前立腺を摘除する。膀胱利尿筋を意識し，筋線維を落とすようピーリングすると，頸部温存が可能である（図13a, b）。頸部切除の大きさにもよるが，尿管口に切除が至っていないか，膀胱内を確認しておく。また摘除検体を見て，尖部までしっかりと前立腺が摘除できたことを確認する（図14）。

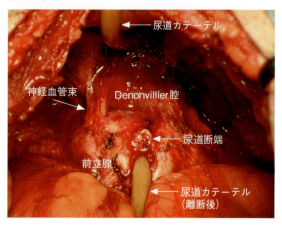

図11 Denonvillier腔の展開
前立腺全体を腹側に牽引する。神経血管束（NVB）を認識する。

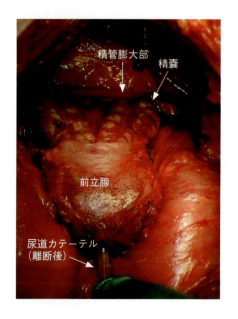

図12 精嚢腺の剥離と精管膨大部の切断

図13 膀胱頸部離断
a：膀胱頸部離断を開始。可能なら尿管口も視認する。
b：膀胱頸部離断中。内尿道口を確認し背側を離断，前立腺を摘除する。

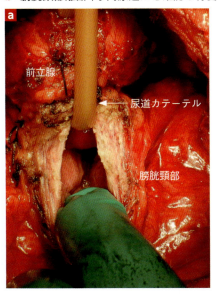
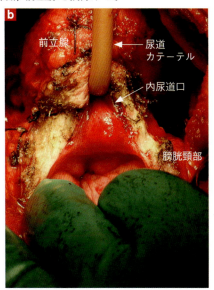

図14 摘除検体
尖部までしっかりと摘除できたことを確認する。

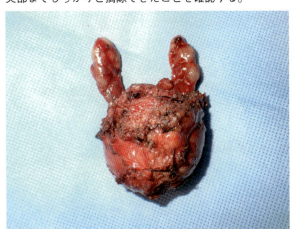

● 膀胱の形成と尿道の吻合

　膀胱頸部の形成と尿道の吻合を行う。頸部は必要に応じ縫縮し，示指が容易に挿入できる程度にしておく。everting suture（内反縫合）を行う。吻合時に膀胱粘膜が尿道粘膜にlayer to layerで連続する目的なので，内反させすぎる必要はなく，層がずれないように固定する程度でも十分である。

　膀胱尿道吻合は6針で吻合を行うのが一般的である。両端針となっている吸収糸を使うとよい。特に強強彎（5/8 circle）の形状の針を使用すると，尿道側の運針が容易になる。尿

図15 膀胱尿道吻合
背側の糸は足側，中段の糸は側方，腹側の糸は頭側に束ね，混同しないよう整理する。

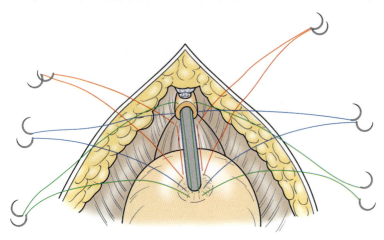

道側は，会陰部皮膚を押せば尿道断端が突出し，運針がやや容易になる。金属ブジーの出し入れをしながら，運針を行う。尿道側は縦方向に裂けやすいのでしっかりとした厚みをとるようにする。尿道長が十分に取れなかった場合は，結紮糸を周囲組織にも掛けてくることで強度を担保する。確実な方向への運針で，堅実に吻合ができるようにしたい。ここでは，糸が絡まないよう，干渉しないよう注意する。背側の糸は足側，中段の糸は側方，腹側の糸は頭側に束ね，どれがどの糸であるかを即時に判断できるよう整理しておく（図15）。

吻合糸を掛けた後には，尿道カテーテルを挿入し，バルーンの牽引で吻合部を接合させて結紮する。使用する糸としては，撚り糸は緩みにくい利点がある一方で，運針後や結紮時に摩擦で組織を裂かないよう細心の注意が必要となる。モノフィラメントであれば，摩擦や引っ掛かりが少なく，糸送りも滑らかとなるが，緩みやすいので4回は重ねて結紮する。膀胱と骨盤壁の狭い間隙を経由する深部結紮になる。膀胱と骨盤壁の間隙にスペースがない場合，自身の薬指や小指で間隙を開きながら示指で結紮点を送ることになる。結紮操作で吻合部を裂かないよう，つまり，縫合糸を引っ張らないように細心の注意を払う。

● ドレーン留置
膀胱尿道吻合が終わったら100〜150cc程度の生理食塩水でleak testを行う。また，吻合部付近にドレーンを留置する。ドレーンは，術後に，出血状況の確認のほかに，吻合部からのleakをモニターする意味も兼ねる。

◆ 恥骨後式前立腺全摘除術（順行性）

順行性術式においても，まずはバンチング操作を行う。順行性であっても，最初の段階でDVCをしっかりと結紮しておくことで，以降の出血が制御しやすくなる。逆行性術式同様に確実なバンチングを行う。膀胱頸部離断は，近位のバンチング部位から始めるか，もしくは膀胱側に止血結紮を追加してから始める。膀胱の筋線維を意識して膀胱裏面まで切

開を進める。

　次いで精管膨大部と精嚢の処理を行う。順行性術式においては，精管断端と精嚢が視野の妨げになる。精管断端と精嚢を結紮し糸をまとめて牽引，もしくはアリス鉗子で保持する。精嚢裏面でDenonvillier筋膜を視認できたら，これを切開し，Denonvillier腔へ至る。前立腺は腹側に牽引し，直腸は背側に押し下げ，前立腺両側方のNVBを認識し，lateral wingの処理を行う。尖部まで展開した後に，前立腺前面に戻り，DVCと尿道を最後に切断する。

　順行性であっても，基本的な術式はなんら変わらない。近年ではロボット支援手術も腹腔鏡手術も順行性であるので，順行性のほうが若手の先生方にとっては見慣れた視野に近いかもしれない。緊急時には両行性に行えるよう，どちらの術式も習得できるようにする。習熟してくると，逆行性，順行性に加え，側行性も難なくできるようになる。ぜひ試していただきたいと思う。

◆ おわりに

　今やロボット手術時代となり，開腹手術の機会は激減している。前立腺全摘除術は，かつては一人前の泌尿器科医となる登竜門としての位置づけであった。この手術は骨盤底での深部かつ限られた操作腔での正確な運針や結紮が必要とされる難易度の高い手術である。泌尿器科骨盤内開腹手術に必要な手技のエッセンスのほとんどは，恥骨後式前立腺全摘除術を通じて取得ができる。特に若手の先生方は，触れる機会ごとに積極的に学んでほしいと考える。

（加藤智規）

◇ 文献

1) Millin T: Retropubic prostatectomy: a new extravesical technique report on 20 cases. 1945. J Urol, 2002; 167 (2 Pt 2): 976-9; discussion 980.
2) Reiner WG, et al: An anatomical approach to the surgical management of the dorsal vein and Santorini's plexus during radical retropubic surgery. J Urol, 1979; 121 (2): 198-200.

手術療法：
神経温存前立腺全摘除術

◇ 近年の大規模な研究

　勃起能の温存のため，神経温存が勧められてきたが，神経温存は勃起のみならず，尿の禁制にも関与することが明らかとなってきている。Michlらは，単一施設で行った18,427例の前立腺全摘症例を後方視的に解析し，両側の神経温存を行うことが尿禁制に有利なことを示している。面白いことに迅速で断端が陽性で神経血管束を追加切除した群でも，最初から神経非温存で手術をした群より禁制がよく，尿道のところを丁寧に剥離することが重要なことを示唆している。また，Reevesらのメタ解析においても，半年後の尿禁制に神経温存したほうがよいことが示されている。

◇ 神経温存手技の工夫

　従来は，いわゆる神経血管束のみを温存してきたが，現在では，前立腺を広く覆うように神経と血管がネットワークをなしていることより，面で温存するようになってきた。特に，腹腔鏡下前立腺全摘術（laparoscopic radical prostatectomy；LRP），ロボット支援腹腔鏡下前立腺全摘術（robot-assisted laparoscopic prostatectomy；RALP）においては，拡大視野が得られるため，静脈を確認し，その外のライン，その内側のライン，さらに前立腺被膜に沿うラインなど，できる限り神経を温存することが試みられている。開腹の前立腺全摘除術（retropubic radical prostatectomy：RRP）においても拡大鏡を用いることで，広く神経温存することは可能である。

◇ 適応

　前立腺被膜に沿うラインは手術断端陽性（positive surgical margin；PSM）のリスクも含むため，適応が重要である。一般に，PSA＜10 ng/ml，GS3＋4以下，T1〜T2bが神経温存の適応と考えられる。PSA，生検のGleason score，生検片における癌の占める割合，臨床病期から，被膜外浸潤のリスクを示すノモグラムも開発されている（図1）。SchlommらはPSMを減らすために摘除した前立腺表面を凍結標本で迅速に確認し，PSMがあれば，追加切除することを報告しているが，生化学的再発に対し，追加切除群とそうでない群の間に差はないようである。神経温存のラインは図1に示すようにintrafascial, interfascial, extrafascialと示されることが多いが，前立腺被膜ぎりぎりで動脈も残すライン，静脈をメルクマールに残す，静脈に沿って切離するラインと考えるとわかりやすい。

　最近のメタアナリシスによれば，intrafascial lineで温存すると，3カ月後，6カ月後，12

■図1 ECEを予測するノモグラム
右葉,左葉それぞれで用いる。

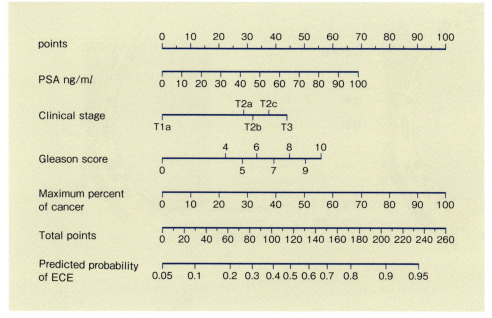

(文献3より引用)

カ月後の勃起能は42.2％,54.2％,72.2％,尿禁制率は76.2％,89.9％,92.2％で,尿禁制に関しては6カ月後で2.19倍,Interfacialに比べ優れていたとの報告がある。

◆ 手術手技

　LRP,RALPでは膀胱頸部を離断し,精囊,精管を持ち上げながら,神経血管束を温存していくが,このとき精囊のすぐ外側から神経が上がってくることを認識し,精囊を剥離することが重要である(図2,3)。電気メスやシーリングデバイスは用いず,血管はクリップで処理していく。静脈叢は集簇結紮するよりも,血管を1本ずつ,ソフト凝固モードで凝固しながら切る,あるいは切離後,連続縫合で静脈叢を閉じるほうが,前立腺周囲の神経や血管がひきつれないので,有利である。

　一方,RRPでは静脈叢を処理した後,10時と2時の方向で前立腺被膜に沿うラインに入り,動脈はクリップやバイポーラーで処理しながら,鈍的に前立腺を剥離する(図4)。尿道の脇も10時と2時のラインで尿道ぎりぎりに沿うように入り,神経を温存し,面で残るように意識する。面で剥離せず,従来の神経温存を行う場合も,この尿道を10時と2時で尿道に沿うように剥離し,神経血管束を尿道から落とすようにする(図5)。図はLRPであるが,ラインがわかりやすいのでLRPの画像で示す。尿道は前立腺尖部に沿い,ぎりぎりで切離する。神経血管束を十分に残すことを意識しながら,前立腺を少しずつ持ち上げながら剥離していく。静脈性の出血は圧迫のみで対処し,動脈があればクリップをかけるか,バイポーラー攝子で動脈のみをつまみ,凝固し,切離し,精囊脇まで神経血管束がしっかり残るようにする。

(納谷幸男)

図2 神経温存のライン

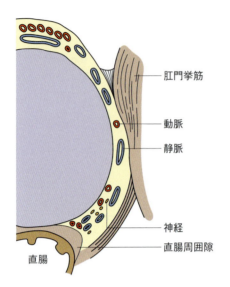
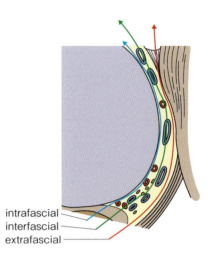

図3 精嚢脇の処理

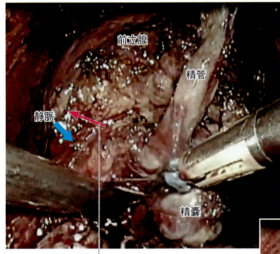
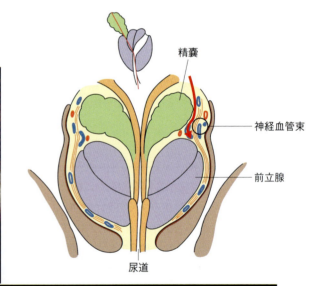
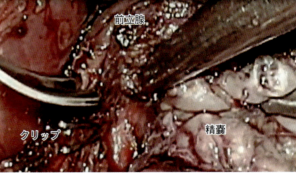

図4 神経温存RRP

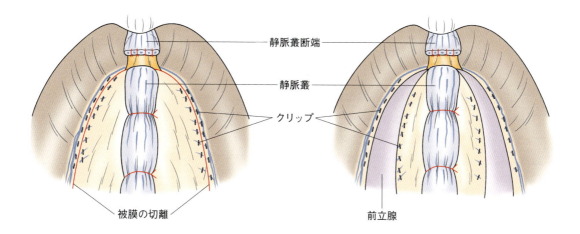

図5 神経温存RRPの尿道切離ライン

尿道の脇10時方向で周囲を残すように入る。

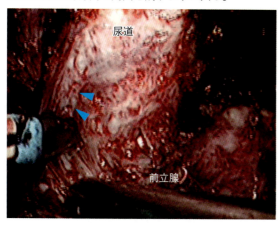
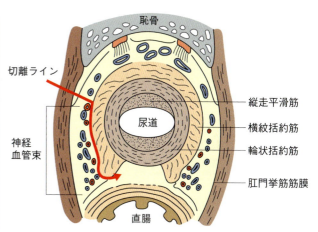

◇ 文献

1) Michl U, et al: Nerve-sparing Surgery Technique, Not the Preservation of the Neurovascular Bundles, Leads to Improved Long-term Continence Rates After Radical Prostatectomy. EUROPEAN UROLOGY, 2016; 69: 584-9.
2) Reeves F, et al: Preservation of the Neurovascular Bundles Is Associated with Improved Time to Continence After Radical Prostatectomy But Not Long-term Continence Rates: Results of a Systematic Review and Meta-analysis. EUROPEAN UROLOGY, 2015; 68: 692-704.
3) Satake N, et al: Development and internal validation of a nomogram predicting extracapsular extension in radical prostatectomy specimens. Int J Urol, 2010; 17: 267-73.
4) Schlomm T, et al: Neurovascular Structure-adjacent Frozen-section Examination (NeuroSAFE) Increases Nerve-sparing Frequency and Reduces Positive Surgical Margins in Open and Robot-assisted Laparoscopic Radical Prostatectomy: Experience After 11 069 Consecutive Patients. EUROPEAN UROLOGY, 2012; 62: 333-40.
5) Wang X, et al: Intrafascial nerve-sparing radical prostatectomy improves patients' postoperative continence recovery and erectile function: A pooled analysis based on available literatures. Medicine, 2018; 97 (29): e11297.

手術療法：
腹腔鏡下前立腺全摘除術

　1947年にMillin[1]により開腹前立腺全摘除術（open radical prostatectomy；ORP）の報告がされて以降，その術式は改良を重ね，1980年代以降は限局性前立腺癌に対する標準的治療の一つとなっている。腹腔鏡下前立腺全摘除術（laparoscopic radical prostatectomy；LRP）は1991年にSchuesslerら[2]により初めて報告されている。日本でも2000年前後より徐々に導入が始まり，2006年10月の保険収載とともに施行施設数の増加をみせた。一方で2012年4月のロボット支援前立腺全摘除術（robot assisted radical prostatectomy；RARP）の保険収載とともに，徐々にその内訳は減りつつあるのが現状である。
　本項では具体的な術式に加え，現時点におけるLRPの立ち位置，および今後の展望について述べる。

◇ 術式の適応

　基本的には術式にかかわらず，治療適応は同じである。すなわち期待余命が10年以上の低～中間リスク限局性前立腺癌症例，高リスク限局性前立腺癌症例がその適応[3]と考えられる。ただし腹部正中創のある症例は，膀胱前腔の展開が難しい点，腹腔内の癒着も予想される点から適応外としている。

◇ 術前準備および体位

　本術式に対する特別な準備は不要であるが，直腸損傷のリスクの観点から，術前の浣腸の施行が望ましいと考える。
　体位は開脚位，頭低位とし，特に截石位は不要と考える。深部静脈血栓症（venous thromboembolism；VTE）予防の観点から，下肢への間欠的空気圧迫法の措置が望ましい[4]。

◇ 術式について

　術式についてはすでに多くの書籍にて出版されており，すでに目を通されている方が多いと思われる。現在当科では，臍よりの腹膜外アプローチによるreduced port surgery（RPS）にて施行しておりそれを提示する。

● 第1ポート作成，および膀胱前腔の展開

　臍をその外縁に沿い尾側方向に半周ほど円弧状に切開を置き，その下部の腹直筋筋膜前面へ到達した後，筋膜へ縦切開を入れ，腹直筋後鞘と腹膜前脂肪織の境界面へ至る。その

境界面を用手により鈍的に剥離した後，バルーンダイセクターを使用し膀胱前腔を展開する。内視鏡下に確認することが望ましく，剥離面が恥骨結合臓側面へ至る程度を目安とするとよい。この第1ポートへ単孔式手術用ポートを留置する。当科では主としてE・Zアクセス（八光）を使用している。これにカメラ用に12mm，および鉗子用に5mmトロカーを長軸に沿い並べるように留置する。5mmトロカーは干渉を避ける点から，頭部の小さいものが望ましい（図1）。

第2〜4ポートはいずれも5mmを使用する。

● 腹膜鞘状突起の処理

ヘルニア防止目的に精索より腹膜鞘状突起を剥離し，切断する（図2）。

● 前立腺外側の展開および陰茎背静脈（DVC）の処理

前立腺外側を直腸全脂肪織が見えるまで剥離展開を行う。内骨盤筋膜切開は，ベールテクニックを使用した神経温存の際は必ずしも要する処理ではないが，外側との位置関係に関しては施行したほうがわかりやすくなると思われる。

外側処理終了後，恥骨前立腺靱帯を処理した後，陰茎背静脈（dorsal vein complex；DVC）を，2-0吸収糸を使用しZ縫合にてバンチングを行う。針は弱彎のものを使用するほうが行いやすい。

● 膀胱頸部離断

膀胱頸部離断については，なるべく前立腺付近で膀胱筋層を剥離し，膀胱頸部を温存することが後の膀胱尿道吻合，および尿禁制の点から望ましい。切断前，および切断中も組織可動性をみながら行うことにより，境界線をイメージしやすくなる。

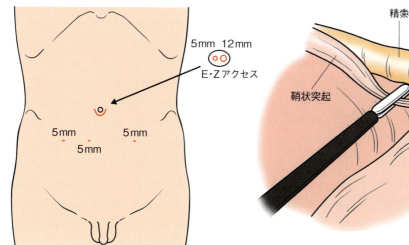

図1 ポート位置
E・Zアクセスは5mmポートを基本的に右側に置き，適宜回転させて使用する。

図2 鞘状突起処理
鞘状突起の確実な処理を行う。

●精管,精嚢腺の処理およびDenonvilliers腔の展開

　前立腺に沿い背側を展開すると精管膨大部,精嚢腺を認識できる。まず精管膨大部を引き出し,助手の鉗子を使用し把持してもらうほうが精嚢腺の処理がしやすい。
　Denonvilliers膜は必ずしも1枚ではなく,また前立腺に癒着していることもしばしばある。展開の際はなるべく前立腺背側面に対し平行な展開を行うことが望ましく,ここを垂直方向に操作すると直腸損傷を引き起こすリスクがある(図3)。

●側方靱帯の処理

　側方靱帯の処理は主にシーリングシステムの使用で十分に施行可能である。神経温存の場合は熱凝固,および通電する装置を使用せずにクリップを用いて処理する。ベールテクニックを使用する際は特に側方靱帯の処理は必要ない。

●前立腺尖部処理および尿道切断

　バンチング後のDVCを前立腺背面で切断し,前立腺前面に沿い尿道へ至る。尿道切断の際,最大限に尿道を残すことは術後失禁の観点から重要であるが,前立腺尖部の形態を十分に認識しながら行うことが重要であり,これを疎かにすると切除断端陽性の原因となりうる。

●前立腺の体外への除去

　尿道切断により遊離された前立腺は収納装置へ収納し,臍部のポートより体外へ除去する。50m*l*以下の検体であれば,特に創を拡張せずとも取り出すことは可能である。
　この後適応に応じてリンパ節郭清を施行する。

図3 Denonvilliers腔展開
Denonvilliers膜の処理は必ず横方向に施行する。

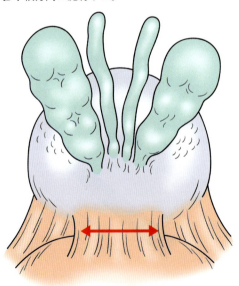

● 膀胱尿道吻合

　膀胱尿道吻合は3-0モノフィラメント吸収糸を使用し，9～11針程度の連続縫合にて行っている。膀胱頸部温存ができなかった場合は，適宜頸部形成を行った後に施行する（図4）。
　フォーリーカテーテルを留置し，リークテストを行い，漏出のないことを確認する。

● ドレーン留置，閉創

　止血を確認した後，左右どちらかのポートよりドレーンを1本骨盤内へ留置する。
　閉創に当たり，臍部は綿球を充填しフィルムテープを貼付した後，陰圧をかけることにより仕上がりをきれいにできる。

◇ 術後管理

　翌日より歩行，食事を開始する。フォーリーカテーテルは術中リークテストにて漏れのない限りは翌日から数日での抜去が可能である。ドレーンも特に排出がない限りは早期に抜去してかまわない。VTE予防の観点から下肢への間欠的空気圧迫法，あるいは抗凝固療法が推奨される[4]。

◇ 現状におけるLRPのORP，RARPとの比較

　LRPのORPに対する主な利点は，
①拡大視野により精緻な解剖学的理解ができること
②直視下に確実に膀胱尿道吻合ができること
③気腹および直視下の確実な止血により，出血量減少が期待できること
④モニターを使用することにより術者とスタッフとの間の術式の共有ができること

図4　膀胱尿道吻合
運針方向に合わせ，適宜左右の手を使い分ける必要がある。

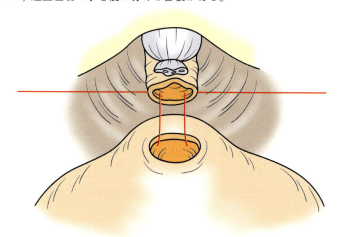

⑤創が小さく術後疼痛の軽減が期待できること
である。
　一方で欠点は，
①ポート操作に伴う可動域，可動方向の制限があること
②術式の複雑さによりラーニングカーブが長いこと
といえる。
　RALPが現在普及拡大している理由は，このLRPの利点を維持しつつ，可動域，可動方向の自由度拡大により欠点を克服し，術式の複雑性を解消している点にある。

●失禁について

　LRP導入当初はその失禁の頻度の高さが指摘されていたが，実際の施行に当たりORPとの間にそれほど差は感じてはいない。Basiri[5]らのメタ解析によると，尿禁制についてRARP，LRP，ORPはそれぞれ7.7～20.7%，7.1～42.8%，15.4～28%であり，RALPは有意にLRPより優れていたが（p＜0.001），RARPとORP，LRPとORPとの間には差はなかったと報告している。これはPorpigliaら[6]によるランダム化比較試験（Randomised Controlled Trial；RCT）においても，RARPのほうがLRPに比較し有意に優れていると報告されている。
　術式の習熟によりばらつきがあるとも考えられるが，LRPは比較的習熟した術者により施行されていることが予想され，現状ではRARPのほうが有利と考えられる。

●断端陽性率（positive surgical margin；PSM）について

　Basiriら[5]によるメタ解析にてORP，LRP，RALPはそれぞれ2.3～3.0%，1.6～2.6%，1.8～2.0%であり，ORPがRALPに比べ有意に断端陽性率が高いと報告されているが（p＝0.004），それ以外の間には有意差は認めていない。
　一方で，RCTにおいてはそれぞれの間に有意差を認めてはいない[6-8]。断端陽性率については術者の習熟度，および症例の病期に由来する面も大きく，比較は難しいと思われる。

●ラーニングカーブについて

　LRPはORP，RARPに比べラーニングカーブが長いとされている。術式の遂行という観点においては50例程度が必要といわれることもあるが，術者の術式導入開始時の腹腔鏡手術への習熟度によっても異なってくると思われる。
　Secinら[9]の報告では，エンドポイントをPSMにおいた場合，200～250症例程度でプラトーに達すると報告されている。Sivaramanら[10]の報告では，LRPにおいて350例，RARPにおいて100例を超えた段階でPSM，2年後の生化学的再発（biochemical recurrence；BCR）において有意差が出たと報告されている。一方で，ORPにおいても250例程度までPSM，BCRにおいて改善を認めており[11]，いずれの術式も症例を重ねるごとに習熟が進むものと思われる。今後，よりシステマティックな学習方法，および学習機器の開発により，ラーニングカーブの改善は期待できる可能性はあると考える。
　Dirieらのメタ解析によると，3Dシステムの使用により2DシステムのLRPと比較し有

意に手術時間が短く（p＜0.0001），有意に出血量が少なく（p＝0.001）術式を遂行できる傾向が報告されている。3Dシステムもラーニングカーブの改善に寄与する可能性は期待できると思われる。

● コストについて

現時点でORP＜LRP≪RARPのコストの順となる。特にRARPに関してはディスポーザブル材のみでなく，その購入費，メンテナンス費，および設置費を考慮すると莫大な費用を要しているといえ，現在の保険点数では利益を得ることが難しい状態といえる。

◆ LRPの今後の展望

今回示したRPSのLRP術式は，整容性の面から現時点でRARP，ORPに比べ有意性をもっていると考えられる。一方でRARP導入施設の増加により，LRP施行の前立腺癌手術における割合は減少しつつあるのが現状である。LRPは導入に当たり施設基準が必要であることからも，現時点での新規導入を行う施設は今後も少ないと思われる。

2019年にda Vinci Surgical Systemの主要な特許の期限が終了することにより，それ以降多くの他社のロボット支援システムへの参入が予想され，それに伴い機材および関連費用の低下が期待でき，その導入はますます進むことが予想される。

現時点でのLRPの優位性はその整容性，コストにあるが，現時点でもRALPにおいてより細径のシステム，および単孔式システムの開発が進められており[13]，これらの実用化に伴い整容性においてのLRPの優位性は薄れてくると思われる。また単価の低下も予想され，今後のLRPからRARPへの移行は時代の流れとして変えられないものと思われる。

（荒木千裕）

◇ 文献

1) Millin T: Retropubic Urinary Surgery. Baltimore Williams & Wilkins Co. 1947.
2) Schuessler WW, et al: Laparoscopic radical prostatectomy: initial case report. J Urol. 1992; 147: 246A.
3) 前立腺癌診療ガイドライン2016年版. 日本泌尿器科学会編.
4) 肺血栓塞栓症および深部静脈血栓症の診断，治療，予防に関するガイドライン，2017年改訂版.
5) Basiri A, et al: Comparison of retropubic, laparoscopic and robotic radical prostatectomy: who is the winner? World J Urol, 2018; 36 (4): 609-21.
6) Porpiglia F, et al: Randomised controlled trial comparing laparoscopic and robot-assisted radical prostatectomy. Eur Urol, 2013; 63 (4): 606-14.
7) Brausi M, et al: Robot-assisted laparoscopic prostatectomy versus open radical retropubic prostatectomy: early outcomes from a randomised controlled phase 3 study. Lancet, 2016; 388 (10049): 1057-66.
8) Guazzoni G, et al: Intra- and peri-operative outcomes comparing radical retropubic and laparoscopic radical prostatectomy: results from a prospective, randomised, single-surgeon study. Eur Urol, 2006; 50 (1): 98-104.
9) Secin FP: The learning curve for laparoscopic radical prostatectomy: an international multicenter study. J Urol, 2010; 184 (6): 2291-6.
10) Sivaraman A, et al: Learning curve of minimally invasive radical prostatectomy: Comprehensive evaluation and cumulative summation analysis of oncological outcomes. Urol Oncol, 2017; 35 (4): 149.e1-149.e6.
11) Abboudi H, et al: Learning curves for urological procedures: a systematic review. BJU Int, 2014; 114 (4): 617-29.
12) Dirie NI, et al: Two-Dimensional Versus Three-Dimensional Laparoscopic Systems in Urology: A Systematic Review and Meta-Analysis. J Endourol, 2018; 32 (9): 781-90.
13) Rassweiler JJ, et al: Future of robotic surgery in urology. BJU Int, 2017; 120 (6): 822-41.

臨床・実地編　前立腺癌の治療：各論

手術療法：ロボット支援前立腺全摘除術

　手術支援ロボット「da Vinci™ Surgical System」を用いた前立腺全摘除術（robotic assisted radical prostatectomy；RARP）は，本邦では2012年4月に保険適応となり，現在では年間15,600症例の本手術が施行されている（2017年度）。前立腺は狭い骨盤の奥にあり，尿道括約筋，勃起神経と接するため術後に尿失禁や性機能障害が起こりうる。これに対し，ロボットアーム先端部の細かく自由自在な動きと精度の高さを用い，癌の根治とともに術後QOLの向上として尿禁制改善と，可能な症例では陰茎海綿体神経温存術式による術後性機能保持を目指した手術が行われている。

　開放手術である恥骨後式前立腺全摘除術（retropubic radical prostatectomy；RRP）と比較した場合の本術式の利点は，視野が良い，微細構造が拡大画像で見える，出血が少なく輸血の可能性が低い，低侵襲，視野の共有による教育が可能，などである。

　性機能温存に関しては単に温存，非温存という選択にとどまらず，癌の存在部位や悪性度などの再発リスクに応じてside specificに，かつ複数の剥離層を使い分けるといった精緻な操作が行われ，良好な成績が報告されている[1]。

　このRARPと，従来施行されていた腹腔鏡下前立腺全摘除術（laparoscopic radical prostatectomy；LRP）との比較について，2014年末までの無作為比較試験のみを対象とした初のメタアナリシスでは，断端陽性率と生化学的無再発生存率で有意差はないものの，勃起機能回復率と尿禁制回復率はRARP群で有意に良好であり，機能的アウトカム（尿禁制，勃起能）においてRARPのほうがLRPに比べ有効性が高いことが示されている[2]。

◇ ロボット手術支援システム「da Vinci™ Surgical System」

　現在の外科手術では内視鏡下手術が普及しているが，これをさらに安全性を高めて進化させたものがロボット手術「da Vinci™ Surgical System」である。ただ，あくまで術者がより正確，確実に執刀できるように支援するシステムであり，ロボット手術というよりもむしろ「内視鏡化手術支援装置」とよぶほうがふさわしいと思われる。

　製造するのは米国のインテュイティブ・サージカル社（Intuitive Surgical Inc.）で，元々は，戦場で負傷した兵士を遠隔地から治療するために軍事開発された。その後，米スタンフォード大学などに技術が引き継がれ，会社設立に至った。世界で初めての手術は，1997年にベルギーで実施された心臓手術であった。2000年に米国食品医薬品局（FDA）から承認され，日本では2009年に薬事承認が下り，2012年4月より保険適応となっている。米国ではすでに，前立腺癌に対する前立腺全摘除術ではこのロボット手術が主流となっており，現在本邦でもそうなりつつある。ロボット手術では，医師の手の動きはロボットアーム先端の鉗子やメスに伝えられ手術が進められる（図1）。2018年7月時点で，本邦での導入台

数は280台を突破した(図2)。

da Vinci™ Surgical Systemは，①患者の位置に配置され，ポートと接続されるpatient cart，②内視鏡画像を処理し，3D画像を作るvision cart，③術者が操作を行うsurgeon console，の3つより構成される。

◆ da Vinci™ Surgical Systemによる前立腺全摘除術

米国でロボット手術が普及し，日本でも増え続けている背景に，前立腺全摘除術の技術的な難しさがある。前立腺は狭い骨盤の奥にあり，近くに血管や尿道括約筋，勃起神経，直腸があるため，出血しやすく，術後に尿失禁や性機能障害などが起こる可能性がある。da Vinci™ Surgical Systemには，狭い空間でも良好な視野を得て，精緻な操作を可能にするさまざまな機能がある。その『滑らかな操作が可能な鉗子』，『高画質の3D画像』，『医師の手の動きを縮小して伝える機能』，『手の震えを制御する機能』などを活用することで，より安全・確実に手術を行うことが可能になる。

da Vinci™ Surgical Systemが画期的なのは，ロボットアーム先端部の細かく自由自在な動きと精度の高さである。従来の開腹手術や腹腔鏡・胸腔鏡手術では困難であった細い血管，尿道の吻合などを，立体拡大画像を見ながら，手ぶれもなく正確に，スムーズに行える。手技が正確に行えれば，術中のトラブルも少なくなり，またそれだけ回復が早く，術後のQOLに与える影響も小さくなり，それは直接，患者にとっての大きなメリットにつながる。

図1 da Vinci™ Surgical System
a：執刀医はここからダヴィンチを遠隔的に操作する。立体的な画像を見ながら，手指と足ペダルの操作でアームやカメラを切り替えて動かす。
b：立体画像を表示させる高精緻な内視鏡カメラを含む計4本のアームが基本構成。

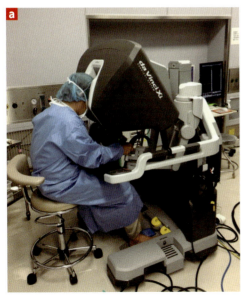
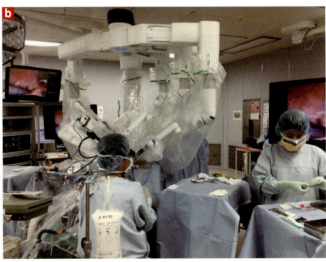

図2 da Vinci™ Surgical System の変遷

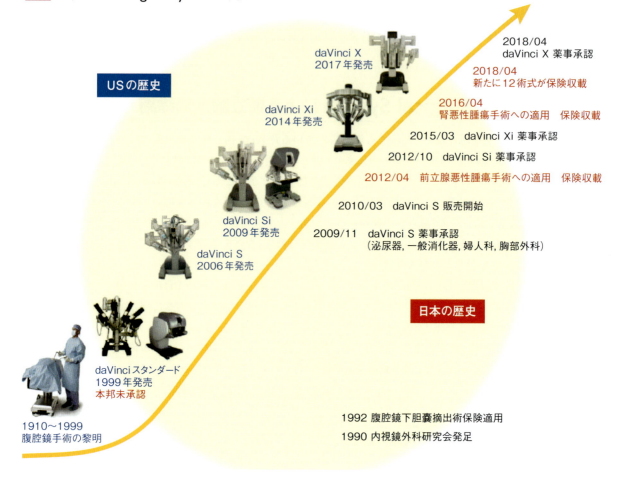

◆ ロボット支援手術開始前の準備

　日本泌尿器科学会，日本内視鏡外科学会，日本泌尿器内視鏡学会の定めるガイドライン，プログラムに則ってシミュレーション・トレーニングを行い，これらをクリアして初めて施行可能となる手術であり，事前に十分な準備，トレーニングを積む必要がある（**図3**）。トレーニング，certificate 取得の実際について**表1～6**に示した。

　また繊細な手術操作が可能な反面，①術者が患者と離れて操作，②触覚がない，③20～30°の頭低位など，従来に経験しなかった状況下での手術となるため，導入に当たっては十分な準備をし，安全面を確保しておく必要がある。術者のトレーニングのほか，機器配置，ドッキング練習，緊急アンドッキング練習（エンドリストを外す者，ロボットアームを外す者，サージカルカートを移動する者などの役割分担決め，1分以内のアンドッキング），体位練習などが含まれる。また導入期には長時間手術になる可能性があり，手術操作以外の部分で時間を可及的に短縮する努力や専属のロボット手術チームの編成が重要である。

図3 da Vinci™ Surgical System トレーニング手順

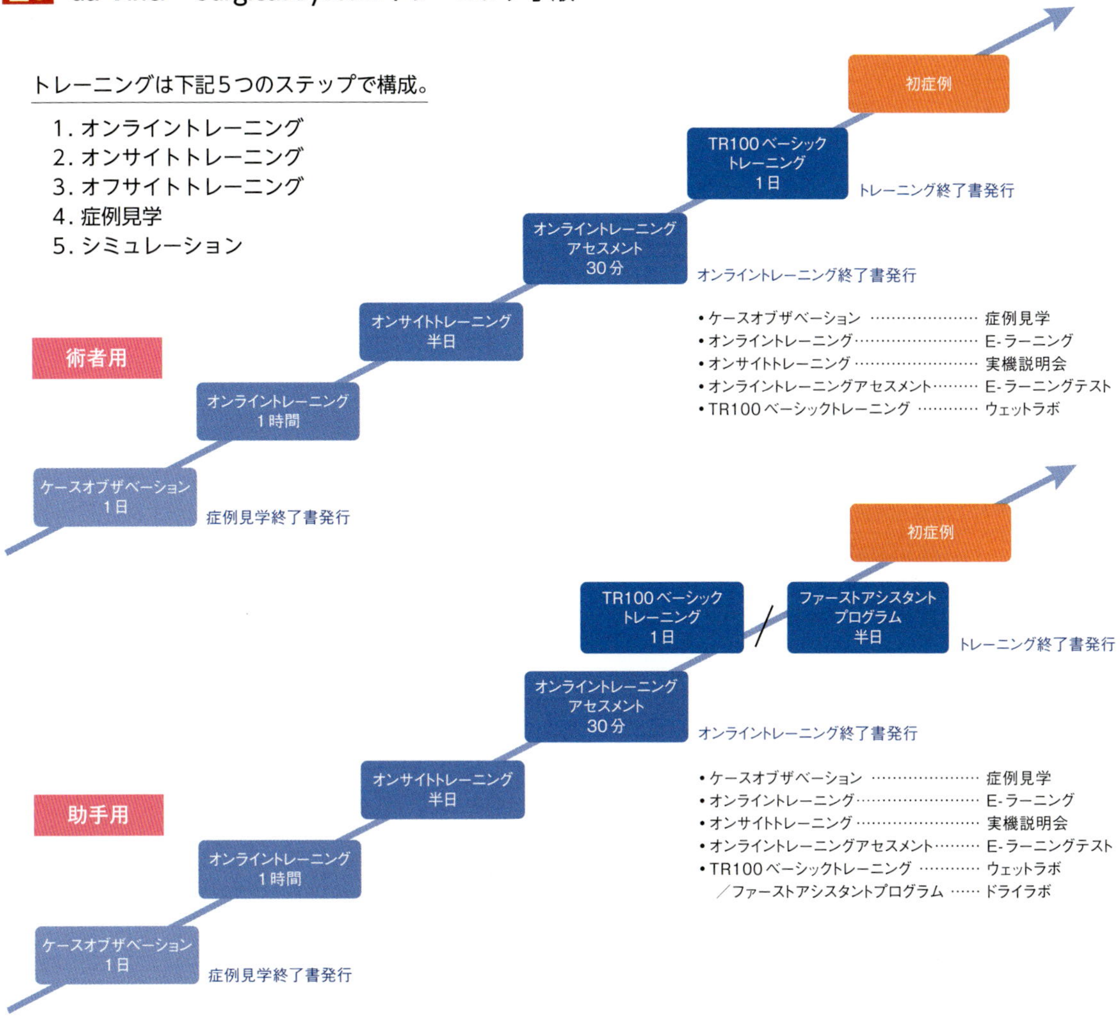

トレーニングは下記5つのステップで構成。
1. オンライントレーニング
2. オンサイトトレーニング
3. オフサイトトレーニング
4. 症例見学
5. シミュレーション

術者用

ケースオブザベーション 1日 → 症例見学終了書発行
→ オンライントレーニング 1時間
→ オンサイトトレーニング 半日
→ オンライントレーニングアセスメント 30分 → オンライントレーニング終了書発行
→ TR100ベーシックトレーニング 1日 → トレーニング終了書発行
→ 初症例

- ケースオブザベーション ………… 症例見学
- オンライントレーニング …………… E-ラーニング
- オンサイトトレーニング …………… 実機説明会
- オンライントレーニングアセスメント … E-ラーニングテスト
- TR100ベーシックトレーニング ……… ウェットラボ

助手用

ケースオブザベーション 1日 → 症例見学終了書発行
→ オンライントレーニング 1時間
→ オンサイトトレーニング 半日
→ オンライントレーニングアセスメント 30分 → オンライントレーニング終了書発行
→ TR100ベーシックトレーニング 1日 ／ ファーストアシスタントプログラム 半日 → トレーニング終了書発行
→ 初症例

- ケースオブザベーション ………… 症例見学
- オンライントレーニング …………… E-ラーニング
- オンサイトトレーニング …………… 実機説明会
- オンライントレーニングアセスメント … E-ラーニングテスト
- TR100ベーシックトレーニング ……… ウェットラボ
  ／ファーストアシスタントプログラム …… ドライラボ

表1 オンライントレーニング（E-ラーニング）

E-ラーニングを使用して時間や場所を問わずに，da Vinciの概要や基本操作を学ぶためのトレーニング。
対象：da Vinciチームメンバー
費用：無料
時間：1〜2時間
内容：オンライントレーニング
- da Vinciサージカルシステムの概要
- セットアップ
- ロールインとドッキング
- インストゥルメントの挿入，抜去，交換方法
- リモートセンターテクノロジー
- ドレーピングなど

オンライントレーニングアセスメント
- オンサイトおよびオンライントレーニングの内容から問題が出題されるWebテスト
- 合格に伴い修了証を発行

表2 オンサイトトレーニング（実機説明会）

初めてda Vinciサージカルシステムを使う前に、da Vinciの概要や基本操作を学ぶためのトレーニング。
対象：da Vinciチームメンバー
場所：当該施設にて
費用：無料
時間：半日
内容：医師
- da Vinciサージカルシステムの概要と使用方法
- インストゥルメント／エンドスコープ概要
- ポートプレイスメント理論
- da Vinci手術開始から終了までの注意点
- サージョンコンソールでの操作練習など

手術室スタッフ
- da Vinciサージカルシステムの概要と使用方法
- da Vinciサージカルシステムの取り扱いと点検のポイント
- インストゥルメント／エンドスコープ概要
- da Vinci手術開始から終了までの注意点
- ドレーピングなど

□ 当該施設へのシステム納入後，実際に機器を使用してシステムのトレーニングを当該施設にて実施
□ 外科医，看護師，各人の役割別のトレーニング

表3 オフサイトトレーニング（アニマルラボ）

da Vinciの操作スキルをウェットラボで習得
TR100ベーシックトレーニング

da Vinciサージカルシステムの安全，かつ効果的な操作技術を習得するためのトレーニング。
対象：医師（術者，助手）
時間：1日コース
内容：ドライラボ
- da Vinciサージカルシステムのセッティング
- ポートプレイスメント理論
- インストゥルメント概要（インストゥルメントの挿入，抜去，交換方法）

ウェットラボ
- エンドスコープ操作
- インストゥルメント操作（剥離，縫合，エネルギーデバイスの使用）
- アドバンスドインストゥルメントの使用
- リトラクションアームの使用
- 診療科ごとの演習項目
- 干渉回避
- 緊急時対応（インストゥルメントリリースキットの使用，緊急停止，システムエラーの対応，術式の切替）

費用：執刀医40万円

□ 本トレーニング終了後，JSES認定研修終了証の取得

表4 オフサイトトレーニング（アニマルラボ）

第一助手に必要なスキルを半日で習得
ファーストアシスタントプログラム

第一助手として，da Vinciサージカルシステムの安全，かつ効果的な使用に必要な技術を習得。
対象：医師（助手）
時間：半日コース
内容：
- da Vinciサージカルシステムのセッティング
- ポートプレイスメント理論
- エンドスコープ概要
- インストゥルメント概要（インストゥルメントの挿入，抜去，交換方法）
- アドバンスドインストゥルメント概要
- 干渉回避
- 緊急時対応（インストゥルメントリリースキットの使用，緊急停止，システムエラーの対応，術式の切替）

□ 本トレーニング終了後，JSES認定研修終了証の取得

表5 ケースオブザベーション（症例見学）

da Vinci手術開始前にエキスパートサージョンの執刀や手術室の運用を見学。
対象：外科医（看護師，ME）
時間：1日間
場所：症例見学先と定められた施設
費用：見学先へ約5万円支払い
内容：
- 手術室レイアウトの確認
- ドレーピングの見学
- 手術前準備や体位の確認
- 対象症例の見学
- ディスカッションなど

□ Certificateが発行される。

表6 シミュレーション

対象：da Vinciチームメンバー，麻酔科医，da Vinci手術にかかわるスタッフ
時間：約2〜4時間
場所：当該施設にて
費用：無料

手術に関係する医療関係者全員にてリハーサルを実施する
- □ 配置の確認
- □ 必要機材の確認
- □ 役割，責任の再確認
- □ 患者体位の確認
- □ インストゥルメントの交換方法などの確認
- □ 緊急時の対応方法の確認

◇ 対象

浸潤癌でも一部の症例では，予想される周囲との癒着や拡大リンパ節郭清の必要性も含め，ロボット支援前立腺全摘除術の選択は検討されてよいと考える。手技の習熟度に応じた症例選択さえなされていれば，前立腺全摘除術を行う全症例を本手術の適応としてよいと考える。

◇ アプローチ（経腹膜到達法と腹膜外到達法）

腹腔鏡下前立腺全摘除術には経腹膜アプローチと腹膜外アプローチとがある。経腹膜アプローチは開腹した後に膀胱前腔を展開するのに対し，腹膜外アプローチは初めから膀胱前腔にアプローチする。いずれの場合も基本的には順行性に行う。表7に両到達法それぞれの長所短所を示す。

多くの場合，腹腔経由で腹膜を切開して前立腺に到達するが，この場合，腹腔内臓器や膀胱損傷，術後の腸閉塞などの可能性がある。一方で，腹膜外到達法による長所も多く，安全に実施可能な術式と考えられ，腹部手術既往例などでは，この術式が採用されている。開放手術の恥骨後式と同様，Retzius腔に直接到達し，すべての操作を腹膜外で行う。

● 体位と準備

体位は砕石位や開脚仰臥位で頭低位とし（図4），深部静脈血栓症予防のために間欠的下肢圧迫装置（フロートロンDVT®など）を麻酔開始前から装着しておく。

● トロカーの設置とdocking

トロカーの位置については図5に示す。通常，RARPでは，カメラポート，術者の操作する3つのポート，助手がクリップや吸引操作を行う2つのポート，の計6ポートよりなる。腹膜外アプローチでは，手指さらに腹膜外腔拡張バルーン（PDB™）でRetzius腔にス

表7 ロボット支援前立腺全摘除術の各到達法の長所・短所

到達法	長所	短所
経腹膜	・解剖学的位置関係の把握が容易でオリエンテーションがつきやすい ・操作スペースが広い ・拡大リンパ節郭清にも対応可能である	・腹腔内手術後などの癒着例では手術困難 ・腹腔内臓器損傷や膀胱損傷のリスクがある ・術後腸閉塞のリスクがある ・腸管の圧排などで，助手との協調がより必要になる
後腹膜	・腹腔内癒着が起きないため，若年者では今後の手術などへ有利 ・腹腔内手術の既往例でも可能 ・腹膜刺激症状が少ない ・腹腔内臓器損傷が少ない ・泌尿器科医にとって後腹膜腔は慣れている	・慣れないとオリエンテーションがつきづらい ・操作スペースが狭い ・過去の手術創により，トロカー設置部位に制限を受ける場合がある ・リンパ節郭清の範囲にある程度の制限がある

ペースを作成する。ポート設置後，頭低位とした後patient cartを接続（docking）し，術者がsurgeon consoleでの操作を開始する。4thアームを左右どちらに配置するかは議論の分かれるところであるが，前立腺全摘では左右どちらでも困難はない。当科では左に4thアームを配置しており，利点として①術者，助手の位置関係が従来のLRPと同じ，②術者右手鉗子の可動域を確保できる，といった点が挙げられる。膀胱全摘など大きな臓器を扱う場合は，右側4thアームのほうが左右の鉗子で臓器の持ち直しが可能という点で有利といわれる。

図4 体位

砕石位＋25〜30°頭低位とする。この体位に伴う特有の合併症を予防するため，体位固定には特に注意が必要である。

- 全身をマジックベッドで包み込むように固定
- あらゆる接触部位にスポンジを置く
- 膝関節の角度は110°以上とし，下腿への過度な圧迫によるコンパートメント症候群を予防
- 肩板は肩と十分な距離を開けて腕神経叢の圧迫，伸展に起因する上肢神経障害を予防

肩板はあくまでも身体のずり落ち予防である。

- L字金具はスコープと下顎の接触防止として固定位置に注意

ダウンカメラを用いた場合に顔面直前までカメラアームが下降してくる。

- スコープやコード類との接触防止のため，前胸部にスポンジを置く

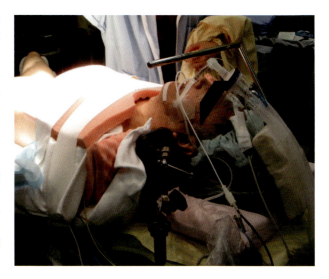

図5 ロボット支援前立腺全摘除術でのトロカー位置

①：内視鏡（12mm）
②：ロボット右手（8mm）
③：ロボット左手（8mm）
④：4thアーム（8mm）
⑤：助手（12mm）
⑥：助手（5mm）

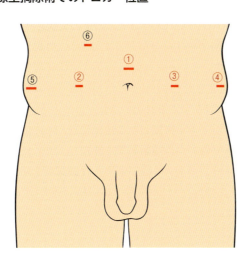

●Retzius腔展開と内骨盤筋膜切開

　経腹膜アプローチでは，内側臍索の両外側で腹膜を切開し，Retzius腔の最深部まで前立腺前面を剥離する．前立腺摘除の方法は，恥骨後式の順行性術式に準じる．Retzius腔の展開に引き続き，前立腺の両外側に沿って内骨盤筋膜を切開し，背側で直腸前脂肪を露出させる（図6）．癌の局在やT stageで後方アプローチを選択する場合には，先にダグラス（Douglas）窩腹側で腹膜を横切開し，精管精嚢背側を剥離し尾側へ進めておく．

●膀胱頸部切離と精管精嚢処理

　膀胱頸部を剥離し内尿道口を切断，前立腺の後面まで剥離を進める．膀胱頸部外側の脂肪をメルクマールとして利用し，精嚢を露出した後に膀胱頸部の切開を行うlateral approachなどがあり，特に中葉突出例では，外側からのアプローチが有効である．また膀胱頸部温存による尿禁制の早期回復の報告もあるが，その有用性についてはcontroversialであり，当科ではあえて大きく開けることはしないが，温存にはこだわっていない．

　膀胱頸部後面の離断操作は最も難易度の高い手順の1つであり，重要なanatomical landmarkが存在する（図7）．

①longitudinal muscle fiber, retrotrigonal layer：膀胱頸部後面を切開した後，精管膨大部と精嚢が露出されるまでに遭遇する縦走の筋束．膀胱平滑筋のうちの外側の縦走筋線維に由来し，縦走し前立腺底部に癒合．

②線維脂肪性組織：より精嚢に近くさらに背側の層で膀胱外膜と連続．

　これらの背側で精管を切断し，精嚢を剥離する．

●前立腺背側と側方靱帯の処理

　デノビエ（Denonvillers）筋膜を切開し，前立腺と直腸との間を剥離し，前立腺後外側に残る前立腺側方靱帯を凝固，切断していく．神経温存術式を選択する場合は熱損傷を避けるべく，クリップを用いてcoldで切断あるいは前立腺から剥がしていく．

●陰茎背静脈叢（dorsal vein complex；DVC）と尖部の処理

　DVCの集束結紮（バンチング）は，導入初期には安全な方法であるが，切断ラインの調節が困難になる，括約筋の偏位をきたしやすいと，いう欠点がある．一方，DVCを集束結紮せず，鋭的に切断した後にDVCの止血縫合を行うnon-ligation techniqueにより，尖部での断端陽性率の低下，術後早期尿禁制の改善が報告されている[3]．

　気腹圧による静脈性出血抑制効果とロボット手術における精細視野，容易な運針を用いたnon-ligation techniqueにより，摘除前立腺につける組織量を術前リスクに応じ，直視下に調節可能である．前立腺尖部を周囲から剥離し，最後に尿道と背側筋群を切断，前立腺を遊離する．トロカーからエンドパウチを挿入して，前立腺を袋内に収納する．

図6 内骨盤筋膜切開（左側）

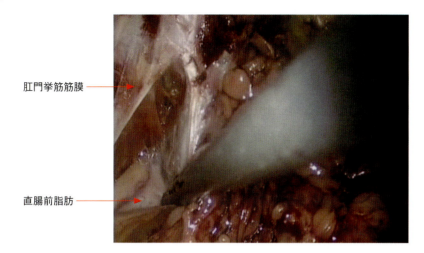

肛門挙筋筋膜

直腸前脂肪

図7 膀胱頸部後面の離断操作

重要な anatomical landmark
① longitudinal muscle fiber, retrotrigonal layer
　膀胱頸部後面を切開した後，精管膨大部と精囊が露出されるまでに遭遇する縦走の筋束
　膀胱平滑筋のうちの外側の縦走筋線維に由来し，縦走し前立腺底部に癒合
② 線維脂肪性組織
　より精囊に近くさらに背側の層
　膀胱外膜と連続

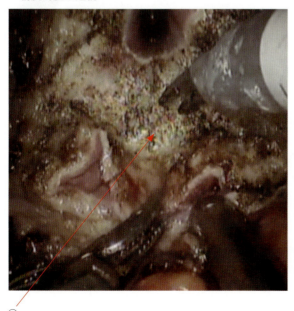

①

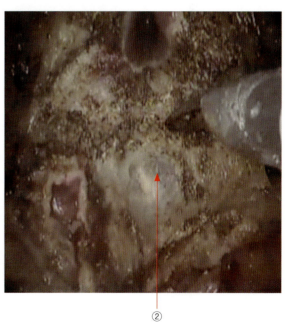

②

● リンパ節郭清

必要に応じて，閉鎖リンパ節を中心とした骨盤リンパ節郭清を行う（図8）。high risk例やvery high risk例など拡大摘除，拡大郭清の適応症例では，前立腺後外側などの周囲広範切除とともに，閉鎖，内外腸骨リンパ節をはじめとした拡大リンパ節郭清を行う。ただし触覚がないため，血管周囲の剥離では慎重な操作が求められ，関節のエッジでの血管壁損傷にも注意が必要である。

● 後壁補強（posterior reconstruction, Rocco stitch）

前立腺の背側に存在するものを総称して後壁と表現し，主に以下の3つの要素からなる（図9）。
①尿道背側組織（rhabdosphincterを含む尿道側要素）
②Denonvilliers' fasciaを含む中央部要素
③膀胱背側の平滑筋組織（retrotrigonal layerを含む膀胱側要素）

図8 リンパ節郭清
a：左　**b**：右

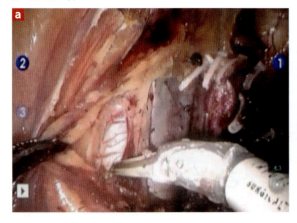
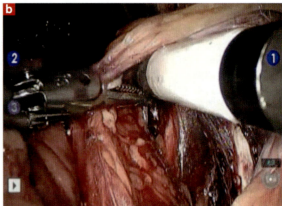

図9 posterior reconstruction（Rocco stitch）

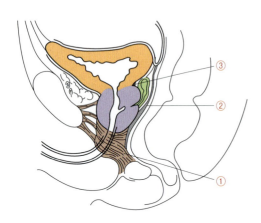
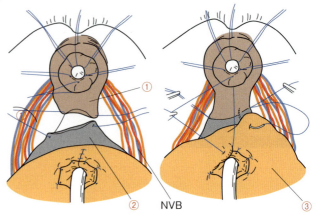

この後壁の補強目的に，これらの構成要素をすべて縫合，①と②を縫合，①と③を縫合など種々の方法が報告されており，当科でも2層に連続縫合している。

● 膀胱尿道吻合

膀胱頸部と尿道断端を，3-0モノフィラメント両端針にて10数針の連続縫合で吻合する。尿道バルーンカテーテルを膀胱内に留置し，生理食塩水注入でリークのないことを確認する。

● 前立腺の摘出とドレーン留置・閉創

止血を十分確認する。ドレーンをトロカーから挿入し，皮膚固定する。各トロカー部に出血がないことを確認しながら，トロカーを抜去する。前立腺をトロカーの創から摘出するが，前立腺の大きさによっては創の延長が必要である。吸収糸による埋没縫合で閉創，終了する。

● 術後管理

通常，翌日より歩行，飲水食事を開始し，ドレーンは排液量をみて1～2日で抜去する。術後6日前後で尿道バルーンカテーテルを抜去する。抜去時の膀胱造影検査は通常行っていない。カテーテル抜去後は数日で退院可能であり，就労なども特に制限なく，直ちに術前同様の日常生活復帰が可能である。

◆ 神経温存術式の適応

根治性を損なわないという前提のもとに，早期癌には神経温存手術により勃起機能を温存することが可能であると考えられている。適応決定で特に重視すべき因子は生検所見である。Gleason score 8が検出された側は，原則として神経温存は控えるという考えもあるが，Gleason score 7同様，腫瘍の局在所見（生検コアにおいて癌の局在が被膜寄りか否か，コアにおける癌の占拠率など）により検討する。Gleason score 6では温存可能である場合が多い。予測因子との関係では，生検により得られるGleason score, percent tumor volume, perineural invasionの有無の3つの因子を評価することにより，神経血管束を温存する際に切除断端陽性率を低下させうるとの報告がある。以上の点は現状では実践的な基準ではあるが，神経温存の明確な適応基準は確立していない。

◆ 神経温存手技

骨盤神経に関する外科解剖の最近の研究では，陰茎海綿体神経は前立腺周囲に広く分布していると考えられている（神経・血管網＝neurovascular plate）。ロボット手術を多数例施行しているMenonらは，この概念に基づいていわゆる"Veil of Aphrodite" techniqueを開発し，術後1年でも勃起能回復率96％という優れた成績を報告している。特にロボット手術を含めた腹腔鏡下手術での拡大視野を利用して，lateral pelvic fasciaとprostatic fasciaとの間での剥離をinterfascial nerve sparing (NS)として，prostatic fascia

とprostatic capsuleとの間での剥離をintrafascial NSとして，症例ごとに両者を使い分けるということも行われている（図10）。

　ほかに最近の神経温存手技の工夫として報告されているものとしては，肛門挙筋筋膜の高位前方剥離（high anterior release；HAR）とそれに続くveil techniqueや，針生検結果のlateralityや部位に応じて温存術式を適宜変え，症例ごとにふさわしい術式を選択するtailored NS，side specific NSといったものがある。これらは主に鏡視下での拡大視野を利用して行われることが多い。また，high risk例に対しては鏡視下手術におけるpartial NSとして，interfascial NS + last step（尖部，尿道背側）でのintrafascial NS操作などが選択されることもある。従来のinterfascial dissectionより癌制御に重点を置き，かつ一部の神経を温存する方法として，extrafascial nerve preservationや4 grade法なども提唱され[1]（図11），腫瘍の広がりから神経温存が困難な場合は，腓腹神経を用いた神経再建術も治療オプションとなる。

　今後も新しい解剖概念に基づいた神経温存術式が確立されれば，前立腺全摘患者の性機能QOLはさらに改善される可能性がある。

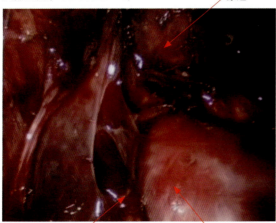

図10　神経温存症例での前立腺尖部処理

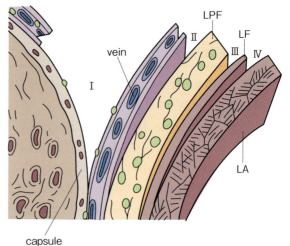

図11　神経温存
4 grade法

神経温存に関する予後

　神経を温存することによるデメリットは切除断端陽性の危険性を有している点であるが，これが予後に関して危険因子となるか否かについての検討は少ない。多くの論文は症例選択にバイアスがあり，結果の解釈が困難である。

　実際に性機能が温存されているかという点については，術後2年以上経過すると神経温存術と非温存術との間に勃起機能保持率の差がなくなることも報告されている。術後18カ月以上の経過観察での検討でも，術後のED(erectile dysfunction)率は温存なし：65.6％，片側温存：58％，両側温存：56.0％であり，なんらかの術後サポートの必要性も強調されている。同様の結果は本邦の報告でも認められており，神経温存手術においても性機能障害が残る危険性を考慮すべきである。

　神経温存後の勃起能回復が十分でない理由として，標的臓器である陰茎海綿体の問題が指摘されている。例えば，神経損傷による平滑筋のアポトーシスや低酸素状態による陰茎海綿体組織の線維化などである。これらの知見から，前立腺全摘除術後の良好な性機能回復のために，神経温存術式の遂行とともに陰茎海綿体の機能保持が重要視されるようになった。術後の薬物を用いた機能保持を総称してED rehabilitationと称する。術後早期からphosphodiesterase type 5(PDE5)阻害剤を投与することは，性機能の保持回復の可能性を高めるものと考えられる。

神経温存の尿禁制への影響

　神経温存術式は本来，性機能温存を意図して開発されたものであるが，一方で神経温存が術後の排尿機能に関係するか否かについてはこれまで多くの議論があった。術中電気刺激にて客観的に評価した前向き研究では，神経温存が術後早期の尿禁制回復に関与していると報告している。最近の報告でも神経温存が術後尿禁制回復へ影響する報告が数多くみられる。

　最近の大規模な研究では，神経温存例で術後1年時の尿禁制が有意に良好であることが報告されている。従って，神経温存の適応は性機能だけではなく排尿機能の面からも積極的に考慮するべきとの考えもある。

ロボット支援前立腺全摘除術の利点，欠点と手術成績

　3D画像および，自由度の高い鉗子と良好な操作性により，導入期のlearning curveを大幅に短縮できる。単に前立腺摘除と尿路再建という手技を遂行できるレベルのlearning curveは20例前後といわれ，開放手術からの直接移行も容易であり，腹腔鏡手術の経験の有無を問わない革新的なminimally invasive surgeryといえる。ロボット手術への移行プロセスによる違いを**表8**に示す。

　欧米人に比べ体格が小さいアジア人では，アームやスコープ同士の干渉，恥骨や骨盤壁とアームとの干渉が生じやすい一方，狭い骨盤腔に多関節鉗子を用いる利点は大きい。骨盤が狭い症例，特に恥骨が張り出している場合などには腹腔鏡下手術は視野の点で大きな

表8 ロボット手術への移行プロセスによる違い

手術法	利点	欠点
LRP → RARP	鏡視下解剖を熟知 助手が腹腔鏡手技に精通	拡大率の違いへの戸惑い 進行方向の見誤り
RRP → RARP	腹腔鏡手術の先入観がない	鏡視下視野への不慣れ 助手の不慣れ

メリットを有する。また，拡大画像により細かな血管でも確実に止血でき，気腹圧とともに無血野での手術を可能にする。輸血率は1％未満であり，開放手術より明らかに優れている。

　膀胱尿道吻合でも，直視下に吻合部を確認可能であり，確実な吻合操作からドレーンおよび尿道カテーテル留置期間の短縮につながる。その結果として，入院期間の短縮に結びつけることができる。術後合併症としての膀胱尿道吻合部狭窄が少ないことも挙げられる。これは組織の乾燥が防がれることと，上記の確実な吻合操作による膀胱粘膜と尿道粘膜との確実な接着のためと考えられる。

　また，画像を通して術野を共有することで，解剖学的知識や手術手技の習得，術式の改良を可能にする。以前は，開放手術に比べ手術時間が長いことが欠点とされていた時期もあったが，経験のある術者であれば3時間前後で確実に終了可能となっており，問題となるような差はなくなっている。

　従来の腹腔鏡下前立腺全摘除術では，欠点として手術手技習得の難しさがあり，開放手術に比較して多数の症例が必要であることは否めなかった。一方，ロボット手術では鉗子先端の方向性に自由度が高いため，ラーニングカーブの短縮とともに本術式普及の大きな要因になっている。

　欠点として，触覚の欠如が挙げられる。これは開放手術や腹腔鏡手術と大きく異なる点であり，強い力が加わり組織が引きちぎられたり，鉗子同士がファイティングすると予想以上の力が鉗子に加えられる。常に，意識的に鉗子に加える力を弱くすることが重要である。また，最外側ポートでの鉗子交換にて，そのシャフトが見えていない状況で行い，入れ替えた鉗子が手前で太い静脈を貫通していたという事例も報告されている。鉗子交換は視野内で，遠景で行い，導入期は4thアーム鉗子の交換を控えるなどの対策が必要である。助手は触覚があり，組織に当たれば抵抗があるので，鉗子挿入時はそっと入れるべきである。

　特有の合併症として，10～12mmHgの気腹＋20～30°頭低位＋長時間手術に伴う視神経障害，眼圧上昇，僧帽弁疾患の一過性増悪，喉頭浮腫などがある。よって，コントロール不能の緑内障，頭蓋内圧亢進，未破裂脳動脈瘤のある症例は適応外である。適正な体位固定，導入期から手術時間を短縮するべく十分な準備が重要である。長時間手術となりうる症例〔BMI 30以上，狭骨盤，前立腺容積50cc以上，中葉突出（**図12**），術前ホルモン療法施行例，腹部手術既往例，TUR-P既往例，鼠径ヘルニア手術既往例〕に関しては，導入期は慎重であるべきとされる。

　また，高額な本体価格，維持費用，消耗品費用（鉗子，アーム用滅菌ドレープ）など，コストの問題も大きく，初期投資，維持費を賄うためには，多数の症例実施が必要である。

　手技がある程度確立した施設では，ロボット支援前立腺全摘除術のアウトカムは腹腔鏡

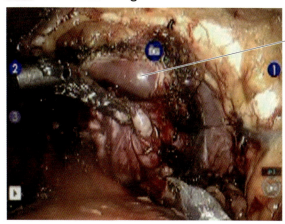

図12 中葉突出例，115g
中葉突出部

下前立腺全摘除術や開放手術とほぼ同等かそれ以上である。LRPとRARPについての観察研究を対象としたいくつかのシステマティックレビューでは，両術式のアウトカムに有意差がみられないことが報告されているが，論文によって評価が定まっていない。豪州のAllanらは無作為比較試験（RCT）のみを対象としたメタアナリシスを初めて行い，生化学的無再発生存率と断端陽性率で有意差なく，勃起機能回復率と尿禁制回復率はRARP群で有意に良好と，機能的アウトカム（尿禁制，勃起）においてRARPのほうがLRPに比べ成績が良いことを示した[2]。TrinhらはRARPと開放手術の合併症率を比較し，輸血率，術中合併症率，術後合併症率すべてでRARP群が有意に低かった[4]。RRP，LRP，RARP 3術式の断端陽性率と周術期合併症を比較したメタアナリシスでは，少なくともRARPが他術式に劣る項目はなかった[5]。

◆ 失禁について，Retzius-sparing RARP

膀胱尿道吻合部の後壁補強（posterior reconstruction, Rocco stitch）の有用性が報告されている（図9）。手術時間を有意に延長させることなく，術後早期の尿禁制回復に寄与する有意義な手技とされ，最初にRoccoらによってその重要性が示された。LRPにおいて，図9の①と②を縫合し，さらに③とを縫合する2層の補強により，術後1カ月（83.8% vs 32.3%，p=0.0001），3カ月（92.3% vs 76.9%，p=0.25）の尿禁制改善が示されており，RARPにおいても，前壁構成要素である恥骨前立腺靱帯や恥骨後面組織で吊り上げる方法（anterior suspensin）との併用で良好な尿禁制率が報告されている。

2010年Galfanoらにより，Douglas窩から直接アプローチし，尿禁制に関連する周囲解剖構造の損傷を避ける，いわゆるRetzius-sparing術式が最初に報告された[6]。Douglas窩で腹膜切開，精管精嚢剥離からDenonvilliers筋膜切開後，前立腺は後方のみから側方，前方へ剥離され，その術野から膀胱頸部離断，尖部離断にまで至る。DVCや恥骨前立腺靱帯，骨盤筋膜腱弓，肛門挙筋の損傷を避けることができ，術直後の尿禁制率90〜92%と，特に早期の尿禁制に有利であるとしている。

◇ どのくらいの経験が必要か？

　技術の習得・改良と知識の普及により，ラーニングカーブを改善させることが可能であり，また本術式の安全性・有用性を改善させうると考えられる．本手術の必要経験例数としては，endpointを手術時間とした場合は20例ともいわれるが，いわゆるtrifecta rate（cancer control，尿禁制，性機能）をendpointとした場合はその限りではなく，神経温存で50例，尿禁制では100例，切除断端陽性率ではそれ以上ともいわれる．RRPやLRPと同等の質にするには最低50例必要という意見もある．ひいては術後早期からの，いわゆるearly trifecta rateも勘案していくべきである．

　根治的前立腺全摘除術は，癌の根治性と機能温存との許容誤差範囲が狭く，癌の占拠部位と術前リスクは症例ごとに多様であるため，個々の症例に合わせて，根治性が脅かされない最小限の組織摘除量が決定されるべきである．開腹手術，腹腔鏡手術，ロボット手術と進んできた過程で，精細な明視野，自由度の高い鉗子操作を得て，腹腔鏡手術の低侵襲性を維持したまま，より精緻な手術が可能となった．高い再現性による成績向上，教育効果とともに，癌制御と機能温存を症例ごとに多段階に設定，両立させるテーラーメイド手術を通じ，cancer controlと術後QOLをより向上させるべく，今後さらなる知識と技術の習得が必要であると考える．

◇ 今後の展望

　日本では，2012年4月にda Vinci™ Surgical Systemが前立腺全摘除術に対して初めて保険適応が認められ，ようやく国内の医療現場への本格的普及に弾みがついた．患者への侵襲が小さい，出血が少ないなどロボット手術のメリットをはじめ，改めてその有用性と可能性が認識されるようになり，da Vinci™ Surgical System導入の先駆けとなった泌尿器科領域から，さらにさまざまな分野へ広がっていくと思われる．実際，消化器外科や胸部外科，婦人科の手術などにもこのロボットの利用が広がっており，今後の展開が期待されている．

　現時点でda Vinci™ Surgical Systemの普及を阻んでいる最大の問題は，装置の価格の高さである．現在は米国の1社による独占が続いているが，イノベーションの常として今後，da Vinci™ Surgical Systemと同等か，さらに優れた機種が他社から発売されれば，競争が起こり価格も下がってくると考えられる．日本でも政府の成長戦略の1つに医療機器の開発などが取り上げられていることもあり，手術ロボットの開発が進んでいる．da Vinci™ Surgical Systemなどの技術が可能にする，患者にやさしい外科治療の進歩にこれからも期待が集まるところと考える．

〈今本　敬〉

◇文献

1) Tewari AK, et al: Anatomical grades of nerve sparing: a risk-stratified approach to neural-hammock sparing during robot-assisted radical prostatectomy (RARP). BJU Int, 2011; 108: 984-92.
2) Allan C, et al: Laparoscopic versus Robotic-Assisted Radical Prostatectomy for the Treatment of Localised Prostate Cancer: A Systematic Review. Urol Int, 2016; 96: 373-8.
3) Lei Y, et al: Athermal division and selective suture ligation of the dorsal vein complex during robot-assisted laparoscopic radical prostatectomy: description of technique and outcomes. Eur Urol, 2011; 59: 235-43.
4) Trinh QD, et al: Perioperative outcomes of robot-assisted radical prostatectomy compared with open radical prostatectomy: results from the nationwide inpatient sample. Eur Urol, 2012; 61: 679-85.
5) Tewari A, et al: Positive surgical margin and perioperative complication rates of primary surgical treatments for prostate cancer: a systematic review and meta-analysis comparing retropubic, laparoscopic, and robotic prostatectomy. Eur Urol, 2012; 62: 1-15.
6) Galfano A, et al: Beyond the learning curve of the Retzius-sparing approach for robot-assisted laparoscopic radical prostatectomy: oncologic and functional results of the first 200 patients with ≥1 year of follow-up. Eur Urol, 2013; 64: 974-80.

臨床・実地編　前立腺癌の治療：各論

手術療法：Focal therapy, HIFU, 凍結療法

◆ 総論

　前立腺癌に対するPSA（prostate specific antigen；前立腺特異抗原）検査が広まり、検診でのスクリーニング検査の普及、一般的な認知度が高まるにつれ、より早期での前立腺癌の診断例が増加している。早期発見による前立腺癌の死亡率の低下の一方で悪性度が低く、放置しておいても生命予後に影響を及ぼす可能性の低い臨床的に治療意義の少ない低悪性度前立腺癌も多く診断されるようになり、過剰診断、過剰治療も問題となっている。根治的治療としては、一般的には手術や放射線治療が広く行われているが、治療に伴う尿失禁などの排尿障害、および直腸障害などの合併症も問題となる。低悪性度の早期限局性前立腺癌であれば待機療法・監視療法も選択肢となるが、治療しないことによる将来に対する不安が患者の苦痛となる可能性がある。そのため根治的治療と待機療法・監視療法の中間に該当する、より低侵襲な治療としてFocal therapyが注目されてきている。

　国内外のガイドライン[1〜3]で言及のある小線源治療を除くFocal therapyとしては、高密度焦点超音波治療（high intensity focused ultrasound；HIFU）、凍結療法、光線力学療法が挙げられる。そのほかラジオ波凝固療法、電気穿孔法などの報告もあるが、これらは十分な臨床データがなく初期研究段階の治療法といえる。Focal therapyのメリットとして手術などに比べて非侵襲的であるため高齢者でも治療可能であり、入院期間が短く複数回治療も可能であり、合併症の低減も期待できる点が挙げられる（**表1**）。

　テンプレート多箇所生検やMRIの進歩による診断能の向上により、生命予後に影響を及ぼす可能性のある臨床的に意義のある癌病巣のみをより非侵襲的な方法で治療する一方で、正常組織を可能な限り温存して癌治療と機能温存を両立させるのが理想であり、最近ではMRI-TRUS fusion image-guides target biopsyの普及に伴い、欧米および国内の一部の施設でも臨床的意義のある病巣のみをターゲットとしたHIFUによる治療などが行われている。ただし無治療域がある場合、そこに臨床的意義のある病変が存在した場合には不

表1 前立腺癌Focal therapyに該当する治療法一覧

	原理	エネルギー源	image guide
HIFU	熱	超音波	US
凍結療法	凍結	アルゴンガス	US, CT, MRI
光線力学療法	光化学反応	光感受性物質とレーザー光	US, CT, MRI
ラジオ波凝固療法	熱	ラジオ波	US, CT
電気穿孔法	高電圧	パルス電流	US, CT, MRI

完全治療となる可能性もあることから，実際はいまだ研究段階といえ，今後の前向き試験などのエビデンスの蓄積と検討が待たれる．

◆ 治療適応

国内のガイドライン上は推奨グレードC1で「MRI所見に基づいた生検，あるいはテンプレート生検により癌の局在診断が行われた低リスク前立腺癌に対する治療選択肢の一つとなる可能性がある．」とされている[1]．European Association of Urology（EAU）ガイドラインでは，低リスクおよび中リスク前立腺癌に対してあくまで臨床試験設定において，HIFUや凍結療法などの前立腺全体に対する治療が推奨されており[3]，National Comprehensive Cancer Network（NCCN）ガイドラインにおいてはさらに対象が狭く，HIFUと凍結療法に関して放射線治療後の救済療法としての使用を推奨している[2]．

前立腺癌の過剰診療を防ぐためにFocal therapyが有用であるという認識は広まっており，これまで放射線治療や手術に比べて遜色ない治療成績の報告[4,5]もあることから，今後低～現在中リスク前立腺癌に対して治療選択肢の1つとなる可能性がある．監視療法・待機療法との比較も含め，今後さらに多くの前向き試験による長期成績の蓄積が望まれる．

◆ HIFU（high intensity focused ultrasound）

● HIFUの原理

HIFUは1990年代より前立腺肥大症および前立腺癌に対する治療が開始されている．その原理としては，強力な超音波エネルギーを経直腸的に凹面振動子から照射し，生体内の焦点領域のみに収束させる．焦点領域では80～100℃の高温となり，熱効果およびcavitationとよばれる物理的効果により対象領域を凝固壊死，および破壊する．その一方で焦点領域以外は強力超音波の影響を受けず，数ミリ単位で治療領域と非治療領域を区別して治療することができる（図1）．

図1 HIFUの前立腺への治療イメージ

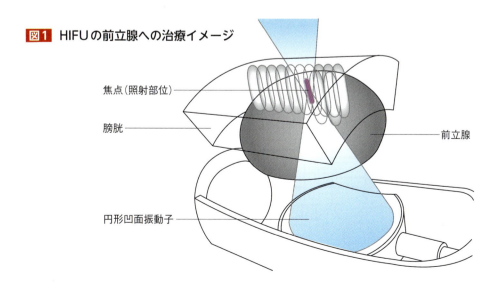

● HIFUの治療成績

　最近の他施設による長期の報告では，5年全生存率はD'Amicoのリスク分類で低リスク群99％，中リスク群99％，高リスク群98％である。手術，放射線治療，全身療法などの救済療法を行わない，および遠隔転移などが出現しない確率は，5年で低リスク群96％，中リスク群88％，高リスク群84％と報告されている[6]。手術や放射線治療との多施設ランダム化前向き比較試験は報告されていないが，メタ・アナリシスでは5年生化学的再発率が，HIFU34％，放射線外照射13％，手術11％と報告されており，有意差は認めないもののHIFUでやや悪い傾向であり，全生存率は外照射との比較で，4年でHIFU99％，外照射91％と有意差を認めなかったと報告されている[4]。

　合併症としては尿閉(10％)，尿失禁(10％)，勃起不全(23％)，尿道狭窄(8％)，直腸痛および出血(11％)，尿道直腸瘻(0～5％)，尿路感染症(0.6～45％)，膀胱頸部硬化症(0～14％)などが報告されており[4]，Clavien-Dindo分類Ⅲ以上の有害事象は尿道直腸瘻(0.3％)，lower urinary tract symptoms(LUTS)による内視鏡的処置が9.6％と報告されている[6]。

◆ 凍結療法(cryosurgery)

　凍結療法の歴史は古く1840年代に婦人科腫瘍に対して氷結塊を用いた治療の報告があり，前立腺癌に対する治療は1960年代より報告を認める。初期は括約筋損傷や，尿道直腸瘻などの合併症が多く根治治療として受け入れられなかったが，1990年代に入り経直腸的超音波断層法(transrectal urtrasonography；TRUS)の進歩，凍結療法に用いられるプローブの改良，コンピュータによる温度管理の進歩，経会陰的なアプローチが行われるようになり，より正確で安全に治療可能となった。治療自体はTRUSガイド下に治療域に合わせて経会陰的に治療針およびサーモセンサーを穿刺する。尿道を加温しながらアルゴンガスを注入して，サーモセンサーで温度を確認しながらアイスボールを作成。その後ヘリウムガスを注入して解凍する，を繰り返して行う(図2)。

図2 凍結療法の治療イメージ

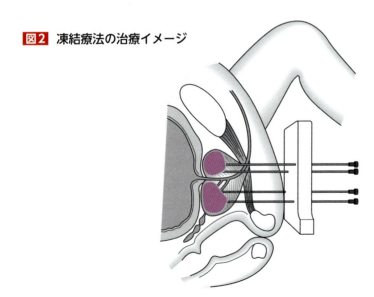

凍結療法は国内では腎癌に対して2011年に保険適応となっており、そのほか肝臓癌、肺癌、骨軟部癌、乳癌などさまざまな腫瘍に対して行われている。前立腺癌に対しての凍結療法は、欧米では報告も多数あるが、国内ではほとんど行われていないのが現状である。

● 凍結療法の原理

凍結療法による細胞死のメカニズムは、−40℃以下に冷却されることにより細胞質内にアイスボールが作成されることによる直接的な破壊のほかに、凍結による脱水・解凍による膨化を繰り返すことでの細胞死を誘導することによる直接的な破壊が挙げられる。凍結による血管障害で治療域の虚血を起こし、また微小血栓を起こすことで血管内凝固症候群を局所的につくることで血管ダメージを引き起こす。ほかにも免疫応答、アポトーシスなどの関与がいわれている。

● 凍結療法の治療成績

メタ・アナリシスでは5年生化学的再発率が、凍結療法24％、放射線外照射13％、手術11％と報告されており、凍結療法のほうで再発しやすい傾向にはあるが、凍結療法は放射線治療、手術との比較でいずれも有意差は認めなかった。全生存率は外照射との比較がなされており、4年で凍結療法93％、外照射91％であり有意差を認めなかった。2年以内の再凍結療法は中央値9％(1〜15％)で行われていた[4]。

有害事象の比較は、1年後の尿失禁は凍結療法3％、外照射5％、手術66％で放射線治療との差はないが、手術に比べて有意に良好であったと報告している。勃起不全は1年後の評価で凍結療法18％、手術33％で有意差はなかった。周術期合併症は排尿障害2％、尿閉4％、尿道狭窄1％、直腸痛3％、直腸出血1％であり、いずれも放射線外照射、手術と比べて有意な違いはなかった。そのほかの合併症として尿道直腸瘻中央値0％(0〜6％)、尿路感染症1〜6％と報告されている[4]。QOLに関しては十分比較されている報告はない。

◆ 光線力学療法(PDT)

光線力学的療法(photodynamic therapy；PDT)とは、腫瘍組織や新生血管に集まる性質をもった光感受性物質を患者に投与し、感受性物質が集まった箇所にレーザー光を照射して光感受性物質に光化学反応を引き起こして活性酸素を発生させ、癌細胞を変性・壊死させる治療法である(図3)。従来のレーザーによる光凝固や蒸散などの物理的破壊作用とは異なり、低いエネルギーで選択的に癌病巣が治療可能であり、正常組織への障害が非常に少ない低侵襲な治療法である。外科手術が難しい病巣にも適応可能であり、高齢者、全身状態があまりよくない患者にも適応可能で、1〜2週間光線過敏症に注意が必要だが、基本的に光感受性物質には臓器毒性がなくより、非侵襲的な治療法として、今後適応拡大が期待される治療法である。

前立腺癌に対してはEAU、NCCNガイドラインいずれにおいても言及されている。低リスク前立腺癌に対する監視療法との無作為化多国籍間前向き試験が報告されており、追跡中央値24カ月で、病勢進行率はPDT群28％、監視群58％であり、24カ月時点での生検陰

図3 光線力学療法治療イメージ

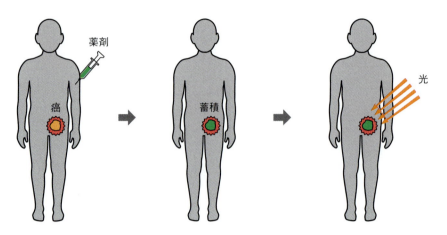

（経済産業省ホームページより引用，改変）

性率は，PDT群49％，監視群14％とPDT群で有意に良好な成績であったと報告している。最も多い有害事象として軽度なものも含めると尿閉を7％に認めたが，治療後2カ月以内には改善しており，Grade 3以上の有害事象では急性前立腺炎が3％，急性尿閉が2％に認められたと報告している[7]。

現在国内では早期肺癌，表在性食道癌，表在性早期胃癌，子宮頸部初期癌および異形成，加齢黄斑症，原発性悪性脳腫瘍，化学放射線療法または放射線療法後の局所遺残再発食道癌に適応がある。前立腺癌への適応は他のFocal therapy同様まだないが，今後さらなる前向き試験の蓄積と検討が待たれる。

（小林将行）

◇ 文献

1) 日本泌尿器科学会（編）：前立腺癌診療ガイドライン2016年版．メディカルレビュー社，2016．
2) NCCN guidelines Prostate Cancer Version3 2018. https://www.nccn.org/professionals/physician_gls/pdf/prostate.pdf, accessed on August 30, 2018.
3) Mottet N, et al: EAU guidelines on prostate cancer 2018. https://uroweb.org/guideline/prostate-cancer/, accessed on August 30, 2018.
4) Ramsay CR, et al: Ablative therapy for people with localised prostate cancer: a systematic review and economic evaluation. Health Technol Assess, 2015; 19: 1-490.
5) Valerio M, et al: New and Established Technology in Focal Ablation of the Prostate: A Systematic Review. Eur Urol, 2017; 71: 17-34.
6) Guillaumier S, et al: A Multicentre Study of 5-year Outcomes Following Focal Therapy in Treating Clinically Significant Nonmetastatic Prostate Cancer. Eur Urol, 2018; [Epub ahead of print]
7) Azzouzi AR, et al: Padeliporfin vascular-targeted photodynamic therapy versus active surveillance in men with low-risk prostate cancer (CLIN1001 PCM301): an open-label, phase 3, randomised controlled trial. Lancet Oncol, 2017; 18: 181-91.

放射線療法：外部照射

◆ 外部照射の目的

前立腺癌に対する放射線療法は，局所限局癌への根治的な治療から症状緩和のために行う局所あるいは転移巣への治療までさまざまな状況で用いられる。最近では，術後照射やPSA（prostate-specific antigen；前立腺特異抗原）再発に対する救済治療，リンパ節転移や遠隔転移を有する前立腺癌にも行われることがある。

◆ 根治的放射線療法

60 Gyより80 Gy程度まで，線量増加に伴い治療成績の向上が認められている。一方で，線量増加に伴い従来の方法では正常組織への影響も増加した。そのため，周囲の正常組織への線量を低減しつつ前立腺に十分な線量を照射するために，治療装置の改良やさまざまな工夫が行われてきた。

● リニアック外部照射

前立腺癌に対する外部照射ではリニアックによるX線照射が最も普及している。リニアックとは，日本語では直線加速器といい，電子を加速し，タングステンなどの重金属のターゲットに衝突させることにより4〜20 MV程度までの高エネルギーX線を発生させる。

照射野には，前立腺とリスクに応じて精嚢が含まれる。骨盤照射を併用する場合には，40〜50 Gyの骨盤照射の後に前立腺部への局所照射が追加される。1回線量は1.8 Gyあるいは2 Gy，1週間に5回のスケジュールで外部照射を行うことが一般的である。総線量72〜80 Gy程度をリスクに応じて照射するため，8週間前後の治療期間となる。

1回線量を増加して（1回線量2.5 Gy，3 Gyなど）照射を行うことを寡分割照射とよぶ。総線量は同じでも1回線量が異なれば治療効果は異なり，1回線量が多いほうが効果は大きいとされる。異なる1回線量の照射方法を比較するために，1回2 Gy時の総線量に換算した2 Gy等価線量（equivalent dose in 2 Gy-fraction；EQD2）を用いることもある。

放射線外部照射の有害事象は，治療後数カ月までの急性期有害事象と数カ月以降の晩期有害事象に大別される。急性期有害事象は，頻尿，尿勢低下，直腸出血，排便時痛などがある。頻尿は比較的高頻度に認められるが，数カ月程度で軽快することが多い。晩期有害事象は，直腸出血，血尿，性機能障害，尿道狭窄などがある。直腸出血は，治療後3年以内に発生してくることが多いが，尿路系の有害事象は治療後5年以上経過しても発生する。

● 3次元原体照射（3D-CRT）

3次元原体照射（three-dimensional conformal radiation therapy；3D-CRT）は，CT画像

をベースとした放射線治療計画装置の普及による3次元治療計画とマルチリーフコリメータ，照合画像取得装置などのリニアックの進歩により行われるようになった照射法である。

　治療計画装置では，治療計画用に撮像されたCTをもとに前立腺などの標的体積，直腸・膀胱などのリスク臓器の輪郭を入力し作成された，デジタル再構成シミュレーション画像（digitally reconstructed radiograph；DRR）をもとに照射野角度や門数，形状，治療ビームのエネルギーを決定する（図1）。標的体積やリスク臓器への照射線量を治療計画用CT上に表示された線量分布や体積線量ヒストグラム（dose volume histogram；DVH）を用いて評価し治療計画を作成していく（図2）。

図1　デジタル再構成シミュレーション画像

図は正面と側面方向の治療計画用CT上で囲った輪郭（前立腺，精囊，膀胱，直腸）をもとに作成されたデジタル再構成シミュレーション画像である。日々の膀胱，直腸体積の変化などによる動きなどを考慮したマージンをとり各方向の照射野を作成していく。実際には，多門・振子・原体照射などが行われる。

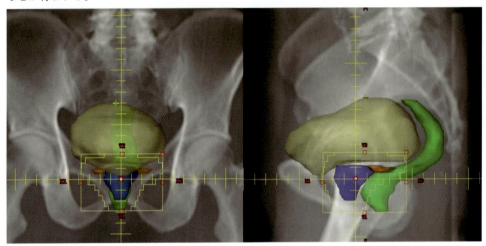

図2　治療計画の作成

a：axial画像での線量分布の例。
b：体積線量ヒストグラム（dose volume histogram；DVH）の例。縦軸は輪郭の体積，横軸は線量。前立腺などの標的体積の線量や，膀胱・直腸などのリスク臓器線量の評価を行い，照射野や各照射野の線量の強さの調整などを行い，治療計画を作成する。

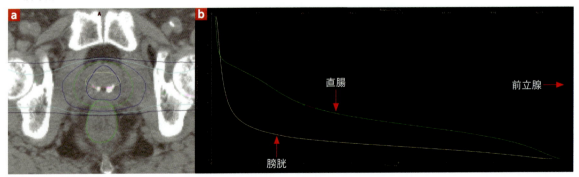

現在は，前立腺癌の根治的放射線療法では，次項の『強度変調放射線療法』で行われることが多いが，後述する緩和医療として行われる放射線療法などでは広く用いられている。

● ホルモン療法の併用

中リスク，高リスク前立腺癌においては，70Gy程度までの外部照射単独では治療成績不良であり，放射線治療の前（ネオアジュバント療法），または後（アジュバント療法）にホルモン療法を併用することが試みられた。多くの無作為化比較試験の結果，中リスク前立腺癌に対しては短期ホルモン療法（4～6カ月），高リスク前立腺癌に対しては長期ホルモン療法（2～3年）を加えることで，治療成績が改善することが証明された。ただし，74Gy以上の外部照射に対してホルモン療法併用の有効性は十分には検証されていない。

◇ 治療効果の判定

前立腺癌の再発として，生化学的再発と臨床的再発がある。臨床的再発は局所再発と遠隔転移に分けられる。

生化学的再発は，PSA値の上昇として判断される。手術と異なり，正常の前立腺組織が残存するため，治療後もPSA値は検出されることが多い。また，治療後にはPSAバウンスとよばれる一時的なPSA上昇を認めることもある。治療後のPSA最低値（PSA nadir）＋2ng/ml以上を生化学的再発とし，上昇を認めた日を再発日と定義する（Phoenix定義）。

臨床的再発はCT，MRI，骨シンチなどをもとに診断される。遠隔転移は，骨・骨盤内リンパ節に多いとされる。cholineやprostate-specific membrane antigen ligandなどのtumor-specific radiotracerを用いたPET/CTやwhole body MRIは，臨床的再発に対してより正確な検査として期待されている。

◇ 再発危険因子

外照射において再発危険因子は，T分類，initial PSA，グリソンスコアといったNational Comprehensive Cancer Network（NCCN）ガイドラインのリスク分類に代表されるようなさまざまなリスク分類がある。このほか照射線量や喫煙が挙げられる。Memorial Sloan Kettering Cancer Centerからの報告では，current smoker（n＝164）は，never smoker（n＝877）と比較して，多変量解析にて生化学的再発はhazard ratio（HR）1.4（p＝0.02），遠隔転移はHR 2.37（p＜0.001），前立腺癌死はHR 2.25（p＝0.02）であり，尿路有害事象もHR 1.8（p＝0.02）と増加していた。

◇ 今後の展望

3次元原体照射や次項で述べる強度変調放射線療法，画像誘導放射線療法などの放射線療法技術の進歩に伴い，従来よりも有害事象を低減しつつ外部照射を行うことが可能となった。局所進行前立腺癌では，1回線量を増加し，従来よりも短期間で治療を行うことが

できる寡分割照射の第Ⅲ相多施設共同ランダム化比較試験の結果も報告され，適応となる症例には普及していくものと考えられる。また，骨盤リンパ節転移を有する症例でも，大規模データベースからの解析で，ホルモン療法に外部照射を併用することで5年生存率の改善が報告されており，今後適切な照射範囲や線量が検討されていくものと考えられる。遠隔転移を有する症例についても，大規模データベースからの解析で，外部照射併用により5年生存率の改善が報告されている。しかし，適切な照射範囲や線量に加え，適切な遠隔転移の部位や個数なども不確かであり，今後の臨床試験の結果が待たれる。

緩和医療としての放射線療法

　進行前立腺癌において，局所腫瘍からの出血や下部尿路閉塞症状，疼痛などの改善を目的として外部照射が施行される。総線量は，20～30Gy程度が一般的に用いられる。症状改善は60～90％程度とされる。

　骨転移による疼痛や脊髄圧迫症状に対して，放射線治療が行われる。限局した疼痛には外部照射が行われる。8Gy/1回，20Gy/5回，30Gy/10回などさまざまな線量が用いられるが，疼痛緩和効果は同等とされる。脊髄圧迫症状は，時間の経過とともに不可逆的となるため，迅速な対応が必要とされる。一般的には48時間以内に治療が開始されることが好ましいとされ，状況に応じて，手術＋放射線外部照射あるいは放射線外部照射単独が選択されるため，速やかに整形外科医，放射線治療医に相談する必要がある。

（齋藤　真，渡辺未歩，宇野　隆）

文献

1) 大西 洋，ほか編: がん・放射線療法2010，篠原出版新社，東京，2010, 446-9.
2) 大西 洋，ほか編: がん・放射線療法2017改訂第7版，秀潤社，2017, 971-76.
3) 日本泌尿器科学会編: 前立腺癌診療ガイドライン2016年版，メディカルレビュー社，2016, 133-55, 260-67.
4) Steinberger E, et al: Cigarette smoking during external beam radiation therapy for prostate cancer is associated with an increased risk of prostate cancer-specific mortality and treatment-related toxicity. BJU Int, 2015; 116 (4): 596-603.
5) Lecouvet FE, et al: Use of modern imaging methods to facilitate trials of metastasis-directed therapy for oligometastatic disease in prostate cancer: a consensus recommendation from the EORTC Imaging Group. Lancet Oncol, 2018; 19 (10): e534-45.

放射線療法：強度変調放射線療法（IMRT），サイバーナイフ

◆ 強度変調放射線療法（IMRT）

● IMRT の特性

　前項で述べた3次元原体照射では，治療計画用に撮像されたCTをもとに治療計画装置で，前立腺などの標的体積，直腸・膀胱などのリスク臓器の輪郭を入力する。輪郭をもとに作成されたデジタル再構成シミュレーション画像（digitally reconstructed radiograph；DRR）を用いて照射野角度や門数，形状，治療ビームのエネルギーを決定する。その後，標的体積やリスク臓器への照射線量を治療計画用CT上に表示された線量分布や体積線量ヒストグラム（dose volume histogram；DVH）を用いて評価し，修正を加え治療計画を作成していく。

　一方で，intensity-modulated radiation therapy（IMRT）は，標的体積やリスク臓器への照射したい条件（標的体積への最大，最小線量やリスク臓器への許容線量など）を設定し，適応するような照射野や照射強度を決めていく手順をとる。3次元原体照射と治療計画の作成順序が逆となり，逆方向治療計画（inverse plan）とよばれる。IMRTでは，3次元原体照射と比較して急峻な線量勾配であり，標的体積の形状に一致して線量集中性を高めることが可能となった。前立腺癌では，膀胱・直腸線量の増加を低減しつつ，前立腺や精嚢への線量増加が可能となった。

　リニアックで行われるIMRTの手法としては，5方向，7方向など決められた方向から照射を行う固定多門IMRTと，回転しながら照射を行う強度変調回転放射線治療（volumetric modulated arc therapy；VMAT）がある。VMATは固定多門IMRTと比べ短時間で治療ができ，広く用いられている。TomoTherapy™はヘリカルCT技術を応用したIMRT専用の治療装置である。

● 画像誘導放射線療法（IGRT）とは

　IMRTの登場により，従来よりも急峻な線量勾配で標的体積への線量集中性を高めつつ，周囲のリスク臓器への線量低減できる治療計画が作成できるようになったが，前立腺はさまざまな要因で移動する（表1）。毎回の治療時に前立腺の位置がずれてしまうと，標的体積への線量集中性を高めたIMRTでは照射野から標的体積が外れてしまう危険性が高くな

表1 治療中・治療間の前立腺移動に影響を与える因子

治療中	治療間
呼吸 腸管ガスの移動 骨盤部の筋肉の緊張・弛緩	膀胱の体積変化 直腸の体積変化

るため，従来よりも精密な位置照合精度が求められる。そのため適切な位置照合方法を併用して日々の治療を行うことが必要となる。

毎回の治療時に位置照合を行う方法として皮膚照合，骨照合，標的照合がある。皮膚照合は，患者の皮膚につけた印をもとに位置照合を行い，骨照合は治療装置上で取得した画像をもとに骨構造で位置照合する。標的照合は，標的体積で位置を照合する。一般的に位置照合精度は，皮膚照合＜骨照合＜標的照合の順に高くなる。治療時に取得する2方向以上の2次元照合画像，3次元照合画像，画像照合可能な超音波診断装置を用いて位置照合を行うことを画像誘導放射線療法（image-guided radiotherapy；IGRT）とよび，骨照合，標的照合などが該当する。

前立腺癌では標的照合の方法として，前立腺内に留置した基準マーカーを取得した画像で照合する方法，治療装置で撮影できるCone-beam CT（CBCT）を用いて位置照合用CT画像を取得し臓器輪郭をもとに照合する方法，超音波画像をもとに照合を行う方法がある。

● IMRTの治療成績

70 Gyまでの線量における5年生化学的非再発率は，低リスク群で80〜90％，中リスク群で60〜70％，高リスク群では20〜35％と報告されている。

千葉県がんセンターより報告された325例のホルモン療法併用のIMRT（総線量76 Gy）による5年の生化学的非再発率は，中リスクで95.9％，高リスクで87.2％，超高リスクで73.1％であった。東北大学より報告された141例のホルモン療法併用のIMRT（総線量76〜80 Gy）による5年の生化学的非再発率は，中リスクで100％，高リスクで82.2％であった。

● 今後の展望

前立腺癌のα/β値は，リスク臓器の3 Gyよりも低い1.5 Gy程度と推定されている。1回線量を増加させた寡分割照射は癌に対する効果が高く，有害事象が起きにくい照射法となり通常分割照射より有利となる。1回線量が2.4〜4 Gy程度の中程度寡分割照射と，1回線量5 Gy以上で治療を数回で終える超寡分割照射がある。

中程度寡分割照射は，RTOG 0415，HYPRO，CHHiP，PROFITなど多数の第Ⅲ相ランダム化比較試験の結果が報告された（**表2**）。治療成績はほぼ同等であるが，晩期有害事象については同等〜やや増加の結果となっている。1回線量を増加することにより理論上考えられた治療成績の向上は認められなかったが，治療期間を短縮することができるため，今後は適応症例には用いられるようになると考えられる。

表2 中程度寡分割照射の代表的なランダム化比較試験

試験名	リスク	症例数	線量分割			治療成績	有害事象
RTOG 0415	低	1,092	70 Gy/28回	vs	73.8 Gy/41回	非劣性	増加
HYPRO	中，高	820	64.6 Gy/19回	vs	78 Gy/38回	優位性示せず	非劣性示せず
CHHiP	低〜高	3,216	60 Gy/20回	vs	74 Gy/37回	非劣性	有意差なし
PROFIT	中	1,204	60 Gy/20回	vs	78 Gy/39回	非劣性	有意差なし

超寡分割照射は，第Ⅱ相試験では良好な治療成績が報告されているが，晩期有害事象については増加する懸念もあり，今後報告される通常分割照射と比較した第Ⅲ相試験の結果が待たれる。

◆ サイバーナイフ

● サイバーナイフによる体幹部定位放射線治療

　サイバーナイフは1994年にStanford大学のAdlerらによって開発された治療装置で，工業用ロボットアームに小型のリニアックを搭載した定位放射線照射専用装置である（図1）。間欠的透視装置および赤外線追尾モニターをコンピュータテクノロジーにより統合的に制御することで，標的の移動をリアルタイムに追尾し，1 mm以内の誤差精度で放射線照射が可能という特長をもつ。線量集中性がきわめて高く（図2），脳腫瘍，頭頸部腫瘍への定位放射線治療以外に，肺癌，肝癌などへの体幹部定位放射線治療に用いられてきた。

　わが国では2016年度より前立腺癌に対する体幹部定位放射線治療が保険適応となった。しかし，前立腺癌では，直腸の便・ガスと膀胱内の尿量などに応じて，常に無視できない標的位置の変動がある。従って，1回の線量が大きく分割回数の少ない寡分割照射を，安全かつ確実に施行するためには，前立腺の位置変動にリアルタイムに対応する必要がある。そのため前立腺癌に対する体幹部定位放射線治療は，実際には，照射中の画像誘導（標的位置の監視または追尾）が可能なサイバーナイフなどによる治療を想定している。

図1　サイバーナイフ治療装置
ロボットアームに搭載された小型リニアック，標的位置確認用のX線透視装置，ロボット寝台などで構成される定位放射線治療専用装置。

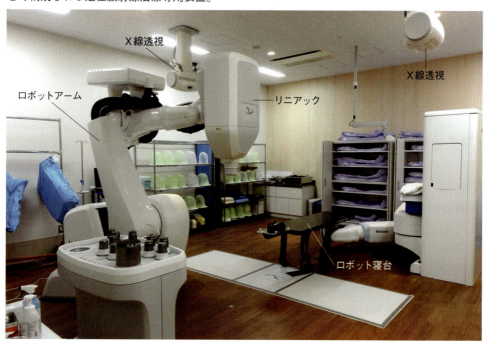

図2 サイバーナイフ治療計画

線量分布図, 線量体積ヒストグラム, および各標的体積とリスク臓器の線量パラメータ。標的をリアルタイムに追尾することが可能なため, マージン設定が小さく線量集中性がきわめて高い。

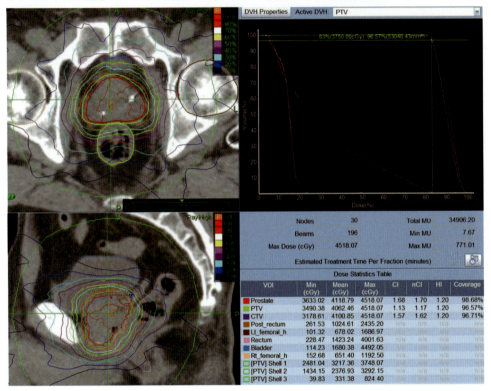

　2016年発刊の日本放射線腫瘍学会によるガイドラインでは, 十分な前向き臨床試験結果が少なく, 有害事象増加の可能性も危惧されるため, 照射中の画像誘導が望ましく, 前立腺癌のIMRTに習熟した施設で慎重に実施すべきとされた。IMRTとの比較試験結果はまだ出ていないものの, 欧米を中心に超寡分割照射による治療報告も徐々に増え, 今日では主として低〜中リスク前立腺癌治療において日常臨床へ浸透しつつある。

● サイバーナイフの治療スケジュール

　治療開始1カ月程度前に前立腺内に追尾用の金属マーカーを刺入する。固定具作製, 治療計画CTを撮影し, 可能であれば参照用にMRI画像との融合画像を作成する。前立腺および必要に応じて精嚢あるいはその一部を含め, 周囲に5 mm(後方は3 mm)程度のマージンをつけて計画標的体積を設定する。直腸, 膀胱, 尿道, 大腿骨頭などに線量制約を設定し, 計画標的体積への線量処方(D95処方など)を行う。臨床データに基づく解析結果より, 前立腺癌のα/β値は周囲の正常組織より低いとされ, 放射線生物学的に1回線量が大きいほうが治療上有利であるとの考え方がある。

　サイバーナイフによる体幹部定位放射線治療では, 一般的に総線量35〜40 Gy, 5分割程度の超寡分割照射が採用されている。なお, 1回あたりの照射時間は治療計画にもよるが

30分程度を要する。

●治療成績

海外からの報告によると，5年PSA無増悪生存率が低リスク癌で90〜100％，中リスク癌で84〜100％とIMRTの治療成績と同等である。また，尿路系障害の発症率が高いとする報告があるものの，グレード3以上の晩期有害事象が消化器系障害，尿路系障害とも1〜5％以内とされる。

●今後の展望

新しい装置ではマルチリーフコリメータも選択可能で，体幹部定位放射線照射をIMRTで短時間に行うことも可能となった。日本では30施設程度の導入で，前立腺癌に対する治療に対応しているのはその半数程度である。症例の集積ならびにIMRTや小線源治療との治療成績，有害事象の比較などが待たれる。

〔齋藤　真，渡辺未歩，宇野　隆〕

◇ 文献

1) Kobayashi M, et al: Therapeutic outcomes of neoadjuvant and concurrent androgen-deprivation therapy and intensity-modulated radiation therapy with gold marker implantation for intermediate-risk and high-risk prostate cancer. Int J Urol, 2015; 22 (5): 477-82.
2) Takeda K, et al: Treatment outcome of high-dose image-guided intensity-modulated radiotherapy using intra-prostate fiducial markers for localized prostate cancer at a single institute in Japan. Radiat Oncol, 2012; 7: 105.
3) James B Yu, et al: Hypofractionated Radiotherapy for Prostate Cancer: Further Evidence to Tip the Scales. J Clin Oncol, 2017; 35 (17): 1867-9.
4) Brenner DJ, et al: Fractionation and protoraction for radiotherapy of prostate carcinoma. Int J Radiat Oncol Biol Phys, 1999; 43: 1095-101.
5) King CR, et al: Stereotactic body radiotherapy for localized prostate cancer: Pooled analysis from a multi-institutional consortium of prospective phase II trials. Radiother Oncol, 2013; 109: 217-21.
6) Katz AJ, et al: Stereotactic body radiotherapy as treatment for organ confined low- and intermediate-risk prostate carcinoma, a 7-year study. Front Oncol, 2014; 4: article 240.
7) Hannan R, et al: Stereotactic body radiation therapy for low and intermediate risk prostate cancer – Results from a multi-institutional clinical trial. Eur J Cancer, 2016; 59: 142-51.
8) Kishan AU, et al: Stereotactic body radiotherapy for low- and intermediate-risk prostate cancer. Semin Radiat Oncol, 2017; 27: 268-78.

放射線療法：粒子線

◇ 粒子線の特性

　粒子線とは，陽子線や速中性子線，重イオン線など電子より重い粒子を加速した放射線の総称である。重イオン線はヘリウムイオンより重いイオンを加速した粒子線であり，重粒子線治療では一般に炭素イオン線が用いられている(図1)。

　荷電粒子線である陽子線や重イオン線は，物理学的特性として体内に入るとある一定の飛程でピーク(bragg peak)を形成し停止するため，腫瘍の位置にピークを合わせることにより集中性の優れた線量分布が期待できる(図2)。さらに重イオン線は線エネルギー付与(linear energy transfer；LET)が大きい高LET放射線であり，飛程終端付近の生物学的効果比(relative biological effectiveness；RBE)は2〜3と高い。重粒子線治療の目的はこの線量分布の集中性による毒性の軽減と高い生物学的効果による治療成績の向上である。

　一方で陽子線のRBEは約1.1であり，通常の外照射に使用されるX線と治療効果はほとんど変わらない。陽子線治療は主に，線量集中によって周囲正常組織線量を軽減しつつ腫瘍線量を増加することによる治療成績の向上を目的として施行される。

◇ 粒子線治療の成績

　これまでに重粒子線治療について良好な治療成績が報告されている。日本国内多施設共同解析における5年生化学的非再発率は，低リスク群，中リスク群，高リスク群でそれぞれ92％，89％，92％であった。また毒性としてはグレード2の泌尿生殖器系および消化器系の

図1　粒子線の種類と大きさ
重粒子線とはヘリウムイオンより重いイオンを加速した粒子線である。重粒子線治療では一般に炭素イオン線が用いられる。

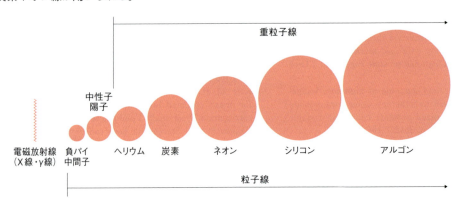

図2 各種放射線の線量分布モデル

荷電粒子線である陽子線や重粒子線は一定の深さで bragg peak を形成して停止するため集中性の優れた分布となる。

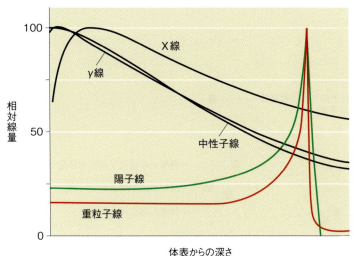

有害事象がそれぞれ4.6%，0.4%に認められたが，グレード3以上の有害事象は認められなかった。なお本解析は前向き研究ではあるが，他の根治治療との比較試験ではないことには留意が必要である。

陽子線治療についてはX線との併用や陽子線単独で，計78～80Gy投与することにより良好な治療成績が得られたとの報告があるが，こちらも他の根治治療と有効性や安全性について直接比較したデータは乏しい。現在アメリカで低～中リスク前立腺癌に対する陽子線治療とIMRTとのランダム化比較試験が開始されており，その結果が待たれる（NCT 01617161：PARTIQoL）。

◆ 重粒子線治療

重粒子線治療では円形加速装置の一種であるシンクロトロンにより加速された炭素イオン線を利用し，ブロードビーム照射方式（ビームを散乱体で広げたのちにリッジフィルタや補償フィルタ，コリメータ，ボーラスなどで分布を整える方式）やスキャニング照射方式（細いビームをそのまま3次元的に走査し腫瘍を塗りつぶすように照射する方式）などにより照射を施行する。前立腺癌に対する重粒子線治療の研究が開始した当初は，20回/5週間以上の分割照射が行われていた。その後有効性と安全性を確認したうえで期間短縮が試みられ，現在では主に57.6Gy(RBE)/16回/4週間または51.6Gy(RBE)/12回/3週間のスケジュールで投与が行われている。

中～高リスク群では，併用療法として通常の外照射と同様にネオアジュバントやアジュバントホルモン療法が実施されている。

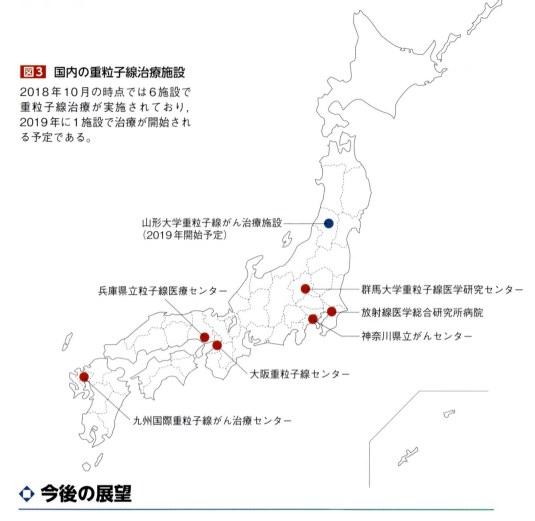

図3 国内の重粒子線治療施設
2018年10月の時点では6施設で重粒子線治療が実施されており，2019年に1施設で治療が開始される予定である。

- 山形大学重粒子線がん治療施設（2019年開始予定）
- 兵庫県立粒子線医療センター
- 群馬大学重粒子線医学研究センター
- 放射線医学総合研究所病院
- 神奈川県立がんセンター
- 大阪重粒子線センター
- 九州国際重粒子線がん治療センター

今後の展望

重粒子線治療はこれまで日本が世界をリードしてきた分野であり期待も大きい。

前立腺癌に対する重粒子線治療は，1995年に放射線医学総合研究所で臨床試験が開始された。2003年に先進医療へと移行し，2018年4月からは限局性および局所進行性前立腺癌を対象に対する重粒子線治療が公的医療保険の適用となった。2018年10月現在，日本では6施設で重粒子線治療が行われており，近年中に1施設で治療が開始される予定である（図3）。保険適応の拡大に伴い今後さらなる普及が期待されるが，対象とすべき症例の選択，費用対効果など解決すべき課題は依然として残っている。

（小林裕樹）

文献

1) Nomiya T, et al: A multi-institutional analysis of prospective studies of carbon ion radiotherapy for prostate cancer: A report from the Japan Carbon ion Radiation Oncology Study Group (J-CROS). Radiother Oncol, 2016; 121: 288-93.
2) Akakura K, et al: Phase I/II clinical trials of carbon ion therapy for prostate cancer. Prostate, 2004; 58: 252-8.
3) Nomiya T, et al: Phase I/II trial of definitive carbon ion radiotherapy for prostate cancer: evaluation of shortening of treatment period to 3 weeks. Br J Cancer, 2014; 110: 2389-95.
4) Zietman AL, et al: Randomized trial comparing conventional-dose with high-dose conformal radiation therapy in early-stage adenocarcinoma of the prostate: long-term results from proton radiation oncology group/american college of radiology 95-09. J Clin Oncol, 2010; 28: 1106-11.
5) Bryant C, et al: Five-year biochemical results, toxicity, and patient-reported quality of life after delivery of dose-escalated image guided proton therapy for prostate cancer. Int J Radiat Oncol Biol Phys, 2016; 95: 422-34.

放射線療法：低線量率小線源治療

　小線源治療(brachytherapy；BT)とは放射線治療の一種で，体内(組織内や腔内)に留置された放射性同位元素から放出される放射線を用いる。前立腺癌に対しては，永久的に前立腺内に線源を留置する低線量率小線源治療(low-dose rate brachytherapy；LDR-BT)と，一時的に刺入する線源による高線量率小線源治療(high-dose rate brachytherapy；HDR-BT)がある。本項ではLDR-BTについて概説する。

◆ LDR-BTの現況

　米国では1990年ごろから治療が開始され，年間5万人以上の患者が本治療を受けている。本邦においては2003年に治療が始まっており，現在国内107施設において年間約4,000人の患者に対して治療が行われている。本邦で使用可能な線源はヨウ素125(I-125)のみである。米国ではパラジウム103(Pd-103)，セシウム131(Cs-131)も用いられる。
　ヨウ素125(I-125)は軌道電子捕獲により半減期59.4日で崩壊し，その過程で平均エネルギー28.4keVのX線を生じる。エネルギーが低いため刺入部位から離れた正常組織への影響を抑えつつ局所への高い線量を与えることが可能である。刺入する線源はシードとよばれ，通常1×4.5mmほどのチタン製のカプセルにヨウ素125を密封したもので，40～100個程度を永久的に留置する。

◆ LDR-BTの方法

　治療計画は術前計画法，術中計画法あるいは両者の併用による。
　術前計画では，治療の3～4週間前に治療時と同様の砕石位で経直腸的超音波(transrectal ultrasonography；TRUS)で前立腺のボリュームデータを治療計画装置に取り込み，得られたデータをもとに適切な線量分布となるような線源の個数と配置を決定する。実際の治療時はこの計画どおりに線源を挿入する。
　術中計画法では術前に前立腺体積から予測される必要な線源個数を決定しておき，治療時にリアルタイムで得た超音波画像上で最適な線量分布を得られるように配置していく。
　治療は放射線の遮蔽や耐火性能などの基準を満たす専用の治療室で行われる。患者は腰椎麻酔あるいは全身麻酔下の後，治療台に砕石位で固定される。治療台には可変式のアームが固定され，アーム先端部分にあるステッパに経直腸超音波プローブを固定後，アームを動かし直腸内に挿入する。前立腺が正中位となるようポジショニングした後，超音波画像を治療計画装置に取り込みボリュームデータを得る。特に前立腺体積が大きい場合は恥骨弓の干渉がないことを確認する必要がある。

術前計画法の場合はあらかじめ計画されたとおりに針・線源を留置していく。術中計画の場合は，リアルタイムに計画装置上で刺入針と線源の配置を決定していく（図1）。

線源配置は修正均一配置法と，修正辺縁配置法の2つが主流となっている。前者では均一に線源を配置するが，中心部の線量が高くなるため中心部の線源を減らし，さらに線量の不足する辺縁部に線源を追加していく。後者はまず前立腺辺縁部に線源を配置し，線量の不足する尖部と基部の中心部に線源を追加する手法が取られる。処方線量は144～160 Gyが一般に用いられる（図2）。

治療室からの退出にあたっては，適応量が放射能2,000 MBq以下，あるいは患者表面から1 m離れた地点における1 cm線量当量率2.8 μSv/hという基準を満たす必要がある。また退出後も1日間は線源の脱落に備え，あらかじめ病室を一時的管理区域に設定しておく必要がある。

術後前立腺の炎症・浮腫が引いた時期（通常1カ月程度）に，ポストプランとよばれる線量測定を行う。ポストプランではCTを撮影し，前立腺およびリスク臓器（直腸，尿道など）の線量を治療計画装置で算出する。ポストプランにおける前立腺のD90（前立腺体積の90％以上に与えられる線量）が処方線量の90％を超えることが，PSA再発率の低下につながる（図3）。

退院後，周囲の人たちの被曝はほぼ無視できる程度に低いが，妊婦や乳幼児との過度な接触はしばらく避けたほうがよい。また治療後1年以内に患者が死亡した場合，線源を前立腺ごと回収する必要がある。

図1　治療計画装置画像

ターゲットである前立腺（赤線）が，処方線量（黄線）でカバーされるように線源を配置する。

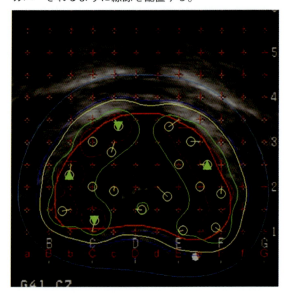

図2　計画に従って針が穿刺された様子

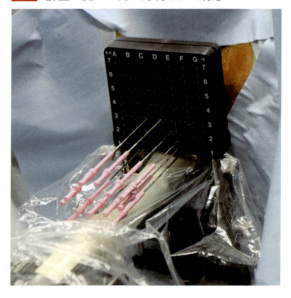

図3 線源挿入後に撮影されたCT画像

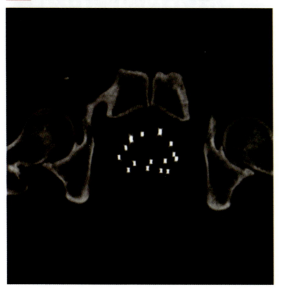

◆ LDR-BTの特徴

● 適応

　低リスク群が良い適応となる。中リスク群のうち，リスク因子が一つだけの症例もLDR-BT単独の治療が行われる傾向にある。それ以上の中リスクや高リスク群は外部照射との併用が推奨される。

　中・高リスク群ではホルモン療法の併用が考慮されるが，その意義や適切な期間についてコンセンサスはない。また低リスク群であっても，前立腺体積の大きい症例に対して，その縮小を目的として術前にホルモン療法を行うことがある。

● 合併症

　放射線による急性期の有害事象は1～2カ月後から出現する尿道症状（頻尿，尿意切迫，排尿困難，尿閉）が主体であり，通常治療後半年から1年程度で回復する。晩期有害事象として直腸出血，血尿，尿道狭窄，勃起不全などが挙げられる。

● 標準的な治療成績

　10年生化学的非再燃率は低リスク群で約90％，中リスク群で80％，高リスク群では約70～80％とされている。

（岩井祐磨，原田倫太郎）

◇ 文献

1) 日本放射線腫瘍学会編: 放射線治療計画ガイドライン, 金原出版株式会社, 2016, 234-8.
2) Davis, et al: American Brachytherapy Society consensus guidelines for transrectal ultrasound-guided permanent prostate brachytherapy. Brachytherapy, 2011; 6-19.

臨床・実地編　前立腺癌の治療：各論

放射線療法：高線量率組織内照射

◇ 高線量率組織内照射(HDR-BT)とは

　標的病変内に放射性同位元素（線源）を留置し照射する小線源放射線治療のうち、線量率の高い線源を短時間留置する治療法を高線量率組織内照射（high dose rate-brachytherapy；HDR-BT）という。HDR-BTでは線源を遠隔操作式後装填法（remote afterloading system；RALS）により一時的に留置する方法がとられている。代表的な線源としてはイリジウム-192がある。

　HDR-BTの適応としては、これまでは主に中間〜高リスク群であり、低リスク群には主に低線量率組織内照射（low dose rate-brachytherapy；LDR-BT）が選択されていたが、後述のように低リスク群にも適応が拡大されつつある。

◇ HDR-BTの現況

　これまでHDR-BTは主に骨盤外照射と併用されることが標準的であり、中間リスク群に対してはHDR-BT単独治療あるいは外照射との併用、高リスク群に対しては外照射およびホルモン療法の併用という方法がとられてきた。しかし近年、低〜中間リスク群に対するHDR-BT単独治療も考慮されてきている。HDR-BT単独治療は、National Comprehensive Cancer Network（NCCN）ガイドラインにも標準治療として明記されるようになった。HDR-BTは手術、外照射、LDR-BTと並ぶ標準的治療の一つとして位置付けられている。

　しかしながら、現在日本でHDR-BTを行っている施設は少ない。RALSを使用できる施設であることが必須であり、標準的な治療法が確立していないこともあり施設として導入するには現況では容易とはいえない。また、外照射とHDR-BTの併用治療は強度変調放射線治療による外照射に比べれば侵襲性が高く煩雑であり、これも普及を妨げる要因であったと考えられる。

　日本国内でも臨床試験が進められている。治療方法の標準化とHDR-BT単独治療の適応拡大によって、今後HDR-BTを施行できる施設は増加する可能性がある。

◇ HDR-BTの方法

　方法としてはアプリケータ針を挿入した状態で画像を取得し、治療計画を作成し実際に照射を行うというのが大まかな流れである。

　アプリケータ針挿入は、多くは腰椎麻酔または硬膜外麻酔下で砕石位にて行う。経直腸超音波ガイド下に刺入を行うことが一般的であるが、CTやMRIをガイドに用いることも

ある。アプリケータ針は前立腺全体がカバーできるように配置する。刺入用のテンプレートを使用することで均一に配置することが容易になる。尿道損傷を避けるためフォーリーカテーテルを挿入し尿道を可視化する。アプリケータ針は金属ニードルやプラスチックニードルなどがある。

治療計画は刺入針が挿入された状態でのCT画像，あるいは刺入時の超音波画像をもとに行う。標的臓器をカバーし，尿道，直腸などの危険臓器の被曝を低減するように線源の停留点，停留時間を変化させ線量分布を調整する。照射範囲は前立腺全体に対して周囲2〜5mm程度と精嚢基部を必要に応じて設定し，刺入針の移動なども考慮し調整する。

照射はRALSを用いて行う。投与線量についてはNCCN 2018ガイドラインによると，低〜中間リスク群へのHDR-BT単独治療では1回13.5Gyを2回刺入による2回照射で計27Gy，あるいは1回9.5Gyを1日2回照射で2回刺入による4回照射で計38Gy照射とある。中〜高リスク群に対してはホルモン療法を併用したうえで，外照射（45〜50.4Gy，1回線量1.8〜2Gy）と1回10.75Gyの2回照射による計21.5Gyあるいは外照射（37.5Gy，1回線量2.5Gy）と1回12〜15Gyの単回照射とある。外照射は骨盤リンパ節領域を含めた範囲となる。照射線量，回数はさまざまな報告がなされている。報告されている主な治療スケジュールを表に示す（**表1，2**）。

照射回数が複数回にわたる場合には，そのつど刺入するか，刺入針を留置したままとなる。1日に2回照射する場合は正常組織の再生時間を考慮して，各照射の間は6時間以上空

表1 HDR brachytherapyと外照射併用時の治療スケジュール

外照射は骨盤照射を行う。外照射を先行させ終了後に組織内照射を追加する。

著者	HDR 1回線量(Gy)	分割回数	総線量(Gy)	外照射1回線量(Gy)	照射回数	総線量(Gy)
Martinez	11.5	2	23	2	23	46
Syed	5.5〜6	4	22〜24	1.8	22〜25	39.6〜45
NCCN Guidelines version3.2018	10.75 12〜15	2 1	21.5 12〜15	1.8〜2 2.5	25〜28 15	45〜50.4 37.5

表2 HDR brachytherapy単独治療の治療スケジュール

分割回数はさまざまな報告がなされている。生物学的効果線量をもとに各施設の照射設備などの状況に応じて調整する必要がある。

著者	HDR 1回線量(Gy)	分割回数	総線量(Gy)
Demanes	7	6	42
Yoshioka	6 6.5	9 7	54 45.5
NCCN Guidelines version3.2018	13.5 9.5	2 4（1日2回）	27 38

けることが望まれる。

照射回数は刺入手技，留置後の管理など施設の状況に応じて決定する必要がある。

◆ HDR-BTの特徴

治療成績は5年生化学的制御率として，外部照射併用治療では低リスク群では85～100％，中間リスク群では70～98％，高リスク群では51～96％の報告がある。HDR-BT単独治療では，同様に低リスク群で85～97％，中間リスク群で93～94％，高リスク群では79～93％の報告がある。

起こりうる合併症としては，治療手技に伴う出血，感染，尿路，直腸損傷が挙げられる。放射線性の合併症としては，急性期には頻尿，尿意切迫，排尿困難感，尿閉といった尿道症状，晩期有害事象としては尿道狭窄や消化管症状がある。LDR-BTと比較すると照射時間が短いために尿路系の急性期有害事象の回復が早く，外照射治療と比較すると直腸や膀胱線量を下げることができ晩期有害事象を低減できると考えられる。ただし，骨盤外照射併用の場合は，上記に加え下痢や腹痛といった放射線性腸炎を起こす危険性がある。

HDR-BTは外照射に比べ直腸や膀胱の被曝を低減できる。一方，LDR-BTに比べ尿道有害事象を低減でき高い抗腫瘍効果が期待できる。放射線治療のなかでも特に有用な方法であると期待されるが，行える施設が限られており，一定の侵襲性があることが問題といえる。治療方法の標準化とHDR-BT単独治療の適応拡大によって，全国的に普及していく可能性がある。しかしながら一方で，近年の外照射の発達も目覚ましく，このようななかでHDR-BTが今後どのような立ち位置となっていくか，それぞれの治療方法との比較検討がなされていくと思われる。

（岩井祐磨，原田倫太郎）

◇ 文献

1) NCCN Clinical Practice Guidelines in Oncology Prostate Cancer v3. 2018. http://www.nccn.org/
2) Martinez AA, et al: Dose escalation using conformal high-dose-rate brachytherapy improves outcome in unfavorable prostate cancer. Radiat Oncol, 2002; 56: 316-27.
3) Syed AM, et al: High-dose-rate brachytherapy in the treatment of carcinoma of the prostate. Cancer Control, 2001; 8: 511-21.
4) Demanes DJ, et al: High-dose-rate brachytherapy as monotherapy for prostate cancer. Brachytherapy, 2014; 13: 529-41.
5) Yoshioka Y, et al: The emerging role of high-dose-rate (HDR) brachytherapy as monotherapy for prostate cancer. Brachytherapy, 2014; 13: 27-31.
6) 日本放射線腫瘍学会編: 2016放射線治療計画ガイドライン, 金原出版株式会社, 2016, 229-33.

前立腺癌の根治治療後の再発の評価と対策

◇ 根治治療後の再発とは

　転移病変のない前立腺癌に対する根治治療(手術療法, 放射線療法)後の評価には前立腺特異抗原(prostate-specific antigen；PSA)の定期的な測定が必須であり, 必要に応じて画像検査(CT, MRI, 骨シンチ, PET-CT)を追加する。根治治療後には一定の割合で再発が生じ, 再発の様式はPSA値のみ上昇する生化学的再発(PSA再発)と, 画像検査や組織学的検査で再発部位が同定できる臨床的再発がある。臨床的再発には, 局所再発あるいは遠隔転移がある。通常, 臨床的再発に先行して生化学的再発が起こる。先に行われた治療によって, 生化学的再発の定義は異なっている。

◇ 再発診断とその問題点

● 根治的前立腺全摘除術後の再発診断

　根治手術後の場合, 生化学的再発について前立腺癌取り扱い規約第4版には,「術後1カ月以上経過した時点でのPSAが＜0.2 ng/mlである場合, PSA再発なしとする。その後の経過で2〜4週あけて測定したPSAが2回連続して≧0.2 ng/ml以上となった場合はPSA再発と判定し, 初回の変化日を再発日と規定する。術後一度もPSAが＜0.2 ng/mlと下降しなかった場合は, 手術日の時点での再発と判定する。」[1]と定義されている。2018年のEuropean Association of Urology(EAU)ガイドライン, 2017年American Urological Association(AUA)ガイドラインでもPSA 0.2 ng/mlでの同様の生化学的再発を定義している。

　PSAの上昇がみられ生化学的再発と判定された後も, 臨床的再発に至らない症例が一定数存在することもあり, 生化学的再発が, すなわち直ちに二次治療開始の指標となっているわけではない。二次治療として救済照射を選択した場合, どの時点で治療介入を行うべきかについては, システマティックレビューによる後ろ向き検討では, PSA＜0.5 ng/mlで治療を開始した場合, PSA≧0.5 ng/mlで治療開始した群と比べて, 良好な無再発生存率であったと報告されている[2]。一方PSA 0.5 ng/ml未満であってもより低値での開始がよいとされているが, より低いPSA値で治療を開始した場合, 真の再発ではない本当は治療が不要な症例に対しても, 治療を行ってしまう可能性があるという問題が生じる。

● 根治的放射線治療後の再発

　根治照射後の場合, 照射後のPSAが, 最低値＋2 ng/ml以上となった場合を生化学的再発とし, PSA測定日を再発日とするPhoenix定義[3]が広く用いられている。根治照射後には一過性にPSAが上昇するPSAバウンスが認められることがあり, この場合, 根治照射を

行った際の病状を考慮した慎重な経過観察が必要となる。

　臨床的再発には局所再発と遠隔転移がある。局所再発の診断にはCTや経直腸超音波検査では困難であり，主にMRIを用いる。局所再発の診断に関してMRIは，特異度は比較的高い(64〜86％)が，感度が低い(26〜44％)[4]。局所再発の組織診断に前立腺生検を行うこともあるが，腫瘍退縮の遅延や組織変性に伴い照射後2年間は癌の活動性評価が困難であることから[5]，適切な生検時期に関して一定のものはない。特に救済局所療法などの侵襲度の高い治療を行う前には，組織診断での確認が望ましい。

◆ 再発に対する治療

● 根治的前立腺全摘除術後の再発

　生化学的再発の場合，責任病巣が画像検査では明らかではないため，局所再発なのか遠隔転移なのかを同定することは難しい。手術時の病理所見，PSA値，PSA倍加時間，手術から再発までの期間などを考慮し再発治療を選択することとなる。

　病巣が局所再発のみであれば，救済放射線照射による根治も望める。一方，遠隔転移が存在する場合は救済放射線照射では治療は不十分である。救済放射線照射の効果が期待できない場合や，救済放射線照射後もPSAが低下しない場合は，救済ホルモン療法が必要となる。

　救済放射線照射の線量については，システマティックレビューによる報告では，60〜70Gyの照射線量においては，照射線量が高いほど無再発生存率が良好であることが報告されている[6]。有害事象に関しては，70Gyまでの線量においては許容できるものであるとされているが，それ以上の線量に関しては明らかではない。救済放射線照射にホルモン療法を併用する場合の有効性に関しては，前向き無作為化比較試験(RTOG9601試験)において，救済放射線照射に加え2年間の抗アンドロゲン薬投与の併用群で，救済放射線照射単独群と比較し，全生存率，疾患特異生存率，転移出現までの期間が良好であった[7] (図1)。

　患者が希望した場合や，救済放射線照射の効果があまり期待できないような場合は，救済ホルモン療法の適応となる。救済照射の効果を予測するものとして，救済放射線照射時のPSA値，PSA倍加時間，手術標本のGleasonスコア，手術標本の外科的切除断端，ホルモン療法の併用の有無，リンパ節転移の有無などの因子があり[8]，ノモグラムとして利用できるものもある(図2)。例えば，PSA倍加時間≦10カ月，Gleasonスコア8〜10，手術標本の外科的切除断端陰性例などでは，救済放射線照射の効果があまり期待できないため，救済ホルモン療法を考慮することになる。

　救済ホルモン療法を開始する時期に関してはPSA値で一概に推奨されるものはなく，生化学的再発をきたした後の救済ホルモン療法の開始では，無増悪生存率や癌特異生存率に寄与しない[9]といった報告がある一方で，Gleasonスコア8〜10，またはPSA倍加時間≦12カ月の症例では，転移出現までの期間の改善がみられた[10]という報告もある。根治治療(前立腺全摘除術あるいは放射線治療)後の生化学的再発に対し，ホルモン療法の開始時期の違いによる影響，検討したランダム化比較試験の報告もある。TOAD試験では，PSA上昇時の即時ホルモン療法開始群(早期開始群)と臨床的禁忌がない場合2年間のホルモン療法開始延期推奨群(遅延群)とを比較し，早期のホルモン療法開始群で全生存率の改善が認めら

図1 RTOG 9601試験における全生存率

救済放射線照射に加え2年間の抗アンドロゲン薬投与併用群で，救済放射線照射単独群と比較し良好な結果であった。

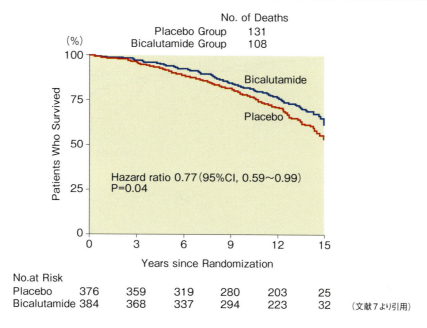

（文献7より引用）

図2 前立腺全摘除術後の生化学的再発に対する救済放射線照射の6年無増悪生存を予測するノモグラム

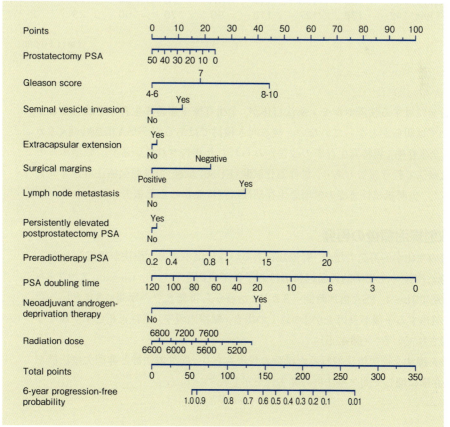

（文献8より引用）

図3 TOAD試験における全生存率－救済ホルモン療法開始のタイミング

即時ホルモン療法開始群（早期開始群）と2年間のホルモン療法開始延期推奨群（遅延群）の比較で，早期開始群で全生存率の改善が認められた。

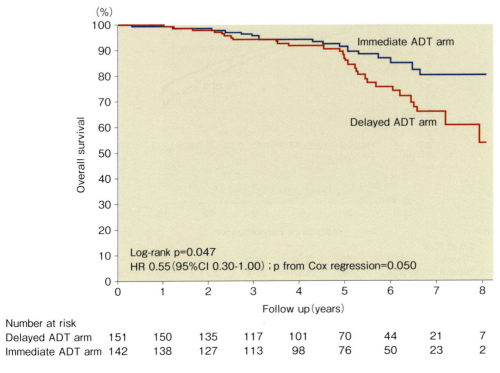

（文献11より引用）

れた[11]（図3）。

　生化学的再発に対する救済ホルモン療法自体が，全生存率や癌特異生存率を改善するかどうかについては明らかとなっていない。後ろ向き検討ではあるが，PSA倍加時間＜9カ月の群では，全生存率，癌特異生存率の改善がみられたと報告されている[12]。救済ホルモン療法を間欠療法で行う報告もあり，無作為化試験（EC507試験）では間欠療法群と非間欠療法群を比較し，去勢抵抗性までの無増悪生存期間に差はなかったと報告している[13]。

● 根治的放射線治療後の再発

　根治照射後の生化学的再発の場合，経過観察あるいは救済ホルモン療法が適応となる。根治的放射線治療後の生化学的再発例における予後不良因子として，Gleasonスコア8〜10，診断時病期T3b〜4，PSA倍加時間＜3カ月，治療から再発までの期間＜3年といったものがあり，該当する予後不良因子が2つ以上の場合，転移出現率，癌特異死亡率が高くなることが報告されている[14]（図4, 5）。

　救済ホルモン療法を間欠療法で行った試験の報告もあり，間欠療法群と非間欠療法群を比較し，全生存率に関して間欠療法群の非劣性を示した[15]。

画像検査や生検での組織学的診断による局所再発の場合，経過観察や救済ホルモン療法が適応となるが，根治を期待し局所療法を行うこともある。救済局所療法として前立腺全摘除術，凍結療法，組織内照射，高密度焦点超音波治療（high intensity focused ultrasound；HIFU）などが考えられるが，治療に伴う合併症の問題もあるほか，現在エビデンスレベルの高い前向き比較試験の報告はなく，推奨されるものはない。救済前立腺摘除術に関するシステマティックレビューでは，10年癌特異生存率が70〜83％，10年全生存率が54〜89％と良好な結果が報告されている一方で，手術合併症は放射線の影響により増加し，吻合部狭窄（7〜41％），直腸損傷（0〜28％），尿閉，尿瘻，感染などが，初期治療として行う場合よりも多いとされ，また機能的にも尿失禁が多く，勃起障害はほとんどの症例に認められるとされる[16]。

◆ 再発に関する予測因子

　根治治療後の予後を反映するものとして，PSA値，Gleasonスコア，臨床病期を用いたリスク分類があり，代表的なものとしてD'amicoのリスク分類，NCCN（National Comprehensive Cancer Network）ガイドラインのリスク分類などが用いられている。

図4　根治的放射線治療後の生化学的再発例における転移出現率
該当する予後不良因子が2つ以上の場合，転移出現率が高い。
予後不良因子：Gleasonスコア8〜10，診断時病期T3b-4，PSA倍加時間＜3カ月，放射線治療から再発までの期間＜3年

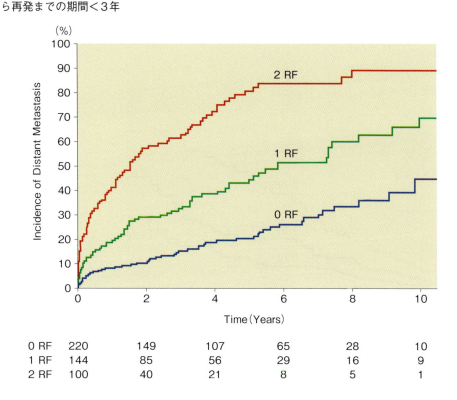

（文献14より引用）

根治的前立腺全摘除術後の再発を予測する因子として，術前PSA値，Gleasonスコア，生検陽性コア率，臨床病期，病理学的病期，摘出標本の断端陽性などが挙げられる[17,18]。

　根治照射後の生化学的再発の予測因子としては，照射線量≦75Gy，PSA＞20ng/ml，精嚢浸潤の有無，ホルモン療法の併用の有無，局所再発の予測因子として，Gleasonスコア≧7，ホルモン療法の併用の有無，遠隔転移の予測因子として，PSA＞20ng/ml，精嚢浸潤の有無[19]などの報告がある。根治的放射線照射に対するホルモン療法の併用に関しては，有用という試験の報告が多い。転移のリスクが高い前立腺癌に対する放射線治療（骨盤照射50Gy＋前立腺および精嚢20Gy）単独療法と3年間のホルモン療法併用放射線治療を比較したEORTC22863試験では，ホルモン療法併用放射線治療群で10年非再発生存率および全生存率が良好であった[20]。ホルモン療法併用の期間に関しては，高線量の照射においても2年間のホルモン療法併用が有用との報告があり，DART01/05 GICOR試験において，中リスクおよび高リスク症例を対象に，76Gy以上の高線量の照射（76〜82Gy）に加えて4カ月のホルモン療法併用群（短期併用群）と24カ月のホルモン療法併用群（長期併用群）における比較を行い，長期併用群で5年生化学的非再発生存，5年遠隔無再発生存率，5年全生存率が良好であり，特に高リスク群でより明らかであった[21]（**表1**）。

（小丸　淳）

図5 根治的放射線治療後の生化学的再発例における癌特異死亡率

該当する予後不良因子が2つ以上の場合，癌特異死亡率が高い。
予後不良因子：Gleasonスコア8〜10，診断時病期T3b-4，PSA倍加時間＜3カ月，放射線治療から再発までの期間＜3年

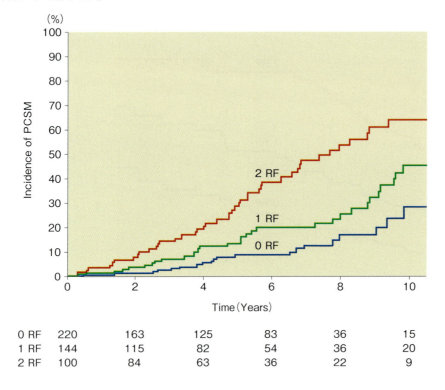

（文献14より引用）

表1 根治的放射線治療の生化学的非再発予測因子

多変量解析では，ホルモン療法併用の期間（4カ月 vs 24カ月），照射線量，PSA nadir が有意な因子であった．

	Univariate analysis		Multivariate analysis	
	HR（95％CI）	p value	HR（95％CI）	p value
Patient age	0.946（0.907-0.988）	0.012	0.941（0.900-0.985）	0.008
Treatment group（STAD vs LTAD）	1.881（1.101-3.215）	0.021	2.171（1.178-4.002）	0.013
Radiation dose	0.950（0.902-1.000）	0.051	0.943（0.899-0.988）	0.014
PSA nadir	6.211（2.296-16.799）	<0.001	5.123（1.399-18.757）	0.014
Pelvic radiotherapy	0.734（0.380-1.419）	0.35	0.953（0.414-2.197）	0.91
T stage（T3 vs T1-2）	1.243（0.681-2.270）	0.47	1.552（0.699-3.445）	0.28
Pre-treatment PSA（>20 ng/ml vs 20 ng/ml）	1.794（1.037-3.105）	0.037	1.841（0.809-4.187）	0.14
Gleason score（>7 vs ≦7）	1.287（0.731-2.267）	0.38	1.398（0.626-3.120）	0.41
Number of positive biopsy samples	1.064（0.967-1.172）	0.21	1.067（0.966-1.179）	0.19

HR：hazard ratio, STAD：short-term androgen deprivation, LTAD：long-term androgen deprivation, PSA：prostate specific antigen

（文献21より引用）

◇ 文献

1) 日本泌尿器科学会・病理学会 編：前立腺癌取り扱い規約第4版，金原出版，東京，2010.
2) Pfister D, et al: Early salvage radiotherapy following radical prostatectomy. Eur Urol, 2014; 65: 1034-43.
3) Roach M, 3rd, et al: Defining biochemical failure following radiotherapy with or without hormonal therapy in men with clinically localized prostate cancer: recommendations of the RTOG-ASTRO Phoenix Consensus Conference. Int J Radiat Oncol Biol Phys, 2006; 65: 965-74.
4) Vargas HA, et al: MR imaging of treated prostate cancer. Radiology, 2012; 262: 26-42.
5) Crook J, et al: Postradiotherapy prostate biopsies: what do they really mean? Results for 498 patients. Int J Radiat Oncol Biol Phys, 2000; 48: 355-67.
6) King CR: The timing of salvage radiotherapy after radical prostatectomy: a systematic review. Int J Radiat Oncol Biol Phys, 2012; 84: 104-11.
7) Shipley WU, et al: Radiation with or without Antiandrogen Therapy in Recurrent Prostate Cancer. N Engl J Med, 2017; 376: 417-28.
8) Stephenson AJ, et al: Predicting the outcome of salvage radiation therapy for recurrent prostate cancer after radical prostatectomy. J Clin Oncol, 2007; 25: 2035-41.
9) Siddiqui SA, et al: Timing of androgen deprivation therapy and its impact on survival after radical prostatectomy: a matched cohort study. J Urol, 2008; 179: 1830-37; discussion 1837.
10) Moul JW, et al: Early versus delayed hormonal therapy for prostate specific antigen only recurrence of prostate cancer after radical prostatectomy. J Urol, 2004; 171: 1141-7.
11) Duchesne GM, et al: Timing of androgen-deprivation therapy in patients with prostate cancer with a rising PSA (TROG 03.06 and VCOG PR 01-03 [TOAD]): a randomised, multicentre, non-blinded, phase 3 trial. Lancet Oncol, 2016; 17: 727-37.
12) Fu AZ, et al: Mortality and Androgen Deprivation Therapy as Salvage Treatment for Biochemical Recurrence after Primary Therapy for Clinically Localized Prostate Cancer. J Urol, 2017; 197: 1448-54.
13) Tunn U: Can Intermittent Hormone Therapy Fulfil its Promise? European Urology Supplements, 2008; 7: 752-7.
14) Zumsteg ZS, et al: The natural history and predictors of outcome following biochemical relapse in the dose escalation era for prostate cancer patients undergoing definitive external beam radiotherapy. Eur Urol, 2015; 67: 1009-16.
15) Crook JM, et al: Intermittent androgen suppression for rising PSA level after radiotherapy. N Engl J Med, 2012; 367: 895-903.
16) Chade DC, et al: Cancer control and functional outcomes of salvage radical prostatectomy for radiation-recurrent prostate cancer: a systematic review of the literature. Eur Urol, 2012; 61: 961-71.
17) Lughezzani G, et al: Predictive and prognostic models in radical prostatectomy candidates: a critical analysis of the literature. Eur Urol, 2010; 58: 687-700.
18) Roehl KA, et al: Cancer progression and survival rates following anatomical radical retropubic prostatectomy in 3,478 consecutive patients: long-term results. J Urol, 2004; 172: 910-4.
19) Zelefsky MJ, et al: Long-term outcome following three-dimensional conformal/intensity-modulated external-beam radiotherapy for clinical stage T3 prostate cancer. Eur Urol, 2008; 53: 1172-9.
20) Bolla M, et al: External irradiation with or without long-term androgen suppression for prostate cancer with high metastatic risk: 10-year results of an EORTC randomised study. Lancet Oncol, 2010; 11: 1066-73.
21) Zapatero A, et al: High-dose radiotherapy with short-term or long-term androgen deprivation in localised prostate cancer (DART01/05 GICOR): a randomised, controlled, phase 3 trial. Lancet Oncol, 2015; 16: 320-7.

ホルモン療法：
ホルモン療法はなぜ有効なのか

◆ 前立腺癌に対するホルモン療法の歴史

　前立腺と精巣機能との関連は古くから知られていた。18世紀には，動物において去勢後に前立腺が萎縮することが記述されている。また，中国宮廷の去勢された宦官男性では前立腺がほとんど発達しないことも観察された。1940年代にHugginsらは，前立腺細胞はアンドロゲンの存在下に増殖し機能が維持されており，両側精巣を摘出してアンドロゲンを除去すると前立腺が縮小することをイヌにおいて観察した。そして，前立腺癌においてもアンドロゲン作用を遮断すれば増殖が抑制されるであろうという仮説に基づいて，前立腺癌患者に対して両側精巣摘除術(外科的去勢)あるいは女性ホルモン(エストロゲン)による治療を行った。この抗アンドロゲン療法は前立腺癌患者に素晴しい治療効果をもたらし，Hugginsは癌に対する新しい治療法，すなわちホルモン療法を確立した功績によって1966年にノーベル賞を授与された。それ以後今日まで，転移性前立腺癌に対する治療の第一選択は，アンドロゲン作用を抑制するホルモン療法である。近年，アンドロゲン作用を抑えるための薬剤として，LH-RHアゴニスト／アンタゴニストやアンチアンドロゲン剤，さらにはアンドロゲン合成酵素阻害剤が多種類開発され，それらを用いた併用療法も提唱されて，前立腺癌に対するホルモン療法は多様化かつ複雑化してきた。

◆ アンドロゲンの分泌制御

　アンドロゲン分泌の制御経路を図1に示す。視床下部からluteinizing hormone-releasing hormone(LH-RH)が分泌され，下垂体に作用してluteinizing hormone(LH)の分泌を刺激する。LHは精巣でのテストステロン生合成および分泌を促進する。ヒトではアンドロゲンの95％は精巣由来のテストステロンであるとされている。これ以外のアンドロゲンとしては，副腎由来のアンドロステンジオン，デヒドロエピアンドロステロンおよびその硫酸塩がある。
　また，近年の研究により，前立腺癌細胞がコレステロールからアンドロゲンを合成して自らそれを利用し増殖していることが明らかとなった(図2)。

◆ アンドロゲンの作用機序

　前立腺において，テストステロンはテストステロン5α還元酵素の作用で，より活性の強いジヒドロテストステロンに代謝される。そして，ジヒドロテストステロンは核内レセプターであるアンドロゲンレセプターと高親和性に結合する。アンドロゲン-レセプター

複合体は二量体となって，アンドロゲン応答性遺伝子の上流に存在するアンドロゲンレスポンスエレメントに結合し，種々の転写共役因子と共調してアンドロゲン応答性遺伝子の転写翻訳を通じてアンドロゲン作用を現す(図2)。

図1 アンドロゲンの分泌制御

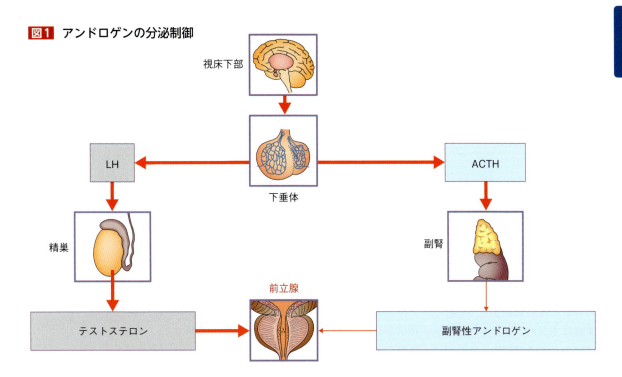

図2 アンドロゲンの作用機序

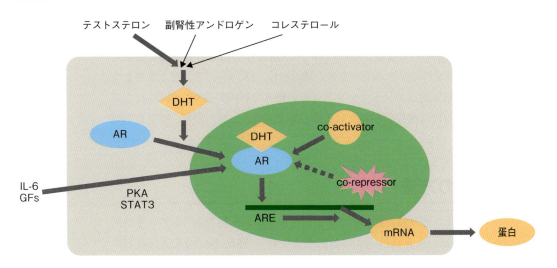

AR：アンドロゲンレセプター，DHT：ジヒドロテストステロン，A：アンドロゲン，
ARE：アンドロゲンレスポンスエレメント，GFs：増殖因子

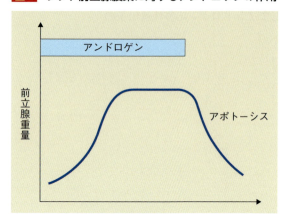

図3 ラット前立腺腹葉に対するアンドロゲンの作用

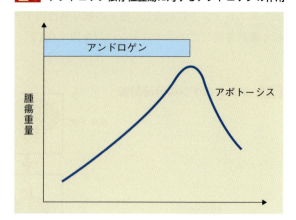

図4 アンドロゲン依存性腫瘍に対するアンドロゲンの作用

◆ 前立腺癌の増殖とアンドロゲン

　前立腺はアンドロゲン依存性の臓器である．すなわち，前立腺の発生，分化，機能発現にはアンドロゲンの作用が必須である．ラット前立腺は，アンドロゲンの存在下に発育し，ネガティブフィードバック機構により一定の大きさに維持される．アンドロゲンを除去すると前立腺は退縮する（**図3**）．ヒト前立腺癌などのアンドロゲン依存性腫瘍においては，腫瘍はネガティブフィードバック機構なしに増殖を続けるが，アンドロゲン除去により退縮がみられる（**図4**）．若年期に去勢をうけた男性では，前立腺は萎縮し前立腺癌は発生しないことが知られている．

◆ アンドロゲン除去とアポトーシスの誘導

　アンドロゲン除去による前立腺癌の縮小においては，癌細胞がアポトーシスを起こして死滅することが明らかとなった．アポトーシスとは，細胞自身が能動的に死滅する細胞死であり，プログラム細胞死ともいわれる．これに対して，虚血などによる他動的な細胞死はネクローシスとして区別される．アポトーシスの誘導には，*p53*や*bcl-2*などさまざまな遺伝子が関与している．結果的にエンドヌクレアーゼの働きで核内のDNAが同じ長さごとに分断される．組織学的には細胞膜が保たれるのが特徴であり，核の濃縮，細胞質の空胞化などがみられる．

◆ ホルモン療法の方法

　前立腺癌に対するホルモン療法は，アンドロゲン作用の遮断が主体であり，アンドロゲン除去療法（androgen deprivation therapy；ADT）とよばれる（**図5, 6**）．その方法としては**表1**に示すようなものがある．両側精巣摘除術（外科的去勢）は最も安価で永続性のある確実な方法であるが，精巣を摘出することによる肉体的および精神的苦痛が問題となる．

図5 新規ホルモン治療薬(エンザルタミド・アビラテロン)の作用機序

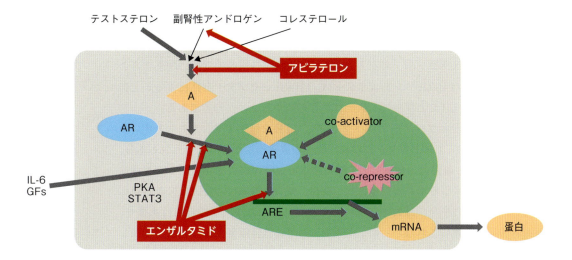

図6 アビラテロンの作用機序

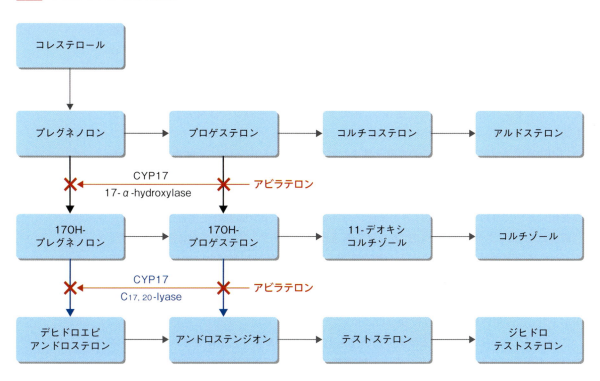

LH-RHアゴニストは，下垂体においてLH-RHレセプターを持続的に刺激し結果的にレセプターの感受性を低下させる(down regulation)。これによりLHの分泌が抑制され，テストステロンの合成が阻害される。徐放剤の開発によって投与は容易となったが，1カ月，3カ月あるいは6カ月ごとの通院注射の施行が必要となる。また，LH-RHアゴニスト投与開始直後に一過性のテストステロンの上昇をきたすため，病状が自覚的他覚的に増悪することがある(flare up現象)。LH-RHアンタゴニストは，LH-RHレセプターと拮抗することにより，flare up現象なしにLHおよびテストステロンを抑制することが可能である。

　エストロゲン剤はネガティブフィードバックを介してLHを低下させ，テストステロンの合成を抑制する。さらに，エストロゲンには癌細胞への直接作用があるという説もある。エストロゲンの問題点は，凝固系の促進による脳および心血管障害の発現である。アメリカでは，エストロゲン剤によるホルモン療法は，癌死は減少させるが，合併症による死亡を増加させるため，全体の生存率は改善しないと報告された。わが国では以前はあまり，脳心血管障害合併症は問題にされなかった。しかし，近年は血管障害発生の頻度は増加しており，注意が必要である。

　アンチアンドロゲン剤とは標的臓器におけるアンドロゲンの作用を低下あるいは廃絶させる薬剤を指す。旧来より使用されてきたいわゆるビンテージアンチアンドロゲン剤は，化学構造上ステロイド骨格を有するステロイド性アンチアンドロゲン剤と，有さない非ステロイド性アンチアンドロゲン剤とに二分される。両者は作用機転が違い，単剤で使用した場合には異なった臨床的作用を示す。ステロイド性アンチアンドロゲン剤は，多くはゲスターゲン誘導体であり，標的臓器におけるアンチアンドロゲン作用のほかに，中枢からのゴナドトロピン分泌抑制作用も併せもつ。つまり，下垂体のネガティブフィードバック機構を亢進させ，血中テストステロン値を低下させる。非ステロイド性アンチアンドロゲン剤はステロイド骨格をもたず，アンチアンドロゲン作用のみを有する薬剤で，pureなアンチアンドロゲンともよばれる。非ステロイド性アンチアンドロゲン剤は，中枢と標的臓器の両者においてアンドロゲン作用に拮抗する。従って，ネガティブフィードバックは消失し，LHの増加を通じて，精巣からのテストステロン分泌はむしろ増加する。これらのアンチアンドロゲンは，LH-RHアナログまたは外科的去勢と併用して，いわゆるcombined androgen blockade (CAB)として用いられることも多い。また，LH-RHアゴニストを投与する例においてはCAB療法を目指さない場合でも，flare upを防止するためにアンチアンドロゲンなどを治療初期において併用する。表2に各治療法における血中ホルモン動態の変化をまとめた。

　最近になり，エンザルタミドに代表される新世代のアンチアンドロゲン剤が開発された。これは，アンドロゲンレセプターとの競合阻害，アンドロゲンレセプターの核内移行の阻害，アンドロゲンレセプターとDNAの結合阻害の3つの作用を有する強力なアンチアンドロゲン剤である(図5)。初回ADT療法が無効となった去勢抵抗性癌に対しても有効性が示され，広く用いられるようになった。

　アンドロゲン合成にかかわる酵素の阻害剤も前立腺癌治療薬として開発された。コレステロールからテストステロンを合成する酵素群の一つであるCYP17を阻害するアビラテロンは，副腎や前立腺癌細胞内でのアンドロゲン合成を抑制する。アビラテロンも去勢抵抗性癌に対する有効性が証明され用いられている(図5, 6)。

表1 前立腺癌に対するホルモン療法

血中テストステロンの低下	
外科的去勢	両側精巣摘除術
内科的去勢	LH-RHアゴニスト
	LH-RHアンタゴニスト
ステロイド性アンチアンドロゲン	酢酸クロルマジノン
エストロゲン	エチニルエストラジオール
組織中アンドロゲンの低下	
アンドロゲン合成酵素阻害剤	アビラテロン
前立腺でのアンドロゲン作用の拮抗	
非ステロイド性アンチアンドロゲン	フルタミド
	ビカルタミド
ステロイド性アンチアンドロゲン	酢酸クロルマジノン
新世代アンチアンドロゲン	エンザルタミド
前立腺癌細胞への直接作用	
エストロゲン	エチニルエストラジオール

表2 各ホルモン療法におけるホルモン動態の変化

	LH	テストステロン
両側精巣摘出術	↑↑	↓↓
LH-RHアゴニスト	↓↓	↓↓
エストロゲン	↓↓	↓↓
ステロイド性アンチアンドロゲン	↓↓	↓↓
非ステロイド性アンチアンドロゲン	↑	↑

◆ ホルモン療法の副作用（表3）

　ホルモン療法一般の副作用として，男性機能の低下すなわち性欲の減退や勃起力の低下を高率に認める。ただし，非ステロイド性アンチアンドロゲン剤の単独療法では血中テストステロンは低下せず性機能は比較的保たれるとされる。それ以外の副作用として，外科的および内科的去勢では顔面紅潮やのぼせ（hot flush），エストロゲン剤では浮腫，乳房の腫脹疼痛，肝障害，非ステロイド性アンチアンドロゲン剤のフルタミドでは肝障害，ビカルタミドでは乳房の腫脹疼痛などが報告されている。また，長期間の抗アンドロゲン療法により，骨粗鬆症をきたすことも問題となっている。そして，2010年に，アメリカ心臓学会・癌学会・泌尿器科学会の共同で，アンドロゲン除去療法が心血管系のリスクを増大させることが警告された。新規に開発されたアンチアンドロゲン剤エンザルタミドでは，食欲減退や疲労，まれではあるが痙攣が生じることがある。アンドロゲン合成酵素阻害剤アビラテロンにおいては，ミネラルコルチコイド作用を有する代謝物が蓄積して高血圧や低カリウム血症をきたす。そこで，少量のプレドニンなどを併用することが必要である。

　従って，ホルモン療法の適用にあたっては，期待される治療効果と発生しうる副作用との得失を十分吟味することが必要である。特に長期にわたるホルモン療法では，前立腺癌はコントロールされても心血管障害などの他疾患で死亡する危険もあり，適切な判断が求められる。

（赤倉功一郎）

表3 ホルモン療法の副作用

有害事象	症状	原因となる治療法
男性更年期障害 　精神心理症状 　骨・筋関連症状 　身体症状 　性機能関連症状	抑うつ，易疲労感，認知障害 骨塩量減少，筋力低下 ホットフラッシュ，発汗 性欲減退，勃起障害	去勢
代謝機能障害	高脂血症，糖尿病，肥満	去勢，エストロゲン アンチアンドロゲン
心血管障害	血栓症，虚血性心疾患	エストロゲン，去勢
貧血	正球性・正色素性貧血	去勢
肝障害	劇症肝炎	フルタミド
女性化乳房	乳房腫脹，乳房痛	エストロゲン アンチアンドロゲン
全身倦怠感	食欲減退，疲労	エンザルタミド
中枢神経障害	痙攣	エンザルタミド
ミネラルコルチコイド過剰症状	高血圧，低カリウム血症	アビラテロン

◇ 文献

1) Huggins C, Hodges CV: Studies on prostatic cancer ; effect of castration, of estrogen and of androgen injection on serum phosphatases in metastatic carcinoma of the prostate. Cancer Res, 1941; 1: 293.
2) Bruchovsky N: Androgens and Antiandrogens: Cancer Medicine. Holland JF, et al, eds, Lea & Febiger, Philadelphia, 1993, p884-96.
3) Smith JA Jr: New methods of endocrine management of prostatic cancer. J Urol, 1987; 137: 1-10.
4) Bruchovsky N, et al: Luteinizing hormone-releasing hormone agonists in prostate cancer ; elimination of flare reaction by pretreatment with cyproterone acetate and low-dose diethylstilbestrol. Cancer, 1993; 72: 1685-91.
5) Levine GN, et al: Androgen-deprivation therapy in prostate cancer and cardiovascular risk. Circulation, 2010; 121: 831-8.
6) Tran C, et al: Development of a second-generation antiandrogen for treatment of advanced prostate cancer. Science, 2009; 324: 787-90.
7) Attard G, et al: Antitumor activity with CYP17 blockade indicates that castration-resistant prostate cancer frequently remains hormone driven. Cancer Res, 2009; 69: 4937-40.

ホルモン療法：
ホルモン療法の効果と限界

◇ ホルモン療法の短期効果

　前立腺癌の85～90％はアンドロゲン除去によるホルモン療法に反応する。自覚的には，排尿障害の改善や転移による骨痛の軽快などがしばしば認められる。他覚所見上も，前立腺局所およびリンパ節転移巣の縮小や骨転移の軽快がみられる。また，3カ月後の腫瘍マーカーの反応でみると，病期AからD1では約90％が正常化する。病期D2ではやや成績が劣るが，partial response（PR）を含めると90％以上の例で腫瘍マーカーの改善が認められる。

◇ ホルモン療法の問題点：去勢抵抗性前立腺癌

　ホルモン療法によってアポトーシスが引き起こされて腫瘍が縮小し病状が改善しても，その後に時を経て治療抵抗性となって腫瘍が再増殖することはしばしば認められる（図1）。このようなホルモン療法後の再燃・進行例は，かつては，ホルモン抵抗性癌，ホルモン非依存性癌，アンドロゲン非依存性癌などとよばれていた。しかし，新たなホルモン療法治療薬や化学療法薬が開発されて，治療の順序も，必ずしもホルモン療法をやり尽くしてから化学療法に移行するとは限らなくなった。従って，現在では，初回ホルモン療法（ADT）後に去勢レベルのテストステロン値にもかかわらず病状が増悪している例を「去勢抵抗性癌：castration-resistant prostate cancer（CRPC）」と呼称するようになった。

図1　去勢抵抗性癌への進行

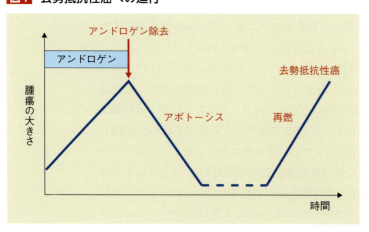

図2 CAB療法

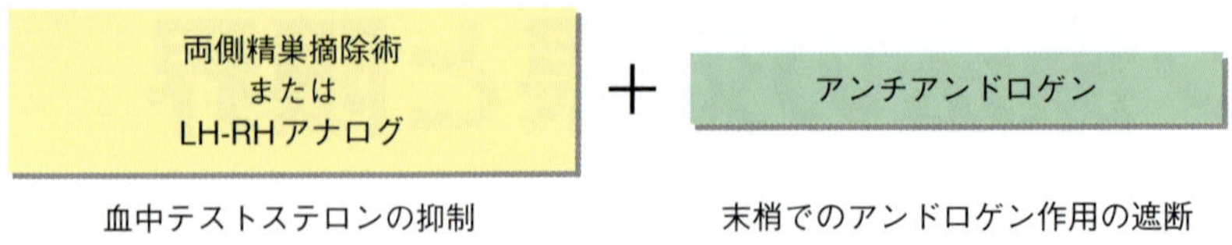

```
┌─────────────────┐       ┌─────────────────┐
│  両側精巣摘除術  │       │                  │
│      または      │  ＋   │  アンチアンドロゲン  │
│   LH-RHアナログ  │       │                  │
└─────────────────┘       └─────────────────┘
  血中テストステロンの抑制      末梢でのアンドロゲン作用の遮断
```

◆ CAB療法

　ホルモン療法の治療効果を高めるために，LH-RHアナログまたは外科的去勢にアンチアンドロゲンを加えるCAB(combined androgen blockade)療法が提唱された。これは，血中テストステロンの抑制に末梢でのアンドロゲン作用の遮断を併用することで，効果を最大限とする工夫である（**図2**）。

　大規模メタアナリシス研究によれば，非ステロイド性アンチアンドロゲン（主にフルタミド）を用いたCAB療法は去勢単独と比較して，その差は小さいものの有意に優れていた。一方，ステロイド性アンチアンドロゲンを使用したCAB療法では去勢単独と比べて，むしろ劣る成績であった。その後，わが国で行われたビカルタミドを用いたCAB療法と去勢単独との無作為化比較試験では，CAB療法が有意に優れた治療成績を示した。このような事実をふまえて，わが国の前立腺癌診療ガイドライン2016年版では，「一次ホルモン療法として，非ステロイド性抗アンドロゲン薬を用いたCAB療法は，本邦では標準治療の1つとして推奨される（推奨グレードB）」と記載されている。

◆ アンチアンドロゲン除去症候群

　1993年，KellyおよびScherは，LH-RHアゴニストまたは外科的去勢およびフルタミドによるCAB療法で治療されていた前立腺癌患者において，PSAの上昇を伴う病勢の進行を認めた際にフルタミドを中止するとPSAが著明に低下しまた臨床所見も改善する例があることを報告した。その後同様の現象は非ステロイド性アンチアンドロゲンであるビカルタミドやステロイド性アンチアンドロゲンである酢酸クロルマジノンの中止後にもみられることが報告され，アンチアンドロゲン除去症候群とよばれている。

　アンチアンドロゲン除去症候群の発生頻度について，フルタミドについては15～80％の患者において中止後に血清PSAが50％以上減少したとしている。実際に患者の自覚あるいは他覚症状が改善する確率はこれよりも低いと考えられる。著者らの経験では酢酸クロルマジノン中止後に28例中12例（43％）においてPSAの50％以上の減少を認めた（**図3**）。アンチアンドロゲン除去症候群の発生機序については，アンドロゲンレセプター遺伝子の変異との関連が示唆されている。ヒト前立腺癌細胞株LNCaP細胞において，アンドロゲンレセプター遺伝子のホルモン結合領域中の点突然変異が見出された。これによりステロイドホルモン特異性に変化が生じ，アンドロゲンのみならずエストロゲンやプロゲスチン，アンチアンドロゲンでもレセプターが活性化される。結果として，LNCaPはアンチア

図3 アンチアンドロゲン除去症候群

- ホルモン療法再燃前立腺癌：MAB療法（LHRH-A＋フルタミド）
  ↓
- PSA減少，臨床所見の改善（Kelly & Scher, 1993）
  →フルタミド除去症候群
- ビカルタミドでも同様の現象（Small & Carroll, 1994）
- 酢酸クロルマジノンでも同様の現象（Akakura et al, 1995）
  →アンチアンドロゲン除去症候群

ンドロゲンや他のステロイドホルモンによって増殖が刺激されることが観察された。一方，ヒト前立腺癌の臨床検体においてもアンドロゲンレセプターの突然変異が数多く報告された。そして，LNCaPに見出されたのと同一のアンドロゲンレセプター遺伝子変異も検出された。さらに，アンドロゲンレセプター遺伝子に変異を認めた例ではアンチアンドロゲン除去症候群を呈しており，変異の検出できなかった例ではアンチアンドロゲン中止後にPSAが著減を示したものはほとんどなかったことが確かめられた。

　去勢にアンチアンドロゲンを加えたCAB療法で治療されていた患者において，PSAが持続的に上昇してきた場合には臨床症状や画像検査所見の悪化がなくとも，まず併用していた抗アンドロゲン剤を中止することが勧められる。酢酸クロルマジノンおよびフルタミドでは中止後少なくとも4週間，ビカルタミドでは中止後8週間は去勢のみで新治療を始めずにPSAの変化をみるとよい。しかし，最近になって有効性が証明された新たなホルモン治療薬や化学療法薬が登場したため，アンチアンドロゲン除去症候群を確認する意義は限定的となっている。

◆ アンチアンドロゲン交替療法

　あるアンチアンドロゲンが無効となっても，別のアンチアンドロゲンに変更して用いると治療効果を現わすことがしばしば認められる。このことは，フルタミドによる副腎性アンドロゲンの抑制作用や，ビカルタミドによるアンドロゲンレセプターと熱ショック蛋白の結合解離の抑制などの，各アンチアンドロゲンに固有の作用が関連していると推測される。また，アンドロゲンレセプターの変異の種類により，フルタミドによって増殖が刺激されたり，ビカルタミドによって増殖刺激を受けたりする現象も報告された。そして，アンチアンドロゲン交替療法によってPSAの減少が得られれば予後を改善できることが示された。

　一方，エンザルタミドやアビラテロンといった新規ホルモン薬が開発され，大規模比較試験で有効性が証明された。一般的には，旧来のアンチアンドロゲン剤を変更して用いるアンチアンドロゲン交替療法よりも，エビデンスのある新規ホルモン薬の使用を優先して検討すべきである。

◇ グルココルチコイド療法

アンドロゲン除去によるホルモン療法後の再燃症例にデキサメサゾンなどのグルココルチコイドが有効であることが報告されている。0.5〜1.5mg/day程度の低容量デキサメサゾンにより，約30〜60％の症例で50％以上の血清PSA低下が観察された。前立腺癌細胞においては，インターロイキン-6はアンドロゲンレセプターに作用して転写活性を増強する。従って，前立腺癌細胞は，癌細胞自身あるいは周囲や他の部位の細胞が分泌するインターロイキン-6によって，オートクリン，パラクリン，エンドクリンに増殖を刺激される。デキサメサゾン療法の作用機序は，インターロイキン-6濃度を低下させてアンドロゲンレセプターとインターロイキン-6とのクロストークを抑制することや，NF-κBを抑制して癌細胞に直接作用すること，などが推測されている。

◇ 去勢抵抗性癌に対する新規ホルモン薬

アンドロゲン除去療法（ADT）を主体とした初回ホルモン療法後に増悪した去勢抵抗性前立腺癌において，前立腺組織中のアンドロゲン濃度は存外に高く，またアンドロゲンレセプターも比較的高頻度に発現していることが示された。このことは，去勢抵抗性癌に進行してもアンドロゲン-アンドロゲンレセプターの経路が残存しており，治療標的となりうることを示唆する。そこで，転移性の去勢抵抗性癌に対して，新世代のアンチアンドロゲン剤エンザルタミドおよびアンドロゲン合成酵素阻害剤アビラテロンの有効性を検証する無作為化比較試験が行われた。その結果，これらの新規ホルモン治療薬は，化学療法剤ドセタキセルの治療歴の有無にかかわらず，去勢抵抗性前立腺癌患者の予後を改善した（**表1**）。

また，転移のない去勢抵抗性癌においても，増殖速度の速い（PSA倍加時間が10カ月以下）症例では，エンザルタミドおよび類似の新規アンチアンドロゲン剤アパルタミドは無転移生存期間を延長することが示された。

表1 ホルモン治療薬の適応

	mHSPC	nmCRPC	mCRPC	
			化学療法前	後
LH-RHアゴニスト／去勢術	○	○	○	○
ビカルタミド／フルタミド	△	△	△	
アビラテロン	○		○	○
エンザルタミド		○	○	○
アパルタミド		○		

mHSPC：metastatic hormone-sensitive prostate cancer（転移性ホルモン感受性前立腺癌）
nmCRPC：non-metastatic castration-resistant prostate cancer（非転移性去勢抵抗性前立腺癌）
mCRPC：metastatic castration-resistant prostate cancer（転移性去勢抵抗性前立腺癌）

転移のあるホルモン感受性前立腺癌に対するホルモン療法

未治療の転移性前立腺癌（高リスク例）に対しても，通常のアンドロゲン除去療法（ADT）に新規ホルモン薬アビラテロンを初期より併用することで治療成績が改善することが無作為化比較試験で確かめられた。

今後の展望

前立腺癌に対するホルモン療法は古くから行われてきた有効な治療法であり，現在でもなおその役割は大きい。一方，去勢抵抗性癌の克服，副作用の軽減やQOLの向上を目的としてさまざまな工夫が試みられてきたが，画期的な新規治療法は現れてこなかったため，ホルモン療法は，すでに確立固定した過去の治療法と見做されるきらいもあった。

しかし，去勢抵抗性獲得の機序は単一ではなく多くの原因があることが示され，また去勢抵抗性癌においても，アンドロゲン－アンドロゲンレセプターの増殖刺激経路は維持されている例が多いことが明らかとなってきた（**表2**）。そこで，ステロイド代謝酵素の阻害薬や第2世代の新規アンチアンドロゲンが開発され，ホルモン療法は新しい時代に入った。今後は，さまざまなホルモン療法の方法のうちから，各患者に対して最も適したホルモン療法の方法や順序を決める個別化医療を実現することが期待される。また，治療のどの段階でどのホルモン療法を行うか，化学療法や他の治療法との併用の適否や順序についても確立していく必要がある。

（赤倉功一郎）

表2　去勢抵抗性獲得の機序

1. 前立腺組織内アンドロゲン濃度の低下不全
2. アンドロゲンレセプター（AR）遺伝子の増幅・過剰発現
3. AR突然変異によるリガンド特異性の変化
4. ARスプライシング異常による高活性化
5. サイトカインや増殖因子によるリガンド非依存性のAR活性化
6. AR転写共役因子の変化
7. アポトーシスや細胞増殖に関するシグナル伝達系の亢進

◇ 文献

1) Prostate Cancer Trialists' Collaborative Group: Maximum androgen blockade in advanced prostate cancer: an overview of the randomized trials. Lancet, 2000; 355: 1491-8.
2) Akaza H, et al: Combined androgen blockade with bicalutamide for advanced prostate cancer. Cancer, 2009; 115: 3437-45.
3) Akakura K, et al: Antiandrogen withdrawal syndrome in prostate cancer after treatment with steroidal antiandrogen chlormadinone acetate. Urology, 1995; 45: 700-5.
4) Kojima S, et al: Alternative antiandrogens to treat prostate cancer relapse after initial hormone therapy. J Urol, 2004; 171: 679-83.
5) Akakura K, et al: Possible mechanism of dexamethasone therapy for prostate cancer: suppression of circulation level of interleukin-6. Prostate, 2003; 56: 106-9.
6) Scher HI, et al: Increased survival with enzalutamide in prostate cancer after chemotherapy. N Engl J Med, 2012; 367: 1187-97.
7) de Bono JS, et al: Abiraterone and increased survival in metastatic prostate cancer. N Engl J Med, 2011; 364: 1995-2005.
8) Beer TM, et al: Enzalutamide in metastatic prostate cancer before chemotherapy. N Engl J Med, 2014; 371: 424-33.
9) Ryan CJ, et al: Abiraterone in metastatic prostate cancer without previous chemotherapy. N Engl J Med, 2013; 368: 138-48.
10) Hussain M, et al: Enzalutamide in men with nonmetastatic, castration-resistant prostate cancer. N Engl J Med, 2018; 378: 2465-74.
11) Fizazi K, et al: Abiraterone plus prednisone in metastatic, castration-sensitive prostate cancer. N Engl J Med, 2017; 377: 352-60.

ホルモン療法：
間欠的ホルモン療法

◆ 間欠的ホルモン療法の概念と歴史

　前立腺癌細胞はアンドロゲン除去療法によりアポトーシスに陥るが，次第に抵抗性を獲得し，去勢抵抗性前立腺癌に進展する。アンドロゲン除去により前立腺癌細胞内での遺伝子発現が変化し，抵抗性を示す遺伝子の発現が高まることや，アンドロゲンレセプターの変異の増加などが知られている。間欠的ホルモン療法(intermittent androgen suppression；IAS)は，アンドロゲンを間欠的に投与することで，それらの遺伝子変化を抑えることにより，ホルモン感受性の喪失までの期間を延長し予後を延長することが期待されて導入された。同時に，休止期にテストステロン値が回復することでホルモン療法の有害事象(ホットフラッシュ，ED，疲労，肥満，骨粗鬆症，心血管系障害，糖尿病，認知力低下など)の軽減，身体的・社会的QOLの改善，医療費の軽減が期待された。

　シオノギ癌SC115やLNCaPを用いた実験系では，アンドロゲン依存性の喪失までの期間が，IASでは持続ホルモン療法(continuous androgen deprivation therapy；CADT)より3倍延長することが示された[1,2]。1995年のphase 2試験の結果，アンドロゲン依存性喪失までの期間と生存期間は，IASとCADTは同等で，IAS群では約50％の治療休止期間を得られ，休止期間にはpotencyの回復を認めた[3]。

　臨床試験を重ねた結果，IASはCADTと比較してOSの延長は認めないが，QOLは改善されることが現在知られるに至った。以下にその概要を記す。

◆ 間欠的ホルモン療法の臨床試験

　数多くのphase 2試験を経て，IASとCADTを比較し，全生存期間(overall survival；OS)や再燃までの期間(progression-free survival；PFS)を検討したphase 3試験が報告された[4,5]。これらの試験には，局所進行癌，転移癌，局所治療後の追加治療が試験に組み込まれていて，非劣勢(non-inferiority)試験と優勢(superiority)試験に分かれる。IASとCADTを比較したphase 3試験の代表的なものに，放射線治療後再発の非転移性前立腺癌(M0PCa)を対象としたNCIC JPR-7試験[6]と，転移性前立腺癌(M1PCa)を対象としたSWOG 9346試験[7]がある。

　NCIC JPR-7試験では，OSにおいてIASのCADTに対する非劣勢が示され，QOL特に，骨折と心疾患の発生が減少した。SWOG 9346試験はM1PCaを対象とした試験では最も規模の大きい試験であったが，初期ホルモン療法によるPSA低下が試験の組み入れ基準(3～6カ月以内にPSA＜4.0ng/mlまで低下すること)に達した症例は50％であった。同試験においては，非劣勢が証明されなかったが，QOL，特にメンタル面での優位性が示された。

そのほかのphase 3試験においても，OS，PFSに有意差を認めた試験はなかったが，QOLの優位性が示された。特に，IAS群はCADT群に比較して，心不全と骨折の頻度が有意に抑えられることが示された[8]。

以上のことをまとめると，IASは，CADTと比べてOSを延長しないが，QOLの面では優っているといえる。適応症例の選別，ホルモン療法の施行期間，休止期に入る基準，治療再開の基準，最大アンドロゲン除去療法（conbined androgen blockade；CAB）の必要性など，IASのプロトコールに定まった基準はなく，今後のIAS治療における検討課題である。

間欠的ホルモン療法の適応症例の選別

ホルモン療法を初期治療として行う症例のうち，IASの適応となる症例は，まず，ホルモン療法への反応がよい（6カ月以内にPSAが4.0 ng/ml以下に低下し，低下を維持する）ことが必須条件である。適応症例としては，1〜3カ月おきの受診，採血などの治療内容に理解が得られる症例，性機能の回復を希望する症例，ホットフラッシュなどの副作用を軽減したい症例，心不全や骨折のリスクを軽減したい症例，医療費軽減を希望する場合などが挙げられる。

これまでの報告におけるIAS治療対象はstage BからD2まで混在しているが，多発リンパ節や多発骨転移を認める症例，診断時のPSAが100 ng/ml以上の症例，PSA slopeが5 ng/ml/month以上の症例は，ホルモン療法に対する感受性を保てる期間が短いと考えられるため，IAS導入のpoor candidateとされる[9]。最もIASを有効に行える症例は，第1サイクルでPSAの低下が良い症例である。根治的治療（前立腺全摘および放射線治療）後の再発においては，IASは良い適応である[10]。

間欠的ホルモン療法のガイドライン上の位置

IASの推奨度は以前よりも高くなっていることが各ガイドラインで見受けられる。特に根治治療後の再発症例にホルモン療法を行う場合は，IASが推奨される。もともとホルモン療法はM1PCaに適応があり，M0PCaでは症状を有する場合や進行が早いと予測される場合に考慮してもよいとされており，low-intermediateリスク患者に対するホルモン療法は推奨されていない。しかし，実臨床ではそのような早期癌患者においてもホルモン療法を行う場合がある。また，根治治療後の再発の場合にはホルモン療法の適応がある。前立腺癌診療ガイドライン2016年度版では，IASの推奨グレードはC1で，「IASはCATDとOSは同等で，QOL，経済性を勘案するとCADTの代替療法として有望な選択肢である。至適プロトコールや真に恩恵を受ける患者群が解明されていないことに十分に留意する必要がある」と記載されている。

National Comprehensive Cancer Network（NCCN）ガイドライン（Version 4.2018）には，castration-naïve diseaseのセクションの注釈に，「転移のない前立腺癌にADTを施行する場合は，有害事象を軽減するためにIASを考慮すべき」との記載がある（https://www.nccn.org/professionals/physician_gls/pdf/prostate.pdf）。同時に，「転移を有する前立腺癌

にIASを用いる場合は，休止期間のPSAやテストステロン値の経過観察ならびに画像検査による経過観察を慎重に行い，再燃傾向を認めた場合はすぐに持続治療に移行すること」が記載されている。以上のことから，NCCNガイドラインでは，ホルモン療法を行う場合はIASを注意深く行うことを推奨している。

European Association of Urology（EAU）ガイドラインでは，最も規模の大きいM1PCaに対するSWOG 9346試験を中心に他のメタアナリシスの論文を挙げ，IASとCADTの比較では全生存率に有意差は認めなかったが，SWOG 9346試験では非劣勢が証明されなかったこと，CADTのほうがOS，PFSともに良い傾向にもあることが指摘されている[11]。これらのことから，「M1PCaの患者には丁寧に説明し，副作用が強くてホルモン療法の休止を希望する場合のオプションとして提示すべき」とされている（表1）。

◆ 間欠的ホルモン療法の方法と臨床症例

一般的に，IASのプロトコールはphase 3試験で用いられた基準と同様に，ホルモン感受性前立腺癌（hormone sensitive prostate cancer；HSPC）に初期ホルモン療法を開始し，3〜6カ月以内にPSAが4.0以下に低下する患者をIASの適応患者として選択する。ホルモン療法では，6カ月後のPSA値が0.2ng/ml未満が重要な予後因子であることから，実際はPSAが測定限界以下になるまで待ち，1〜2回低値が続くのを確認してから休止に入ることが多い。臨床試験では，9カ月で休止期間とするものが多いが，実臨床ではPSA nadirが維持されるまで時間がかかる症例では12カ月以上経過してから休止する場合もある。その後，休止してからPSAが再び4〜20ng/mlまで増加したら治療を再開する（図1）。

治療はLH-RH agonistと抗アンドロゲン剤を併用するCABを基本としている。近年は短時間にテストステロンが低下するLH-RH-antagonistの有用性も提案されている。M0PCaで進行の遅い場合や，テストステロンの回復に時間がかかる症例は，場合によっては3〜5年休止できることもある。M1PCaの場合は，しっかりとnadirを保ってから休止したほうが，より安全にIASを行える。

表1 ガイドラインにおける推奨

ガイドライン	Recommendation
日本泌尿器科学会診療ガイドライン2016	推奨グレードC1 IASはCADTと全生存期間は同等で，QOL，経済性を勘案するとCADTの代替療法として有望な選択肢である。
NCCN 2018	M0前立腺癌にADTを施行する場合は，有害事象を軽減するためにIASを考慮すべきである。 M1前立腺癌にIASを用いる場合は，休止期間のPSAやテストステロン値の経過観察ならびに画像検査による経過観察を慎重に行い，再燃傾向を認めた場合はすぐに持続治療に移行すること。
EAU 2018	M1前立腺癌の患者には丁寧に説明し，副作用が強くてホルモン療法の休止を強く希望する場合で，PSAの低下が良好な患者にオプションとして提示すべきである。

図2に示す症例は，high riskのM0PCaであるが，17年にわたりアンドロゲン感受性を維持しており，IASを安定的に行いながら治療期間（107カ月）は全観察期間（205カ月）の約50％に抑えることができた。この症例にもみられるように，徐々に休止期におけるテストステロンの回復が遅くなり，テストステロン値が低いにもかかわらずPSAが増加する現象がみられる。当院でIASを行った59例のPSA，テストステロン値のサイクル別中央値でも同様にテストステロン値が徐々に低くなる傾向が示された（図3）。それは再燃直前の現象でもあり，IASは，CADTに比べて予後を延長するものではなく，OSの非劣勢を証明できないものもあった。しかし，高齢化の進んだ現在では，PSA検診も普及し，すぐに治療を必要としない前立腺癌の発見が増えている。そのなかで，転移がなくても症状がある場合

図1 間欠的ホルモン療法のプロトコール

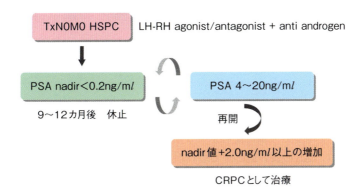

図2 間欠的ホルモン療法のプロトコール

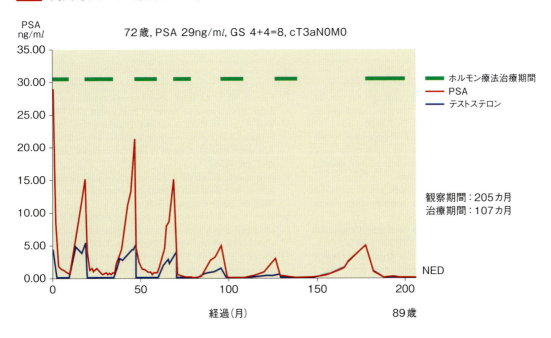

図3 各サイクル開始時のPSA,テストステロン値の推移

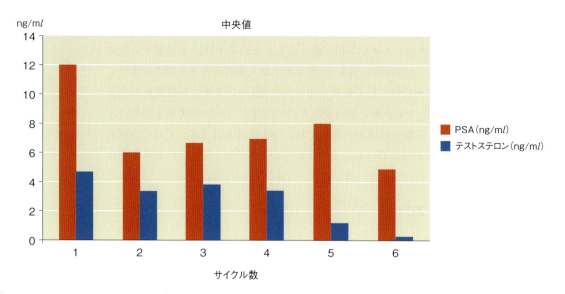

や,局所進行癌である場合,強く治療を希望される場合で,年齢や有害事象から根治治療の適応がない場合,ホルモン療法が治療として選択される場合がある。PSAの反応が良好であると予測される症例においては,IASの良い適応かと思われる。QOLについても副作用の軽減,休止期間の心理的な負担の軽減や医療費削減の面でのメリットは大きい。限りのある医療資源のなかで効率よく治療する方法としては,IASは優れた選択肢の一つと思われる。

（小島聡子）

◇ 文献

1) Akakura K, et al: Effects of intermittent androgen suppression on androgen-dependent tumors. Apoptosis and serum prostate-specific antigen. Cancer, 1993; 71: 2782-90.
2) Sato N, et al: Intermittent androgen suppression delays progression to androgen-independent regulation of prostate-specific antigen gene in the LNCaP prostate tumour model. J Steroid Biochem Mol Biol, 1996; 58: 139-46.
3) Goldenberg SL, et al: Intermittent androgen suppression in the treatment of prostate cancer: a preliminary report. Urology, 1995; 45: 839-44; discussion 44-5.
4) Higano CS: The Role of Intermittent Androgen Deprivation Therapy for Prostate Cancer. J Urol, 2017; 197: 1184-6.
5) Abrahamsson PA: Intermittent androgen deprivation therapy in patients with prostate cancer: Connecting the dots. Asian J Urol, 2017; 4: 208-22.
6) Crook JM, et al: Intermittent androgen suppression for rising PSA level after radiotherapy. N Engl J Med, 2012; 367: 895-903.
7) Hussain M, et al: Intermittent versus continuous androgen deprivation in prostate cancer. N Engl J Med, 2013; 368: 1314-25.
8) Tsai HT, et al: Risks of Serious Toxicities from Intermittent versus Continuous Androgen Deprivation Therapy for Advanced Prostate Cancer: A Population Based Study. J Urol, 2017; 197: 1251-7.
9) Prapotnich D, et al: A 10-year clinical experience with intermittent hormonal therapy for prostate cancer. Eur Urol, 2003; 43: 233-39; discussion 9-40.
10) Maru S, et al: Long-term treatment outcomes of intermittent androgen deprivation therapy for relapsed prostate cancer after radical prostatectomy. PLoS One, 2018; 13: e0197252.
11) Niraula S, et al: Treatment of prostate cancer with intermittent versus continuous androgen deprivation: a systematic review of randomized trials. J Clin Oncol, 2013; 31: 2029-36.

ホルモン療法：
アンチアンドロゲン単独療法

◆ 歴史的背景

　アンドロゲン除去療法（androgen deprivation therapy；ADT）は，転移性前立腺癌や進行性前立腺癌または，根治治療後の再発時の治療として古くから用いられる。長期にわたりアンドロゲンを抑制すると，骨粗鬆症，狭心症や脂質異常症，体重増加など循環器系，内分泌系，骨代謝などに対する副作用が増える。アンチアンドロゲン単独療法は，アンドロゲンレセプターのレベルでアンドロゲンの作用を抑える意味で，狭義のADTであるが，血中テストステロン値やエストロゲン値を維持し，骨密度，性機能，QOLなどを保つことが期待される治療法である。非ステロイド性アンチアンドロゲンには，ビカルタミドとフルタミド，そして近年ではエンザルタミドがある。通常，アンチアンドロゲン剤は去勢（castration）と併用するcombined androgen blockade（CAB）として用いられるが，テストステロン減少による副作用を軽減する目的でアンチアンドロゲン単独療法が用いられる場合がある。

　これまで，アンチアンドロゲン単独治療の臨床試験は，主にフルタミド，ビカルタミドを用いて非転移性進行性前立腺癌，転移性前立腺癌，根治治療後の再発症例を対象に行われてきた。以下に，アンチアンドロゲン単独療法の臨床試験の概要から，現在ガイドライン上での扱いや，その治療の意義について述べる。

◆ 非転移性前立腺癌におけるアンドロゲン単独治療

　The Bicalutamide Early Prostate Cancer（EPC）Programは，非転移性前立腺癌患者8,113人を対象に，放射線照射（1,370人），根治的前立腺全摘除術（4,454人），無治療経過観察（2,285人）を施行された患者に，直後から病状が進行（progression）するまで高用量ビカルタミド150mgを投与する群と非投与群において，無増悪生存率（progression-free survival；PFS），全生存率（overall survival；OS）について比較検討した無作為ランダム化二重盲検試験である[1]。治療直後からビカルタミド150mg/dayを投与した群において有意にPFSが高かった（hazard ratio；HR 0.79, 95％CI 0.73〜0.85, p＜0.001)[2]。放射線照射もしくは根治的前立腺全摘除術の追加療法として2年間ビカルタミド単独療法を行った試験では，ビカルタミド投与群は非投与群に比べ，PFSは同等であったものの，PSA再発までの期間はビカルタミド投与によって延長した（HR 0.80, 95％CI 0.72〜0.90, p＜0.001)[2]。いずれも，OSの延長効果は示すことができなかった。

　1998年から2003年までに，前立腺全摘除術後にPSA再発した症例に放射線照射を行い，アンチアンドロゲン剤単独治療（ビカルタミド150mg）を2年間併用した群としなかった群

で予後を比較した無作為ランダム化二重盲検試験では，ビカルタミド投与群はコントロール群に比べて12年後の癌死は5.8％ vs 13.4％（p＜0.001）と有意に少なく，OSも延長された（12年OS 76.3％ vs 71.3％，p＝0.04）。12年後に転移が出現する頻度も14.5％と，コントロール群の23％に比べて有意に少ないことが報告された（p＝0.005）[3]。

◆ 転移性前立腺癌におけるアンドロゲン単独治療

　1992年に報告された，転移性前立腺癌におけるフルタミド単独治療と去勢との比較試験では，PSA低下率については明らかな差を認めなかった。特に，PSA＜120 ng/mlの症例では，その傾向が強かった。

　1998年，転移性前立腺癌を対象とした高用量ビカルタミド150 mg単独療法と去勢の比較試験の結果では，高用量ビカルタミド単独治療群は去勢群ほど有効ではなかった[4]。同様の試験で，治療前PSA値＜400 ng/mlの場合は，ほぼ同等のOSであった（HR 1.1）が，治療前PSA値≧400 ng/mlの場合はビカルタミド単独群よりも去勢群においてOSが延長された（HR 1.4）[5]。性機能や活動性が保たれる[6]ことを考量すると，PSA値が400 ng/ml未満の患者についてはビカルタミド単独治療も一つのオプションとして提示することも考えられる。現在，去勢抵抗性前立腺癌に適応があるエンザルタミドは，ビカルタミドよりもアンドロゲン受容体との結合が強い第2世代の抗アンドロゲン剤である。ホルモン未治療前立腺癌67人にエンザルタミド単独治療を行ったstudyでは，転移を有する症例を39％含み，2年間の観察期間にほとんどの症例でPSAが低下し，テストステロン，骨密度が保たれた[7]。まだ臨床研究の段階であるが，新たなアンチアンドロゲン単独治療として期待される。

◆ Quality of Life

　アンチアンドロゲン単独療法の副作用として最も多いのが乳腺腫脹，乳房痛である。これは，増加したテストステロンがエストラジオールに変換され，結果的にエストロゲンが増加するためと考えられている。これらの症状が用量制限毒性（dose-limiting toxicity）となり，それを理由にアンチアンドロゲン単独療法を中断する患者が約20％にみられる。以前は副作用対策として，乳房への放射線照射やタモキシフェン，抗エストロゲン剤の投与が行われていたが，無作為多施設第Ⅲ相比較試験により，タモキシフェン20 mg/dayをビカルタミド150 mg/dayと併用することにより乳房腫脹や乳房痛の予防となることが示された[8]。

　前立腺癌の治療，特にアンドロゲン除去療法でQOLを最も低下させる要因の一つとして性機能低下が挙げられる。アンチアンドロゲン単独療法では，去勢と比較して血中のテストステロン値が保たれることにより，性機能・性欲が温存されることに加えて体脂肪率は去勢に比べて有意に増加率が低く（p＝0.01），勃起機能が有意に保たれる傾向にある（p＝0.002）[9]。さらに，アンドロゲン除去療法を施行すると骨密度が徐々に低下するのに比べ，ビカルタミド150 mg単独治療群においては，腰椎および腸骨の骨密度が維持されることが示された（p＜0.001）[9]。大腿骨頭の骨密度はビカルタミド150 mg単独治療群でも低下

したが，去勢に比較すると骨密度の低下が抑制される傾向にあった。アンドロゲン除去療法における骨密度低下は，定期的な骨密度の計測および投薬により管理・予防する必要があるが，アンチアンドロゲン単独療法が骨密度低下予防のメリットがあることを考慮すると，病勢が緩やかであれば治療の選択肢の一つとなりうる。

European Association of Urology（EAU）のガイドラインには，アンチアンドロゲン単独療法の説明として，骨密度を維持することができるので選択肢の一つであることが記されている（EAU guideline 2018）。これらの指標を参考にして，アンチアンドロゲン単独療法の適応を患者とよく話し合って決めることが大切である（**表1**）。

（小島聡子）

表1 アンチアンドロゲン単独治療のメリットとデメリット

メリット	デメリット
骨密度の維持 勃起機能・性欲の維持 筋力の温存 hot flashが生じない 社会的機能の温存 心理的良好状態	乳房痛 乳房腫脹 病期進行のリスク

◇ 文献

1) McLeod DG, et al: Bicalutamide 150 mg plus standard care vs standard care alone for early prostate cancer. BJU Int, 2006; 97: 247-54.
2) McLeod DG, et al: The bicalutamide 150 mg early prostate cancer program: findings of the North American trial at 7.7-year median followup. J Urol, 2006; 176: 75-80.
3) Shipley WU, et al: Radiation with or without Antiandrogen Therapy in Recurrent Prostate Cancer. N Engl J Med, 2017; 376: 417-28.
4) Tyrrell CJ, et al: A randomised comparison of 'Casodex' (bicalutamide) 150 mg monotherapy versus castration in the treatment of metastatic and locally advanced prostate cancer. Eur Urol, 1998; 33: 447-56.
5) Kaisary AV, et al: Is there a role for antiandrogen monotherapy in patients with metastatic prostate cancer? Prostate Cancer Prostatic Dis, 2001; 4: 196-203.
6) Schroder FH, et al: Prostate cancer treated by anti-androgens: is sexual function preserved? EORTC Genitourinary Group. European Organization for Research and Treatment of Cancer. Br J Cancer, 2000; 82: 283-90.
7) Tombal B, et al: Enzalutamide monotherapy in hormone-naive prostate cancer: primary analysis of an open-label, single-arm, phase 2 study. Lancet Oncol, 2014; 15: 592-600.
8) Bedognetti D, et al: An open, randomised, multicentre, phase 3 trial comparing the efficacy of two tamoxifen schedules in preventing gynaecomastia induced by bicalutamide monotherapy in prostate cancer patients. Eur Urol, 2010; 57: 238-45
9) Smith MR, et al: Bicalutamide Monotherapy Versus Leuprolide Monotherapy for Prostate Cancer: Effects on Bone Mineral Density and Body Composition. Journal of Clinical Oncology, 2004; 22: 2546-53.

前立腺癌の集学的治療

◆ 集学的治療の考え方

　低リスク限局性癌については前立腺全摘除術などの根治療法単独で治癒が期待できる。しかし，根治療法後の再発高危険群については，なんらかの補助療法を追加して再発のリスクを抑えることが試みられている。また，局所進行性癌については，局所根治療法のみでは優れた治療成績は期待できない。転移性癌では，ホルモン療法単独の効果には限界がある。そこで，複数の治療法を併用することで，治療効果を高める工夫が行われてきた。

◆ ホルモン療法と前立腺全摘除術

　前立腺全摘除術の結果，治癒切除すなわち病理学的に被膜内限局癌である確率は，割合低いことが明らかとなった。そこで，外科的切除断端癌陽性率を下げて長期予後を改善することを目的として，術前に補助ホルモン療法を施行するネオアジュバントホルモン療法の概念が提唱された。無作為化比較試験の結果によれば，ネオアジュバントホルモン療法群は対照群に比べて，外科的切除断端癌陽性率は低くなりdown stagingの効果は期待できるとするものが多かった（表1）。しかし，長期予後について，ネオアジュバントホルモン療法が有意に予後を改善するという結論を得た研究はない。従って，前立腺全摘除術の前にネオアジュバントホルモン療法を行う臨床的意義は現時点では証明されていない。

　一方，前立腺全摘除術でリンパ節転移が検出された例に関しては，即時にホルモン療法を開始するほうが有意に予後良好であることが，無作為化比較試験によって確かめられた。

表1 ネオアジュバントホルモン療法による外科切除断端陽性率改善の効果 ―無作為化比較試験―

報告者	術前ホルモン療法群		診療役割分担	
	症例数	断端陽性率	症例数	対象群
Labrie	90	7.8%	71	33.8%
Soloway	137	18%	138	48%
Goldenberg	112	27.7%	101	64.8%
Poppel	65	32.3%	62	43.5%
Homma	113	39%	111	64%
Dalkin	28	22%	28	18%
Selli	265	25.7%	128	53.1%

◆ ホルモン療法と放射線療法

　根治的放射線療法の治療成績を向上させる目的で，ホルモン療法を併用することが提案され，多くの臨床試験が計画実施されてきた。

　局所進行癌を対象として，ホルモン療法単独とホルモン療法と放射線外部照射の併用とを比較した無作為化試験によれば，併用群がはるかに優れた成績を示した。

　一方，放射線外部照射単独療法と，放射線外部照射・ホルモン療法併用療法との比較については，多くの無作為化試験が行われてきた。ほぼすべての試験において併用治療の優位性が証明された（図1）。これは，ホルモン療法を先行させることによって，前立腺が縮小して照射標的が減少し，副作用の軽減および治療の相乗効果が期待できるためと考えられる。さらに，高リスク癌になるほど治療効果の改善は大きいため，潜在的な微小転移巣に対してもホルモン療法が寄与している可能性も推測できる。従って現在では，PSA，Gleason score，T因子の3因子から放射線治療の高危険群を予測して，ホルモン療法併用の必要性やホルモン療法の併用期間を決定するようになった。

◆ 前立腺全摘除術と放射線療法

　前立腺全摘除術後の再発リスクの高い症例に対して，直ちに吻合部に放射線照射を行うアジュバント放射線療法により，治療成績が向上することが示された。一方，術後はPSAで経過観察し，PSA再発例に救済照射を施行するサルベージ放射線療法の有用性も報告されている。両者の比較について最終的結論は出ていないが，腫瘍制御の点ではアジュバント放射線療法の優位性が示唆されている。しかしながら，放射線療法の追加には有害事象

図1 放射線外部照射とホルモン療法の併用メタ解析

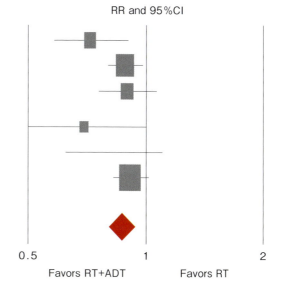

6 Trials：Overall Survival
Relative risk：0.86
[95％ CI：0.80〜0.93]，p＜0.0001

（Bria, Cancer, 2009.より引用）

発生のリスクが存在する。従って、アジュバント放射線療法を適応するにあたっては、利益の期待できる（局所再発の危険が高い）症例を慎重に選択することが求められる。

◆ ホルモン療法と化学療法

　前立腺癌に対するホルモン療法は優れた短期治療効果を示すが、その後治療に抵抗性となり再燃することが問題である。一方、去勢抵抗癌に対してはドセタキセルなどの化学療法薬の効果がすでに実証されている。そこで、初期よりホルモン療法に化学療法を併用する化学ホルモン療法の有効性が期待される。無作為化比較試験の結果、転移病巣が多い症例（ハイボリューム例）においては、標準的なアンドロゲン除去療法（ADT）にドセタキセル化学療法を初期から加えることで、全生存率が向上することが示された。今後わが国においても標準療法の一つとして検討されるべきものと考えらえる。

◆ アンドロゲン除去療法（ADT）と新規ホルモン薬（アビラテロン）

　転移性前立腺癌に対する初回治療としては、アンドロゲン除去によるホルモン療法（ADT）が第一選択である。最近の研究により、高リスク癌症例ではアンドロゲン合成酵素阻害剤アビラテロンを初期から併用することで非再発生存率および全生存率が改善することが示された。なお、この研究での高リスクの定義としては、(1)Gleason score 8以上、(2)3カ所以上の骨病変、(3)内臓転移、の3因子のうち2つ以上を有する場合とされていた。本治療と前項のドセタキセル併用ホルモン療法との優劣あるいは適応症例の選択については、今後の検討課題である。

（赤倉功一郎）

◇ 文献

1) Messing EM, et al: Immediate versus deferred androgen deprivation treatment in patients with node-positive prostate cancer after radical prostatectomy and pelvic lymphadenectomy. Lancet Oncol, 2006; 7: 472-9.
2) Widmark A, et al: Endocrine treatment, with or without radiotherapy, in locally advanced prostate cancer (SPCG-7/SFUO-3): an open randomised phase III trial. Lancet, 2009; 373: 301-8.
3) Denham JW, et al: Short-term neoadjuvant androgen deprivation and radiothearpy for locally advanced prostate cancer: 10-year data from the TROG 96.01 randomised trial. Lancet Oncol, 2011; 12: 451-9.
4) Akakura K, et al: A randomized trial comparing radical prostatectomy plus endocrine therapy versus external beam radiotherapy plus encocrine therapy for locally advanced prostate cancer: results at median follow-up of 102 months. Jpn J Clin Oncol, 2006; 36: 789-93.
5) Moinpour CM, et al: Health-related quality of life results in pathologic stage C prostate cancer from a Southwest Oncology Group trial comparing radical prostatectomy alone with radical prostatectomy plus radiation therapy. J Clin Oncol, 2008; 26: 112-20.
6) Akakura K: Significance of whole-pelvic radiotherapy for high-risk prostate cancer patients after radical prostatectomy. Future Oncol, 2007; 3: 613-6.
7) Wiegel T, et al: Adjuvant radiotherapy versus wait-and-see after radical prostatectomy: 10-year follow-up of the ARO 96-02/AUO AP 09/95 trial. Eur Urol, 2014; 66: 243-50.
8) Sweeney CJ, et al: Chemohormonal therapy in metastatic hormone-sensitive prostate cancer. N Engl J Med, 2015; 373: 737-46.
9) Fizazi K, et al: Abiraterone plus prednisone in metastatic, castration-sensitive prostate cancer. N Engl J Med, 2017; 377: 352-60.

転移性前立腺癌に対する集学的治療

◆ 転移性前立腺癌において初回治療ホルモン療法に併用する治療の意義

　前立腺癌はホルモン依存性癌であり，アンドロゲンの存在下に増殖し機能が維持されている。よってアンドロゲンを除去することにより癌細胞の増殖が抑制され，アポトーシスを起こして前立腺癌が縮小する。ホルモン療法の基本となるものは外科的去勢術，LH-RH (luteinizing hormone-releasing hormone)アゴニストもしくはLH-RHアンタゴニストによりアンドロゲンの分泌を抑制し，血中アンドロゲン濃度を低下させる去勢療法である。転移性前立腺癌において尿路閉塞や骨転移による骨痛，および脊椎圧迫などによる症状を有する場合は，LH-RHアゴニストの使用は投与初期にテストステロンの一過性の上昇が起こり，より症状を重くするフレアアップ現象が起こる可能性があるため，外科的去勢術もしくはLH-RHアンタゴニストの使用が望ましい。National Comprehensive Cancer Network (NCCN)ガイドラインでは，LH-RHアゴニストを使用する場合は7日間以上の抗アンドロゲンの使用を推奨している[1]。

　精巣および副腎由来のアンドロゲンを十分に抑制する目的で，転移性前立腺癌に対して去勢療法に加えてビカルタミドやフルタミドなどの非ステロイド性抗アンドロゲンを併用する複合アンドロゲン除去療法(combined androgen blocade；CAB療法)は，本邦では欧米に比べて広く行われている。本邦のガイドライン上も，転移性前立腺癌に対する一次ホルモン療法としてCAB療法は去勢単独療法と比べて有効性が高く，有害事象，QOL，経済性も同等ないし許容される範囲であるとして標準治療の1つとしてグレードBで推奨されている[2]。ただし，転移性前立腺癌に対するCAB療法の優位性は明確には立証されていないことに留意する必要があると結論している。海外ではNCCNガイドラインにおいては，LH-RHアゴニストに抗アンドロゲン療法を併用するCAB療法が治療選択肢の1つとして推奨されているが，LH-RHアンタゴニストとの併用は推奨されていない[1]。European Association of Urology(EAU)ガイドラインにおいては，CAB療法による利益はわずかであり，抗アンドロゲンを長期間使用することによる副作用の増加などを考慮する必要があるとしており，ドセタキセルやアビラテロンの併用ができない，もしくは希望しない場合において，CAB療法もしくは去勢療法単独の選択が推奨されている[3]。

　最近では，ホルモン感受性を有していると考えられるホルモン療法未治療転移性前立腺癌(Metastatic Hormone Sensitive Prostate Cancer；mHSPC)に対する初回治療として，去勢療法にドセタキセルによる化学療法併用による集学的治療の有効性が大規模前向き試験で多数報告されており[4〜7]，国内外のガイドラインで，去勢療法に加えてドセタキセルの併用がエビデンスレベルおよび推奨グレードの高い治療として推奨されている[1〜3]。さ

らに2017年に入って同様にホルモン療法未治療のハイリスクの予後因子を有する前立腺癌患者に対して，去勢療法に加えてアビラテロン＋プレドニゾンの併用の有効性が大規模前向き試験で報告されたことにより[8,9]，海外のガイドラインではドセタキセル同様エビデンスレベルおよび推奨グレードの高い治療として推奨されるようになった[1,3]。ドセタキセルとアビラテロン＋プレドニゾンのどちらを初回に使用すべきかについては明確な結論は得られておらず，今後のエビデンスの蓄積を待つ必要があるが，現在のところはそれぞれの薬剤の副作用の特徴を考慮して，患者の年齢，全身状態，合併症，および希望なども考慮して選択すべきであると思われる。ただし，本邦においては後述するハイリスク予後因子を有するmHSPC患者においては，アビラテロン＋プレドニゾンの保険診療での使用が認められているが，ドセタキセルにおいては保険適応が「前立腺癌では本剤は外科的または内科的去勢術を行い，進行または再発が確認された患者を対象とすること」とされていることに留意が必要である。

転移性前立腺癌におけるhigh volume, high riskの定義

　mHSPCに対する初回治療として，去勢療法にドセタキセルもしくはアビラテロン＋プレドニゾンの併用がガイドライン上推奨グレードの高い治療とされているが，その治療を選択すべき対象患者として転移病変を有しhigh volume, high riskであるほどその有効性は高いことが報告されている[4,9]。ドセタキセルの有効性を報告しているCHAARTED試験では，内臓転移もしくは4カ所以上の骨転移（少なくとも1カ所の椎体骨もしくは骨盤外の転移）を有するhigh volume患者に限ると，全生存期間中央値はそれぞれ32.2カ月 vs 49.2カ月と，ドセタキセルの併用により17カ月の改善が認められた（ハザード比0.60[0.45〜0.81]，p＝0.0006）。一方、high volumeに該当しないlow volume群では全生存期間に有意差を認めなかったと報告している[4]。

　アビラテロン＋プレドニゾンにおいては，LATITUDE試験はmHSPCのハイリスクの予後因子を有する前立腺癌患者を対象としており，その定義として，①Gleasonスコアが8以上，②骨スキャンで3カ所以上の骨病変あり，③内臓転移あり（リンパ節転移を除く），の3つのハイリスク予後因子のうち2つ以上を有する場合と定義している[8]。

　High volumeの定義が適切かどうか（例えば小さな骨転移が4カ所ある→high volume群となる一方で，非常に大きな骨転移が1カ所ある場合はlow volume群となるため）などの議論もあるが，現時点では上記2つの試験の定義が1つの指標となるといえる。

初回ホルモン療法におけるドセタキセル併用療法

　初回ホルモン療法におけるドセタキセルもしくはアビラテロン＋プレドニゾンの併用は，前述したようにガイドライン上推奨グレードの高い治療とされているが，その根拠としてドセタキセルの場合3つの第3相ランダム化比較試験が挙げられる。

　CHAARTED試験[4]は790例のmHSPC患者をホルモン療法単独群と，ホルモン療法にドセタキセル化学療法（75mg/m^2，3週ごと，6コース）併用群に1：1で割り付けて比較し

た試験である。全生存期間中央値がホルモン療法単独群で44.0カ月であったのに対し，ドセタキセル併用群では57.6カ月と1年以上の有意な延長が報告された。特に内臓転移もしくは4カ所以上の骨転移(少なくとも1カ所の椎体骨もしくは骨盤外の転移)を有するhigh volume患者においては，全生存期間中央値がそれぞれ32.2カ月 vs 49.2カ月と，よりドセタキセル併用の有効性が示された。

GETUG-AFU 15試験[5]は385例のmHSPC患者をホルモン療法単独群と，ホルモン療法にドセタキセル化学療法($75\,\text{mg/m}^2$，3週ごと，9コースまで)併用群に1：1で割り付けて比較した試験である。2013年に報告された観察期間中央値約50カ月の時点では，全生存期間中央値において両者で有意差を認めない結果であった(54.2カ月 vs 58.9カ月, $p=0.95$)。その後の追跡調査の検討結果が2016年に報告され[6]，観察期間中央値83.9カ月での解析で，全生存期間中央値がそれぞれ48.6カ月 vs 62.1カ月，CHAARTED試験同様の定義のhigh volume患者においては，それぞれ35.1カ月 vs 39.0カ月と有意差は認めないが，ドセタキセル併用群で延長する傾向は認めた。

STAMPEDE試験は高リスク，局所進行または転移を有する前立腺癌を対象としているmulti-arm multi-stage platformデザインが用いられている試験である。標準治療は2年以上のホルモン療法単独としてさまざまな薬剤を併用した治療効果を単一のプラットフォームで比較を行っている。STAMPEDE試験[7]では，高リスク前立腺癌患者(61％が転移性で15％がリンパ節転移あり)2,962例を対象として，ホルモン療法単独群，ホルモン療法＋ゾレドロン酸群，ホルモン療法＋ドセタキセル群($75\,\text{mg/m}^2$，3週ごと，6コース)，ホルモン療法＋ゾレドロン酸＋ドセタキセルの4群に関して比較検討されている。全生存期間中央値は，ホルモン療法単独群71ヵ月に対しホルモン療法＋ドセタキセル併用群81カ月と有意にドセタキセルの併用群で良好な結果であり，特に転移性前立腺癌で明らかな改善効果がみられた。一方でゾレドロン酸による全生存期間の上乗せ効果は認めなかった。

以上3つの前向き試験のうちCHAARTED試験とSTAMPEDE試験で有意な結果が報告されたことにより，本邦および欧米のガイドラインで，mHSPCに対して初回ホルモン療法にドセタキセル療法を併用することが高いグレードで推奨されるようになった。

◆ 初回ホルモン療法におけるアビラテロン併用療法

初回ホルモン療法におけるアビラテロン＋プレドニゾンの併用が，欧米のガイドラインで推奨される根拠となった前向き試験としてSTAMPEDE試験[8]とLATITUDE試験[9]が挙げられる。

STAMPEDE試験は高リスク前立腺癌患者(52％が転移性で，20％はリンパ節転移が陽性または不詳な非転移性前立腺癌)1,917例を対象とした検討で，ホルモン治療単独群とアビラテロン＋プレドニゾン併用群とを比較した試験である[8]。3年全生存率はそれぞれ76％ vs 83％と有意にアビラテロン併用群で良好な結果であった。サブグループ解析では，転移性病変を有する群で全生存率が有意に良好であったのに対し，非転移群では差は認めなかった。もう1つの主要評価項目である初回治療不成功までの期間(PSA，臨床所見，画像評価に基づく進行，もしくは前立腺癌死と定義)は3年でそれぞれ45％ vs 75％であり，

有意に併用群で良好で，こちらは転移の有無にかかわらず有意差を認めた。

　もう1つのLATITUDE試験は，①Gleasonスコアが8以上，②骨スキャンで3カ所以上の骨病変あり，③内臓転移あり（リンパ節転移を除く），の3つのハイリスク予後因子のうち2つ以上を有するmHSPC患者1,199例を対象としており，STAMPEDE試験が非転移性前立腺癌や放射線治療を併用している患者も含んでいるのに対し，こちらは全例mHSPC患者を対象としている[9]。ホルモン療法単独群とアビラテロン＋プレドニゾン併用群とを比較しており，全生存期間中央値はアビラテロン＋プレドニゾン併用群は特定には至らず，ホルモン療法単独群（34.7カ月）と比べ有意に延長を認めた。画像上の無増悪生存期間中央値もそれぞれ33.0カ月 vs 14.8カ月で，有意にアビラテロン＋プレドニゾン併用群で良好であった。

◆ 転移性前立腺癌における局所療法

　転移性前立腺癌における前立腺原発に対する放射線治療（radiation therapy；RT）や手術などの局所療法は，排尿障害や血尿などの症状を緩和する目的で行う以外の，全生存率などの改善を期待して行う治療に関しては，転移部位が骨盤内のリンパ節にとどまるN1前立腺癌かそれ以上かによって方針が変わる。N1前立腺癌に対する放射線治療に関しては，エビデンスが蓄積されてきている。STAMPEDE試験[10]でN＋M0前立腺癌において，ホルモン治療単独よりもRTを併用した群で2年failure-free Survivalが有意に良好な結果であったことなどからも，NCCNガイドライン[1]では，期待余命が5年以上ある場合は2～3年のホルモン治療（アビラテロン＋プレドニゾン併用も可）併用の原発への放射線外照射がカテゴリー1で推奨されている。本邦のガイドライン[2]では2016年版で推奨グレードC1となっている。一方でEAUガイドライン[3]ではN1前立腺癌に対して放射線治療の推奨はなく，厳選された患者を対象としてcT3b-T4 N0 or any T N1前立腺癌に対して，集学的治療の一部として手術（＋拡大リンパ節郭清）をstrongで推奨している。

　M＋の転移性前立腺癌に対しては，後ろ向きでの検討ではホルモン治療単独よりも局所療法を併用した場合の有意な治療成績の向上が数多く報告されている。National Cancerデータベースから新規転移性前立腺癌6,382例を抽出し，propensity scoreを用いて検討した報告[11]では，ホルモン治療単独群とホルモン治療に放射線外照射を併用した群との比較で全生存期間中央値はそれぞれ55カ月 vs 37カ月と有意に併用群で良好であり（p＜0.001），サブグループ解析では65Gy以上の放射線を併用した場合と，手術＋ホルモン治療群で有意に全生存期間が良好であったと報告している。前向き試験ではHORRAD試験[12]で，骨転移を有する転移性前立腺癌432例を対象としてホルモン治療単独群とホルモン治療に放射線外照射を併用群に分けて比較している。全生存期間中央値はそれぞれ43カ月 vs 45カ月で有意差は認めないが（p＝0.356），PSAが全体の中央値（145ng/ml）以下，Gleason scoreが9未満かつ骨転移が5個未満のいわゆるオリゴメタスタシス（少数転移）に該当する群では，局所療法の併用でハザード比0.43（95％信頼区間0.17～1.05）と有意差は認めなかったが（p＝0.063），良好な傾向を認めた。

　現時点でM＋転移性前立腺癌に対するホルモン療法に加えて局所療法の上乗せ効果は

まだ十分なエビデンスは蓄積しておらず，本邦のガイドライン[2]においては推奨グレードC2であり，欧米のガイドラインでも推奨はされていないが，局所療法を加えることでの治療成績の向上は今後期待されており，現在動いているNCT 01957436, NCT 00268476, NCT 01751438などの臨床試験の結果が待たれる(**表1**)。

(小林将行)

表1 各ガイドラインにおける転移性前立腺癌に対する併用療法の推奨一覧

	日本	NCCN	EAU
LH-RHアンタゴニスト	B	2A	DOCかABIが使用できない，もしくは希望しない場合。NSAA併用の有無は問わず：strong
LH-RHアゴニスト＋NSAA（CAB療法）	B	2A	
去勢療法＋ABI	(－)	1	strong
去勢療法＋DOC	B	1	strong
N＋M0症例に対する去勢療法＋放射線外照射	(－)	1	(－)
M＋症例に対する局所療法	(－)	(－)	(－)

NSAA→非ステロイド性アンチアンドロゲン
ABI→アビラテロン＋プレドニゾン
DOC→ドセタキセル
日本　B以上で推奨
NCCN　2以上で推奨
(－)→言及なしもしくは推奨なし

◇ 文献

1) NCCN guidelines Prostate Cancer Version3 2018. https://www.nccn.org/professionals/physician_gls/pdf/prostate.pdf, accessed on August 30, 2018.
2) 日本泌尿器科学会(編)：前立腺癌診療ガイドライン 2016年版. メディカルレビュー社, 2016.
3) Mottet N, et al: EAU guidelines on prostate cancer 2018. https://uroweb.org/guideline/prostate-cancer/, accessed on August 30, 2018.
4) Sweeney CJ, et al: Chemohormonal Therapy in Metastatic Hormone-Sensitive Prostate Cancer. N Engl J Med, 2015; 373: 737-46.
5) Gravis G, et al: Androgen-deprivation therapy alone or with docetaxel in non-castrate metastatic prostate cancer (GETUG-AFU 15): a randomised, open-label, phase 3 trial. Lancet Oncol, 2013; 14: 149.
6) Gravis G, et al: Androgen Deprivation Therapy (ADT) Plus Docetaxel Versus ADT Alone in Metastatic Non castrate Prostate Cancer: Impact of Metastatic Burden and Long-term Survival Analysis of the Randomized Phase 3 GETUG-AFU15 Trial. Eur Urol, 2016; 70: 256-62.
7) James N.D, et al: Addition of docetaxel, zoledronic acid, or both to first-line long-term hormone therapy in prostate cancer (STAMPEDE): survival results from an adaptive, multiarm, multistage, platform randomised controlled trial. Lancet, 2016; 387: 1163-77.
8) James, ND, et al: Abiraterone for Prostate Cancer Not Previously Treated with Hormone Therapy. N Engl J Med, 2017; 377: 338-351.
9) Fizazi K, et al: Abiraterone plus Prednisone in Metastatic, Castration-Sensitive Prostate Cancer. N Engl J Med, 2017; 377: 352-60.
10) James ND et al: Failure-Free Survival and Radiotherapy in Patients With Newly Diagnosed Nonmetastatic Prostate Cancer: Data From Patients in the Control Arm of the STAMPEDE Trial. JAMA Oncol, 2016; 2(3): 348-57.
11) Rusthoven CG et al: Improved Survival With Prostate Radiation in Addition to Androgen Deprivation Therapy for Men With Newly Diagnosed Metastatic Prostate Cancer. J Clin Oncol, 2016; 34: 2835-42.
12) Liselotte Boevé et al: A Prospective, Randomized Controlled Trial Evaluating Overall Survival in Patients with Primary Bone Metastatic Prostate Cancer(mpca) Receiving Either Androgen Deprivation Therapy(ADT) or ADT Combined with Concurrent Radiation Therapy to the Prostate, Final Data from the Horrad Trial. J Urol, 2018; 199 Issue 4, Supplement: e231-2.

去勢抵抗性前立腺癌の定義と治療：化学療法と新規薬剤

◇ 去勢抵抗性前立腺癌の概念

　前立腺癌は通常ホルモン感受性があり，ホルモン療法としてのアンドロゲン除去療法（androgen deprivation therapy；ADT）が奏効する．しかし，次第に抵抗性を獲得し，去勢抵抗性前立腺癌（castration-resistant prostate cancer；CRPC）へと進展する．転移性前立腺癌がCRPCになるまでの期間は，病期や悪性度によって異なるが，1～2年のことが多い．いったんCRPCに進展すると，従来のホルモン療法が効かず，さらに約1～2年で死亡に至る[1]．

　2004年にドセタキセルがCRPCの治療薬として初めて生存期間の延長を示した．2014年に新規のCRPC治療薬としてエンザルタミド，アビラテロン，カバジタキセルの3剤が，そして2016年にはradium-223が骨転移のあるCRPCの治療として日本でも認可された．これらの薬剤により，2015年に転移性前立腺癌の全生存期間（overall survival；OS）は約42カ月に延長したと報告された[2]．しかし，CRPCまでの期間は12カ月と依然として短かった．最近では，ホルモン感受性前立腺癌（hormone sensitive prostate cancer；HSPC）の初期治療としてADTに加え，ドセタキセルやアビラテロンを併用するとOSが延長するとの報告があり[3,4]，CRPCまでの期間を延長することがエンドポイントの改善のために重要と認識され始めている．

　以下にCRPCの診断およびCRPC治療薬の作用機序，副作用，適応と使用の順番（シークエンス）などについて述べる．

◇ CRPC治療法の診断

　前立腺癌取り扱い規約第4版において，CRPCは，「去勢状態であるにもかかわらず病勢の増悪やPSAの上昇を認めた場合，抗アンドロゲン剤投与の有無にかかわらずCRPCとする」と定義されている．EAUガイドライン2018年（http://uroweb.org/guideline/prostate-cancer）では，「去勢状態に加えて，1週間以上あけて計測し，PSA nadirから50％以上の上昇が2回，かつPSA 2.0ng/ml以上の上昇もしくは，RECISTに準じた画像的増悪を認める場合（骨シンチによる骨転移または軟部組織の転移で2箇所以上の新規病変の出現）をCRPCとする」と定義している（**表1**）．症状の増悪のみではCRPCの診断には至らない．去勢状態とは，血清テストステロン値50ng/dl以下の状態をいう．

◇ CRPCの治療

　CRPCの治療薬には，アンドロゲンレセプター（AR）を介する経路をtargetとした第二世代のホルモン療法〔エンザルタミド，アビラテロン，apalutamide（本邦未承認）〕と，化学

療法(ドセタキセル，カバジタキセル)，そして骨転移治療薬であるα線内用薬(radium-223)に分けられる(表2)。主な治療薬の海外第Ⅲ相臨床試験の一覧を表3に示す。

　CRPCの治療を考えるとき，転移性CRPC(M1CRPC)と非転移性(M0CRPC)に分けられる。これまで新規治療の対象となったのは主にM1CRPCである。M1CRPCの試験のエンドポイントはOSで，M0CRPCの試験のエンドポイントはmetastasis-free survival(MFS)となっている。M1CRPCに対するfirst-lineの治療として，ドセタキセル[5]，アビラテロン[6,7]，エンザルタミド[8]がOSを延長した。さらに，ドセタキセル後のsecond-lineの治療としてカバジタキセル[9]，アビラテロン[10]，エンザルタミド[11]が，それぞれOSを約2～5カ月延長した。radium-223は骨転移が存在する場合に適応がある[12]。これらの新規薬剤の使用方法はガイドライン(前立腺癌診療ガイドライン2016，EAUガイドライン2018，AUAガイドライン2018，NCCNガイドライン version 4, 2018)を参考にした。近年いずれのガイドラインにおいても，performance status(PS)が1以下の患者がこれらの新規薬剤の治療適応とされ，PS2以上の場合は従来の抗アンドロゲン剤や，骨症状が強い場合は放射線外照射などが考慮され，全身状態や合併症によっては緩和支持療法(best supportive care)が推奨される。

　近年，エンザルタミド[13]とapalutamide[14](本邦未承認)が，PSA倍加時間(PSADT)が10カ月未満のM0CRPCにおいて，MFSの延長が示された。以下に，各薬剤の特徴，使用方法，有害事象などについて述べる。

表1 CRPCの定義

前立腺癌取り扱い規約 第4版
外科的去勢，薬物による去勢状態で，かつ血清テストステロンが50ng/d*l*未満であるにもかかわらず病勢の増悪・PSAの上昇をみた場合，抗アンドロゲン剤投与の有無にかかわらずCRPCとする。

Guidelines on Prostate Cancer EAU 2018
去勢状態に加えて，1週間以上あけて計測し，PSA nadirから50％以上の上昇が2回，かつPS2.0ng/m*l*以上の上昇
もしくは，RECISTに準じた画像的増悪を認める場合(骨シンチによる骨転移または軟部組織の転移で2カ所以上の新規病変の出現)をCRPCとする。去勢状態とは，血清テストステロン値50ng/d*l*以下の状態を指す。

表2 本邦で承認されたCRPC治療薬の分類(2018年の時点で)

種類	作用	薬剤名
第二世代ホルモン療法薬	抗アンドロゲン剤 CYP-17阻害薬	エンザルタミド アビラテロン
抗癌剤	タキサン系	ドセタキセル カバジタキセル
放射線	α線内用薬	Radium-223

表3 CRPCに対する第3相試験

対象薬剤（第Ⅲ相試験）	対象患者	試験デザイン(n)	OS（月）	r-PFS（月）	PSA奏効率
Docetaxcel TAX 327	転移性CRPC	Docetaxcel + PSL (335) vs Mitoxantrone + PSL (337)	19.2 vs 16.3 HR: 0.79	nd	45% vs 32%
Cabazitaxel TROPIC	転移性CRPC	Cabazitaxel + PSL (378) vs Mitoxantrone + PSL (377)	15.1 vs 12.7 HR: 0.70	2.8 vs 1.4 HR: 0.74	39.2% vs 17.8%
Abiraterone acetate COU-AA-301	転移性CRPC 化学療法後	Abiraterone + PSL (797) vs Placebo + PSL (307)	15.8 vs 11.2 HR: 0.74	5.6 vs 3.6 HR: 0.66	29.5% vs 5.5%
Abiraterone acetate COU-AA-302	転移性CRPC 化学療法前	Abiraterone + PSL (546) vs Placebo + PSL (542)	34.7 vs 30.3 HR: 0.81	16.5 vs 8.3 HR: 0.53	61.5% vs 23.8%
Enzalutamide AFFIRM	転移性CRPC 化学療法後	Enzalutamide (800) vs Placebo (399)	18.4 vs 13.6 HR: 0.63	8.3 vs 2.9 HR: 0.40	54% vs 2%
Enzalutamide PREVAIL	転移性CRPC 化学療法前	Enzalutamide (872) vs Placebo (845)	32.4 vs 30.2 HR: 0.71	NR vs 3.9 HR: 0.19	78% vs 3%
Radium-223 ALSYMPCA	転移性CRPC	Radium-223 (614) vs Placebo (307)	14.9 vs 11.3 HR: 0.61	nd	nd

対象薬剤（第Ⅲ相試験）	対象患者	試験デザイン(n)	MFS（月）	r-PFS（月）	PSA奏効率
Enzalutamide PROSPER	非転移性CRPC PSADT ≦10 m	Enzalutamide (933) vs Placebo (468)	36.6 vs 14.7 HR: 0.29	37.2 vs 3.9 HR: 0.07	76% vs 2%
Apalutamide SPARTAN	非転移性CRPC PSADT ≦10 m	Apalutamide (806) vs Placebo (401)	40.5 vs 16.2 HR: 0.28	40.5 vs 14.7 HR: 0.28	89.7% vs 2.2%

対象薬剤（第Ⅲ相試験）	対象患者	試験デザイン(n)	OS（月）	r-PFS（月）	Time to CRPC（月）
Abiraterone acetate LATITUDE	転移性HSPC	Abiraterone + PSL (597) vs Placebo + PSL (602)	NR vs 34.7 HR: 0.62	33.0 vs 14.8 HR: 0.47	33.2 vs 7.4 HR: 0.30
Docetaxcel CHAARTED	転移性HSPC	Docetaxcel (397) vs ADT alone (393)	57.6 vs 44 HR: 0.61	33.0 vs 19.8 HR: 0.61	20.2 vs 11.7 HR: 0.61

CRPC：castration-resistant prostate cancer　　NR：not reached
HSPC：hormone sensitive prostate cancer　　PSL：predonisone
MFS：metastasis-free survival　　r-PFS：画像上の無増悪生存期間
OS：overall survival（CRPC以降）　　nd：not determined
HR：hazard ratio

◆ 第二世代ホルモン療法薬

　ARの活性化を介する経路（CYP-17）を阻害するアンドロゲン合成阻害薬であるアビラテロンと，第二世代の抗アンドロゲン剤であるエンザルタミドが，新規CRPC治療薬として2014年に本邦において承認された。ドセタキセル後のsecond-lineとして最初に認可されたが，CRPCに対するfirst-lineとしてのエビデンスが確立し，さらにHSPCへの使用が示され，これらの薬剤がより早期に使われる傾向にある。CRPCになると，これらの薬剤にもいずれ抵抗性になるが，その理由として，AR-Vs[15]や，CYP17の再上昇[16]，AR以外の経路の活性化による前立腺癌の進展の可能性が知られており，効果を予測するバイオマーカーの開発が期待されている。

● アビラテロン（abiraterone acetate）

　血中のアンドロゲンの約90％は去勢により除去されるが，去勢のみでは副腎由来のアンドロゲンを除去することはできない（図1）。副腎由来のアンドロゲンや前立腺や，CRPC

図1 CRPCにおけるアンドロゲン合成経路および各薬剤の作用部位

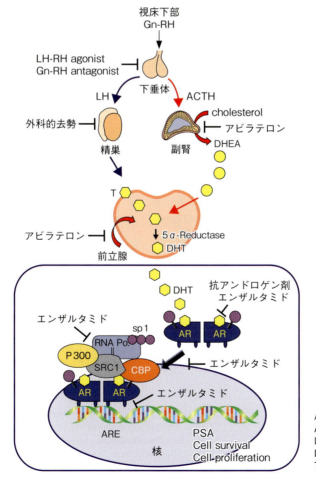

AR：Androgen receptor
ARE：Androgen responsive elements
DHEA：Dehydroepiandrosterone
DHT：Dihydrotestosterone
T：Testosterone

細胞でde novoに合成される[17]アンドロゲンの合成阻害を目的としてCYP17A1阻害薬：アビラテロンが開発された。CYP17A1は副腎，精巣のLeydig細胞および前立腺に発現しており，17α-hydroxylaseと17,20-lyase活性を有している。アビラテロンはCYP17A1を阻害することで，副腎由来のdehydroepiandrosterone（DHEA）およびandrostenedione，前立腺および精巣におけるde novo合成によるtestosterone産生を抑制する[18]（図2）。近年，骨転移の数が3カ所以上で，Gleasonスコアが8以上，あるいは内臓転移を有するhigh-riskのHSPCに対するアビラテロンの有用性が示された（LATITUDE試験）[19]。

適応：CRPC，転移性HSPC
作用機序：CYP17阻害によるアンドロゲン合成阻害
用法：1日1回1,000mg，空腹時内服，プレドニゾロンを併用
臨床試験（表3）
- COU-AA-301試験[10,20]：ドセタキセル治療後のM1CRPCを対象とする
- COU-AA-302試験[6,7]：ドセタキセル未治療のM1CRPCを対象とする
- LATITUDE試験[4]：転移性HSPCを対象とする

有害事象：CYP17阻害によりACTH産生が亢進し，鉱質コルチコイドが増加する結果，高血圧（11%），低カリウム血症（18%），浮腫・水分貯留（33%）などが副作用として生じる[21]。これらの副作用の軽減するためにACTHを低下させる目的でプレドニゾロンの併用が必

図2 アンドロゲン合成経路とCYP17阻害剤の作用機序

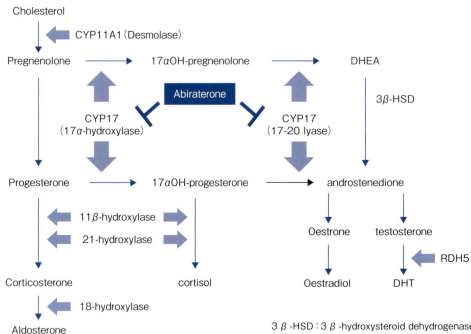

3β-HSD：3β-hydroxysteroid dehydrogenase
DHEA：Dehydroepiandrosterone
DHT：Dihydrotestosterone
RDH5：5α-reductase

要である．肝障害は11％と頻度が高く，投与開始後3カ月間は2週間おき，それ以降は1カ月おきの肝機能検査が推奨される．そのほか疲労(47％)，悪心(33％)などが有害事象として認められた．

● エンザルタミド (enzalutamide)

第二世代の経口抗アンドロゲン剤であり，ビカルタミドに比べてARに対する強い結合力を有する．①アンドロゲンのARへの結合阻害，②ARの核内移行の阻害，③ARのco-activatorの抑制，④ARのDNAへの結合阻害，などの作用機序が示されている[22] (図1)．

適応：CRPC
作用機序：ARシグナル伝達阻害作用を有する抗アンドロゲン剤
用法：1日1回160mg, 食後
臨床試験(表3)

- AFFIRM試験[11]：ドセタキセル治療後のM1CRPCを対象とする
- PREVAIL試験[8]：ドセタキセル未治療のM1CRPCを対象とする(内臓転移症例を含まない)
- PROSPER試験[13]：M0CRPCで，PSA倍加時間が10カ月未満の前立腺癌患者を対象とする(エンドポイントはMFS)

有害事象：疲労・倦怠感(34％)，下痢(21％)，ほてり(20％)，筋骨格痛(14％)，頭痛(12％)，食欲低下，体重減少，便秘などが報告されている．重症な副作用としてけいれんの報告がある〔AFFIRM試験で5例(0.6％)，PREVAIL試験で1例〕が，エンザルタミドの脳内移行(脳血液関門通過)および，GABA-A阻害による域値の低下によるものと考えられており，脳血管障害を有する患者への投与には注意が必要である．

● アパルタミド (apalutamide) (ARN-509) (本邦未承認2018年10月)

エンザルタミドに類似の骨格をもつ非ステロイド性の新規抗アンドロゲン剤である．プラセボコントロール群に比べて，転移が出現するまでの期間が2年以上延長したことでアメリカ食品医薬品局(Food and Drug Administration; FDA)に承認された．

適応：M0CRPC
作用機序：ARシグナル伝達阻害作用を有する新規抗アンドロゲン剤
用法：1日240mg
臨床試験(表3)

- SPARTAN試験[23]：M0CRPCで，PSA倍加時間が10カ月未満の前立腺癌患者を対象とする(エンドポイントはMFS)

有害事象：疲労(30.4％)，発赤(23.8％)，立ちくらみ(15.6％)，骨折(11.7％)，甲状腺機能低下症(8.15％)，けいれん(0.2％)

◇ 抗癌剤

　タキサン系のドセタキセルとカバジタキセルが適応である。カバジタキセルはドセタキセルを使用した症例のセカンドラインに位置している。ホルモン療法開始後，CRPCになるまでの期間が短い症例や，画像的増悪の進行が早い症例，疼痛などの症状を有する症例においては第二世代のホルモン療法薬よりもドセタキセル治療が推奨される[24]。

● ドセタキセル（docetaxel）

　CRPC治療薬として最初に認可された薬剤で，タキサン系の抗癌剤である[5, 25]。2004年にFDAにより承認，2008年8月に本邦において承認された。HSPCに対するupfront chemohormonaltherapyがホルモン療法単独群と比較しOSを延長したと，CHAARTED試験[3]，STAMPEDE trial[26, 27]などにより報告された。特に，転移の数が4カ所以上，または，内臓転移を有するhigh-volume症例においては，その効果が有意で，最近のCHAARTED試験のfollow-up dataにおいてもOSが51.2カ月 vs 34.4カ月（p＜0.001）と，17カ月の延長を認め[28]，すでに欧米のガイドラインでは，high-volume HSPC症例にはupfront chemohormonaltherapyが推奨されている（現段階では本邦においては保険適応外である）。

適応：CRPC（海外では，CRPCおよび転移性HSPC）
作用機序：微小管脱重合を阻害することで細胞分裂を阻害し，細胞死を誘発して腫瘍増殖を抑制するタキサン系抗癌剤である。
用法：75mg/m^2，3週間に1回，1時間以上かけて静脈内点滴投与
臨床試験（表3）
- TAX 327試験[5, 25]：M1CRPCを対象とする（10コース，プレドニン併用）
- CHAARTED試験[3, 28]：転移性HSPCを対象とする（6コース，プレドニンは併用なし）

有害事象：グレード3以上の好中球減少症を32％に認めるが，一時的な低下であり，発熱性でなければ経過観察で乗り越えられる。重篤な有害事象として間質性肺炎があり，2〜4コース目で発症することが多く，呼吸症状，KL-6の採血や胸部CT検査などによる注意深い観察が必要である。

● カバジタキセル（cabazitaxel）

　ドセタキセルと同様，タキサン系抗癌剤で，ドセタキセル使用後のM1CRPCに対して2010年6月にFDAにより認可，2014年7月に本邦で承認された。

適応：ドセタキセル投与後のM1CRPC
作用機序：ドセタキセルと同様の微小管脱重合阻害作用をもつ
用法：25mg/m^2を3週間おきに1時間以上かけて静脈内点滴投与，プレドニン併用
臨床試験（表3）
- TROPIC試験[9]：ドセタキセル治療後のM1CRPCを対象とする

有害事象：TROPIC試験において，Grade 3以上の好中球減少症は82％，発熱性好中球減少症は8％と高率であった。特に，65歳以上の高齢者や腫瘍の骨髄浸潤，化学療法施行歴，

PS不良などの症例ではグレード3以上の好中球減少症が出現しやすいことが指摘されており，PEG化された持続型G-CSF製剤の投与を行うことで発熱性好中球減少症の頻度が減少する。消化器系や手足のしびれなどの副作用はドセタキセルに比較して軽度であった。FIRSTANA試験[30]では，化学療法のfirst lineとしてカバジタキセル20 mg/m^2，25 mg/mgを使用した場合とドセタキセル75 mg/m^{2}とを比較した。OS，PFSともに予後はほぼ同等であり，有害事情のプロファイルは上記記載と同様の結果であったことから，基本的にはドセタキセルがfirst lineの化学療法として位置付けられている。ドセタキセルによる末梢神経障害が強い場合などはカバジタキセルを考慮してもよい。

◇ 塩化ラジウム-223（radium-223）

Radium-223は α 線を出すラジオ・アイソトープで，骨転移の治療薬で初めてOSの延長が示された薬剤である[12]。2016年3月に本邦で承認された。骨転移に対して，直接 α 線が作用して効果を発揮する。その使用により，骨痛の改善および，約3カ月の全生存期間の延長が閉められた。デノスマブや，ビスホスホネートなどの骨吸収抑制薬を併用することが推奨される。また，アビラテロン＋プレドニンとの併用投与は，死亡率および骨折の発現率が高い傾向が認められたことから推奨されない。症状を有するM1CRPCで，6回の投与が安全に行える症例がradium-223の良い適応である。

適応：骨転移を有するCRPC患者
作用機序： α 線を放出し，骨転移に対して抗腫瘍効果を発揮する。骨塩（ハイドロキシアパタイト）複合体を形成することにより骨転移病巣を標的とする。腫瘍細胞のDNA2本鎖を切断する。 α 線の飛程は100 μ m未満であり，周辺正常組織へのダメージが少ない[31]。
用法：50 kBq/体重kgを4週間隔で6回静脈注射する
臨床試験（表3）：ALSYMPCA試験[12]：対象　2カ所以上の症候性の骨転移を有し，既知の内臓転移を認めないCRPC患者，PS0-2
有害事象：貧血（31％），好中球減少（5％），血小板減少（12％），悪心（35％），下痢（15％），嘔吐，末梢性浮腫，骨折

◇ シークエンスについて

CRPC治療薬として，エンザルタミド，アビラテロン，ドセタキセル，カバジタキセル，radium-223が現在本邦で認可されているものである。患者のPSや進行の速度，内臓転移の有無や薬剤に対する忍容性によって，使用する薬剤を選択する（図3）。実臨床では，第二世代のホルモン療法薬のシークエンス使用の意義，第二世代のホルモン療法薬と抗癌剤の選択基準，HSPCに対してドセタキセルやアビラテロンがupfront治療として使用された後にCRPCに進展した場合の治療薬の選択，その効果はいまだ不明で，さまざまな疑問点，問題点が生じる。

図3 CRPCの治療シークエンスの概念

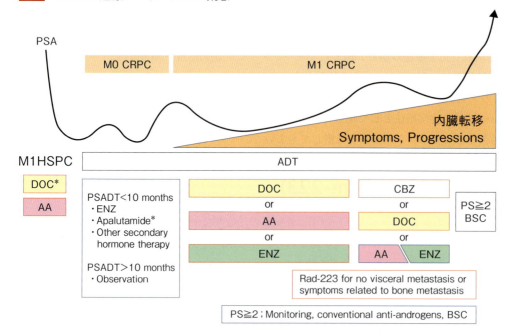

ADT：アンドロゲン除去療法
AA：アビラテロン
ENZ：エンザルタミド
DOC：ドセタキセル
CBZ：カバジタキセル
PSADT：PSA doubling time
PS：Performance status

BSC：best supportive care
M0CRPC：非転移性去勢抵抗性前立腺癌
M1CRPC：転移性去勢抵抗性前立腺癌
M1HSPC：転移性ホルモン感受性癌

＊本邦未承認

参考）NCCN Guidelines on Prostate Cancer; version 4, 2018.

● CRPC治療のシークエンス

▶ first lineでドセタキセルを使用した場合

すでにエンザルタミド，アビラテロン，カバジタキセルの第3相試験ではドセタキセル後の患者を対象としており，それぞれの効果が確立されている。ドセタキセル後のアビラテロンもしくはエンザルタミドを使用し抵抗性になった場合は，AR非依存性の癌の増殖を考え，速やかに他の治療（化学療法など）に移行することを検討することが望ましい[32]。その場合，有害事象に十分注意し，適切にマネージメントする必要がある。治療中には少なくとも3カ月に1回はCT検査などの画像評価が推奨されており，PSA上昇とともに，画像的増悪や症状の有無を評価して総合的に病状を把握し，薬剤交代のタイミングなどの治療方針を検討することが望ましい。

▶ first lineにエンザルタミドまたはアビラテロンを使用した場合

最近ではCRPC治療のfirst lineに第二世代のホルモン療法薬を使用する機会も増えている。エンザルタミドとアビラテロンを互いにシークエンスとして切り替えた場合，PSAの低下率はエンザルタミドを後に使用した場合は29％，アビラテロンを後に使用した場

合は13％であり，アビラテロンからエンザルタミドに切り替えた場合のほうがPFSにおいて有意に長いが，どちらを先に使用してもOSには有意差が認められなかった[33]。アビラテロンの後にドセタキセルを使用した場合のPSA低下率は40％であるが，75歳以上の高齢者ではドセタキセルの忍容性が低く，そのまま経過観察になることが臨床的には多い[34]。First lineにアビラテロンを使用した後の，second lineに第二世代ホルモン療法薬と化学療法を比較した報告では，PSA低下率は24％対40％，PSA progressionまでの期間は4.2カ月対5.7カ月と化学療法のほうが有意に有効であったが，二次療法開始後のOSは11.8カ月対13.1カ月（P=0.148）で有意差は示されなかった[35]。これらの後ろ向き研究では，化学療法の患者群ではよりリスクの高い患者がエントリーされているため実際の比較は困難であるが，化学療法に忍容性があるhigh riskの患者には化学療法を検討することが推奨される。

▶初期治療として化学療法が施行された場合

HSPCに対するupfront chemo-hormonal therapyが，特にhigh volume前立腺癌の初期治療として海外では推奨されている。その後，CRPCとなった場合の治療法は，アビラテロン，エンザルタミドの第二世代ホルモン療法薬が70％と多く，カバジタキセル，ドセタキセル，radium-223はそれぞれ10％以下との報告がある[36]。CRPCまでの期間は19カ月，その後，第二世代ホルモン療法を用いた症例はさらに28カ月の予後を得ている。今後はより効果の高い薬剤の使用順序について検討する必要がある。

今後の展望

これまでの臨床試験のエンドポイントとしてOSが重要とされていたが，M0CRPCの治療適応としてapalutamideが初めてMFSをエンドポイントとして有効性が示され，FDAにより認可された。今後は同様にPFSをエンドポイントとして承認される薬剤が増える傾向がある。現在本邦ではCRPCに新規薬剤の4剤の使用が可能となり，CRPC患者の予後が延長したが，どの治療にも抵抗性を示す予後不良の前立腺癌が存在する。また，新規薬剤の使用の結果，神経内分泌癌や未分化型癌への進展を引き起こし，内臓転移症例など，より幅広い終末期の像を呈する場合がある。今後は，リキッドバイオプシーなどにより予後予測を行い，予後不良群には早期から強力な治療を行う必要がある。薬剤選択に有用なバイオマーカーの開発も不可欠であり，これらの薬剤に対するさらなるエビデンスの蓄積が重要である。

（小島聡子）

◇ 文献

1) Gandaglia G, et al: Impact of the Site of Metastases on Survival in Patients with Metastatic Prostate Cancer. Eur Urol, 2015; 68: 325-34.
2) James ND, et al: Survival with Newly Diagnosed Metastatic Prostate Cancer in the "Docetaxel Era": Data from 917 Patients in the Control Arm of the STAMPEDE Trial (MRC PR08, CRUK/06/019). Eur Urol, 2015; 67: 1028-38.
3) Sweeney CJ, et al: Chemohormonal Therapy in Metastatic Hormone-Sensitive Prostate Cancer. N Engl J Med, 2015; 373: 737-46.
4) Fizazi K, et al: Abiraterone plus Prednisone in Metastatic, Castration-Sensitive Prostate Cancer. N Engl J Med, 2017; 377: 352-60.
5) Tannock IF, et al: Docetaxel plus prednisone or mitoxantrone plus prednisone for advanced prostate cancer. N Engl J Med, 2004; 351: 1502-12.
6) Ryan CJ, et al: Abiraterone in metastatic prostate cancer without previous chemotherapy. N Engl J Med, 2013; 368: 138-48.
7) Ryan CJ, et al: Abiraterone acetate plus prednisone versus placebo plus prednisone in chemotherapy-naive men with metastatic castration-resistant prostate cancer (COU-AA-302): final overall survival analysis of a randomised, double-blind, placebo-controlled phase 3 study. Lancet Oncol, 2015; 16: 152-60.
8) Beer TM, et al: Enzalutamide in metastatic prostate cancer before chemotherapy. N Engl J Med, 2014; 371: 424-33.
9) de Bono JS, et al: Prednisone plus cabazitaxel or mitoxantrone for metastatic castration-resistant prostate cancer progressing after docetaxel treatment: a randomised open-label trial. Lancet, 2010; 376: 1147-54.
10) de Bono JS, et al: Abiraterone and increased survival in metastatic prostate cancer. N Engl J Med, 2011; 364: 1995-2005.
11) Scher HI, et al: Increased survival with enzalutamide in prostate cancer after chemotherapy. N Engl J Med, 2012; 367: 1187-97.
12) Parker C, et al: Alpha emitter radium-223 and survival in metastatic prostate cancer. N Engl J Med, 2013; 369: 213-23.
13) Hussain M, et al: Enzalutamide in Men with Nonmetastatic, Castration-Resistant Prostate Cancer. N Engl J Med, 2018; 378: 2465-74.
14) Smith MR, et al: Apalutamide Treatment and Metastasis-free Survival in Prostate Cancer. N Engl J Med, 2018; 378: 1408-18.
15) Antonarakis ES, et al: AR-V7 and resistance to enzalutamide and abiraterone in prostate cancer. N Engl J Med, 2014; 371: 1028-38.
16) Efstathiou E, et al: Effects of abiraterone acetate on androgen signaling in castrate-resistant prostate cancer in bone. J Clin Oncol, 2012; 30: 637-43.
17) Locke JA, et al: Androgen levels increase by intratumoral de novo steroidogenesis during progression of castration-resistant prostate cancer. Cancer Res, 2008; 68: 6407-15.
18) Potter GA, et al: Novel steroidal inhibitors of human cytochrome P45017 alpha (17 alpha-hydroxylase-C17,20-lyase): potential agents for the treatment of prostatic cancer. J Med Chem, 1995; 38: 2463-71.
19) Fizazi K and Chi KN: Abiraterone in Metastatic Prostate Cancer. N Engl J Med, 2017; 377: 1697-8.
20) Fizazi K, et al: Abiraterone acetate for treatment of metastatic castration-resistant prostate cancer: final overall survival analysis of the COU-AA-301 randomised, double-blind, placebo-controlled phase 3 study. Lancet Oncol, 2012; 13: 983-92.
21) Attard G, et al: Clinical and biochemical consequences of CYP17A1 inhibition with abiraterone given with and without exogenous glucocorticoids in castrate men with advanced prostate cancer. J Clin Endocrinol Metab, 2012; 97: 507-16.
22) Tran C, et al: Development of a second-generation antiandrogen for treatment of advanced prostate cancer. Science, 2009; 324: 787-90.
23) Smith MR, et al: Apalutamide and Metastasis-free Survival in Prostate Cancer. N Engl J Med, 2018; 378: 2542.
24) Heidenreich A, et al: Safety of cabazitaxel in senior adults with metastatic castration-resistant prostate cancer: results of the European compassionate-use programme. Eur J Cancer, 2014; 50: 1090-9.
25) Berthold DR, et al: Docetaxel plus prednisone or mitoxantrone plus prednisone for advanced prostate cancer: updated survival in the TAX 327 study. J Clin Oncol, 2008; 26: 242-5.
26) Gravis G, et al: Androgen Deprivation Therapy (ADT) Plus Docetaxel Versus ADT Alone in Metastatic Non castrate Prostate Cancer: Impact of Metastatic Burden and Long-term Survival Analysis of the Randomized Phase 3 GETUG-AFU15 Trial. Eur Urol, 2015.
27) James ND, et al: Addition of docetaxel, zoledronic acid, or both to first-line long-term hormone therapy in prostate cancer (STAMPEDE): survival results from an adaptive, multiarm, multistage, platform randomised controlled trial. Lancet, 2016; 387: 1163-77.
28) Kyriakopoulos CE, et al: Chemohormonal Therapy in Metastatic Hormone-Sensitive Prostate Cancer: Long-Term Survival Analysis of the Randomized Phase III E3805 CHAARTED Trial. J Clin Oncol, 2018; 36: 1080-7.
29) Eisenberger M, et al: Phase III Study Comparing a Reduced Dose of Cabazitaxel (20 mg/m(2)) and the Currently Approved Dose (25 mg/m(2)) in Postdocetaxel Patients With Metastatic Castration-Resistant Prostate Cancer-PROSELICA. J Clin Oncol, 2017; 35: 3198-206.
30) Oudard S, et al: Cabazitaxel Versus Docetaxel As First-Line Therapy for Patients With Metastatic Castration-Resistant Prostate Cancer: A Randomized Phase III Trial-FIRSTANA. J Clin Oncol, 2017; 35: 3189-97.
31) Bruland OS, et al: High-linear energy transfer irradiation targeted to skeletal metastases by the alpha-emitter 223Ra: adjuvant or alternative to conventional modalities? Clin Cancer Res, 2006; 12: 6250s-7s.
32) Caffo O, et al: Clinical Outcomes of Castration-resistant Prostate Cancer Treatments Administered as Third or Fourth Line Following Failure of Docetaxel and Other Second-line Treatment: Results of an Italian Multicentre Study. Eur Urol, 2014; 68: 147-53.
33) Terada N, et al: Exploring the optimal sequence of abiraterone and enzalutamide in patients with chemotherapy-naive castration-resistant prostate cancer: The Kyoto-Baltimore collaboration. Int J Urol, 2017; 24: 441-8.
34) de Bono JS, et al: Subsequent Chemotherapy and Treatment Patterns After Abiraterone Acetate in Patients with Metastatic Castration-resistant Prostate Cancer: Post Hoc Analysis of COU-AA-302. Eur Urol, 2017; 71: 656-64.
35) Oh WK, et al: Real-world outcomes in patients with metastatic castration-resistant prostate cancer receiving second-line chemotherapy versus an alternative androgen receptor-targeted agent (ARTA) following early progression on a first-line ARTA in a US community oncology setting. Urol Oncol, 2018.
36) Barata P, et al: Treatment selection for men with metastatic prostate cancer who progress on upfront chemo-hormonal therapy. Prostate, 2018; 78: 1035-41.

転移巣に対する治療：骨転移対策と他臓器転移対策

前立腺癌の転移の特徴

　前立腺癌における転移部位の80%以上は骨であり，前立腺癌の剖検例では90%で骨転移を認める一方で，骨転移を有する症例の約20%で骨以外の他臓器転移を認める[1]。去勢抵抗性前立腺癌（castration resistant prostate cancer；CRPC）という概念が定着してからCRPCに対する新規薬剤が多数使用となり，転移性前立腺癌に対する治療法やフォロー方法は大きく変化した。CTを行う頻度が増えたことでCRPCでは肺や肝臓などの内臓転移が約30%存在し，癌死する3カ月前には約50%で内臓転移が存在することが判明した（図1）[2]。CRPC後の予後は転移部位によって大きく異なり，リンパ節32カ月＞骨21カ月＞肺19カ月＞肝14カ月の順である（図2）[3]。

骨転移の機序

　前立腺癌は，乳癌・肺癌とともに骨転移をきたす代表的な癌である。前立腺癌死亡例の85%に骨転移を認める。悪性腫瘍の骨転移は，①溶骨型，②造骨型，③混合型，④骨梁間型の4つに大きく分類されるが，前立腺癌は造骨型転移をきたす代表的な疾患である。骨転移を起しやすい部位は，癌の種類によって異なるが，一般的に脊椎・骨盤骨・肋骨などの躯幹骨と四肢近位部の骨とされる。前立腺癌が骨転移へ至る経路は，前立腺と膀胱周囲の骨

図1 去勢抵抗性癌における転移部位

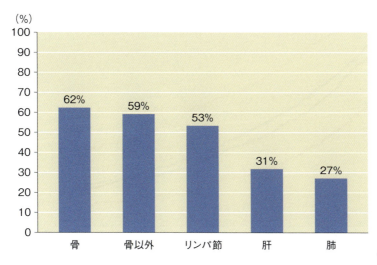

（文献2より引用）

盤内静脈叢から傍脊椎静脈叢を介して椎体静脈叢に至り，腰椎および骨盤骨を主体とする躯幹骨に転移する．脊椎の静脈には静脈弁が存在しないため，多方向からの流入した血液が停滞しやすい．つまり，癌細胞が着床しやすい環境になっている（Batson静脈叢）．

骨形成（造骨）性変化が中心の前立腺癌においても，骨吸収（溶解）性変化はきわめて重要であり，前立腺癌骨転移症例の約1/3において溶骨性変化を認める[4]．骨転移における骨微小環境について図3に示す[5,6]．溶骨性病変部において骨破壊の中心的役割を担うのは破骨細胞である．破骨細胞はH^+を放出し，酸性環境を構築することで，ヒドロキシアパタイトを脱灰する．

破骨細胞の分化には，細胞間接触を介したReceptor activator of NF-κB（RANK）-Receptor activator of NF-κB Ligand（RANKL）のシグナル伝達が必須である．骨芽細胞を供給源とする可溶性のosteoprotegerin（OPG）は，破骨細胞前駆細胞に作用することにより，破骨細胞の分化を阻害する．腫瘍壊死因子（tumor necrosis factor：TNF）受容体ファミリーであるOPGは，骨芽細胞ないし間質細胞から産生され，RANKLのおとり受容体としてRANKLの真の受容体であるRANKと拮抗し，RANKよりも高い親和性でRANKLに結合することで，RANKLの活性を抑制し，骨吸収を抑制する．TNFスーパーファミリーの1つである膜結合型蛋白のRANKLは，OPG同様，骨芽細胞ないしは間質細胞から産生され，T細胞により活性化される．RANKLは，骨芽細胞などの破骨細胞形成支持細胞の表面上に発現し，細胞接触を介して前駆細胞にシグナルを伝達し，破骨細胞へ分化誘導され，破骨細胞と破骨細胞前駆体の細胞表面でRANKと結合することで骨吸収を促進する．骨芽細胞におけるRANKLの発現とOPG産生の相互バランスにより，骨組織における破骨細胞の分化誘導が制御されている．

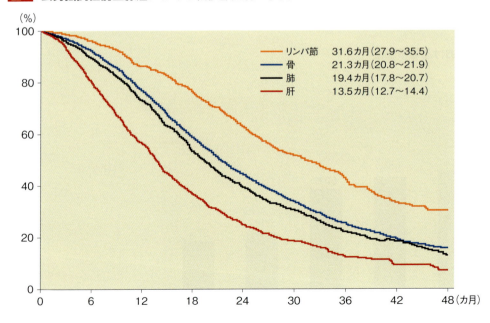

図2　去勢抵抗性前立腺癌における転移部位別の予後

リンパ節　31.6カ月（27.9〜35.5）
骨　　　　21.3カ月（20.8〜21.9）
肺　　　　19.4カ月（17.8〜20.7）
肝　　　　13.5カ月（12.7〜14.4）

（文献3より引用）

図3 前立腺癌骨転移における骨微小環境

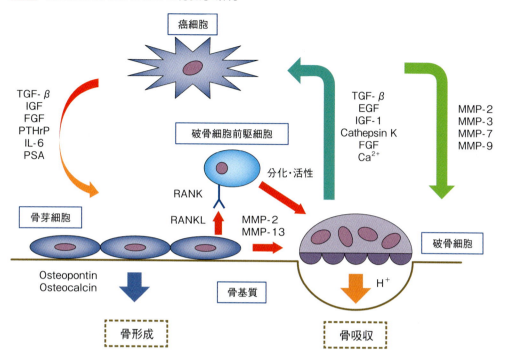

造骨性病変をきたす機序は，いまだ不明な点も多い。前立腺癌細胞からtransforming growth factor-β（TGF-β）・fibroblast growth factor（FGF）・insulin-like growth factor-1（IGF-1）および-2などの骨形成促進因子が産生され，前立腺癌細胞ならびに骨芽細胞が活性化される。活性化された骨芽細胞よりosteopontinやosteocalcinが産生され，骨形成が促されことで造骨性変化をきたすと考えられている。また，前立腺特異抗原（prostate-specific antigen；PSA）が骨芽細胞の増殖を促進し，破骨細胞前駆細胞のアポトーシス誘導を介して破骨細胞を減少させることが報告されている。つまり，前立腺癌細胞から産生されるPSAにより前立腺癌における骨転移は，骨代謝が骨形成に傾くと考えられている[7]。

◇ 転移に対する治療

たとえ広範な遠隔転移を有していても，未治療前立腺癌に対するホルモン療法はきわめて有効であり，年齢や全身状態や転移臓器の如何にとらわれず可能な治療法である。日本における転移性ホルモン感受性前立腺癌（castration sensitive prostate cancer；CSPC）に対する初回治療の多くは，複合アンドロゲン除去（combined androgen blockade；CAB）療法であった。近年，腫瘍量が多く，予後不良のリスクが高い転移性CSPCに対するアンドロゲン除去療法（androgen deprivation therapy；ADT）＋アビラテロン併用療法やADTとドセタキセルを併用したchemohormonal療法の有用性が報告され，腫瘍量やGleason patternや転移部位に基づいた治療戦略が構築された（**表1, 2**）[8~10]。そのため，病状や全身状態や年齢などの患者背景も考慮した個別化医療が必要とされる。また，転移数が3個以

表1 転移性前立腺癌における腫瘍量や転移部位による定義

- **CHARRTED試験における定義**
  High volume：内臓転移 or 4個以上（少なくとも1個は脊椎or骨盤外）
  Low volume：内臓転移なし and 3個以下

- **LATITUDE試験における高リスク群の定義**
  1. Gleason score 8以上
  2. 骨転移3個以上
  3. 測定可能な内臓転移
  上記のうち少なくとも2つを有する

- **Oligometastasis**　転移数が3個以下

表2 転移性ホルモン感受性前立腺癌に対するchemohormonal療法のまとめ

	対象	症例数	観察期間中央値（カ月）	生存期間中央値（カ月）		p-value
				ADT+D	ADT	
CHAARTED[1]	M1 HV：65%	790	28.9	57.6	44	<0.001
STAMPEDE[2]	M1(61%)/N+(15%)/再発	1184/593(D)/593(D+ZA)		81 76	71 NR	0.006 0.022
	M1のみ	725+362(D)		60	45	0.005

ADT：ホルモン療法, D：ドセタキセル, ZA：ゾレドロン酸, HV：High volume, NR：未到達

（1, 2：文献8〜10より引用）

下で大きな転移巣がないoligometastasisな骨転移症例では，ホルモン療法＋前立腺局所療法（放射線療法ないし手術療法）の有用性も報告されている．いずれも後ろ向きの検討であるため，大規模な前向き検討の結果が待たれる．

薬物療法

ホルモン療法

　アンチアンドロゲン剤はアンドロゲン受容体（androgen receptor；AR）に結合してアンドロゲン作用を拮抗する薬剤である．転移性CSPCに対するホルモン療法は欧米諸国では去勢単独療法が主流だが，日本ではCAB療法が主流である．前立腺癌stage CおよびD1症例においてCAB群と去勢単独群を比較すると，CAB群では全生存率（overall survival；OS）が有意に延長することが示されたが，骨転移症例に対するCAB療法の有用性は示されなかった[11]．アビラテロンはアンドロゲン合成酵素であるCYP17を選択的に阻害する薬剤であり，すべてのアンドロゲン分泌源に対するアンドロゲン産生作用を阻害することで

去勢状態を構築するAR標的薬である。ハイリスクの予後因子（以下の3つの因子のうちで2つ以上を有する，①Gleason score 8以上，②3個以上の骨病変，③測定可能な内臓転移）を有するCSPCに対して実施されたLATITUDE試験において，ADT＋アビラテロン併用群はADT単独群と比較して死亡リスクを38％減少，OSも画像上の無増悪生存期間も有意に改善させた結果を受けて保険認可された[8]。ADT＋アビラテロン併用療法は，ハイリスクな予後因子を有するCSPCに対する標準的治療になるものと思われる。

● ホルモン療法併用下のドセタキセル療法（chemohormonal therapy）

転移性CSPC症例に対して，ADT単独群とADT＋ドセタキセル（$75\,mg/m^2$，3週ごと，6コース）併用群で比較したCHARRTED試験の結果は，泌尿器科医に大きな衝撃を与える結果であった。ドセタキセルの併用により，全症例とhigh volume（内臓転移もしくは4カ所以上の骨転移）群において1年以上のOS延長を認めた。一方で，low volume群ではOSの延長を認めなかった[9]。

STAMPEDE試験では，高リスク前立腺癌患者（新規症例：遠隔転移またはリンパ節転移あり，以下の3項目のうちいずれか2つが該当：①T3または4，②PSA≧40ng/ml，③Gleason score 8～10，根治的前立腺全摘除術または放射線療法で再発した症例：PSA≧4ng/mlかつPSADT 6カ月未満，PSA 20ng/ml以上，遠隔転移またはリンパ節転移あり）を対象として，標準治療（ADT単独：3年以上のアンドロゲン除去療法）群，ADT＋ドセタキセル併用群，ADT＋ゾレドロン酸併用群，ADT＋ドセタキセル＋ゾレドロン酸併用群の4群（ゾレドロン酸：4mg，3週ごと，6回投与のうえで4週ごとに2年間投与，ドセタキセル：$75\,mg/m^2$，3週ごと，6回，プレドニゾロン10mg／日併用）に対して実施された大規模前向き臨床試験である。

CHARRTED試験の結果と同様，ドセタキセルの併用により24％の死亡リスク低下と約10カ月のOSの延長を認めた[10]。以上の結果を踏まえ，high volumeな転移性CSPC患者に対する初回治療としてADT＋ドセタキセル併用療法はエビデンスレベルの高い標準的治療として確立された。

◇ 骨転移に対する治療

ホルモン療法は骨粗鬆症を惹起するため，骨の脆弱性が悪化することで病的骨折をきたすリスクは上昇する。骨転移症例において骨関連事象（skeletal related events；SRE）が出現すると患者のQOLは著しく低下するとともに，SRE発生後の予後はきわめて不良となる。そのため，骨転移の治療を行ううえで如何にSREを予防するか，いわゆる骨マネージメントを行うことが重要になる。骨転移に伴う疼痛緩和対策では，①癌疼痛治療の基本原則に基づく十分な鎮痛薬を投与する，②外照射（単回照射を含む）は侵襲も少なく，きわめて有効である，③脊椎骨折に対するセメント充填療法は痛みとQOLを改善させる，④標準的な緩和的外科治療も有効である，ことがポイントである。

脊髄圧迫症候群は，症状出現から治療介入が早ければ早いほど治療効果は高い（歩行維持：48時間以内→80％以上，14日以上→30％未満）。脊髄圧迫症候群を疑ったら速やかに脊椎MRIを実施し，整形外科医と放射線科医と連携を取り，ステロイド大量投与（デキサメ

サゾン10〜16mg/日)＋放射線療法もしくは手術療法(椎弓切除術)を行う。多発性骨転移を有する症例では播種性血管内凝固症候群(disseminated intravascular coagulation；DIC)を呈することがある。前立腺癌細胞はt-PAやトロンボプラスチン活性が高いため，線溶系が亢進する線溶亢進型DICを呈することもある。DICのなかでも癌細胞の骨髄浸潤を伴う場合は，きわめて予後不良である。

● **骨修飾薬**

　強力な破骨細胞抑制作用を有する第3世代ビスホスホネート製剤であるゾレドロン酸はCRPC骨転移症例に対してSRE発症を有意に低下させるとともに，SRE発症までの期間を有意に延長させた[12]。強力な破骨細胞抑制作用を有する抗RANKL抗体であるデノスマブは，転移のないCRPC症例に対して骨転移出現までの期間を有意に延長させた。また，CRPC骨転移症例においてデノスマブ群はゾレドロン酸群と比較し，初回SRE発症までの期間を有意に延長させた(図4)[13]。つまり，デノスマブはゾレドロン酸よりも強力な破骨細胞活性抑制作用を有する骨修飾薬といえる。しかしながら，骨修飾薬投与によるOSの改善は証明されていない。骨修飾薬投与に伴う重要な有害事象である顎骨壊死(osteonecrosis of the jaws；ONJ)は難治性であり，患者のQOLを著しく低下させる。ONJの発症リスクとして，骨修飾薬の投与期間や口腔内感染やステロイド投与が挙げられる。そのため，本薬剤投与する際には歯科受診と口腔内ケアの啓蒙が必要である。

図4 初回症候性骨関連事象発現までの期間

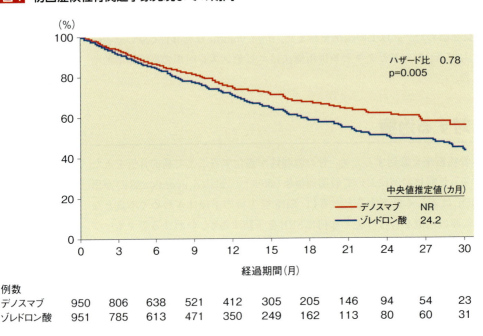

(文献13より引用)

● 放射線療法

　緩和的放射線療法は前立腺癌骨転移に伴う症状緩和に対してもきわめて有効であり，疼痛緩和効果は70〜90％の患者で得られる。脊髄圧迫では患者が歩行可能なうちに治療を開始すると80％で歩行維持可能になるが，治療開始時に歩行不能な場合は10％以下であるため，速やかな対応が必要とされる。8Gyの単回照射と30Gyの10回分割照射による骨関連症状の改善を比較したところ，両者の有効性は同等であり，コストパフォーマンスでは8Gy単回照射のほうが優れているとの結果を踏まえ，欧米のガイドラインでは脊椎を除く骨転移に対しては8Gyの単回照射が推奨されている。

　広範な骨転移症例に対しては放射線照射が施行できない場合がある。骨転移の疼痛緩和治療として骨転移巣を標的とした放射線医薬品であるストロンチウム-89（89Sr）はカルシウムと同族体であり，造骨細胞によるコラーゲン合成とミネラル化に依存し，骨転移部位周辺の造骨活性を示す部位に集積する。つまり，骨シンチが陽性でありその集積部位に一致した疼痛がある患者に対してのみ適応がある。^{89}Srによる疼痛緩和機序は腫瘍細胞・造骨細胞・破骨細胞に対するβ線による直接的効果と照射により，造骨細胞を中心とした骨生化学的修飾因子による間接的効果の相互作用によるものとされている。疼痛緩和効果の発現は投与後1〜2週間であり，3〜6カ月間効果が持続する。効果不十分の症例に対しては，反復投与することも可能であるが，骨髄抑制の問題から最低3カ月の間隔を設けなければならない。しかしながら，^{89}Sr投与による予後改善効果は認められなかった。

　Ra-223はOSの改善を証明した唯一の骨転移に特化したα線放出放射性医薬品である。^{89}Srと同様，カルシウムと同族体である。造骨細胞によるコラーゲン合成とミネラル化に依存し，骨転移部位周辺の造骨活性を示す部位に集積する。α線はβ線よりも高エネルギーの放射線を放出し，DNA2重鎖を切断することで抗腫瘍効果を発揮する。また，飛程距離が0.1mm未満と短いため，腫瘍へ選択的に高線量を照射することが可能である。ドセタキセル投与後の進行例もしくは化学療法不適合な内臓転移のない骨転移（骨転移2個以上か症状あり）を有するCRPCに対して実施されたALSYMPCA試験では，Ra-223投与により症状の緩和のみならず，約3カ月のOSの延長と初回SRE発症までの期間も有意に延長させた[14]。Ra-223に伴う有害事象は下痢や血液毒性を含めていずれも軽微なものであり，Ra-223はDOC投与の有無を問わずに使用可能なCRPC骨転移症例に対する安全かつ有効な治療薬である。しかしながら，アビラテロンとプレドニゾロンとの併用により，病的骨折をきたすリスクが上昇することと予後も悪化することが確認された。Ra-223投与時に大切なことは，①必ずデノスマブなどの骨修飾薬と併用すること，②造骨性骨転移症例であること，③アビラテロンとプレドニゾロンとの併用はすべきではないこと，③Ra-223を6回完遂投与できるタイミングで使用することである。

● 手術療法

　前立腺癌の骨転移は放射線感受性が高く，ホルモン療法が著効するため，骨に対する局所治療として多くの場合はホルモン療法と放射線療法が選択される。手術療法は，脊椎では進行する脊髄麻痺・椎体圧潰による不安定性に伴う疼痛，四肢骨では病的骨折ないし骨折の切迫状態の場合に全身状態や骨転移の部位・数・範囲を考慮して，予後がおおむね下肢骨

では2カ月以上，上肢骨では3カ月以上，脊椎では6ヶ月以上と予想される場合に考慮される。脊椎転移では予後予測モデルである徳橋スコア改を用いて，予測生存期間6カ月未満の予後不良症例では保存的治療，6〜12カ月の症例では除圧固定術，12カ月以上の症例では腫瘍摘出＋固定術を行うことが推奨されている[15]。

　手術に伴う侵襲も小さくはないため，癌の状態を把握するとともに整形外科医や放射線科医との連携を密にし，終末期をどのように過ごすか患者本人や家族の希望を尊重することが重要である。

◇ 骨以外の他臓器転移の対策

● 内臓転移

　内臓転移（特に肝）は予後不良因子の最たるものであるため，de novoな転移症例に対しては初回治療からADT＋ドセタキセルないしアビラテロンを併用した強力な治療を行うべきである。CRPC後に出現した内臓転移症例では通常の腺癌ではなく，神経内分泌癌などの特殊な病理組織の可能性もあるため，転移巣に対する生検やバイオマーカーの確認を考慮すべきである。積極的治療を行っても病状が進行した場合にはbest supporting careが主体になる。個々の状態に応じ，患者や家族に十分説明し，同意を得たうえでの対応が望まれる。

● リンパ節転移

　リンパ節転移は前立腺癌の転移部位のなかでは比較的予後が良好であるが，その後骨や内臓へ転移する症例も存在する。前立腺の所属リンパ節は骨盤内リンパ節（閉鎖・内腸骨・外腸骨リンパ節）と定義されている。リンパ節転移部位の約80〜90％が所属リンパ節転移であり，なかでも内腸骨リンパ節領域が多い。

　前立腺癌cN1症例に対するADT単独群とADT＋放射線療法併用群を比較した後ろ向き解析の結果，放射線治療を併用することで死亡リスクを50％減少させ，5年生存率ADT群49.4％，ADT＋放射線治療群72.4％（$p<0.001$）と予後良好であった[16]。また，pN1症例においてもADT単独群と比較してADT＋放射線療法併用群のほうが予後良好であること，リンパ節転移が1個以下の症例は予後良好であることが報告されている[17]。つまり，cN1とpN1（リンパ節転移2個以上）に対する術後補助療法はADT単独療法のみでは治療効果が不十分であるため，放射線治療を併用することが推奨される。

（神谷直人）

◇ 文献

1) Gandaglia G, et al: Distribution of metastatic sites in patients with prostate cancer: A population-based analysis. Prostate, 2014; 74: 210-6.
2) Doctor SM, et al: Is prostate cancer changing?: evolving patterns of metastatic castration-resistant prostate cancer. Cancer, 2014; 120: 833-9.
3) Halabi S, et al: Meta-analysis evaluating the impact of site of metastasis on overall survival in men with castration-resistant prostate cancer. J Clin Oncol, 2016; 34: 1652-9.
4) Reddington JA, et al: Imaging characteristic analysis of metastatic spine lesions from breast, prostate, lung, and renal cell carcinomas for surgical planning: Osteolytic versus osteoblastic. Surg Neurol Int, 2016; 17: 361-5.
5) Khosla S: the OPG/RANKL/RANK system. Endocrinology, 2001; 142: 5050-5.
6) Clines GA, et al: Molecular mechanisms and treatment of bone metastasis. Expert Rev Mol Med, 2008; 10: e7.
7) Yonou H, et al: Prostate-specific antigen induces osteoplastic changes by an autonomous mechanism. Biochem Biophys Res Commun, 2001; 289: 1082-7.
8) Fizazi K, et al: Abiraterone plus Prednisone in Metastatic, Castration-Sensitive Prostate Cancer. N Engl J Med, 2017; 377: 352-60.
9) Sweeney CJ, et al: Chemohormonal Therapy in Metastatic Hormone-Sensitive Prostate Cancer. N Engl J Med, 2015; 373: 737-46.
10) James ND, et al: Survival with Newly Diagnosed Metastatic Prostate Cancer in the "Docetaxel Era": Data from 917 Patients in the Control Arm of the STAMPEDE Trial (MRC PR08, CRUK/06/019). Eur Urol, 2015; 67: 1028-38.
11) Akaza H, et al: Combined androgen blockade with bicalutamide for advanced prostate cancer: long-term follow-up of a phase 3, double-blind, randomized study for survival. Cancer, 2009; 115: 3437-45.
12) Saad F, et al: A randomized, placebo-controlled trial of zoledronic acid in patients with hormone-refractory metastatic prostate carcinoma. J Natl Cancer Inst, 2002; 94: 1458-68.
13) Smith MR, et al: Denosumab and bone-metastasis-free survival in men with castration-resistant prostate cancer: results of a phase 3, randomised, placebo-controlled trial. Lancet, 2012; 379: 39-46.
14) Parker C, et al: Alpha emitter radium-223 and survival in metastatic prostate cancer. N Engl J Med, 2013; 369: 213-23.
15) Tokuhashi Y, et al: A revised scoring system for preoperative evaluation of metastatic spine tumor prognosis. Spine, 2005; 30: 2186-91.
16) Lin CC, et al: Androgen deprivation with or without radiation therapy for clinically node-positive prostate cancer. J Natl Cancer Inst, 2015; 107.
17) Moschini M, et al: Natural history of clinical recurrence patterns of lymph node-positive prostate cancer after radical prostatectomy. Eur Urol, 2016; 69:135-42.

前立腺癌の予後因子：
病期・治療別に

　非転移性の限局性前立腺癌で，余命が10年以上ある場合は，根治治療（前立腺全摘除術，放射線治療）もしくは，監視療法の対象となる。それらのいずれの治療も疾患特異的生存率は98.8％と非常に予後が良いことが知られている[1]。しかし，転移や進展のリスクが高い前立腺癌も存在するため，患者の予後を予測するためのリスク分類，ならびに再発率や生存率を予測するノモグラムが開発されている。

　前立腺癌の予後予測のための分類として，代表的なリスク分類にNCCN分類（NCCN guidelines, Prostate Cancer, version 4.2018）（表1），D'Amico分類[2]がある。また，リスク因子をスコア化し，予後を予測するCancer of the Prostate Risk Assessment（CAPRA）[3]がある（表2a）。

　ほかに，放射線照射後の再発リスク因子，転移性前立腺癌のホルモン療法，化学療法後の生存率などに焦点を当てた予後因子が検討されており，予後が悪いと予測された場合はより強力な治療が必要と考えられる。予後予測は，年齢，並存疾患などを考慮したうえで，どのような治療を行うのか総合的に判断するための評価の基準になる。さらに，海外では，遺伝子発現を臨床的リスク因子と組み合わせることで，より精度の高い予後予測が可能と報告されている。本項では治療別の臨床的，分子生物的予後因子について述べる。

◇ 病期別予後予測

　前立腺癌患者の予後の指標として，全生存率（overall survival；OS），疾患特異的生存率（cause specific survival；CSS），無再発生存率（disease-free survival；DFS），prostate

表1　NCCN前立腺癌リスク分類

NCCN分類	Very low risk	Low risk	Intermediate risk		High risk	Very high risk
			Favorable	Unfavorable		
PSA(ng/ml)	<10	<10	10.1〜20	10.1〜20	20<	Any
GS	and	and	or	or	or	
	≦6	≦6	7	7	8〜10	Any
T stage	and	and	or	or	or	
	1c	1c	2b〜2c	2b〜2c	3a	3b-4
	and		and			
陽性率	≦50 %/core		<50 %/core			
陽性本数	<3 cores					
PSAD(ng/ml/g)	<0.15					

PSA：prostate specific antigen
GS：Gleason score
PSAD：PSA density

specific antigen（PSA）の生化学的再発（biochemical-progression free survival；bPFS）などが用いられる。

　限局性前立腺癌を監視療法，前立腺全摘除術，放射線照射の3群に振り分けて治療を行った無作為化比較試験（ProtecT）では，10年間前向きに予後を調査し，10年後のCSSは98.8％，99.0％，99.6％といずれも前立腺癌死は少なく，有意差を認めなかった（p = 0.48）が，監視療法を行った群においては進行癌や転移を生じるリスクが手術と放射線に比べて有意に高く（p < 0.001），手術と放射線では有意差を認めなかった。治療前PSA値，Gleason score（GS），TNM stage，生検陽性コア率，PSA nadirなどが，各治療における予後因子として検討される場合が多く，それらを組み合わせて予後を予測するノモグラム（CAPRA score）[4]（**表2a**）も作成されている。

　転移性前立腺癌はホルモン療法開始後約1～2年で再燃し，再燃後は1～2年で死亡することが多く予後が悪い。海外のSEERデータ解析によると，骨転移を有する前立腺癌のOS中央値は24カ月であった[5, 6]。ドセタキセルや新規ホルモン療法薬の出現により，現在では転移性前立腺癌はCRPCの予後が延長し，OS中央値は約42カ月と報告された[7]。以下に各治療法における予後因子について述べる。

◆ 治療別予後

● 前立腺全摘除術

　限局性前立腺癌患者における前立腺全摘除術後の生化学的再発の予測因子として，①臨床病期cT3，②PSA≧10ng/ml，③GS≧8，④病理学的に精囊・リンパ節転移陽性，⑤生検陽性コア率などが挙げられる[8-10]。前立腺全摘除術後のbPFS，metastasis，CSSをそれらの因子をもとに予測するCAPRA-S scoreが報告された（**表2b**）。大規模臨床試験においてもその妥当性が示されている[11]。

　前立腺全摘除術後に生化学的再発を認めた症例においては，①手術から再発までの期間が3年以下の場合，②GS≧8，③PSA倍加時間が9カ月以下などの因子がCSSを予測する因子である[12]。前立腺全摘除術後，5年間生化学的再発を認めなかったstage T2においても，①病理組織学的な被膜・精囊浸潤陽性の場合，②GS≧8の場合は高率に生化学的再発を生じるため，厳重な経過観察が必要である。しかし，GS6の場合，再発する可能性は非常に少ない[13]。

　上記の臨床的リスク因子に比較し，生検時の遺伝子発現が予後予測に有用であるか検討された試験がある。Decipher scoreは，22個の遺伝子発現からランダムフォレストアルゴリズムを用いて得られた遺伝子検査で，根治的前立腺摘除術後の転移を予測するツールとして有用であることが示されている[14, 15]。Intermediateからhigh riskの臨床所見（PSA>20ng/ml，stage pT3，Grade group 4以上）を有する前立腺癌症例で，前立腺全摘除術または根治照射を施行されたものを対象とし，PFS，CSSをエンドポイントとしている。CAPRA，NCCNのリスク分類と比較して，Decipher scoreは術後の転移と前立腺癌死を予測する，最も強い独立した因子であることが示された（HR 1.37，95％CI 1.06～1.78，p = 0.018）[16]。このような生化学的マーカーは，術後のアジュバント治療を行うかどうかの治療

方針の決定に有用であることから，NCCN ガイドラインでは Decipher のほかに Oncotype DX Prostate, Prolaris, Promark などの遺伝子検査を推奨している[17]。血液内の circulating tumor cells（CTC）の計測が米国食品医薬品局（Food and Drug Administration；FDA）により 2008 年に認可された。CTC 陽性は，術前の PSA 値と clinical T stage と有意に相関し，また，手術 3 カ月後にも CTC 陽性症例を認めたことから，再発の予測因子としての意義が期待されている[18]。

● 放射線治療

限局性癌および局所進行癌において，高リスク群は中，低リスク群に比べて放射線治療後の生化学的再発率が高く，OS も低いことが知られている[19]。Stage T3 の局所進行癌における放射線照射の治療効果の bPFS は 5 年で 69％，10 年で 44％，局所非再発率は T3b において 5 年で 87％，10 年で 83％であった[20]。Stage T3 患者を主な対象とした EORTC 22863 の解析では，3 年間のホルモン療法併用放射線 70 Gy 照射群と放射線照射 70 Gy 照射単独群における 10 年 OS は，58％対 39.8％であり，有意にホルモン療法併用放射線治療群の予後が良好であった（p＜0.0004）[21]。特に GS≧（高リスク群）の場合はホルモン療法を 2～3 年施行することが推奨される。放射線に併用するホルモン療法の期間を短期（6 カ月）と長期（30 カ月）の 2 群に無作為に割りつけた EORTC 22961 試験では，5 年 CSS が 4.7％対 3.2％と，長期ホルモン併用群で有意に疾患特異的な死亡率が低かった[22]。外照射施行時の再発予測因子として，生検陽性コア率も有用であることが報告されている。

表2 CAPRA score

a：CAPRA score

Variable	Level	Points
PSA（ng/ml）	2.0-6	0
	6.1-10	1
	10.1-20	2
	20.1-30	3
	＞30	4
Gleason grade	1-3/1-3	0
	1-3/4-5	1
	4-5/1-5	3
T stage	T1/T2	0
	T3a	1
生検陽性率	＜34％	0
	≧34％	1
Age（y）	＜50	0
	≧50	1

b：CAPRA-S score

Variable	Level	Points
PSA（ng/ml）	2.0-6	0
	6.1-10	1
	10.1-20	2
	＞20	3
GS	2～6	0
	3＋4	1
	4＋3	2
	8～10	3
SM	Negative	0
	Positive	2
SVI	No	0
	Yes	2
ECE	No	0
	Yes	1
LNI	No	0
	Yes	1

c：J-CAPRA score

Variable	Level	Points
PSA（ng/ml）	0-20	0
	20-100	1
	100-500	2
	＞500	3
GS	2～6	0
	7	1
	8～10	2
T stage	T1a-2a	0
	T2b-3a	1
	T3b	2
	T4	3
N stage	N1	1
M stage	M1	3

PSA：prostate specific antigen
GS：Gleason score
ECE：extracapsular extension
LNI：lymph node involvement
SM：surgical margin
SVI：seminal vesicle invasio

高リスク前立腺癌において，照射前にホルモン療法を約6カ月間使用した場合に，ホルモン療法開始後3カ月のPSA値が0.2 ng/ml以下に低下した場合は，低下しなかった場合に比べてCSSが有意に延長し，ホルモン療法への反応性が放射線治療後の予後予測因子になることが示唆された[13]。一方，高リスク前立腺癌においては，放射線治療終了後3カ月目のPSA値が0.1 ng/ml未満であることがOS, CSS, bPFSを予測する強い予後因子であることも示された[23]。多変量解析によると，bPFSの予測因子として，照射線量≧75 Gy，治療前PSA値≧20 ng/ml，精嚢浸潤の有無，ホルモン療法の併用の有無，テストステロン低値が，局所再発の予測因子としてはGS≧7，ホルモン療法の併用の有無が重要であり，遠隔転移の予測因子としては，治療前PSA値≧20 ng/ml，精嚢浸潤の有無が重要であった[20, 24]。

　放射線治療についても遺伝子発現の予後予測が報告されている。T1～T3の転移のない前立腺癌に根治照射を行った場合のbPFSと，転移が出るまでの期間を前立腺生検で得られた検体に発現する特定の70個の遺伝子発現を解析すると，有意な予後因子であることが示された(HR 3.21, p=0.030)[25]。今後は遺伝子発現と臨床因子を合わせて予後予測がより正確に行われることが期待される。

● ホルモン療法

　Stage C/Dの症例を用いて治療前PSA値, GS, T stage, 肺転移の有無，リンパ節転移の有無，骨転移の有無，PSA nadir，治療開始後3カ月および6カ月目のPSA値について，去勢抵抗性前立腺癌(castration-resistant prostate cancer；CRPC)になるまでの時間(time to CRPC)を検討した結果，単変量解析では治療前PSA値，骨転移の有無，PSA nadir，治療後6カ月目のPSA値が予後因子であったが，多変量解析の結果，PSA nadir値(＜0.2 ng/ml)が唯一の予測因子であった[26]。OSにおいてもPSA nadir値≦1 ng/mlが，有意な予測因子となることが示された[27]。転移性前立腺癌の臨床的な予後因子としては，若年，骨転移の有無，内臓転移の有無，GS≧8，WHO PS≧1が有用であることが示された[28]。

　生検コア陽性率は，前立腺全摘除術や放射線治療において有用な予後因子であることは知られているが，進行癌に対するホルモン療法施行時にもPFS, CSS, OSにおいて，有意な予後因子である[29]。PSAは，前立腺癌の診断には特異的であるが，多変量解析を行うと，その予後因子としての意義は有意ではないといわれている。むしろ，PSA低値である局所浸潤癌などは予後が悪いことも知られている。

　予後因子としてPSA値, GS, TNM stageを組み合わせてPFS, CSS, OSを予測するJapan Cancer of the Prostate Risk Assessment(J-CAPRA)がある(**表2c**)。非転移性および転移性前立腺癌に初回ホルモン療法を施行した248人を対象に，J-CAPRA scoreのlow-, intermediate-, high-risk群に当てはめた検討でも有意に予後を反映することが示された[30]。

　骨転移を有する患者においては，ヘモグロビン値が10 g/dl以下や血小板値が50×10^3/μl以下が生存率低下を予測する因子であることも報告されている[31]。ヘモグロビン値, PSA値, PSに加え，LDH, ALP, 血清テストステロン値, GS, 痛みの程度，オピオイドの使用の有無が予後予測に有用と報告された[32, 33]。これらの予後因子は，エンザルタミド，アビラテロンなど新規ホルモン療法薬を用いた際も有用な予後因子である[34]。CRPCになったときのテストステロン低値は予後が悪いとの報告もある[24]。また炎症反応の指標として，好中球リンパ

球比(neutrophil/lymphocyte ratio；NLR)が5未満であると，アビラテロンの治療効果が良いことや，CTCがCRPCの予後予測因子として有用であることが報告されている[35]。

● 化学療法

化学療法によるPSAの低下率は，生存期間の予後因子として重要である。CRPCにおける化学療法(ドセタキセル)の大規模試験SWOG 9916とTAX 327の両試験の追加試験が行われ，化学療法開始後3カ月以内にPSA値が30％以下に低下した群では，低下しなかった群に比較して明らかにOSが延長することも示された[36]。TAX 327のなかで，ドセタキセルを10コース施行するまで再燃を認めなかった群は10コース以内で再燃した群に比較して約9カ月の予後の延長を認めた[37]。さらに，骨転移とALP上昇の両方を有する症例において，化学療法によりALPが正常化すると良好な予後が得られ[38]，治療前のPSや血中クレアチニン値，CRP＜0.8 mg/dl，疼痛の有無なども予後予測因子になることが報告された[39]。

最近では，TAX 327のデータを活用して予後予測因子を解析し，疼痛の有無，PS≦70％，ALP＞1,000 IU/l，転移部位の数，肝転移の有無，ヘモグロビン値＜13 g/dl以下，診断されてからの期間などが，多変量解析で有意な化学療法前のリスク因子であると報告された。TOROPIC studyの解析から，ドセタキセル後のsecond line化学療法としてのカバジタキセル投与時の予後因子も，PS，疼痛の有無，計測可能な病変の有無，内臓転移の有無，ドセタキセル終了後からの期間，ホルモン療法開始後の期間，ヘモグロビン値，PSA，ALPなどが挙げられる。カバジタキセルEarly access programの解析では，ヘモグロビン低値が最も重要な予後因子であることが示された。

◇ 今後の課題

それぞれの治療法に対し臨床的因子が多く挙げられているが(**表3**)，網羅的遺伝子解析などにより，最適な治療法および予後予測が判定できる時代が近い将来訪れることが期待される。

(小島聡子)

表3 治療別予後因子

治療法	臨床的因子	経時的因子	分子生物学的指標
手術	PSA ≧10ng/ml Gleason score ≧8 ≧pT3 生検陽性コア率 被膜外浸潤の有無 精嚢浸潤の有無 リンパ節転移の有無	再発までの期間＜3年 PSA倍加時間＜9カ月	Decipher score Oncotype DX Prostate Prolaris Promark CTC
放射線	照射線量 ≧75Gy PSA ≧20ng/ml 精嚢浸潤の有無 ホルモン療法併用の有無 テストステロン低値 生検陽性コア率 Gleason score ≧7	ホルモン療法開始後3カ月目PSA＜0.2ng/ml	
ホルモン療法	ALP/LDH高値 Hb ≦10g/dl PLT ≦5万 Gleason score ≧8 アルブミン低値 NLR＜5 治療前テストステロン値 内臓転移の有無 オピオイドの使用の有無 Performance status ≧1 若年	CRPCになるまでの期間 PSA nadir ホルモン療法開始後7カ月目PSA＜0.2ng/ml	AR-V7 AR mutation AR overexpression CTC BRCA expression
化学療法	年齢 Performance status 内臓転移の有無 疼痛の有無 Gleason score Hb/ALP/LDH/PSA NLR＜3	PSA倍加時間 ドセタキセル終了後の期間 ホルモン療法開始後の期間 化学療法開始後3カ月目 PSA＜30％	

NLR；Neutrophil-to-lymphocyte ratio
CTC；circulating tumor cells

文献

1) Hamdy FC, et al: 10-Year Outcomes after Monitoring, Surgery, or Radiotherapy for Localized Prostate Cancer. N Engl J Med, 2016; 375: 1415-24.
2) D'Amico D, et al: Genetic abnormalities of the protein C system: shared risk factors in young adults with migraine with aura and with ischemic stroke? Cephalalgia, 1998; 18: 618-21; discussion 591.
3) Cooperberg MR, et al: Comparative risk-adjusted mortality outcomes after primary surgery, radiotherapy, or androgen-deprivation therapy for localized prostate cancer. Cancer, 2010; 116: 5226-34.
4) Cooperberg MR, et al: The University of California, San Francisco Cancer of the Prostate Risk Assessment score: a straightforward and reliable preoperative predictor of disease recurrence after radical prostatectomy. J Urol, 2005; 173: 1938-42.
5) Gandaglia G, et al: Impact of the Site of Metastases on Survival in Patients with Metastatic Prostate Cancer. Eur Urol, 2015; 68: 325-34.
6) Ali A, et al: Importance of non-regional lymph nodes in assigning risk in primary metastatic prostate cancer. BJU Int, 2018.

7) James ND, et al: Survival with Newly Diagnosed Metastatic Prostate Cancer in the "Docetaxel Era": Data from 917 Patients in the Control Arm of the STAMPEDE Trial (MRC PR08, CRUK/06/019). Eur Urol, 2015; 67: 1028-38.
8) Roehl KA, et al: Cancer progression and survival rates following anatomical radical retropubic prostatectomy in 3,478 consecutive patients: long-term results. J Urol, 2004; 172: 910-4.
9) Reese AC, et al: Minimal impact of clinical stage on prostate cancer prognosis among contemporary patients with clinically localized disease. J Urol, 2010; 184: 114-9.
10) Freedland SJ, et al: Risk of prostate cancer-specific mortality following biochemical recurrence after radical prostatectomy. Jama, 2005; 294: 433-9.
11) Tilki D, et al: External validation of the CAPRA-S score to predict biochemical recurrence, metastasis and mortality after radical prostatectomy in a European cohort. J Urol, 2015; 193: 1970-5.
12) Ahove DA, et al: Which patients with undetectable PSA levels 5 years after radical prostatectomy are still at risk of recurrence? – implications for a risk-adapted follow-up strategy. Urology, 2010; 76: 1201-5.
13) de Crevoisier R, et al: Early PSA decrease is an independent predictive factor of clinical failure and specific survival in patients with localized prostate cancer treated by radiotherapy with or without androgen deprivation therapy. Ann Oncol, 2010; 21: 808-14.
14) Erho N, et al: Discovery and validation of a prostate cancer genomic classifier that predicts early metastasis following radical prostatectomy. PLoS One, 2013; 8: e66855.
15) Ross AE, et al: Tissue-based Genomics Augments Post-prostatectomy Risk Stratification in a Natural History Cohort of Intermediate- and High-Risk Men. Eur Urol, 2016; 69: 157-65.
16) Nguyen PL, et al: Ability of a Genomic Classifier to Predict Metastasis and Prostate Cancer-specific Mortality after Radiation or Surgery based on Needle Biopsy Specimens. Eur Urol, 2017; 72: 845-52.
17) Cucchiara V, et al: Genomic Markers in Prostate Cancer Decision Making. Eur Urol, 2018; 73: 572-82.
18) Kuske A, et al: Improved detection of circulating tumor cells in non-metastatic high-risk prostate cancer patients. Sci Rep, 2016; 6: 39736.
19) Rider JR, et al: Long-term outcomes among noncuratively treated men according to prostate cancer risk category in a nationwide, population-based study. Eur Urol, 2013; 63: 88-96.
20) Zelefsky MJ, et al: Long-term outcome following three-dimensional conformal/intensity-modulated external-beam radiotherapy for clinical stage T3 prostate cancer. Eur Urol, 2008; 53: 1172-9.
21) Bolla M, et al: External irradiation with or without long-term androgen suppression for prostate cancer with high metastatic risk: 10-year results of an EORTC randomised study. Lancet Oncol, 2010; 11: 1066-73.
22) Bolla M, et al: Duration of androgen suppression in the treatment of prostate cancer. N Engl J Med, 2009; 360: 2516-27.
23) Bryant AK, et al: Three-month posttreatment prostate-specific antigen level as a biomarker of treatment response in patients with intermediate-risk or high-risk prostate cancer treated with androgen deprivation therapy and radiotherapy. Cancer, 2018; 124: 2939-47.
24) Atkins KM, et al: Low testosterone at first prostate-specific antigen failure and assessment of risk of death in men with unfavorable-risk prostate cancer treated on prospective clinical trials. Cancer, 2018; 124: 1383-90.
25) Jain S, et al: Validation of a Metastatic Assay using biopsies to improve risk stratification in patients with prostate cancer treated with radical radiation therapy. Ann Oncol, 2018; 29: 215-22.
26) Kwak C, et al: Prognostic significance of the nadir prostate specific antigen level after hormone therapy for prostate cancer. J Urol, 2002; 168: 995-1000.
27) Akaza H, et al: Combined androgen blockade with bicalutamide for advanced prostate cancer: long-term follow-up of a phase 3, double-blind, randomized study for survival. Cancer, 2009; 115: 3437-45.
28) James ND, et al: Survival with Newly Diagnosed Metastatic Prostate Cancer in the "Docetaxel Era": Data from 917 Patients in the Control Arm of the STAMPEDE Trial (MRC PR08, CRUK/06/019). Eur Urol, 2014.
29) Normand G, et al: Percentage of positive biopsy cores at the onset of hormone therapy for prostate cancer: prognostic significance. Urol Int, 2009; 83: 160-5.
30) Shiota M, et al: The oncological outcome and validation of Japan Cancer of the Prostate Risk Assessment score among men treated with primary androgen-deprivation therapy. J Cancer Res Clin Oncol, 2015; 141: 495-503.
31) Nieder C, et al: Anaemia and thrombocytopenia in patients with prostate cancer and bone metastases. BMC Cancer, 2010; 10: 284.
32) Halabi S, et al: Prognostic model for predicting survival in men with hormone-refractory metastatic prostate cancer. J Clin Oncol, 2003; 21: 1232-7.
33) Ryan CJ, et al: Serum androgens as prognostic biomarkers in castration-resistant prostate cancer: results from an analysis of a randomized phase III trial. J Clin Oncol, 2013; 31: 2791-8.
34) Beer TM, et al: Enzalutamide in metastatic prostate cancer before chemotherapy. N Engl J Med, 2014; 371: 424-33.
35) Goodman OB, Jr., et al: Circulating tumor cells in patients with castration-resistant prostate cancer baseline values and correlation with prognostic factors. Cancer Epidemiol Biomarkers Prev, 2009; 18: 1904-13.
36) Armstrong AJ, et al: Prostate-specific antigen and pain surrogacy analysis in metastatic hormone-refractory prostate cancer. J Clin Oncol, 2007; 25: 3965-70.
37) Armstrong AJ, et al: Prediction of survival following first-line chemotherapy in men with castration-resistant metastatic prostate cancer. Clin Cancer Res, 2010; 16: 203-11.
38) Sonpavde G, et al: Serum alkaline phosphatase changes predict survival independent of PSA changes in men with castration-resistant prostate cancer and bone metastasis receiving chemotherapy. Urol Oncol, 2010.
39) Miura N, et al: Docetaxel-prednisolone combination therapy for Japanese patients with hormone-refractory prostate cancer: a single institution experience. Jpn J Clin Oncol, 2010; 40: 1092-8.

前立腺肥大症とはなにか

◇ 前立腺肥大症とは

　男性下部尿路症状・前立腺肥大症診療ガイドラインによると，前立腺肥大症は「前立腺の良性過形成による下部尿路機能障害を呈する疾患」と定義されている。前立腺に良性の過形成が生じると，細胞増殖により腫大した前立腺の機械的尿道圧迫および増生した前立腺内平滑筋組織の収縮による機能的尿道閉塞を起こして，下部尿路症状を呈することが多い。通常は移行域に過形成が発生するため，移行域が増大して前立腺肥大症が発症する（図1, 2）。

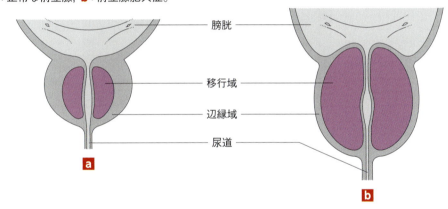

図1　前立腺肥大症とは
前立腺肥大症は移行域の増大によって生じる。
a：正常な前立腺，**b**：前立腺肥大症。

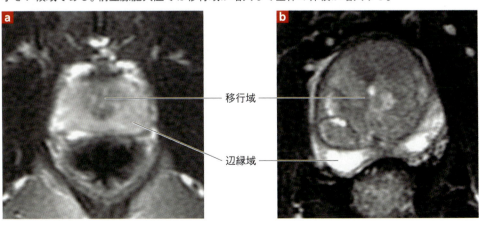

図2　実際の前立腺肥大症所見（MRI T2強調画像）
a：正常前立腺，**b**：前立腺肥大症。low intensityに見える移行域は正常前立腺では辺縁域よりも小さい領域である。前立腺肥大症では移行域が増大して全体の体積が増大する。

前立腺肥大症の病理

組織学的には，移行域細胞の結節状の増殖である．この結節状増殖は，肥大結節とよばれる（図3）．顕微鏡的な結節状増殖を指して組織学的前立腺肥大症という．移行域の細胞増殖は，腺組織と線維性成分および平滑筋組織が種々の割合で混じたもので，全体として結節状に増殖している（図4）．

前立腺肥大症の発生機序

発生機序のすべてが解明されてはいないが，前立腺の発育および前立腺肥大症の発生にはテストステロンの存在が必須である．また，壮年期以降に発生することからも加齢に伴う現象である．細胞増殖は尿道周囲の間質細胞に始まるとされる．細胞増殖を促す主な因

図3 肥大結節の組織像（HE染色，×15）
複数の肥大結節の集合体により，全体として移行域は増大する．

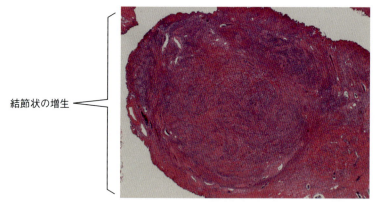

（聖隷浜松病院 病理診断科，大月寛郎氏 提供）

図4 前立腺肥大症の組織像（HE染色，×75）
a：腺性成分の多い部分，b：線維筋性成分の多い部分．肥大結節内には，腺，線維，平滑筋の各成分が種々の割合で混じる．

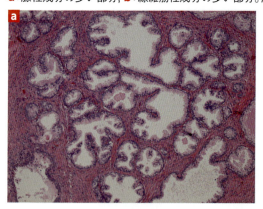
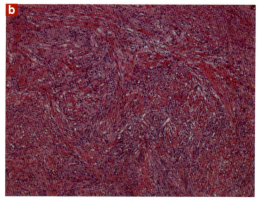

（聖隷浜松病院 病理診断科，大月寛郎氏 提供）

子として，テストステロンとエストロゲンの比率(T/E)低下，炎症や虚血，各種サイトカインなどが挙げられる。性ホルモンは直接前立腺に作用するほか，前立腺の増殖にかかわる各種サイトカインの分泌にも影響を及ぼしている。大半の前立腺肥大症の組織内に慢性炎症が存在するが，炎症によるサイトカイン分泌は前立腺細胞の増殖を促進する。虚血はサイトカイン分泌を促進するほか炎症も惹起する。間質細胞と上皮細胞の間には相互作用がみられ，両者の増殖とアポトーシスのバランスは均衡している。T/E低下や各種サイトカインは，間質細胞の増殖を促し，さらに間質と上皮の相互作用に影響を与える。結果として増殖がアポトーシスよりも優位になり，前立腺肥大症が発生する。

前立腺肥大症の発生原因として遺伝的要因も指摘されている。糖尿病や肥満といったメタボリック症候群は，虚血，交感神経過緊張状態，アロマターゼ活性亢進によるT/E低下などが生じており，前立腺肥大症の発生を促すとされる。図5に前立腺肥大症の発生機序を示す。

◆ 前立腺重量の年齢的推移

前立腺は成人後20gほどになり壮年期まで重量変化はないが，40歳を過ぎるころから前立腺肥大症への変化を生じる群が現れる。前立腺肥大症を生じないものでは逆に加齢とともに萎縮傾向となる(図6)。人種ごとに前立腺重量の差異があり，本邦を含めたアジア地域の人種では欧米人より前立腺は小さい。

図5 前立腺肥大症発生の機序
壮年期以降では，テストステロンの存在下に各種因子の作用により前立腺肥大症が発生する。

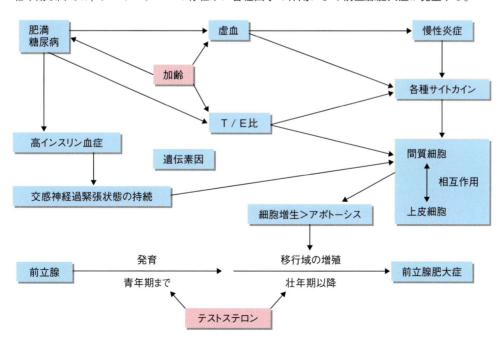

図6 剖検192例における前立腺体積と年齢の関係

壮年期以降，前立腺肥大症を生じると体積増加をきたすが，正常前立腺はむしろ萎縮する。

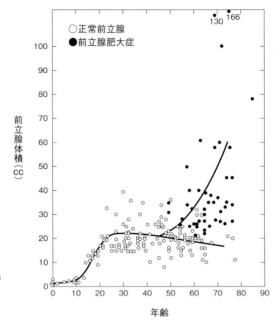

(Swyer GIM: Post-natal growth changes in the human prostate. J Anat, 1944; 78: 130-45. より引用)

図7 前立腺の自然史シェーマ

壮年期以降では，テストステロンの存在下に各種因子の作用により前立腺肥大症が発生する。

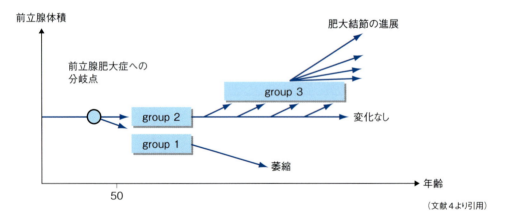

(文献4より引用)

図7のように壮年期を過ぎてからの前立腺体積の推移は3群に大別される。1つは萎縮に向かう群であり，もう1つは変化のない群，そして前立腺肥大症へ進む群となる。超音波検査で前立腺肥大症を認める割合は40歳代では20％ほどであるが，50〜60歳代では60％前後に増加し，70歳代では約70％に達する。個々の前立腺自然史では萎縮から肥大まで多様性を認めるが，全体としては加齢とともに増大へ向かう（図8）。その年間増大率はおよそ1〜2％台とされる。

（武井一城）

図8 本邦962剖検例の平均前立腺重量

個々の例では萎縮から肥大まで存在するが，集団全体の平均値では前立腺体積は加齢とともに増大する。

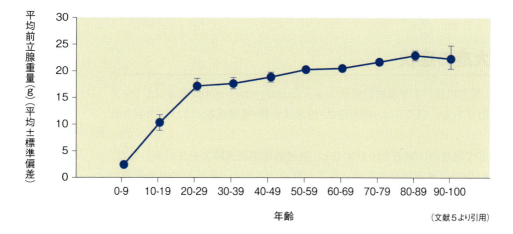

（文献5より引用）

◇ 文献

1) 秋元 晋, ほか: 前立腺肥大症の自然史. 日泌尿会誌, 1997; 88: 451-62.
2) Gacci M, et al: Metabolic syndrome and benign prostatic enlargement: a systematic review and meta-analysis. BJU Int, 2015; 115: 24-31.
3) Berry SJ, et al: The development of human benign prostatic hyperplasia with age. J Urol, 1984; 132: 474-9.
4) Masumori N, et al: Age-related differences in internal prostatic architecture on transrectal ultrasonography: results of a community based survey in Japan. J Urol, 1997; 157: 1718-22.
5) Fujikawa S, et al: Natural history of human prostate gland: morphometric and histopathological analysis of Japanese men. The Prostate, 2005; 65: 355-64.

前立腺肥大症の症状と検査法

◆ 前立腺肥大症の症状

　前立腺肥大症は，男性において下部尿路症状（lower urinary tract symptoms；LUTS）を生ずる代表的な疾患である。LUTSは，排尿症状・排尿後症状・蓄尿症状の3つに大別される（**表1**）。

　前立腺腫大が生じて物理的に尿道を圧迫すると，物理的尿路通過障害を生じる。また，肥大した内腺（腺腫）内には豊富な交感神経α線維が存在するため，交感神経刺激状態では結節内の平滑筋組織が収縮し機能的尿路通過障害を生じる。この両者の通過障害により種々の排尿症状，排尿後症状が生じる。また尿道閉塞は膀胱の伸展・虚血・炎症・酸化ストレスをもたらし，膀胱支配神経や平滑筋の変化および尿路上皮由来の伝達物質の放出などを介して蓄尿症状を生じる。症状の客観的な定量的評価法として国際前立腺症状スコア（International Prostate Symptom Score；IPSS）/QOL（quality of life）スコアと過活動膀胱症状スコア（Overactive Bladder Symptom Score；OABSS）による同時評価が有用である（**表2，3**）。

● 排尿症状

　排尿相にみられる症状。同様の意味で，「排出症状」または「尿排出症状」が用いられることがある。I-PSSでは問3 尿線途絶，問5 尿勢，問6 腹圧排尿がこれに相当する。

尿勢低下：尿の勢いが弱いという愁訴。以前の状態あるいは他人との比較によることが多い。
尿線分割・尿線散乱：尿線が排尿中に分割・散乱するという愁訴。
尿線途絶：尿線が排尿中に1回以上途切れるという愁訴。
排尿遅延：排尿開始が困難で，排尿準備ができてから排尿開始までに時間がかかるという愁訴。
腹圧排尿：排尿の開始，尿線の維持または改善のために，腹圧（いきみ）を要するという愁訴。
終末滴下：排尿の終了が延長し，尿が滴下する程度まで尿流が低下するという愁訴。

● 排尿後症状

　排尿直後にみられる症状。IPSSでは問1 残尿感がこれに相当する。
残尿感：排尿後に完全に膀胱が空になっていない感じがするという愁訴。
排尿後尿滴下：男性では便器から離れた後，女性では立ち上がった後に不随意的に尿が出てくるという愁訴。

● 蓄尿症状

　蓄尿相にみられる症状。前立腺肥大症においては，尿道閉塞から二次的に生じた膀胱機

表1 下部尿路症状の分類

排尿症状	排尿後症状	蓄尿症状
尿勢低下 尿線分割・尿線散乱 尿線途絶 排尿遅延 腹圧排尿 終末滴下	残尿感 排尿後尿滴下	昼間頻尿 夜間頻尿 尿意切迫感 尿失禁

表2 国際前立腺症状スコア（IPSS）とQOLスコア質問票

どれくらいの割合で次のような症状がありましたか	全くない	5回に1回の割合より少ない	2回に1回の割合より少ない	2回に1回の割合くらい	2回に1回の割合より多い	ほとんどいつも
この1か月の間に，尿をしたあとにまだ尿が残っている感じがありましたか	0	1	2	3	4	5
この1か月の間に，尿をしてから2時間以内にもう一度しなくてはならないことがありましたか	0	1	2	3	4	5
この1か月の間に，尿をしている間に尿が何度もとぎれることがありましたか	0	1	2	3	4	5
この1か月の間に，尿を我慢するのが難しいことがありましたか	0	1	2	3	4	5
この1か月の間に，尿の勢いが弱いことがありましたか	0	1	2	3	4	5
この1か月の間に，尿をし始めるためにお腹に力を入れることがありましたか	0	1	2	3	4	5

	0回	1回	2回	3回	4回	5回以上
この1か月の間に，夜寝てから朝起きるまでに，ふつう何回尿をするために起きましたか	0	1	2	3	4	5

IPSS＿＿＿＿点

	とても満足	満足	ほぼ満足	なんともいえない	やや不満	いやだ	とてもいやだ
現在の尿の状態がこのまま変わらずに続くとしたら，どう思いますか	0	1	2	3	4	5	6

QOLスコア＿＿＿＿点

IPSS重症度：軽症（0〜7点），中等度（8〜19点），重症（20〜35点）
QOL重症度：軽症（0，1点），中等度（2, 3, 4点），重症（5, 6点）

（文献1より引用）

表3 過活動膀胱症状スコア（OABSS）質問票

以下は症状がどれくらいの頻度でありましたか。この1週間のあなたの状態に最も近いものを，ひとつだけ選んで，点数の数字を○で囲んでください。

質問	症状	点数	頻度
1	朝起きた時から寝る時までに，何回くらい尿をしましたか	0	7回以下
		1	8～14回
		2	15回以上
2	夜寝てから朝起きるまでに，何回くらい尿をするために起きましたか	0	0回
		1	1回
		2	2回
		3	3回
3	急に尿がしたくなり，我慢が難しいことがありましたか	0	なし
		1	週に1回より少ない
		2	週に1回以上
		3	1日に1回くらい
		4	1日に2～4回
		5	1日5回以上
4	急に尿がしたくなり，我慢できずに尿をもらすことがありましたか	0	なし
		1	週に1回より少ない
		2	週に1回以上
		3	1日に1回くらい
		4	1日に2～4回
		5	1日5回以上
	合計点		点

過活動膀胱の診断基準　　尿意切迫スコア（質問3）が2点以上かつOABB合計スコアが3点以上
過活動膀胱の重症度判定　OABSS（合計点）
　　　　　　　　　　　　　軽症　：5点以下
　　　　　　　　　　　　　中等症：6～11点
　　　　　　　　　　　　　重症　：12点以上

（文献1より引用）

能の変化に関連したものと考えられている。頻尿・尿意切迫感・尿失禁などの尿をうまく溜められない症状のほか膀胱知覚が含まれる。IPSSでは問2 排尿間隔，問4 尿意切迫感，問7 夜間排尿回数がこれに相当する。切迫性尿失禁については特に言及されていないため，蓄尿症状の評価に過活動膀胱症状スコア（Overactive Bladder Symptom Score；OABSS）を併用することもある。

昼間頻尿：日中の排尿回数が多すぎるという愁訴。8回以上を頻尿と定義する。
夜間頻尿：夜間に排尿のために1回以上起きなければならないという愁訴。夜間睡眠中の排尿回数であり，その排尿の前後には睡眠していることになる。

尿意切迫感：急に起こる，抑えられない強い尿意。徐々に強くなるのではなく，予測困難で突如発生する強い尿意を意味する。
尿失禁：尿が不随意に漏れるという愁訴。汗や分泌物と鑑別が必要なこともある。
腹圧性尿失禁：労作・運動時，咳，くしゃみなどの腹圧が上昇する際，不随意に尿が漏れる愁訴。
切迫性尿失禁：尿意切迫感を伴う尿失禁。
混合性尿失禁：尿意切迫感だけではなく，運動・労作・くしゃみ・咳にも関連して，不随意に尿が漏れるという愁訴。
夜尿症：睡眠中に不随意に尿が漏れるという愁訴。
持続性尿失禁：持続的に尿が漏れるという愁訴。
膀胱知覚：病歴聴取により以下の5つに分類する。
　①正常（膀胱充満感の自覚があり，次第に増して強い尿意に至るのを感じる。）
　②亢進（早期から持続的に尿意を感じる。）
　③低下（膀胱充満感の自覚はあるが，明らかな尿意を感じない。）
　④欠如（膀胱充満感や尿意を感じない。）
　⑤非特異的（膀胱充満を腹部膨満感，自律神経症状，痙性反応として感じる。）

●尿閉

　膀胱内の尿をまったく排出できないか，排出するのがきわめて困難で，多量の残尿（300 ml以上が目安）が常時ある状態をいう。国際禁制学会（International Continence Society；ICS）は，急性尿閉を「尿をまったく排出できず，膀胱痛が強く，触診や打診で膀胱がわかる状態」で，慢性尿閉を「膀胱痛はなく，排尿後に触診や打診で膀胱がわかる状態」と定義している。

　急性尿閉は種々の誘因により生じうるが，その本質は主に交感神経の興奮によるものが多い（**図1**）。40〜79歳の一般住民2,115人を50カ月間（8,344人年）経過観察した研究では，

図1　急性尿閉の原因
主に交感神経の興奮による機能的尿路閉塞に基づく。

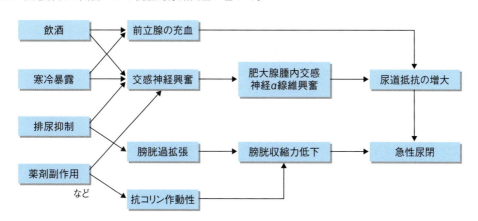

57例の急性尿閉を観察したことから，発生率は6.8/1,000人年と算出されている。発生リスクとして，高齢，IPSSが20点以上，最大尿流量が12ml/秒未満，前立腺体積が31ml以上，PSA1.6ng/ml以上，などが挙げられている。

また，急性尿閉が発生した後，$α_1$遮断薬投与下で尿道カテーテル離脱が困難な要因として，70歳以上，前立腺体積が50ml以上と尿閉時の残尿量1,000ml以上が挙げられている。尿道カテーテル抜去が可能であった症例についても，長期的には手術を要する予測因子として前立腺体積が50ml以上と尿閉時の血清PSA値が10ng/ml以上が挙げられている。

● 肉眼的血尿

手術適応となる患者の12％に認められる。前立腺の腫大に伴うvascular endothelial growth factor（VEGF）の発現亢進による微細血管密度の増加が関与している可能性が示唆されている。

● 膀胱結石

前立腺肥大症にしばしば合併する。尿の停滞すなわち残尿が原因とされているが，その明確な機序は明確ではない。

● 反復性尿路感染症

前立腺肥大症の4.1％で尿路感染症が合併しており，約2％が経過観察中に細菌尿が発生するとされる。高齢者で頻度が高くなるとされる。発生原因は，増加した残尿が侵入細菌の増殖を助長するためと考えられているが，尿閉に対する処置（導尿や尿道留置カテーテル），診断・治療に伴う尿道操作の関与も推測される。

● 腎後性腎不全

腺腫による膀胱三角部の圧排や高圧排尿による膀胱壁の線維化が，下部尿管の閉塞を引き起こし発生すると考えられている。頻度は1％以下とまれである。

◆ 前立腺肥大症の検査法

臨床的な前立腺肥大症は，前立腺腫大，膀胱出口部閉塞の3つの要素により構成されている。これらの評価を行うことがすなわち前立腺肥大症の検査となる。

● 直腸診

被検者を仰臥位，側臥位あるいは膝肘位にして，検者の示指を肛門より直腸内に挿入することにより行われる。前立腺は肛門より約5cmの位置で直腸の12時方向に触知できる。正常前立腺の大きさはクルミ大で表面は平滑であり，弾性軟〜弾性硬の硬度を示す。前立腺肥大症では種々の大きさに腫大して弾性硬に触れる。左右非対称や中心溝の消失を認めることもある。

● 超音波検査

経直腸的検査のほうが経腹的検査よりも前立腺を細部にまで評価でき，詳細な内部構造の評価を行うのに適している。内腺と外腺の様子のほか膀胱内突出の程度などを観察できる。前立腺容量は3方向測定から（長径×短径×前後径）×1/2 mlの近似値として算出できる。前立腺の形態上の重症度はその容量で表現し，軽症；20 ml未満，中等症；50 ml未満，重症；50 ml以上に区分する。前立腺の膀胱への突出度（intravesical prostatic protrusion；IPP）は，膀胱出口部閉塞の程度との相関，治療効果予測や治療選択での有用性が報告されている（図2）。

● 尿流動態検査

尿流測定，残尿測定，内圧尿流検査などの尿流動態検査で膀胱出口部閉塞の評価を行う。

▶残尿測定

残尿測定は排尿効率の評価に用いられ，重症度判定と治療経過のモニタリングに用いられている。現在は超音波検査にて残尿量の近似値を計測し，診断に用いることが多い。同一患者での残尿測定の再現性は低く，反復測定を心がけるべきである（図3）。

図2 超音波検査による前立腺体積とIPPの計測

IPP（intravesical prostatic protrusion）：超音波検査の矢状断像で前立腺と膀胱の輪郭線が交差する点を結んだ直線と前立腺の膀胱内へ最も突出している点を垂直につないだ距離。

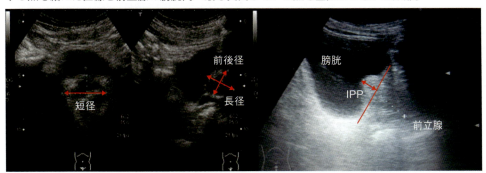

図3 経腹超音波による残尿量測定

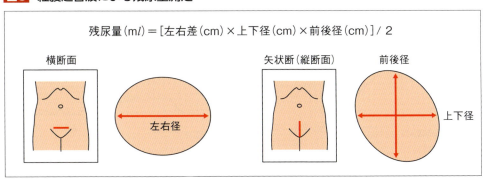

残尿量（ml）＝［左右差（cm）×上下径（cm）×前後径（cm）］／2

（文献1より引用）

▶尿流測定

排尿状態を客観的に把握できる。最大尿流量率と平均尿流量率を中心として，尿流曲線のパターンを参考に排尿状態を診断する（図4）。しかし，これらの所見は非特異的であり，下部尿路閉塞の原因診断，下部尿路閉塞と排尿筋低活動（膀胱収縮障害）の鑑別は困難である。これらの鑑別には内圧尿流検査が必要となる。尿量が少ないと尿流量率は低く評価されてしまうため，少なくとも150m*l* 以上の排尿量を得るのが望ましい。尿流測定の検査環境は日常生活とは大きく異なるため，複数回行うことで正確な状態を把握できる。

▶内圧尿流検査

内圧尿流検査は，膀胱内圧，直腸内圧（腹圧），排尿筋圧を測定し，排尿時の尿流率と排尿筋圧を評価し，下部尿路閉塞の有無・程度，膀胱収縮機能を評価する検査である。通常は，排尿時のみならず，排尿までの蓄尿期の圧測定も行うため，蓄尿機能も評価できる。注入媒体に造影剤を用いて，透視下で検査を施行すれば，下部尿路機能のみならず，形態的評価も同時に施行できる（図5）。

内圧尿流測定の評価用ノモグラムはいくつかあるが，代表的なものにAbrams-GriffithsノモグラムとSchäferノモグラム，ICSノモグラムが挙げられる（図6）。Schäferノモグラムは閉塞度を0〜Ⅵの7段階，膀胱収縮力もvery weak（VW）〜strong（ST）の4段階に分類し，より詳細な評価が可能である。指数で下部尿路閉塞と膀胱収縮力の各々を評価する方法もある（図7）。

● 内視鏡検査

尿道鏡を施行すると前立腺部尿道，膀胱頸部の様子を直接観察し，左右葉のkissingや中葉肥大などの尿道閉塞の評価ができる。併せて膀胱内を観察することで肉柱形成や膀胱憩室，膀胱結石といった合併症の有無，膀胱機能障害などを評価できる（図8）。

図4 前立腺肥大症例の尿流曲線

前立腺肥大症では最大尿流量率および平均尿流量率のほか，遅延時間延長を認める。遷延性排尿や終末尿滴下などによる尿流曲線パターンの変化も参考にする。

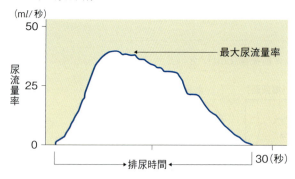

a：正常の尿流曲線

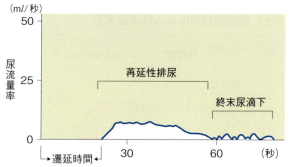

b：前立腺肥大症例の尿流曲線

図5 内圧尿流検査の実際

膀胱内に媒体注入と内圧測定が同時に施行できるカテーテルを挿入する。直腸内圧を同時測定する場合は直腸内にも内圧測定用のカテーテルを挿入する。外尿道括約筋筋電図は肛門周囲に表面電極を貼付もしくは針電極を外尿道括約筋に直接刺入し測定する。

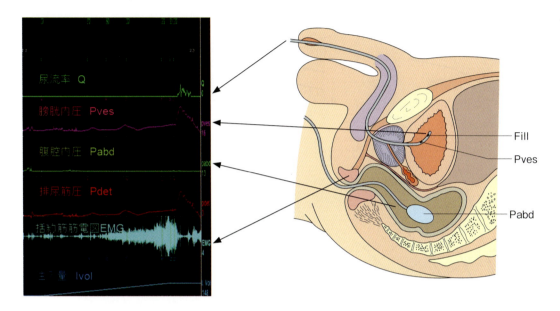

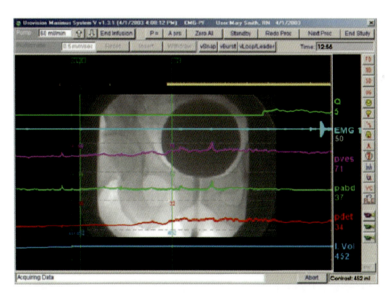

図6 内圧尿流測定の評価用ノモグラム

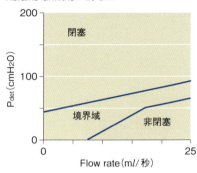
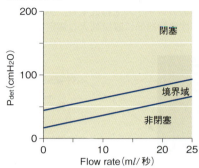
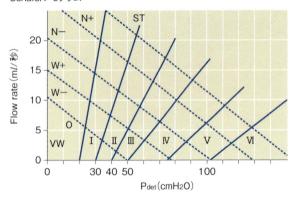

閉塞度
  0：正常
  I：軽度閉塞～VI：高度閉塞
排尿筋収縮機能
  ST：strong
  N：normal
  W：weak
  VW：very weak

（文献1より引用）

図7 膀胱出口部閉塞指数（BOOI）と排尿筋収縮指数（BCI）

Pdet@Qmax：最大尿流時の排尿筋圧　Qmax：最大尿流率

BOOI ＝ Pdet@Qmax － 2Qmax
（＜20：非閉塞, 20～40：境界域, ＞40：閉塞）

BCI ＝ Pdet@Qmax ＋ 5Qmax
（very weak：≦50, weak：50～100, nornal：100～150, strong＞150）

図8 前立腺肥大症の内視鏡検査所見

a：前立腺のkissing, b：膀胱憩室, c：膀胱結石。

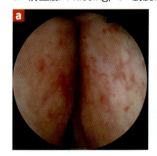
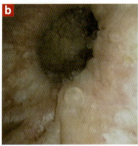
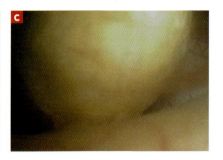

●MRI

　MRIは内外腺の区別が描出可能であるため，内腺のおよび外腺の状態を診断できる。横断像だけでなく，矢状断像に併せて撮影することで腫大した前立腺が周囲に及ぼす影響をみることができる（図9）。なお，CTは内外腺の区別が難しく，前立腺の内部構造の描出には向かないため，前立腺肥大症に対する診断意義は低い。

（矢野　仁）

図9 前立腺肥大症のMRI所見（T2強調画像）
a：T2強調画像では腫大した内腺（腺腫）が圧排された外腺よりも低信号強度で描出される。
b：矢状断像は，腺腫の膀胱への突出や膀胱憩室，肉柱形成の確認に有用である。

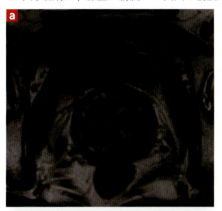
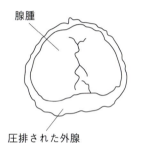
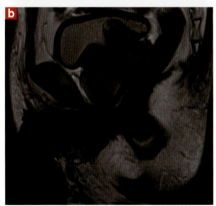
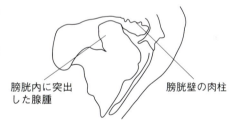

◆ 文献

1) 男性下部尿路症状・前立腺肥大症診療ガイドライン，日本泌尿器科学会 編，リッチヒルメディカル，2017.
2) 実践研修排尿機能検査，日本泌尿器科学会 編，ワイリー・ブラックウェル，2007.
3) 鈴木康友，ほか：高齢男性における下部尿路症状LUTSとは？ 日本医科大学医学会雑誌，2010; 6: 130-4.

前立腺肥大症の治療：薬物療法

　前立腺肥大症による諸症状の緩和が期待できる。高齢者をはじめとした手術施行困難例に対しても容易に試みることが可能で，前立腺肥大症に対し最も広く行われている治療である。以前は，その作用機序の違いにより，α1遮断薬，生薬系薬剤，抗アンドロゲン薬の3系統に大別されていたが，過活動膀胱（overactive bladder；OAB）治療薬の併用の有用性が広く認知されたことや，5α還元酵素阻害薬，ホスホジエステラーゼ5阻害薬の登場により，この分類に変化が生じている（図1）。
　各種薬剤は単独または併用して用いられる。そのほかアミノ酸製剤，フロボキサート，三環系抗うつ薬やコリン作動薬なども使用されることがある。代表的薬剤を表1に示す。

◇ 抗アンドロゲン薬

　前立腺のテストステロン依存性を利用し，その作用をブロックすることで肥大結節の発育抑制または縮小を目的とするものである。テストステロンの前立腺内取り込み抑制，5α還元酵素阻害，ジヒドロテストステロン（DHT）と受容体蛋白との結合阻害，視床下部-下垂体前葉-精巣系の抑制による血中テストステロンの低下などの薬理作用により効果を発現する。
　リビドー減退などの性機能障害が高頻度でみられ，女性化乳房などの副作用を生じる可能性がある。また，作用発現に数カ月の期間を要し，体積縮小効果は30％程度にとどまるといわれている。

図1 前立腺肥大症に対する薬物療法
各薬剤の特性を考慮し，病状に応じた薬物選択を行う。

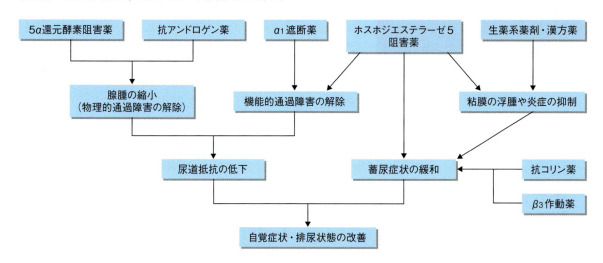

表1 主な前立腺肥大症治療薬

種類	一般名	商品名
抗アンドロゲン薬	酢酸クロルマジノン アリルエストレノール	プロスタール パーセリン
5α還元酵素阻害薬	デュタステリド	アボルブ
α1遮断薬	塩酸プラゾシン 塩酸テラゾシン 塩酸タムスロシン ウラピジル ナフトピジル シロドシン	ミニプレス ハイトラシン, バソメット ハルナール エブランチル フリバス ユリーフ
ホスホジエステラーゼ5阻害薬	タダラフィル	ザルティア
生薬系薬剤	オオウメガサソウエキス, ハコヤナギエキス, セイヨウオキナグサエキス, スギナエキス, 精製小麦胚芽油 セルニチンポーレンエキス	エビプロスタット セルニルトン
漢方薬		八味地黄丸 牛車腎気丸
抗コリン薬	プロピベリン オキシブチニン オキシブチニン経皮吸収型製剤 トルテロジン ソリフェナシン イミダフェナシン フェソテロジン	バップフォー ポラキス ネオキシテープ デトルシトール ベシケア ステーブラ, ウリトス トビエース
β3作動薬	ミラベグロン ビベグロン	ベタニス ベオーバ
アミノ酸製剤	L-アラニン・L-グルタミン酸・グリシン	パラプロスト
フロボキサート	フロボキサート	ブラダロン
三環系抗うつ薬	イミプラミン クロミプラミン アミトリプチリン	トフラニール アナフラニール トリプタノール
コリン作動薬	ベタネコール ジスチグミン	ベサコリン ウブレチド

◆ 5α還元酵素阻害薬

　2009年に5α還元酵素阻害薬であるデュタステリド（アボルブ®）が発売された。DHTは前立腺肥大の発生に関与する主なアンドロゲンとされ，5α還元酵素はテストステロンをDHTに変換する酵素である（図2）。本薬はテストステロンの下降作用はなく，視床下部，下垂体前葉，精巣などに影響を与えない。体積縮小効果は投与期間6カ月で25%，12カ月で33%と報告されている。前立腺体積が30m*l*以上の肥大症患者が，急性尿閉を発症する，または肥大症に関連した外科的治療を要するリスクを減少させることが報告されている[2]。

上述の薬剤は，いずれも中断により前立腺容量は再度増大することが報告されている。また，両者とも前立腺特異抗原（prostate rpecific antigen；PSA）の半減作用を有しており，処方に際しては前立腺癌の除外が肝要である。

◆ α1遮断薬

　肥大結節内の平滑筋組織内には豊富に交感神経α腺維が存在し，尿道抵抗の増大を引き起こしている。α1遮断薬は膀胱頸部および前立腺の平滑筋を弛緩させ，尿道抵抗を低下させ，排尿障害を改善させる。下部尿路および前立腺により選択的に作用するものが副作用の軽減を目的として種々発売されている。比較的効果の発現が早く，中長期の効果も認められており，薬物療法の中核をなす。

　副作用として，起立性低血圧，めまいなどが従来からいわれているが，近年，術中虹彩緊張低下症候群（intraoperative floppy iris syndrome；IFIS）が注目されている。IFISは虹彩の瞳孔散大筋の弛緩（縮瞳および虹彩のうねり）であり，白内障手術を施行した際の水流による虹彩のうねり，虹彩の脱出・嵌頓，進行性の縮瞳の三徴をきたすものと定義されている。

図2　5α還元酵素阻害薬の作用機序：前立腺肥大のメカニズムと薬剤の作用点
アボルブは5α還元酵素のみに作用し，テストステロンは低下させない。

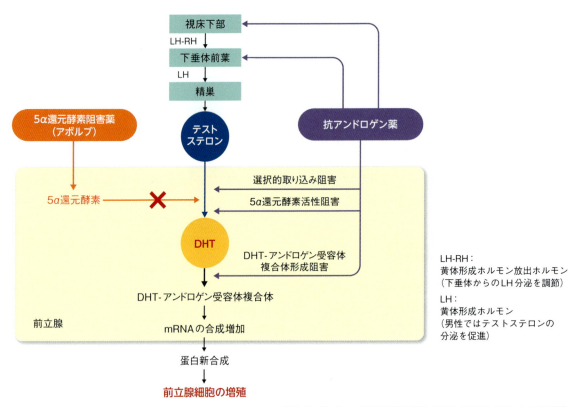

（飯久保　尚，ほか：日本薬剤師会雑誌，2006；58（8）：1017-9．より引用）

内服例の約半数程度認められ，α1遮断薬を服用中止しても数週間は発生の可能性があるため，白内障手術を予定している症例では，α1遮断薬を内服していることを，術前より眼科医に認識してもらうことが重要である。

ホスホジエステラーゼ5阻害薬

一酸化窒素（NO）は，細胞内のcGMP産生を促進して前立腺や尿道の平滑筋弛緩を促進する。ホスホジエステラーゼ5阻害薬はcGMPの分解を阻害してNOの作用を増強し，前立腺肥大症に伴う下部尿路症状を改善させる。平滑筋弛緩のほか，下部尿路の酸化ストレスの改善，下部尿路間質の増殖・分化転換の抑制，膀胱知覚神経活動の減少，前立腺炎症の抑制など多彩な作用機序を有すると考えられている（図3）[3]。硝酸薬やKチャネル開口薬などが投与されている症例には投与禁忌である。

生薬系薬剤・漢方薬

前立腺周囲の炎症や尿道粘膜の浮腫を取り除くことで，主に蓄尿症状，排尿後症状を緩和するといわれているが，詳細な作用機序はわかっていない。排尿症状の改善効果はあまり期待できないため，単独で用いることは少なく，主として他剤と併用することが多い。

また，副作用がまれなため，副作用により他剤での治療が困難な症例に投与することが多い。

図3 ホスホジエステラーゼ5阻害薬の作用機序

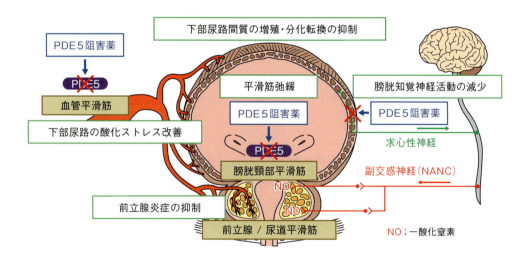

（日本新薬「ザルティア®錠インタビューフォーム」を改変）

◆ 過活動膀胱（OAB）治療薬（抗コリン薬・β3作動薬）

● 抗コリン薬

　膀胱平滑筋のムスカリン受容体を遮断することにより，排尿筋過活動を抑制し効果を発現するとされていたが，最近は知覚神経系への作用機序も示唆されている。OABに対する有効性の根拠は十分だが，前立腺肥大症の合併例に対する単独投与の有効性は十分とはいえない。全身のムスカリン受容体の遮断作用による副作用，特に排尿困難や残尿増加，尿閉に注意が必要である。また近年，抗コリン薬の副作用として認知機能低下が注目されており，高齢者へのオキシブチニン投与は禁忌と考えてよい。

● β3作動薬

　β3アドレナリン受容体に選択的に作用することにより，蓄尿期のノルアドレナリンによる膀胱弛緩作用を増強することで膀胱容量を増大させOABの諸症状を改善する。抗コリン薬と異なり，ムスカリン受容体の遮断作用に起因する副作用（口内乾燥，便秘，認知機能障害など）はほとんど認められないが，作用機序から心血管系への影響が懸念され，高血圧に注意が必要である。

　前立腺肥大症の合併例に対する単独療法の大規模RCTはないが，OABに対するRCTや使用成績調査の対象のおよそ2～5割が男性であるため，単独療法の有効性と安全性はあると推察されるが，根拠は十分といえない。

　なお，抗コリン薬やβ3作動薬はあくまでもOAB治療薬であり，前立腺肥大症に対しての保険適用はない。また，排尿症状の程度が強い場合，前立腺体積が大きい場合，高齢者などには，有害事象に十分に気を付けながら，低用量から開始するなどの慎重な投与が推奨されている。

● 併用療法

　前立腺肥大症患者の約半数は，α1遮断薬による治療後もOABが残存するとの報告もあり[4]，これらの患者に対し，OAB治療薬を併用することで病状が改善することは多くの研究で報告されている。

▶ α1遮断薬＋抗コリン薬

　前立腺肥大症を伴うOABに対するα1遮断薬と抗コリン薬の併用投与の有用性については，大規模RCTを含む多くの研究・解析が行われ，プラセボ群もしくはα1遮断薬単独投与群，抗コリン薬単独投与群に比較して有効であることが報告されている。

　安全性については，最大尿流量に関しては各群で有意差を認めず，尿閉の頻度は0～1%とされる一方で，残尿量は有意に増加したという報告が多い。

▶ α1遮断薬＋β3作動薬

　α1遮断薬の治療後に残存するOABに対し，β3作動薬を追加した併用療法群とα1遮断薬の単独療法群を比較検討した小規模RCTでは，併用療法群は単独療法群と比較して，蓄尿症状やQOLの有意な改善を認め，残尿量の有意な増加を認めたと報告している。また，

単独療法群では副作用を認めなかったのに対し，併用療法群では尿閉1例を含めた副作用が13.9%に認められた。このことより併用療法の有効性と安全性はあると推察されるが，根拠は十分といえない。

▶5α還元酵素阻害薬＋抗コリン薬またはβ3作動薬

6カ月以上の5α還元酵素阻害薬投与後もOAB症状が残存する前立腺肥大症患者51例に対して，抗コリン薬あるいはβ3作動薬を12週間追加投与した報告がある[5]。いずれも尿意切迫感を含めた排尿症状の改善を認めたことから，根拠は不十分だが，前立腺肥大症を伴うOAB患者に対する治療として，今後選択肢の一つとなる可能性はあると考えられる。

（矢野　仁）

◇ 文献

1) 男性下部尿路症状・前立腺肥大症診療ガイドライン，日本泌尿器科学会 編，リッチヒルメディカル，2017.
2) Debruyne F, et al: ARIA3001, ARIA3002, ARIA3003 Study Investigators. Efficacy and safety of long-term treatment with the dual 5 alpha-reductase inhibitor dutasteride in men with symptomatic benign prostatic hyperplasia. Eur Urol, 2004; 46: 488-95.
3) Gacci M, et al: Latest evidence on the use of phosphodiesterase type 5 inhibitors for the treatment of lower urinary tract symptoms secondary to benign prostatic hyperplasia. Eur Urol, 2016; 70: 124-33.
4) 小川良雄，ほか: 過活動膀胱を有する前立腺肥大症患者のタムスロシン塩酸塩による症状改善効果. 泌尿器外科2009; 22 (3): 445-2.
5) Maeda T, et al: Solifenacin or mirabegron could improve persistent overactive bladder symptoms after dutasteride treatment in patients with benign prostatic hyperplasia. Urology, 2015; 85: 1151-5.

前立腺肥大症の治療：手術療法

前立腺肥大症に対する手術療法は，①薬物療法の効果が不十分，②中等度から重度の症状，③尿閉・尿路感染症・血尿・膀胱結石などの合併症がある（または危惧される）場合に適用が考慮される。ほとんどの手術が腺腫の摘除・減少を行い，物理的に尿道抵抗の低下を図るものである。また，各術式には各々の特徴があるため，術式選択は，前立腺体積や中葉肥大の有無などの前立腺の特性，前立腺以外の患者特性，医療施設の設備，術者の習熟度などを考慮して行うよう推奨されている（表1）。

◆ 被膜下前立腺腺腫核出術

下腹部切開で膀胱前腔に達し，腫大した腺腫を外科的被膜から用手的に剥離して核出するものである（図1）。前立腺前面で被膜を切開する方法（恥骨後式）と膀胱を開放して膀胱内から腺腫を核出する方法（恥骨上式）がある。中等症から重症の下部尿路症状を有する前立腺肥大症，特に大きな前立腺（80～100 mL以上）に対しては確実で有効な治療法である。

表1 前立腺肥大症の手術適応と対象の目安

	推奨グレード	推定前立腺体積			抗凝固剤の中止不可	麻酔不可
		<30 mL	30～80 mL	>80 mL		
皮膜下前立腺腫核出術	A			○		
Monopolar TURP	A	○	○	○		
Bipolar TURP	A	○	○	○		
経尿道的前立腺切開術（TUIP）	A	○				
ホルミウムレーザー前立腺核出術（HoLEP）	A		○	○	○	
532 nmレーザー光選択的前立腺蒸散術（PVP）	A		○	○	○	
経尿道的バイポーラ電極前立腺核出術（TUEB®）	B		○	○	○	
ツリウムレーザー前立腺切除術（ThuLRP）	B		○	○		
半導体レーザー前立腺蒸散術	C1		○	○	○	
組織内レーザー凝固術（ILCP）	C1		○			
高密度焦点式超音波治療（HIFU）	C1		○			
経尿道的針焼灼術（TUNA®）	C1		○			○
経尿道的マイクロ波高温度治療術（TUMT）	B		○			○
尿道ステント	C1					○

（文献1より引用）

一方で周術期合併症の頻度は30.5％と高く，輸血11.9％，尿閉6.3％，尿路感染症11.1％，再手術1.2％との報告もある[2]。

◆ 経尿道的前立腺切除術（TURP）

　経尿道的に挿入した内視鏡下に，先端の切除ループに通じた高周波電流で前立腺腺腫を切除・回収する方法で，さまざまな手術方法が開発された今日においても，標準的手術である。

　一般的には前立腺体積が30～80mlのものが適応となり，治療効果は長期間維持される。切除体積が増すほど一定時間内で腺腫を十分に切除することは難しくなる。また，電解質を含まない灌流液を使用するmonopolar TURPでは，長時間の施術や被膜穿孔により，水中毒などの合併症を生じる。

　近年，灌流液に生理的食塩水を用いるbipolar TURPの普及が進んでいる。治療効果はmonopolar TURPと同等で，灌流液によるTUR症候群（低ナトリウム血症），血尿による尿閉，輸血の頻度が低い。

◆ 経尿道的前立腺切開術（TUIP）

　経尿道的に挿入した内視鏡下に，左右の尿管口の遠位から精阜横にかけて被膜の深さまで切開を行う方法である。前立腺体積が30ml未満で中葉肥大がないものが手術適応の目安となる。治療効果はTURPより劣り，再手術率も高いが，輸血やTUR症候群の発生頻度は少ない。

◆ 経尿道的バイポーラ電極前立腺核出術（TUEB®）

　経尿道的に挿入した内視鏡下に，バイポーラシステム下に腺腫を剥離するためのスパチュラが付属された特殊なループ（図2）を用いて，前立腺の肥大腺腫を核出する方法である。

図1 被膜下前立腺腺腫核出術

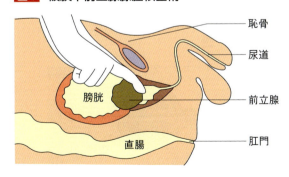

図2 経尿道的バイポーラ電極前立腺核出術（TUEB®）のループ

ループ電極の前方にスパチュラがあり，これで腺腫の核出を行う。

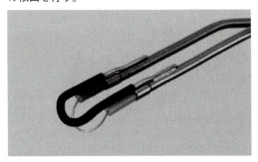

特に前立腺体積の大きい症例で有用であり，治療成績はTURPや開放手術と同等である。

◆ ホルミウムレーザー前立腺核出術（HoLEP）

　ホルミウムレーザーは水への吸収率が高いため，灌流液にその高いパルス波のエネルギーが吸収された際に衝撃波が発生する。経尿道的に挿入した内視鏡下に，レーザーを照射し衝撃波により腺腫と被膜の間を剥離して腺腫を核出，モーセレーターで細切・吸引する方法である（図3）。灌流液は生理食塩水を用いる。安全性・治療効果は開放手術やTURPと同等とされる。

◆ 532nmレーザー光選択的前立腺蒸散術（PVP）

　緑色光を特徴とする波長532nmを有するkalium-titanyl-phosphate（KTP）あるいはlithium triborate（LBO）レーザーは，水にはほとんど吸収されずに組織中のヘモグロビンに吸収され強い熱エネルギーを生じる。経尿道的に挿入した内視鏡下に，レーザーを照射し，この熱エネルギーで腺腫を蒸散する方法である。治療効果は開放手術やTURPと同等で，大きな前立腺や抗凝固剤使用下においても出血リスクが少なく安全に施行できるのが特徴である。

◆ ツリウムレーザー前立腺切除術（ThuLRP）

　経尿道的に挿入した内視鏡下に，2μm連続レーザーを照射して腺腫を蒸散させる方法である。TURPもしくはHoLEPとのRCTがあり，いずれも手術時間が長くなるが，治療効果は同等と報告している。前立腺体積によらず適用可能であり，出血リスクは少ない。

図3 ホルミウムレーザー前立腺核出術（HoLEP）
a：内視鏡を尿道から挿入し，生理食塩水を流しながらレーザーを用いて外腺と腺腫の間を剥離する。
b：遊離された腺腫を膀胱内に移動する。
c：モーセレーターを用いて腺腫を細切・吸引し体外へ排出する。

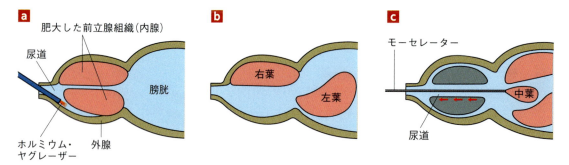

（ボストン・サイエンティフィック社HPの前立腺肥大症通信No.5より引用，一部改変）

◇ 半導体レーザー前立腺蒸散術

　経尿道的に挿入した内視鏡下に，100 W 以上の高出力半導体レーザーを照射して前立腺を蒸散させる方法である。出血リスクが少ないとの報告があるが，他治療との比較や長期治療成績についてさらなる検証を要する。

◇ 経尿道的マイクロ波高温度療法（TUMT）

　経尿道的に挿入したカテーテルよりマイクロ波を発射し，前立腺組織を熱凝固・壊死させ腺腫を縮小，尿道抵抗を低下させる方法である。多くの症例（大きな前立腺や尿閉）にも広く検証されており，TURP と比べ高い安全性を有するが，長期的には再治療を要する頻度が高い。

◇ 組織内レーザー凝固術（ILCP）

　経尿道的にライトガイドを腺腫に穿刺し内部に直接レーザーを照射し，尿道粘膜を保ったまま腺腫を凝固壊死させる方法である。ネオジウムヤグレーザーもしくはダイオードレーザーを用いる。前立腺体積の小さいものから高度の閉塞を有する症例まで広く適応があり，治療効果は TURP とほぼ同等である。一方，長期的には半数近くに再治療・追加治療が必要となり効果の持続性に課題が残る。

◇ 高密度焦点式超音波治療（HIFU）

　経直腸的に高密度の超音波を収束させて照射し，腺腫を熱変性・壊死させる方法である。適応に制限があり，前立腺に高度の石灰化を伴うもの，中葉肥大を認めるもの，前立腺体積が 75 ml 以上のもの，直腸から膀胱頸部までの距離が 40 mm 以上のもの，尿道抵抗が高度なものは不適格とされる。長期的には約半数が追加治療を要する。

◇ 経尿道的針焼灼術（TUNA®）

　経尿道的に刺入した穿刺針よりラジオ波を放出することで腺腫を凝固壊死させる方法である。前立腺体積が 60 ml 以下で，中葉肥大がなく，明らかな膀胱出口部閉塞を有する症例がよい適応とされる。前立腺体積が 75 ml 以上のものや，膀胱頸部硬化症などは不適とされる。治療効果は，短中期的には TURP とほぼ同等であるが，長期的には 20〜50% に再治療・追加治療が必要となる。

◇ 前立腺インプラント埋め込み尿道吊り上げ術（PUL）

　経尿道的に前立腺側葉へインプラントを埋め込み圧縮することで尿道抵抗を軽減する方

法である(図4)[3]。有効性を示すRCTがいくつか存在する。治療効果は前立腺体積には依存しないとされるが，中葉肥大には無効である。勃起および射精機能などの性機能にはほとんど影響を与えない。

◆ その他の手術療法

そのほか開放手術として腹腔鏡手術やロボット支援手術のほか，経尿道的に前立腺内に滅菌水蒸気を噴射し腺腫を熱変性・壊死させる経尿道的水蒸気治療，前立腺への血流を遮断し腺腫を虚血・壊死させる前立腺動脈塞栓術など，多くの治療法が報告されているが，いずれも本邦では保険適応外である。

(矢野　仁)

図4 前立腺インプラント埋め込み尿道吊り上げ術(PUL)
a：インプラント。被膜側末端はニチノール，尿道側末端はステンレス鋼でできている。両末端をつなぐのはポリエチレンテレフタラート(PET)・モノフィラメント。
b：腺腫により膀胱出口が閉塞している。
c：内視鏡を用いて被膜側末端を被膜外へ送る。
d：尿道を吊り上げ尿道抵抗を軽減する。

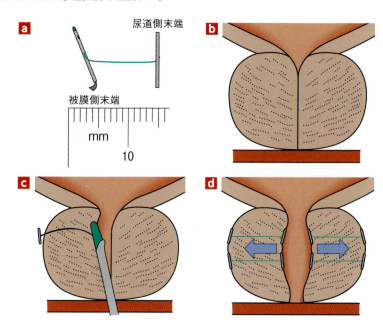

(文献3の図表を引用，一部改変)

◇ 文献

1) 男性下部尿路症状・前立腺肥大症診療ガイドライン，日本泌尿器科学会 編，リッチヒルメディカル，2017．
2) Lucca I, et al: Outcomes of minimally invasive simple prostatectomy for benign prostatic hyperplasia: a systematic review and meta-analysis. World J Urol, 2015; 33: 563-57.
3) Giuseppe Magistro, Christian G. Stief, Henry H. Woo. Mini-Review: What Is New in Urolift? Eur Urol Focus. 2018; 4: 36-39.

前立腺肥大症の治療：
カテーテル挿入とその合併症

　尿道カテーテルの挿入と留置は日常診療に欠かせない手技であり，日々多数の症例に対して医師あるいは看護スタッフにより実施されている。前立腺肥大症や前立腺癌などによる下部尿路閉塞の際や，尿量の正確な測定のような全身管理の目的に有用な方法である。しかしながら，特に留置に用いるいわゆるバルーンカテーテルは正しく留置しないとトラブルの原因となり，従来から繰り返し注意喚起されている[1-3]。入院患者の25％程度までが尿道カテーテル留置を経験し，医原性の尿道損傷は0.3％に発生するという報告もある[4]。

　本項目では，尿道カテーテル（バルーンカテーテル）の留置の手技の基本，トラブル予防法について簡単に述べる。

◆ 尿道カテーテルとは

　カテーテルの先端にバルーンがあり，固定水を注入し，膀胱内でバルーンを膨らますことにより自然には抜けないようにできるカテーテルである（**図1**）。太さの表示は外径をフレンチサイズ（French；Fr，1Fr＝1/3mm）を用いる。成人の泌尿器科疾患では16Fr以上が使いやすい。前立腺肥大では14Fr以下の細いサイズのものでは挿入が難しい場合がある。"バルーンカテ"や"バルーン"などの名称を臨床で使うが，日本泌尿器科学会泌尿器科用語集では，日本語ではフォーリーカテーテル，尿道カテーテル，あるいは尿道内カテーテル，英語ではFoley catheter，urethral catheter，あるいはintraurethral catheterである。

図1 尿道カテーテルの構造とハブの位置

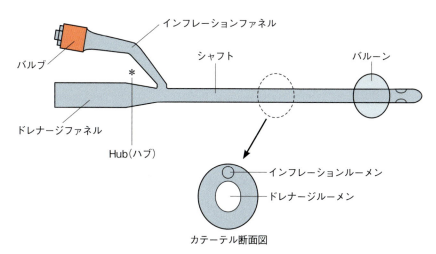

（バードI. C. シルバーフォーリートレイBの添付文書より引用）

Foleyは発明者の名前である。わが国の保険診療では24時間以上の留置をした場合にコストの算定ができる。

使用に際しては尿道の解剖をよく理解することが留置の際に重要である。尿道の長さは一般に成人男性で16〜20cm，女性で4〜5cmで，男性の尿道は，振子部・球部・括約筋・前立腺部からなりS字に屈曲する。括約筋の部分が最もカテーテルが通過しづらく，疼痛の発生部位でもある。

◆ 尿道カテーテルの挿入方法

一般的な尿道カテーテルの挿入手順は以下のとおりである[2]。
1. もう一度尿道カテーテル留置の必要性について検討する。
2. 陰部あるいは外尿道口を消毒する。
3. カテーテルの先端に潤滑油あるいはゼリーをつける。
4. 女性の場合は静かにゆっくりと4〜6cm挿入する。男性の場合は陰茎を45〜90°の角度に持ち，やや引き上げるようにしてカテーテルをゆっくり15〜20cm挿入する。
5. 尿が出始めたら，さらに2〜3cmゆっくり挿入する。
6. 規定量の滅菌蒸留水を注射器でバルーン内に注入する。
7. カテーテルを軽く引き抜けないことを確認し，再び1〜2cm挿入する。

「バルーン内に空気を注入し，均等に膨らむか確認し，空気を抜く」という手順は不要である。固定水が抜けない原因となりうる。

手順4や5は尿道カテーテルに目盛りがないため経験が必要である。挿入の深度が不十分であると，尿道内で固定水が膨らみ，尿道損傷をきたす。固定水を注入する際の力加減を指の感覚で覚えておくと尿道内で膨らませてないかどうか判断するのに役立つ。異常を感じたら無理に膨らませないことが重要である。

交換の際には膀胱内からの尿流出がないため，抜去して時間をおいてから，あるいは膀胱内の生理食塩水などを入れておいてから行うとよい。

◆ 尿道カテーテル挿入に伴う合併症

尿道損傷のほか，出血，尿道断裂，尿道狭窄や排尿障害，感染，瘻孔形成，膀胱損傷，膀胱穿孔，腹膜炎，膀胱憩室への迷入，憩室の破裂，尿管への迷入（**図2**），尿管損傷，S状結腸への迷入などがある[5,6]。

また，留置後のトラブルでは，患者さんの自身が引き起こすものとして自己抜去が最も多く，出血を伴うことも少なくない。また，接続部を自分で外す，あるいはカテーテルを切断する場合もある。また，患者さんの意に反し，接続部が外れたり何かに引っかかって抜去される，あるいは自然抜去される，固定水が抜けないため抜去不能（添付文書に対応法の記載あり）ということも起こりうる。

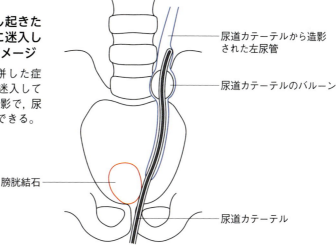

図2 尿道カテーテルに際し起きたまれな合併症：尿管に迷入した尿道カテーテルのイメージ

神経因性膀胱と膀胱結石を合併した症例。尿道カテーテルが左尿管に迷入している。尿道カテーテルからの造影で、尿管と、膨らんだバルーンが確認できる。

◆ 尿道損傷を防止するためのテクニック

　尿道カテーテル挿入に伴う尿道損傷は日常的におきている。日本医療機能評価機構から、「膀胱留置カテーテルによる尿道損傷」として2013年7月と2018年9月に医療安全情報が発信されている。尿道損傷予防のための事例が発生した医療機関の取り組み例として、以下の対策が紹介されている（図3）。

- 膀胱留置カテーテルの留置は、十分な長さの挿入を行い、尿の流出を確認した後にバルーンに蒸留水を注入する。
- 尿の流出がない場合は時間をおき、尿の流出を確認した後、バルーンを拡張する。
- 膀胱留置カテーテルの挿入時に抵抗がなくても、尿の流出がない場合は、バルーンを拡張しない。
- 膀胱留置カテーテルの留置が困難な場合には、早期に泌尿器科医師に依頼する。

　また、男性患者を対象とした『H.U.B.』（ハブ）というテクニックが公表されている[4]。図1は一般的な尿道カテーテルの構造である。このインフレーションファネルとドレナージファレルの合流部がHUB（ハブ）であり、これにかけた名称である（図4）。その手順は、以下のようになる。

1. Hub：ハブまで尿道カテーテルを挿入。
2. Urine（尿）：尿が出てくるのを待つ。
3. Balloon：尿が出てきたときと同じ位置でバルーンを膨らませる。

　この方法をポスターで掲示し導入する前後の半年間の比較で、尿道カテーテル留置に伴う合併症が14/4,310例（0.3％）から3/4,523（0.007％）まで有意に減少した（P = 0.006）。

　尿道カテーテルの留置は日常的な手技である。一方で、さまざまなトラブルが起こる。一般の医療家では実施困難な場合やトラブル発生時に、尿道カテーテル留置とその合併症の対応を依頼されるのは泌尿器科医師である。専門家としてどのような場合にも対応できるように日頃から訓練しておくことが肝要である。

（小宮　顕）

図3 日本医療機能評価機構からの注意喚起文書

医療安全情報No.80　2013年7月

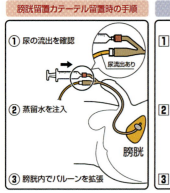
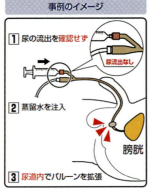

医療安全情報No.142　2018年9月

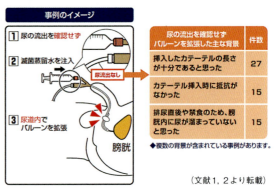

（文献1,2より転載）

図4 H.U.B.テクニック

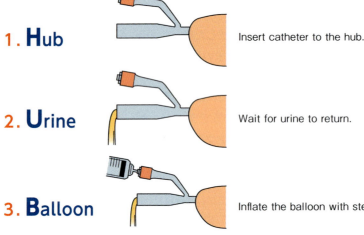

（文献4より引用）

◇ 文献

1) 日本医療機能評価機構: 膀胱留置カテーテルによる尿道損傷. 医療事故情報収集等事業医療安全情報, 2013年7月; No 80.
2) 日本医療機能評価機構: 膀胱留置カテーテルによる尿道損傷（第2報）. 医療事故情報収集等事業医療安全情報, 2018年9月; No 142.
3) 公益財団法人日本医療機能評価機構医療事故情報収集等事業第31回報告書（平成24年7月〜9月）.
4) Kashefi C, et al: Incidence and prevention of iatrogenic urethral injuries. J Urol, 2008; 179 (6): 2254-7.
5) 小宮 顕: この1冊で安心! 泌尿器科当直医マニュアル＜入院編＞尿道カテーテル留置困難およびトラブル. 臨泌, 2018; 72 (5): 387-93.
6) Komiya A, et al: MP08-04: Incidents related to Foley catheter insertion and maintenance and the efficacy of a medical staff educational program for safety management. San Diego, USA, Friday, May 6, 2016 10:30 AM-12:30 PM, AUA meeting 2017.

臨床・実地編　前立腺癌治療に必要な前立腺肥大症の知識

前立腺肥大症と前立腺癌をどう鑑別するか

　前立腺肥大症と前立腺癌は発生年齢，症状とも似た部分が多い。前立腺生検によって組織診断をつけざるを得ないことが多いが，この生検の数を減らすために種々の方法が考案された（**表1**）。
　同様の症状を示すものに，膀胱頸部硬化症，尿道狭窄，神経因性膀胱などがある。膀胱頸部硬化症は前立腺の腫大がなく，膀胱頸部の開大不全があり，触診，画像，内視鏡などで診断する。尿道狭窄は内視鏡や尿道造影検査（X線撮影）で見出せる。神経因性膀胱は水力学的検査あるいは神経学的検査により検討する。神経因性膀胱と前立腺肥大症との合併は症状が相加的になり，排尿障害と蓄尿障害がまざってみられる。

◆ DRE，TRUS，MRI，PSAを用いた鑑別法

● 直腸診（DRE）

　排尿障害の診察は，直腸診（digital rectal examination；DRE）より始まる。ただしPSAは触診後上昇するので，採血を先に行う。前立腺肥大症では弾性硬で左右対称，中央溝をもつ腫瘤を触れる。左右非対称，結節，硬結，中央溝の消失，表面の凸凹などの所見があれば癌を疑う。

表1 早期前立腺癌と前立腺肥大症との鑑別

	早期前立腺癌	前立腺肥大症
発生母地	peripheral zone 70％ trantision zone 25％ central zone 5％	trantision zone 100％
自覚症状	無症状	下部尿路通過障害
腹部理学所見	正常	膀胱を触知することがある
前立腺の直腸診所見 　大きさ 　硬度 　表面	 正常 硬 硬結を触知	 正常より大 硬 平滑
PSA	癌組織1gにつき3.5ng/m*l*上昇	腺腫1gにつき0.3ng/m*l*上昇
PSAD	上昇	正常
経直腸超音波検査法	5mm以上の腫瘍をhypoechoicな像として描出できるが特異性に乏しい	腺腫の容量を測定するのに有用

● 経直腸前立腺超音波検査(TRUS)

経直腸前立腺超音波検査(transrectal ultrasound；TRUS)画像では，癌病変は通常低エコー像を示すが，高エコーまたは等エコーを呈することもある。内部エコーの乱れは癌の疑いを濃くする。触診上硬結をみたもののうち超音波により結石と診断できることがあり，結石との鑑別に有力である。癌が被膜に浸潤すると，断裂像を示す。癌を疑ったときは，超音波ガイド下に当該部に対しておよびsystematicに針生検を行う。

● マルチパラメトリックMRI

別項(『前立腺癌の画像診断：CT, MRI』を参照)でも挙げられているが，MRI所見も重要である。T1強調像ではコントラストはつかないが，T2強調像では，辺縁域で低信号というのが典型的な癌の所見である。拡散強調像やADC(apparent diffusion coefficient)マップ，造影MRIを用いた鑑別も行われる。PI-RADS(Prostate Imaging Reporting and Data System)スコアという標準化した評価方法がある。マルチパラメトリックMRI画像と融合させた三次元画像を用いての標的生検も導入が進んでいる(『前立腺癌の組織診：前立腺針生検』の項を参照)。

● 腫瘍マーカー

前立腺癌の腫瘍マーカーはPSA(前立腺特異抗原)である。前立腺の分泌物であり，正常前立腺や精液に含まれる。前立腺のマッサージをすると血中にも流出する。急性炎症のときも上昇する。前立腺肥大症でも上昇することがあり，これは腫瘍の大きさに相関する。PSAは一部の前立腺肥大症で陽性を呈することを考慮すればスクリーニングに用いられ，病期の補助診断となり，さらに治療後の経過の把握に有用である。PSAの欠点は前立腺肥大症(前立腺体積の増加)，前立腺炎，加齢によってもある程度上昇がみられ，特異性が低いことである。

米国におけるPSAを用いた大規模な前立腺癌検診の報告では，PSA 4〜10 ng/mlでは25%，PSA＞10 ng/mlで60%に癌が見出された。PCPT(Prostate Cancer Prevention Trial)での検討では，PSA≦4.0でも15.2%に前立腺癌が見つかった。通常，直腸診，経直腸超音波検査の異常所見の有無にかかわらず，PSAが基準値を超える場合は超音波ガイド下のsystematic biopsyが勧められている。PSAの基準値の設定を低くすれば感度が高くなるが特異性が低くなる。日本泌尿器科学会での前立腺癌検診ガイドラインでは，50歳以上の男性ではPSAの基準値は4.0 ng/ml，あるいは年齢階層別PSA値として，64歳以下3.0 ng/ml，65〜69歳3.5 ng/ml，70歳以上4.0 ng/mlとしている。生検の効率をより良くするために，下記のようなパラメーターが考案されている。

①年齢階層別PSA
②前立腺重量階層別PSA値
③PSA density(PSAD)：基準値PSAD＜0.15 ng/ml/ml, PSATZ＜0.30〜0.35 ng/ml/ml
④PSA velocity(PSAV)：基準値PSAV≦20%または0.75 ng/ml/年
⑤Free/Total PSA比：基準値20〜25%以上
⑥血清/尿中PSA比

◆ 触知不能癌（T1c癌）について

　以上のようにPSAが前立腺癌の診断に不可欠となり，TRUSガイド下のsystematic biopsyが標準となっているとともに，MRI融合画像を用いた標的生検の導入が進んでいる。このため直腸診では前立腺に癌を疑わせる所見のない症例においても前立腺癌が検出される頻度が高い（図1）。これは臨床病期T1c癌（あるいはB0癌）である。前立腺全摘除術の適応となる早期前立腺癌が日本でも急増しており，そのなかでもT1c癌の増加が著しい。T1c癌の場合触知不能ということで病巣の広がりを認識できない。そのため①触知できないという特性と生物学的悪性度とどのような関連があるのか，②前立腺全摘除術で根治できない癌が含まれていないか，③臨床上重要でない癌（insignificant cancer）を治療の対象としていないか，などの問題がある。

● T1c癌の頻度

　図1に示すようにオカルト癌やラテント癌も含まれると考えられる。わが国の統計では，転移を有する進行癌での触知不能癌の割合は6.8％（269症例のうち18症例）であった。また転移を有しない前立腺限局癌での手術施行例の全国集計では，T1c癌は70％でありPSAスクリーニングの進んでいる欧米諸国での比率に近づいてきている（表2）。

● T1c癌の臨床病理学的特徴

　表3に前立腺全摘除術を施行したT1c癌の背景因子を示した。平均年齢がやや若く術前PSAの平均は10.0ng/mlである。T2癌と比較して，表4では，前立腺全摘除術標本における病理組織学的特徴の日本と欧米の比較を示した。Organ-confined cancerの頻度はわが国では59％で，Carterらに比べて低い傾向にある。またリンパ節転移や精嚢浸潤はわが国

図1 前立腺癌の臨床病期と触知との関係
触知しにくい癌にはオカルト癌やラテント癌が含まれていると考えられる。

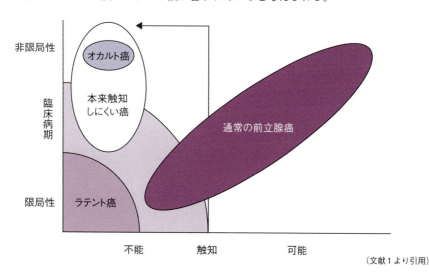

（文献1より引用）

は13％でCarterらと比較するとやや高い。しかし，わが国とOesterlingらとの成績は同様である。いずれにしてもT1c癌の6〜7割がorgan-confined tumorと考えられる。従って，T1c癌はこの割合で根治術が可能といえる。腫瘍の占拠部位は，transition zoneがいずれでも約2割程度であり，T2癌に比べて腫瘍を触知しにくいという性質を反映している。腫瘍容積については，0.5ml未満が2〜3割にみられる。4mlを超えるものはわが国では約3割とCarterらに比べて多い結果であった。

　T1c癌は，2/3程度が手術などで根治可能であり，残りの1/3は手術などでは根治は不可能であり，リンパ節転移や精嚢浸潤が約1割程度といえる。根治可能な癌のなかには，臨床上重要でない癌（insignificant cancer）が含まれていることが推測される。このように，T1c

表2 前立腺全摘除術を行ったT1-T2前立腺癌患者1,188名の集計

		N	%
PSA（ng/ml）	2.5未満	19	2
	2.6〜4.0	59	5
	4.1〜6.0	288	24
	6.1〜10.0	384	32
	10.1以上	438	37
臨床病期	T1c	826	70
	T2a	203	17
	T2b	87	7
	T2c	72	6
生検でのGleason score	6以下	397	33
	7(3+4)	350	29
	7(4+3)	228	19
	8以上	214	18
病理学的所見	前立腺限局	791	67
	被膜外浸潤	310	26
	精嚢腺浸潤	55	5
	リンパ節転移	32	3

（文献7より引用）

表3 前立腺全摘除術にて治療されたT1cおよびT2癌の背景因子（富山大学，1999〜2004年）

	T1c	T2	P値（t test）
症例数	88	95	
年齢	50〜88（平均70.6）	55〜94（平均72.4）	0.1058
術前PSA（ng/ml）	2.9〜38.4（平均10.0）	0.84〜94（平均12.5）	0.1076
前立腺体積（ml）	7.7〜69.4（平均32.9）	9.1〜86.7（平均29.5）	0.0896
前立腺生検時のGleason sum	6〜9（平均7）	6〜9（平均7.3）	0.0264
癌陽性生検core数（本）	1〜10（平均2.6）	1〜10（平均3.4）	0.0164

癌は図2のように治療の必要のない癌から根治不能な癌まで広い範囲の癌を含んでいる。

　腫瘍の占拠部位に関しての2002年のTakashimaらの報告がある。T1c癌の占拠部位は前立腺尖部～中部の腹側に多い（図3）。この部位は経直腸的前立腺生検（いわゆるFan technique）では検出しづらい部位のため，経会陰式生検の有用性も指摘されている。

● insignificant cancer

　①腫瘍の体積が0.5ml（または0.2ml），②高分化（Gleason score ≦ 6），③被膜などへの浸潤のない癌とされる。これを当てはめると，わが国の統計では，T1c癌の前立腺全摘除標本のうち13%（90例中12例）がinsignificant cancerであった。これはT1からT2までを含めた前立腺全摘徐術標本中のinsignificant cancerの頻度と同程度である。

表4 本邦および欧米におけるT1c前立腺癌の病理組織学的特徴の比較

	本邦 (n=54)	Oesterling, et al (n=208)	Carter, et al (n=240)
腫瘍体積（ml） 　平均 　<0.5 　0.5～4.0 　≧4.0	3.94 11（22%） 25（49%） 15（29%）	6.4 — — —	— 80（33%） 149（62%） 11（5%）
腫瘍部位 　PZ 　TZ 　PZ＋TZ	30（56%） 10（19%） 14（26%）	179（86%） 29（14%） —	149（62%） 58（24%） 33（14%）
Gleason sum 　Mean	5.1	—	—
病理病期 　Organ-confined 　SV(+) or N(+)	32（59%） 7（13%）	110（53%） 24（12%）	173（72%） 9（4%）

図2 T1c, T2, T3癌との関係

T1c癌は治療の必要でない癌から根治不可能な癌までの広い範囲の癌を含む。

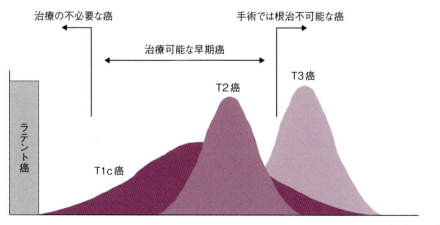

（文献1より引用）

図3 前立腺全摘除標本における腫瘍の占拠部位

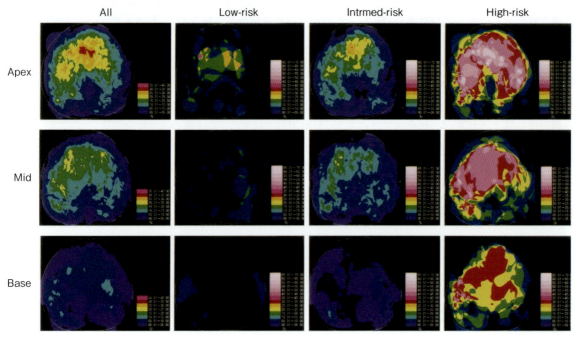

(文献8より引用)

◆ 前立腺肥大症の治療中に癌が見つかった場合

　前立腺肥大症の薬物療法中は，定期的な直腸診とPSAのチェックで前立腺癌のスクリーニングを行う。**表5**に初診時とその2年後のPSAを示した。初診時PSA≦1.0ng/mlでは3年間は99.7％の確率でPSA≦4.0ng/mlである。このような結果に基づいて，日本泌尿器科学会は初回PSA値が1.0ng/ml以下の場合は，3年後の再スクリーニングを推奨している。1.1ng/mlから基準値の場合は1年後としている。もちろんPSAD，PSAV，F/T比なども参考となる。

　前立腺肥大症の手術症例では，切除標本の病理組織学的検索で前立腺癌が見つかる場合がある。これは偶発癌とよばれ，病期Aと分類される。この頻度は，検索方法にもよるが5～20％である。ラテント癌と同様に高齢になるほど多く見つかってくる。

　病期A前立腺癌は，①高分化型で病巣が限局性のA_1癌と，②それ以外のA_2癌に分けられる。A_1癌は臨床癌に進展する確率が低く予後良好なので，積極的な治療が必要なく経過観察でよいとされる。一方，A_2癌は病期B癌よりも予後不良とされ，臨床癌として積極的な治療が行われる。病期A癌に対するこのような治療方針が一般化されたのはPSA測定が普及する前である。現在ではPSAが高い症例に対しては系統的な前立腺生検が行われるようになっている。従って，病期A癌の頻度は減ってきている。これをすり抜けて発見される病期A癌は，より早期でかつtransition zoneに主座をおく癌である。transition zone biopsyを行う頻度が増えてきているので，病期A癌は今後さらに減少すると考えられる。

また，PSAにより病状の経過が把握できるようになってきたので，病期A₁癌に対してはより積極的に無治療経過観察を取り入れてもよい。

● 若年者の病期A₁癌

予後良好とされる病期A₁癌でも経過観察中に臨床癌へ進展する場合がある。**表6**に諸家の報告を示した。経過観察期間が長くなると進展例の割合が増加する。従って，20年以上の期待生存年数があるものに対しては，根治的な治療が行われている。すなわち，骨盤内リンパ節転移のない場合には根治的前立腺全摘除術が考慮される。若年者の病期A₁癌に対する放射線療法は，最適な治療ではない。合併症のない患者へのホルモン療法も多くの場合勧められていない。

● TURPで診断されたA₁癌

予後の違いからA₁癌とA₂癌の鑑別は重要である。TUR標本から診断されたA₁癌の場合，残存癌を見逃すことも考えられる。**表7**には，staging operationとして再TURを施行した場合の癌残存率とA₁癌からA₂癌へup stageした頻度をまとめてある。癌残存率は欧米のほうが本邦より高い。しかし，up stageした割合はほとんどで10%以下である。従って，再TURはあまり意味がない。定期検査による厳重な経過観察のほうが重要である。

（小宮　顕）

表5 初回受診時のPSA値とその後の変化

初回受診時からの期間	ベースラインのPSA値 (ng/ml)											
	0.0〜1.0			1.1〜2.0			2.1〜3.0			3.1〜4.0		
	PSA値 (ng/ml)		PSAが4ng/mlを超えた症例の割合	PSA値 (ng/ml)		PSAが4ng/mlを超えた症例の割合	PSA値 (ng/ml)		PSAが4ng/mlを超えた症例の割合	PSA値 (ng/ml)		PSAが4ng/mlを超えた症例の割合
	最小	最大		最小	最大		最小	最大		最小	最大	
1年後	0.7	10.0	0.2	1.3	9.5	1.1	2.3	12.7	4.0	3.2	14.8	20.5
2年後	0.7	13.8	0.6	1.4	11.7	0.6	2.4	7.0	5.6	3.3	39.1	26.4
3年後	0.7	14.8	0.3	1.4	15.3	1.7	2.5	39.1	12.3	3.5	12.1	32.2
4年後	0.7	3.9	0.0	1.6	1,928	3.0	2.6	14.4	12.7	3.3	9.6	27.1
5年後	0.7	22.7	0.7	1.5	13.3	3.9	2.7	1,289	12.8	2.8	150.3	28.3

（文献8より引用）

表6 病期A₁前立腺癌の経過観察期間中にみられた臨床癌への進展

報告者	臨床癌へ進展したA₁癌の割合(%)	平均観察期間
Tanaka, et al (2003)	8	不明
Amakasu, et al (1995)	2	41.7ヵ月
Egawa, et al (1993, 治療例を含む)	12	不明
Zhang, et al (1991)	13	8.2年
Roy, et al (1990)	16	不明
Thompson, et al (1989)	5	7.5年
Blute, et al (1986)	27	10.2年
Epstein, et al (1986)	12	8年
Cantrel, et al (1981)	2	4年

表7 病期A₁前立腺癌に対する再TURの成績

報告者	発表年	例数	癌残存率(%)	up staged(%)
村上, ほか	1994	34	14.7	2.9
松田, ほか	1993	24	16.7	8.3
Ingelmann, et al	1993	42	23.8	?
Zhang, et al	1991	50	24	?
Vice, et al	1989	20	25	20
Caroll, et al	1985	42	24	7
Sonda, et al	1984	31	29	9.7
Bridges, et al	1983	40	10	5
Parfitt, et al	1983	55	18	3.5

◇ 文献

1) 小川 修: T1c前立腺癌の臨床. 第24回尿路悪性腫瘍研究会記録 早期前立腺癌の診断とその対策. 1997; p47-52.
2) Oesterling JE, et al: PSA detected (clinical stage T1c or B0) prostate cancer, Pathologically significant tumors. Urol Clin North Am, 1993; 20: 687-93.
3) 小川 修, ほか: 前立腺全摘除術. 前立腺癌の治療方針決定におけるdecision analysisの応用. 日本臨床, 1998; 56: 139-43.
4) Carter HB, et al: Prospective evaluation of men with stage T1C adenocarcinoma of the prostate. J Urol. 1997; 157: 2206-9
5) Epstein JI, et al: Pathologic and clinical findings to predict tumor extent of nonpalpable (stage T1c) prostate cancer [see comments]. Jama, 1994; 271: 368-74.村上信乃, ほか: tage A1前立腺偶発癌に対する再TURの意義. 日泌尿会誌, 1994; 85: 1213-17.
6) Naito S, et al: Validation of Partin tables and development of a preoperative nomogram for Japanese patients with clinically localized prostate cancer using 2005 International Society of Urological Pathology consensus on Gleason grading: data from the Clinicopathological Research Group for Localized Prostate Cancer. J Urol, 2008; 180: 904-9.
7) Takashima R, et al: Anterior distribution of Stage T1c nonpalpable tumors in radical prostatectomy specimens. Urology 2002; 59: 692-7.
8) Ito K, et al: Cumulative probability of PSA increase above 4.0 NG/ML in population-based screening for prostate cancer. Int J Cancer, 2004; 109: 455-60.

索 引

あ

アスピリン... 26
アノイキス... 93, 95
アノイキス抵抗性細胞............................ 96
アパルタミド.. 327
アビラテロン.. 325
アビラテロン併用療法........................... 319
アポトーシス................................... 93, 296
アンチアンドロゲン交替療法................ 303
アンチアンドロゲン除去症候群........ 63, 302
アンチアンドロゲン単独療法................ 311
アンドロゲン....................................... 294
アンドロゲン依存性............................. 101
アンドロゲン依存性喪失...................... 101
アンドロゲン依存性喪失機構................ 108
アンドロゲン作用.................................. 62
アンドロゲン受容体........................ 63, 102
アンドロゲン受容体関連遺伝................. 87
アンドロゲン除去................................. 296
アンドロゲン除去療法.................... 185, 311
異型腺管.. 15
異型腺腫様過形成.................................. 14
移行域.. 43
一本鎖高次構造多型.............................. 82
遺伝... 8
遺伝子.. 67
遺伝子検索.. 96
遺伝子診断.. 71
遺伝子治療....................................... 73, 76
遺伝子変異.. 77
遺伝子変異検索..................................... 81
遺伝子変化.. 67
医療の質.. 211
インフォームドコンセント.................. 178
運動.. 23

エクソソーム.. 98
遠隔操作式後装填法............................. 284
塩化ラジウム-223................................ 329
エンザルタミド.................................... 327
オクトレオスキャン®........................... 160

か

開腹前立腺全摘除術.............................. 236
外部照射.. 269
化学療法.. 80, 346
過活動膀胱... 368
過活動膀胱症状質問票......................... 113
核医学検査法....................................... 146
拡大骨盤内リンパ節郭清術............ 169, 173
画像検査.. 124
画像スコア... 152
画像誘導放射線療法............................. 273
家族歴.. 9
カバジタキセル.................................... 328
癌遺伝子.. 67, 73
癌遺伝子の種類..................................... 69
癌遺伝子の働き..................................... 69
間欠的ホルモン療法............................. 306
患者報告アウトカム............................. 198
癌特異的QOL...................................... 199
癌の性状.. 35
漢方薬... 367
癌抑制遺伝子................................... 67, 73
癌抑制遺伝子の働き.............................. 69
癌抑制遺伝子の種類.............................. 69
緩和医療.. 272
喫煙.. 24
基本的所見.. 45
逆転写ポリメラーゼ連鎖反応................ 84
救済放射線療法.................................... 191
共同診療計画....................................... 210

強度変調回転放射線治療·················· 273
強度変調放射線療法··················· 273
局所進行性癌····················· 184
局所進行性癌治療··················· 184
局所療法······················· 320
去勢抵抗性前立腺癌············ 137, 301, 322
偶発癌························· 16
グルココルチコイド療法················ 304
経会陰的アプローチ(針生検)············· 165
蛍光 in situ ハイブリダイゼーション ········· 83
経直腸前立腺超音波検査··············· 380
経直腸超音波検査··················· 124
経直腸的アプローチ(針生検)············· 165
経直腸的超音波検査·············· 33, 116
経直腸パワードプラーエコー············· 143
系統的生検······················ 165
経尿道の前立腺切開術················ 371
経尿道的バイポーラ電極前立腺核出術········ 371
経尿道的針焼灼術··················· 373
経尿道的マイクロ波高温度療法············ 373
経腹膜到達法····················· 252
外科的去勢······················ 294
血管内皮増殖因子··················· 170
血清p53抗体値···················· 136
血清PSA値················· 115, 132
血中腫瘍細胞······················· 79
血中循環腫瘍細胞···················· 85
血中遊離DNA······················ 85
限局骨盤内リンパ節郭清術·············· 169
限局性癌······················· 181
健康関連QOL···················· 198
検査項目························ 32
検査法·························· 34
検診対象年齢····················· 31
顕微鏡所見······················· 46
抗アンドロゲン薬··················· 364

抗癌剤························ 328
抗コリン薬····················· 368
抗腫瘍免疫······················· 74
光線力学療法····················· 267
高線量率組織内照射················· 284
構造異型························ 46
合同カンファレンス················· 204
好発部位························ 44
高密度焦点式超音波治療··············· 373
高リスク癌····················· 183
高齢者前立腺癌··················· 177
国際前立腺症状スコア················ 113
骨修飾薬······················ 338
骨シンチグラフィ·················· 146
骨代謝マーカー··················· 139
骨転移···················· 333, 337
骨転移の画像所見·················· 147
骨盤内リンパ節··················· 171
骨盤内リンパ節郭清············· 124, 169
骨への対応····················· 186
個別化医療······················ 85
コリンPET/CT··················· 159
根治治療後再発··················· 287
根治の前立腺全摘除術後再発············ 287
根治的放射線治療後再発··············· 287
根治的放射線療法·················· 269

さ

最大アンドロゲン除去療法············· 307
サイトカイン···················· 106
再燃······················ 178, 194
サイバーナイフ··················· 275
再発······················ 178, 194
再発危険因子···················· 271
再発予測因子···················· 291
細胞異型························ 46

残尿測定	359	前葉線維筋性間質	42
残留アンドロゲン増加	107	前立腺インプラント埋め込み尿道吊り上げ術	373
紫外線曝露(病因)	10	前立腺癌研究	70
糸球体様構造	47	前立腺間質	65
自殺遺伝子	74	前立腺癌死亡率(米国)	36
持続ホルモン療法	306	前立腺癌診療ガイドライン	224
疾患特異的QOL	199	前立腺癌取扱い規約(第4版)	188
質調整生存年	203	前立腺癌の確定診断	115
集学的治療	314	前立腺癌の症状	112
集団検診	30	前立腺癌の病因	8
重粒子線治療	279	前立腺癌の病期	117, 123
手術療法	222, 339	前立腺癌の頻度	2
腫瘍崩壊ウイルス	75	前立腺癌の不均一性	57
腫瘍マーカー	129, 136, 380	前立腺癌のリスク	123
小線源治療	281	前立腺癌のリスクファクター	9
生薬系薬剤	367	前立腺癌発生率(米国)	36
職業(病因)	10	前立腺重量	351
食事(病因)	11	前立腺上皮	65
食事(予防)	24	前立腺生検所見	125
触知不能癌	381	前立腺性酸性ホスファターゼ	141
所属リンパ節	118, 170	前立腺全摘除術	227, 343
神経温存術式	257	前立腺腺房組織	46
神経温存前立腺全摘除術	236	前立腺腺葉の分類	42
神経周囲侵襲像	47	前立腺特異抗原	33, 129
神経内分泌腫瘍マーカー	137	前立腺特異膜抗原	158
進行癌	137	前立腺の働き	40
腎後性腎不全	358	前立腺針生検	163
人種差	8	前立腺肥大	349
診療ガイドライン	177	前立腺容積	134
診療役割分担	210	即時ホルモン療法	185
スタチン	26	組織学的治療効果判定基準	195
生活習慣(予防)	23	組織構築多様性	57
セカンドオピニオン	180	組織内レーザー凝固術	373
セレン	25		
前癌病変	13		
全ゲノムシーケンス解析	83		

た

- 体幹部定位放射線治療 275
- 待機療法 217
- 大豆イソフラボン 25
- 体積線量ヒストグラム 273
- ダイナミック造影像 155
- 第二世代ホルモン療法薬 325
- ダイレクトシーケンス法 82
- 他臓器転移 333
- 単純X線 146
- 男性ホルモン 60
- 地域連携クリティカルパス 206
- 遅延ホルモン療法 185
- 蓄尿症状 354
- 恥骨後式前立腺全摘除術 227, 234
- 中心域 43
- 中リスク癌 182
- 超音波検査 142, 359
- 超音波所見(正常前立腺) 143
- 超音波所見(前立腺癌) 143
- 超音波所見(前立腺肥大症) 143
- 直腸診 33, 115, 124, 126, 358, 379
- 直腸診の記載方法 126
- 直腸診の真陽性率 167
- 治療効果 188
- 治療後評価 188
- 治療体系 186
- 治療の個別化 177
- 治療の選択 176
- 治療別予後 343
- 治療体系 175
- ツリウムレーザー前立腺切除術 372
- 抵抗 194
- 低線量率小線源治療 281
- 低リスク癌 182
- デジタル再構成シミュレーション画像 273
- デュタステリド 27
- 転移 92
- 転移性癌 185
- 転移性前立腺癌 317
- 転帰記載方法 194
- 凍結療法 266
- ドセタキセル 328
- ドセタキセル併用療法 318
- ドセタキセル療法 337

な

- 内圧尿流検査 360
- 内視鏡検査 360
- 内臓転移 340
- 肉眼所見 45
- 肉眼的血尿 358
- 尿中NTX 139
- 尿中前立腺癌マーカー 72
- 尿道カテーテル 375
- 尿道損傷 377
- 尿閉 357
- 尿流測定 360
- 尿流動態検査 359
- 人間ドック 30
- 年齢 8
- 年齢層別PSA 133
- ノモグラム 134, 212

は

- 排尿後症状 354
- 排尿症状 354
- 発症前遺伝子診断 71
- 発生リスク 9
- 半導体レーザー前立腺蒸散術 373
- 反復性尿路感染症 358

肥大結節	350
ビタミンA誘導体	26
ビタミンE	25
被膜下前立腺腺腫核出術	370
肥満	23
病期分類	117
病期診断	205
病期別予後予測	342
標準的治療	180
非リンパ節病変	192
フィナステリド	27
不応	194
腹腔鏡下前立腺全摘除術	236, 240
腹膜外到達法	252
分子生物学	71
分子生物学的診断法	82
分子生物学的不均一性	58
辺縁域	43
包括的QOL	198
膀胱結石	358
放射線治療	344
放射線療法	196, 339
補助放射線療法	191
補助ホルモン療法	191
ホスホジエステラーゼ5阻害薬	367
ホルミウムレーザー前立腺核出術	372
ホルモン感受性前立腺癌	305
ホルモン薬	304
ホルモン療法	196, 294, 301, 306, 336, 345
ホルモン療法未治療転移性前立腺癌	317

ま

マイクロRNA	85
マトリックスメタロプロテアーゼ	96
マルチパラメトリックMRI	380
脈管侵襲像	47

無作為化比較対照試験	38
メタボリック症候群	23
メトホルミン	26
免疫組織化学染色	85
問診	32

や

薬剤(予防)	25
薬物療法	336
有害事象	193
有害事象記載法	193
有害事象の定義	193
有害事象の判定基準	193
予後因子	342

ら・わ

ラテント癌	19
リアルタイムPCR法	84
リコピン	25
リスク評価	135, 182
リスク分類	119, 176
リニアック外部照射	269
粒子線治療	278
両側精巣摘除術	294
臨床癌	19
臨床効果判定基準	188
臨床試験	180
臨床試験検索	81
臨床病期	171
リンパ節転移	340
リンパ節転移の予測	171
リンパ節病変	192
ロボット支援前立腺全摘術	236, 246
ワクチン療法	74

INDEX

A

abiraterone acetate	325
Active Surveillance	217
ADT	185, 311
adverse event	193
age specific PSA	133
androgen deprivation therapy	185, 311
anoikis	93
anterior fibromuscular stroma	42
antiandrogen withdrawal syndrome	63
apalutamide	327
apoptosis	93
AR	87
ARスプライスバリアント	108
AR剤	80
AS	217
ATM	89

B

BONENAVI	148
brachytherapy	281
BRCA 1	89, 109
BRCA 2	89, 109
BT	281

C

CAB	307
cabazitaxel	328
CAB療法	185, 302
CADT	306
CAPRA-S score	120
castration resistant prostate cancer	77, 301, 322
Caveolin-1	98
CBCT	274
cDNAマイクロアレイ	84
cell free DNA	85
central zone	43
cfDNA	80, 85
CHEK 2	89
circulating tumor cell	79, 85, 96, 138
Clavein分類	193
combined androgen blockade療法	185, 302
comparative genomic hybridization解析	99
conbined androgen blockade	307
Cone-beam CT	274
continuous androgen deprivation therapy	306
CRPC	301, 322
cryosurgery	266
CSPC	77
CT	151
CTC	85, 138
ctDNA	80

D

D'Amico分類	120, 291
DCE-MRI	155
death receptor pathway	94
digitally reconstructed radiograph	273
DNA修復遺伝子	89
docetaxel	328
dose volume histogram	273
DRE	33, 273, 379
DVH	273

E

E-カドヘリン	96
EMT	92
enzalutamide	327
epithelial-mesenchymal transition	92
ePLND	169, 173

ERSPC	38
ETS family 融合遺伝子	87
ETV1	87
ETV4	87
ETV5	87
extended pelvic lymph node dissection	169

F

FANCA	89
FISH法	83
FLI1	87
Fluorescence in situ Hybridization	83
Focal therapy	264
Four-kallikrein panel	133
FOXA1	87
free/total PSA比	132

G H

GI-BONE	149
Gleason grading	48
Gleason score	48, 171
Grade group分類	53
HDR-BT	284
health-related QOL	198
HGPIN	13
HIFU	196, 265, 373
high dose ratebrachytherapy	284
high intensity focused ultrasound	265
HoLEP	372

I

IAS	306
IDC-P	54
IGF-Ⅰ	136
IGRT	274
IHC	85

ILCP	373
image-guided radiotherapy	274
immunohistochemistry	85
IMRT	273
insignificant cancer	383
insulin-like growth factor-Ⅰ	136
intensity-modulated radiation therapy	273
intermittent androgen suppression	306
intraductal carcinoma of the prostate	54
IPSS	113

J K

J-CAPRA スコア	120
Jewett Staging System	119
K-*ras* 遺伝子	73
KAI1 遺伝子	96

L

laparoscopic radical prostatectomy	236
LATITUDE 試験	121
LDR-BT	281
limited pelvic lymph node dissection	169
Liquid biopsy	78, 85
low-dose rate brachytherapy	281
lPLND	169
LRP	236

M

mCRPC	77
Metastatic Hormone Sensitive Prostate Cancer	317
mHSPC	317
micro-RNA	98
MMPs	96
MR lymphography	162
MR-US fusion biopsy	166

MRI ……………………………………… 116, 151
MRI-経直腸超音波融合画像ガイド下前立腺生検
　 ………………………………………………… 145
MRI-targeted biopsy ……………………… 167
MRS ………………………………………… 161
mucinous fibroplasia ……………………… 47
MYC ………………………………………… 91

N O
ncRNA ……………………………………… 91
OAB ………………………………………… 368
OABSS ……………………………………… 113

P
p53遺伝子 ………………………………… 74
PAP ………………………………………… 141
PARP阻害剤 ……………………………… 80
PCA3 ……………………………………… 72
PCA3/DD3 ………………………………… 137
PCR-Single Strand Conformation Polymorphism
　 ………………………………………………… 82
PCR-SSCP法 ……………………………… 82
PCWGによる勧告 ………………………… 196
PDT ………………………………………… 267
peripheral zone …………………………… 43
PET製剤 …………………………………… 158
PHI ………………………………………… 133
photodynamic therapy …………………… 267
PI-RADSカテゴリー ……………………… 156
PI3Kシグナル …………………………… 89
PIA …………………………………………… 15
PIK3CA …………………………………… 89
PIK3CB …………………………………… 89
PIVOT試験 ………………………………… 223
PLCO ……………………………………… 38
PRO ………………………………………… 198

proliferative inflammatory atrophy ………… 15
Prostate Health Index …………………… 133
Prostate Imaging-Reporting and Data System
　version 2 ………………………………… 151
prostate specific membrane antigen ……… 158
ProtecT試験 ……………………………… 224
proton MR spectroscopy ………………… 161
PRO尺度 …………………………………… 199
PSA ……………………………… 33, 124, 129
PSAの経年変化 ………………………… 133
PSAの構造 ……………………………… 131
PSAの真陽性率 ………………………… 167
PSAの生物学的特性 …………………… 130
PSA倍加時 ……………………………… 135
PSA doubling time ……………………… 135
PSA molecular form ……………………… 132
PSADT ……………………………………… 135
PSMA ……………………………………… 158
PSMAイメージング ……………………… 158
PTEN ……………………………………… 89
PTEN/MMAC1 …………………………… 97
PUL ………………………………………… 373
PVP ………………………………………… 372

Q
QALY ……………………………………… 203
QOL/PRO ………………………………… 203
QOLスコア ……………………………… 113
Quality-adjusted life year ………………… 203

R
radium-223 ……………………………… 329
RALP ……………………………………… 236
RALS ……………………………………… 284
Rb1 ………………………………………… 91
Real-Time Elastography ………………… 144

remote afterloading system ･･････････････ 284
retropubic radical prostatectomy ･･････････ 236
Retzius-sparing RARP ･･･････････････････ 261
Reverse Transcription PCR ･････････････････ 84
RNAi ･･････････････････････････････････････ 75
robot-assisted laparoscopic prostatectomy
　･･ 236
RRP ･････････････････････････････････････ 236
RT-PCR法 ････････････････････････････････ 84

S

SF-36 ･････････････････････････････････････ 198
SPCG-4試験 ･･････････････････････････････ 223
SPECT製剤 ･･･････････････････････････････ 158
splicing variant ･･･････････････････････････ 79
SPOP ･････････････････････････････････････ 87
STAMPEDE 試験 ･･･････････････････････････ 121

T

Tステージング ･･･････････････････････････ 156
T1c癌 ･････････････････････････････････････ 381
the 36-item Short-Form Health Survey ･･････ 198
the Göteborg randomised population-based
　prostate-cancer screening trial ･････････････ 39
three-dimensional conformal radiation therapy
　･･ 269
ThuLRP ･････････････････････････････････ 372
TMPRSS2-ERG ･･･････････････････････････ 87
TNM分類 ･････････････････････････････････ 117
TP53 ･･･････････････････････････････････････ 91
transition zone ･･･････････････････････････ 43
transrectal ultrasonography ･････････････ 143
TRUS ･･････････････････････････････ 33，143，380
TUEB® ･･････････････････････････････････ 371
TUIP ････････････････････････････････････ 371
TUMT ･･･････････････････････････････････ 373

TUNA® ･･････････････････････････････････ 373
TURP ･･･････････････････････････････････ 371

V W X

vascular endothelial growth factor ･･･････ 170
VEGF ･･･････････････････････････････････ 170
VMAT ･･････････････････････････････････ 273
volumetric modulated arc therapy ･･･････ 273
Watchful Waiting ･･･････････････････････ 217
WW ････････････････････････････････････ 217
X線検査 ･････････････････････････････････ 146

第4版 前立腺癌のすべて
― 基礎から最新治療まで ―

1999年 4月15日	第1版第1刷発行	
2003年 8月 1日	第7刷発行	
2004年10月10日	第2版第1刷発行	
2007年 2月20日	第4刷発行	
2011年11月10日	第3版第1刷発行	
2014年 9月20日	第3刷発行	
2019年 4月 1日	第4版第1刷発行	
2023年 8月20日	第3刷発行	

■編 集　市川智彦　いちかわ　ともひこ
　　　　鈴木啓悦　すずき　ひろよし
　　　　小宮　顕　こみや　あきら

■発行者　吉田富生

■発行所　株式会社メジカルビュー社
　〒162-0845　東京都新宿区市谷本村町2-30
　電話　03 (5228) 2050（代表）
　ホームページ　http://www.medicalview.co.jp/

　営業部　FAX 03 (5228) 2059
　　　　　E - mail　eigyo @ medicalview.co.jp

　編集部　FAX 03 (5228) 2062
　　　　　E - mail　ed @ medicalview.co.jp

■印刷所　シナノ印刷株式会社

ISBN978-4-7583-1271-4　C3047

©MEDICAL VIEW, 2019. Printed in Japan

・本書に掲載された著作物の複写・複製・転載・翻訳・データベースへの取り込みおよび送信（送信可能化権を含む）・上映・譲渡に関する許諾権は，(株)メジカルビュー社が保有しています．
・JCOPY〈出版者著作権管理機構　委託出版物〉
本書の無断複製は著作権法上での例外を除き禁じられています．複製される場合は，そのつど事前に，出版者著作権管理機構（電話 03-5244-5088, FAX 03-5244-5089, e-mail：info@jcopy.or.jp）の許諾を得てください．

・本書をコピー，スキャン，デジタルデータ化するなどの複製を無許諾で行う行為は，著作権法上での限られた例外（「私的使用のための複製」など）を除き禁じられています．大学，病院，企業などにおいて，研究活動，診察を含み業務上使用する目的で上記の行為を行うことは私的使用には該当せず違法です．また私的使用のためであっても，代行業者等の第三者に依頼して上記の行為を行うことは違法となります．